Sp/
RA
777.8
.S54518
2004

TOMAN

Chicago Public Library

Guia medica de salud masculina Harvard

GUÍA MÉDICA DE SALUD MASCULINA HARVARD

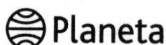

Dr. Harvey B. Simon

GUÍA MÉDICA
DE SALUD
MASCULINA
HARVARD

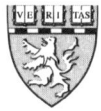

TRADUCCIÓN DE EVA MARÍA ROBLEDILLO

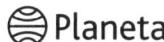

Este libro no podrá ser reproducido, ni total ni
parcialmente, sin el previo permiso escrito
del editor. Todos los derechos reservados

Título original: The Harvard Medical School Guide to Men's Health

© Presidents and Fellows of Harvard College, 2002
   Publicado de acuerdo con The Free Press, una división de Simon & Schuster, Inc.
© por la traducción, Eva María Robledillo, 2004
© Editorial Planeta, S. A., 2004
   Diagonal, 662-664, 08034 Barcelona (España)
   Primera edición: mayo de 2004
   Depósito Legal: M. 11.906-2004
   ISBN 84-08-05161-X
   ISBN 0-684-87181-5 editor Simon & Schuster, Inc., Nueva York, edición original
   Composición: Víctor Igual, S. L.
   Impresión y encuadernación: Brosmac, S. L.
   Printed in Spain - Impreso en España

Índice

Agradecimientos   9

Prólogo: Llegó la hora   11

PRIMERA PARTE
EN LA SALUD Y EN LA ENFERMEDAD:
LOS ATRIBUTOS EXCLUSIVAMENTE MASCULINOS

1. ¿Qué hace al hombre?   17

2. Preguntas y respuestas: los estudios de Harvard sobre salud masculina   45

3. Riesgos y problemas: las tres principales causas de muerte en los hombres estadounidenses   61

SEGUNDA PARTE
¿QUÉ ES LO QUE MANTIENE SANOS A LOS HOMBRES?

4. Las respuestas: la dieta   101

5. Las respuestas: el ejercicio físico   177

6. Las respuestas: el ácido acetilsalicílico y otros suplementos dietéticos   221

7. Una respuesta para unos, un peligro para otros: el alcohol   265

8. Las respuestas: la modificación de la conducta
   y el control del estrés   289

TERCERA PARTE
LA ENFERMEDADES MASCULINAS

9. Los trastornos del pene, el escroto y los testículos   335

10. Sexualidad y reproducción   369

11. La próstata: trastornos benignos   439

12. El cáncer de próstata   471

13. Los trastornos de los riñones y la vejiga   555

14. Otros trastornos médicos masculinos   585

Epílogo: El tratamiento preventivo: la atención médica
   masculina   631

Más fuentes de información   641

Índice analítico   647

Agradecimientos

Como ocurre en todos los proyectos ambiciosos, la *Guía médica de salud masculina Harvard* se ha materializado gracias al esfuerzo de muchas personas. A la vez que me hago totalmente responsable de las imperfecciones de la guía, debo atribuir el mérito de sus posibles virtudes a un gran grupo de personas. Con el consabido riesgo de olvidar nombrar a algunos valiosos colaboradores, desearía mostrar mi gratitud a quienes han contribuido a su realización. Expreso mi más sincero agradecimiento:

A los numerosos investigadores que han trabajado duro y con eficiencia en el Harvard Alumni Health Study, el U.S. Physicians' Health Study y el Health Professionals Follow-up Study, así como a los 96 000 hombres que participaron voluntariamente en estos trascendentales estudios que siguen aportando datos insólitos y relevantes para la salud masculina. Los ensayos clínicos de este tipo constituyen el fundamento de la medicina científica actual. Los investigadores que intervinieron en los tres estudios de Harvard se citan junto a sus principales publicaciones en la bibliografía que aparece en la siguiente página web: www.health.harvard.edu/HMS_mens_health.

Al claustro de la Universidad Harvard que ha revisado fragmentos del manuscrito y ha propuesto muchas mejoras. Me siento especialmente en deuda con la doctora Julie Elizabeth Buring y con el doctor I-Min Lee, los principales colaboradores de los estudios de Harvard sobre salud masculina, así como con el doctor Robert Krane, eminente urólogo. Siento profundamente que el doctor Krane falleciera de cáncer antes de ver publicado el libro. Otros revisores expertos que aportaron importantes puntos de vista fueron los doctores Christopher M. Coley, William C. DeWolf, Greg L. Fricchione, James B. Meigs y P. J. Skerrett.

A Ed Coburn, Joan Perry y el resto de compañeros de las publicaciones sobre salud de Harvard. Gracias especialmente al jefe de redacción, el doctor Anthony L. Komaroff, que inspiró esta obra y brindó un asesoramiento excelente. Gracias también al señor William Rosen, de Simon & Schuster, que editó el manuscrito con criterio y dedicación.

A mi ayudante editorial, Kathleen Sweeny Laing, y al claustro de profesores de la Universidad Harvard que forman parte del Comité Editorial de *Harvard Men's Health Watch* por su continua colaboración en pro de la salud masculina. Deseo mencionar a los doctores Cristopher M. Coley, Gilbert H. Daniels, William C. DeWolf, Daniel A. Dyreck, Robert H. Fletcher, Greg L. Fricchione, Marc B. Garnick, Edward L. Giovannucci, Niall M. Heney, Fred H. Hochberg, Ashby C. Moncure, Patrick T. O'Gara, Russell S. Phillips, Gregory W. Randolph, Stanley J. Rosenberg, William U. Shipley, John M. Siliski y Stephen E. Goldfinger, que me convencieron para que empezara a escribir sobre la salud masculina en 1996, cuando pocos creían que tendríamos lectores.

A mis pacientes, que me han otorgado el privilegio de estar a su servicio durante más de treinta y cinco años. También a los médicos, al personal de enfermería y al personal administrativo que contribuyen en la atención de los pacientes y me relevan de forma muy admirable cuando cambio el estetoscopio por lápiz y papel.

Finalmente, doy gracias de todo corazón a mi familia por su cariño y su apoyo en esta aventura, como en todo lo que me rodea.

DOCTOR HARVEY B. SIMON

Prólogo
Llegó la hora

Desde los albores de la ciencia, la profesión ha estado dominada por el género masculino. Este fenómeno se ha hecho patente en la física, la química y la biología, y se ha observado en todas las sociedades del mundo.

En Estados Unidos, como en otros países, la medicina ha sido principalmente una ocupación masculina, tanto en lo que respecta a la investigación básica como a la práctica clínica. Quizá por todo esto, los ensayos clínicos han incluido tradicionalmente muchos más participantes de género masculino que femenino.

Al contar con más científicos, más estudios y más médicos, cabría pensar que los hombres gozan de mejor salud que las mujeres, lo cual no es cierto. De hecho, todas y cada una de las diez principales causas de muerte en Estados Unidos se registran con una frecuencia considerablemente superior en los hombres. De este modo, las mujeres aventajan en gran medida al género masculino en el ámbito más importante, la longevidad. La mujer estadounidense estándar vive cinco años más que su homólogo masculino.

Durante los últimos treinta años, el movimiento feminista ha modificado las bases de la medicina en Estados Unidos. En la actualidad, las facultades de medicina admiten prácticamente la misma cantidad de hombres que de mujeres. Se trata de un cambio a mejor, pero debe seguirse avanzando, sobre todo en lo que respecta a las ciencias básicas y a las posiciones de liderazgo.

Los cambios en la investigación clínica han sido igual de profundos. En estos momentos, existen estudios a gran escala y con una base sólida que se centran en la mujer y en los problemas que más le preocupan, como el cáncer de mama, la osteoporosis, la menopausia y el tratamiento de sustitución hormonal. Nurses' Health Study (Estudio de la Salud de las Enfermeras) y Women's Health Initiative (Programa de Salud Femenina), dos estudios de la Universidad Harvard con 122 000 y 167 000 participantes respectivamente, son ejemplos de los numerosos proyectos de investigación importantes que ya han aportado grandes beneficios al género femenino. Con todo, en Estados Unidos se ha comunicado que las mujeres representan en este momento el 63 por ciento de las personas que participan en programas de investigación clínica financiados por los National Institutes of Health (Institutos Estadounidenses de Salud). Como reflejo del énfasis actual en la salud femenina, el Ministerio de Sanidad estadounidense ha creado un departamento de salud femenina, si bien no se dispone de un programa similar dedicado a la salud masculina.

En lo que respecta a la salud femenina, el gobierno federal no está solo. La mayoría de los centros médicos cuentan con unidades de salud femenina, la mayoría de los libros de medicina general incluyen un apartado especial sobre la salud femenina y muchos excelentes textos médicos se dedican únicamente a la salud femenina. Esta tendencia en la literatura especializada se ha dejado notar también en las publicaciones divulgativas sobre salud, que ostenta numerosos libros, boletines y artículos de revistas brillantes sobre la salud femenina. Sin embargo, en todos estos ámbitos, apenas están representados los hombres.

¿En qué situación se encuentran entonces los hombres? Si bien es cierto que, como siempre, realizan un gran trabajo en lo que respecta a las ciencias básicas y la práctica médica, también es cierto que, como siempre, descuidan la salud personal. Las mujeres han conseguido un enorme progreso profesional en el campo de la medicina sin poner trabas a los hombres, pero sus logros en cuanto a salud no han ayudado a los hombres.

Ha llegado la hora de que la situación cambie, no retrocediendo hasta la época de desigualdad en la medicina, sino dando un paso adelante para lograr un progreso igual en lo que concierne a la salud en ambos géneros. Puesto que los médicos ya dedican todos sus esfuerzos al bienestar masculino, el espíritu de cambio debe surgir de los propios hombres.

A fin de iniciar este proceso, fundamos la *Harvard Men's Health Watch* en 1996, tres años después de establecerse la aclamada *Harvard Women's Health Watch*. En aquel momento no existían revistas sobre salud para hombres, y los escépticos dudaban de que los hombres mostraran un interés suficiente como para suscribirse. Al poco tiempo, más de cien mil hombres les demostraron lo equivocados que estaban y revelaron que había llegado la hora de editar un libro sobre salud masculina.

La *Guía médica de salud masculina Harvard* se une a la *Harvard Medical School Family Health Guide*; *Healthy Women, Healthy Lives*; *Eat, Drink, and Be Healthy*, del doctor Walter Willett, y las demás obras de Harvard sobre salud. Todas tienen objetivos en común, como informar sobre la salud, capacitar a la población para que la mejore y motivar para el cambio.

En el caso de los hombres son necesarios estos tres objetivos. A principios del nuevo milenio, el Commonwealth Fund (Fondo de la Comunidad de Naciones) realizó un importante estudio sobre los hábitos de salud de los hombres estadounidenses. El título del estudio lo dice todo: «Out of Touch: American Men and the Health Care System» («Fuera de Alcance: Los Hombres Estadounidenses y el Sistema de Salud»). El cuestionario demostró que, en el año anterior, los hombres que no habían acudido al médico eran tres veces más que las mujeres; un 33 por ciento de ellos no contaba con un médico fijo, porcentaje que se reducía al 19 por ciento en el caso de la mujer. A continuación se ofrecen más resultados:

- Más de la mitad de todos los hombres no se habían realizado una revisión física ni la prueba del colesterol en el año anterior.
- El 60 por ciento de los hombres mayores de cincuenta años no se había sometido a pruebas para detectar el cáncer de colon en el año anterior.
- El 41 por ciento de los hombres mayores de cincuenta años no se había realizado pruebas de detección del cáncer de próstata en el año anterior.
- El 25 por ciento de los hombres afirmó que antes de enfrentar los problemas de salud esperaba tanto como fuera posible antes de bus-

car ayuda; sólo el 18 por ciento admitió que solicitaba ayuda médica de manera inmediata.

Este cuestionario demostró que la población masculina huía de la atención sanitaria. Asimismo, indicó que cuando un hombre acude al médico, huye de los temas íntimos. Sólo el 43 por ciento de los hombres había recibido asesoramiento acerca del ejercicio físico por parte de un médico; y respecto a otras cuestiones, el porcentaje de hombres a los que se había asesorado era aún menor: dieta, 37 por ciento; antecedentes familiares de cáncer de próstata, 31 por ciento; síntomas urinarios, 25 por ciento; enfermedades de transmisión sexual, 14 por ciento; impotencia, 10 por ciento.

A través del cuestionario se concluyó que la población masculina debe prestar más atención al ejercicio, la dieta y el consumo de alcohol y tabaco, así como a los trastornos urinarios, la disfunción eréctil, el cáncer de próstata, las enfermedades de transmisión sexual y la depresión, con lo cual estamos de acuerdo.

La *Guía médica de salud masculina Harvard* comparte el lema del *Harvard Men's Health Watch*: El saber es poder. Para ayudar a aportar estos conocimientos, en la primera parte se revisan las necesidades específicas masculinas en cuando a salud y se presenta un recurso insólito de información, los tres estudios de Harvard que han realizado, a largo plazo, un seguimiento de más de 96 000 hombres durante muchos años. En la segunda parte se pregunta acerca de qué permite que la población masculina se mantenga sana, y se responde a las preguntas recopilando datos de los estudios de Harvard y de otras fuentes relevantes. En la tercera parte, la guía analiza los problemas, centrándose en las enfermedades que son especialmente importantes para el hombre. Aunque este libro pone énfasis en la responsabilidad individual y las medidas que puede adoptar uno mismo, concluye, en el Epílogo, con una breve guía del sistema de atención sanitaria que puede permitir la colaboración entre médicos y pacientes en pro de un buen estado de salud.

Se trata de una tarea formidable, pero la recompensa, una vida más larga, más sana y más feliz, bien vale el esfuerzo. ¡Pongámonos en marcha!

PRIMERA PARTE
EN LA SALUD Y EN LA ENFERMEDAD: LOS ATRIBUTOS EXCLUSIVAMENTE MASCULINOS

1. ¿Qué hace al hombre?

Todo empieza con los genes o, por lo menos, con los cromosomas. Aunque las numerosas similitudes existentes entre hombres y mujeres dependen de los 45 cromosomas que tienen en común, lo cierto es que las numerosas diferencias entre ambos sexos se basan en un único cromosoma, el Y, que sólo posee el hombre.

Los cromosomas son los depositarios del código genético original del organismo, el ácido desoxirribonucleico (ADN), y se agrupan en pares que contienen en total alrededor de treinta mil genes. Veintidós de estos pares están presentes tanto en hombres como en mujeres, pero el par número 23 marca la diferencia entre ellos, ya que contiene los cromosomas sexuales. En la mujer, el par está formado por cromosomas X, mientras que en el hombre presenta la combinación XY (véase la figura 1.1).

El cromosoma Y es uno de los más pequeños que posee el ser humano, ya que su tamaño es tres veces menor que el del X. También es uno de los más sencillos, puesto que no contiene más de cuarenta genes, cifra que representa un dos por ciento de los genes del cromosoma X. Desde el punto de vista de la evolución, el cromosoma Y procede probablemente del X; se cree que aquél empezó a diferenciarse de este último cuando los mamíferos se desprendieron (hace aproximadamente unos 240 a 320 millones de años) de la rama evolutiva de los reptiles, que carecían de cromosomas sexuales. Así, a pesar del mito de la costilla de Adán, el hombre evolucionó a partir de la mujer.

El cromosoma Y, pequeño, sencillo y fruto de la evolución, parece un sueño del feminismo radical hecho realidad. Sin embargo, debe considerarse el impacto que tiene un minúsculo fragmento de ADN ubicado en el interior de este cromosoma masculino aparentemente

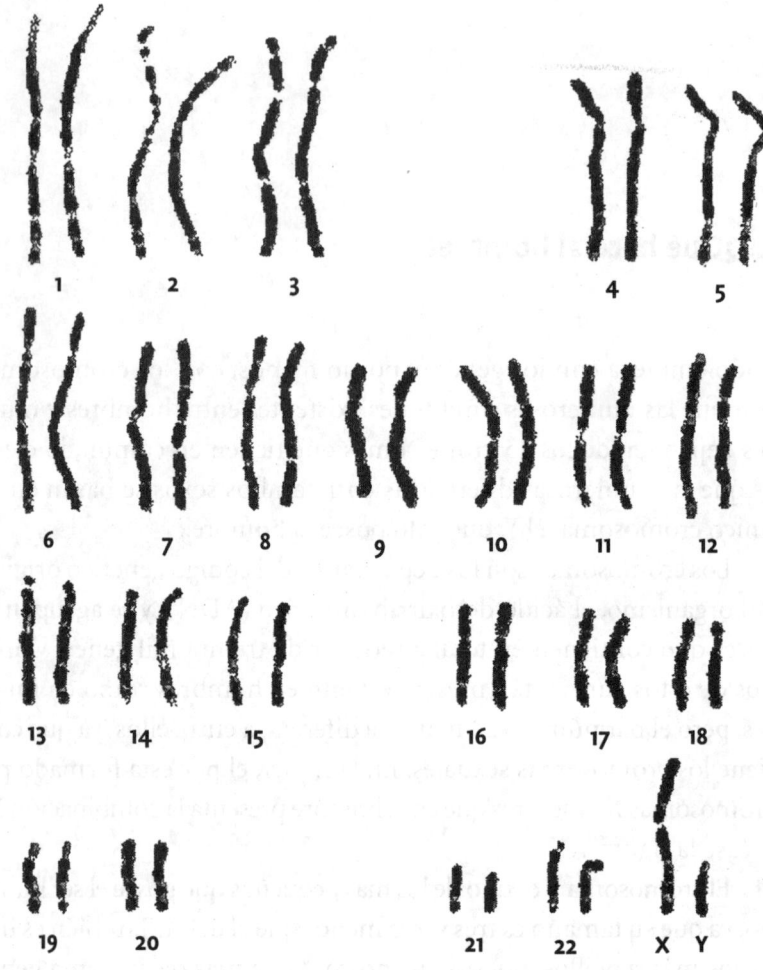

Figura 1.1. Cariotipo masculino.

insignificante. De hecho, la masculinidad no depende ni siquiera de todo el cromosoma Y, sino que existe un único gen, la región determinante del sexo del cromosoma Y (gen SRY), que establece el sexo masculino. Sin la intervención del SRY, todos los bebés parecerían niñas al nacer, aun teniendo un par XY de cromosomas sexuales. El SRY dirige la producción de dos hormonas durante el desarrollo embrionario. Una de ellas, que recibe el formidable nombre de sustancia inhibidora de Müller (SIM), inhibe el sistema principal de conducción que, de lo contrario, se desarrollaría en el útero y en las trompas de Falopio. La otra hormona requiere una breve introducción: se trata de la testosterona, la sustancia química que se encarga de la formación de los caracteres masculinos en el embrión.

«¡Qué obra de arte es el hombre!», exclama Hamlet. Como de costumbre, Shakespeare acertó. Cuatrocientos años más tarde, los investigadores han llegado finalmente a la conclusión de que un único fragmento de ADN es el artífice de esa obra. A pesar de todo, el hombre es mucho más que el SRY y sus diferencias respecto a la mujer van más allá de los cromosomas X e Y. Puesto que los singulares atributos del hombre determinan sus necesidades especiales en lo que concierne a la salud, deberíamos tratar de entender qué es el hombre y en qué se diferencia de la mujer.

Las hormonas

Para simplificar, las hormonas masculinas se denominan *andrógenos*, mientras que las femeninas reciben el nombre de *estrógenos*. Si profundizamos más en esta distinción, se hace patente una gran complejidad. De hecho, todos los seres humanos poseen andrógenos y estrógenos, aunque el hombre tiene una cantidad superior de los primeros y la mujer, de los últimos. A pesar de que las hormonas sexuales ejercen efectos biológicos sumamente diferentes, presentan estructuras fundamentales similares. El colesterol es la base para la formación de todas las hormonas sexuales, y en el proceso de generación de andrógenos y estrógenos, el organismo convierte una hormona sexual en otra.

Si el gen SRY acaba manifestándose, la producción de testosterona se inicia al principio del desarrollo embrionario y continúa durante toda la vida. Aunque se trata de la hormona masculina más poderosa, es simplemente uno de los muchos andrógenos del organismo. Al designarla, los griegos de la Antigüedad eligieron bien el nombre. La palabra *andrógeno* procede de los términos *hombre* y *producción*, y es cierto que los andrógenos hacen al hombre, o por lo menos, le dotan de sus rasgos masculinos característicos.

La generación de andrógenos se rige por una compleja cadena de procesos iniciados en el cerebro (véase la figura 1.2), donde el hipotálamo produce la hormona liberadora de gonadotropina (GnRH,

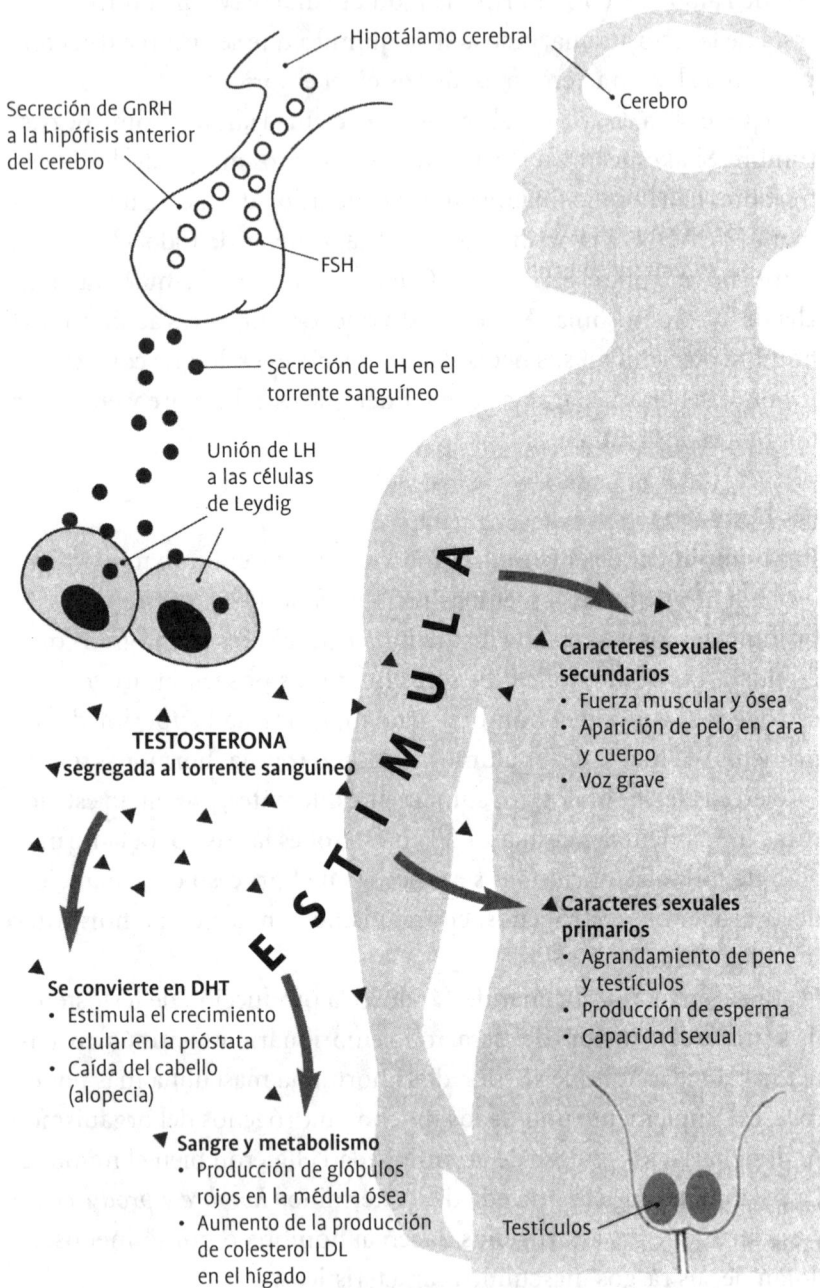

Figura 1.2. La cascada androgénica.

también denominada hormona liberadora de hormona luteinizante o LHRH). Las hormonas son sustancias químicas que se desplazan desde su lugar de origen hasta otra parte del organismo para desempeñar su función. Aunque la GnRH es realmente una hormona, no debe realizar un gran desplazamiento hasta el lugar donde actúa, sino que ejerce su efecto en una región cerebral cercana, la hipófisis. A su vez, la hipófisis segrega otras dos hormonas, la hormona estimulante de los folículos (FSH) y la hormona luteinizante (LH). Aunque se ha hablado de estas hormonas principalmente en relación con sus efectos en los ovarios, son igual de importantes en ambos sexos. En el hombre, actúan en los testículos, lugar donde la LH desencadena la producción de testosterona y la FSH, que desempeña su función junto a la testosterona, estimula la generación de esperma.

Las células de Leydig del testículo se encargan de producir testosterona. El proceso se inicia con el colesterol, conocido negativamente por su efecto en el corazón, aunque tiene un papel clave como fundamento de todas las hormonas sexuales, masculinas y femeninas. Tras una serie de fases intermedias, el colesterol se convierte en androstenediona, el esteroide androgénico que utilizan algunos atletas como «suplemento dietético» no regulado. Tanto si la androstenediona procede del interior del organismo como del exterior, se convierte rápidamente en testosterona.

La testosterona afecta notablemente y de forma directa a la anatomía y el metabolismo masculinos (véase el capítulo décimo), ya que da lugar a la voz grave, el aumento de la masa muscular y la fuerza ósea que caracterizan al hombre. La testosterona estimula la producción de glóbulos rojos por parte de la médula ósea. También ejerce un efecto clave, si bien no del todo conocido, en la conducta masculina, ya que contribuye a generar agresividad y es fundamental para la libido o el deseo sexual, así como para tener erecciones normales y un rendimiento sexual óptimo. La testosterona estimula el crecimiento de los genitales en la pubertad y se ocupa de producir semen durante toda la vida adulta. Finalmente, y para desgracia de muchos, la testosterona también afecta al hígado, aumenta las cifras de colesterol LDL («malo») y reduce la cantidad de colesterol HDL («bueno»).

A pesar de que la testosterona actúa directamente en numerosos tejidos, algunos de sus efectos menos deseables no aparecen hasta que se convierte en otro andrógeno, la dihidrotestosterona (DHT). Esta hormona afecta la piel, por lo que puede causar acné, así como los folículos pilosos, lo cual provoca el nacimiento de pelo en el pecho, aunque a menudo causa la caída del cuero cabelludo. Pero una cosa es la calvicie masculina y otra muy diferente, la enfermedad prostática. Cabe destacar que la DHT también estimula el crecimiento de células prostáticas, que es normal en los adolescentes pero que en muchos varones adultos influye en la aparición de hiperplasia prostática benigna (véase el capítulo undécimo) y cáncer de próstata (véase el capítulo duodécimo).

Aproximadamente un 95 por ciento de la testosterona se genera en los testículos con la supervisión de la LH. El cinco por ciento restante se produce en las glándulas suprarrenales masculinas; en el caso de la mujer, la testosterona también se genera en estas glándulas. En ambos sexos, la producción de hormonas suprarrenales no depende de la LH ni de la FSH. Un precursor importante de la testosterona es la deshidroepiandrosterona (DHEA), otra hormona de mala reputación que se ha hecho popular como «suplemento dietético» sin receta médica.

El metabolismo de la testosterona presenta una última complejidad, ya que en sus fases finales se convierte en estradiol, una de las principales hormonas femeninas. La mayor parte de esta transformación final se realiza en las células grasas, motivo por el que los hombres (y mujeres) obesos poseen concentraciones de estrógenos superiores a las de los hombres (y mujeres) delgados.

La testosterona y el ciclo vital

El hombre empieza a producir testosterona a corta edad, normalmente al inicio de la séptima semana de desarrollo embrionario, cuando se adquieren los caracteres sexuales masculinos (véase el capítulo noveno). Las concentraciones de testosterona son altas durante toda la vida del feto, pero disminuyen justo antes del nacimiento, por lo que sólo son ligeramente superiores en los recién nacidos de sexo masculino que en los de sexo femenino. En los neonatos varones se observa un aumento de la producción de testosterona entre los tres y seis meses, pero antes de cumplir el año vuelven a descender las concentraciones de esta sustancia química. Entre los seis y ocho años, se incrementa la producción suprarrenal de andrógenos, con lo cual se estimula de forma transitoria y repentina el crecimiento y aparece cierta cantidad de vello corporal, aunque no se observa un desarrollo sexual.

En la pubertad, el gran aumento de GnRH y LH incrementa la producción de testosterona, la cual estimula el crecimiento muscular y óseo, la creación de glóbulos rojos, el desarrollo de la laringe, el nacimiento de pelo facial y corporal, el aumento de tamaño de los genitales y el despertar de la función sexual y de la capacidad reproductora. En la mayoría de los hombres jóvenes, la generación de testosterona alcanza su punto álgido a los dieciséis años y sigue siendo elevada durante los veinte o treinta años siguientes. Por término medio, un joven sano produce aproximadamente siete miligramos de testosterona al día.

En algunos hombres, las cifras de testosterona se mantienen altas toda la vida, pero en muchos empiezan a disminuir en torno a los cuarenta años. A diferencia de la abrupta reducción hormonal que se observa en la menopausia femenina, el descenso en el hombre es gradual, con una media del uno por ciento anual. Al principio, esta reducción anual del uno por ciento es imperceptible, pero a los setenta años, la media de producción de testosterona se sitúa un 30 por ciento por debajo de su punto álgido. A pesar de este descenso, las cifras de testosterona se mantienen dentro de los valores normales en como mínimo un 75 por ciento de los hombres de edad avanzada, lo cual les permite ser padres con más de ochenta años.

El gen SRY se encarga de generar testosterona; a su vez, esta hormona se ocupa del desarrollo de los órganos sexuales masculinos en el feto. Sin embargo, la interacción de los genes y las hormonas no se acaba con el parto. Por ejemplo, la interacción durante toda la vida de estos elementos queda patente en la calvicie. Puesto que afecta al hombre y no a la mujer, los investigadores creyeron al principio que se trataba de un rasgo asociado al sexo, aunque de hecho, no lo es. El gen de la calvicie se transmite por herencia autosómica dominante, lo cual significa que ambos sexos pueden heredarlo. No obstante, puesto que el gen necesita testosterona para actuar, el fenotipo sólo se expresa en los hombres (véase el capítulo decimocuarto).

Aunque no todos los hombres son calvos, todos los hombres son hombres. Los genes y las hormonas se ocupan de dotar al hombre de la anatomía reproductora masculina en el momento de nacer y de provocar los excepcionales cambios que se observan en la pubertad.

La anatomía que interviene en la reproducción
No se tiene que ser experto en ADN para saber que existen diferencias entre hombres y mujeres; esta disparidad depende de las hormonas. La testosterona controla la formación de los genitales masculinos en el embrión, el crecimiento de los órganos reproductores en la pubertad y la función del sistema reproductor a lo largo de toda la vida.

El sistema genital masculino es complejo (véase la figura 1.3). En los testículos se encuentran las células de Leydig generadoras de testosterona, las células germinales productoras de esperma y las células de Sertoli, que nutren al espermatozoide inmaduro. Tras pasar cerca de 74 días en los testículos, las células de esperma entran en el epidídimo, una fina estructura tubular de seis metros de longitud situada a lo largo del borde posterior del testículo, cuyo largo conducto enrollado permite el almacenamiento, el movimiento y la maduración de los espermatozoides. Después de otros doce días de desplazamiento, el esperma inmaduro llega al conducto deferente, una estructura muscular que se adentra en la parte inferior de la pelvis, donde se dilata y forma una ampolla. Las vesículas seminales se unen a la ampolla para formar el conducto eyaculador, que desemboca en la parte prostática de la uretra. El semen contiene líquidos de tres tipos; los líquidos ricos en esperma procedentes del conducto deferente constituyen aproximadamente el 10 por ciento del volumen total, las secreciones de la próstata representan el 20 por ciento y los líquidos de las vesículas seminales conforman el 70 por ciento.

Los órganos genitales masculinos tienen como objetivo la reproducción (véase el capítulo décimo). La testosterona es fundamental para la libido, pero por sí misma no es suficiente para asegurar la función sexual. El primer paso es la excitación sexual, basada en los

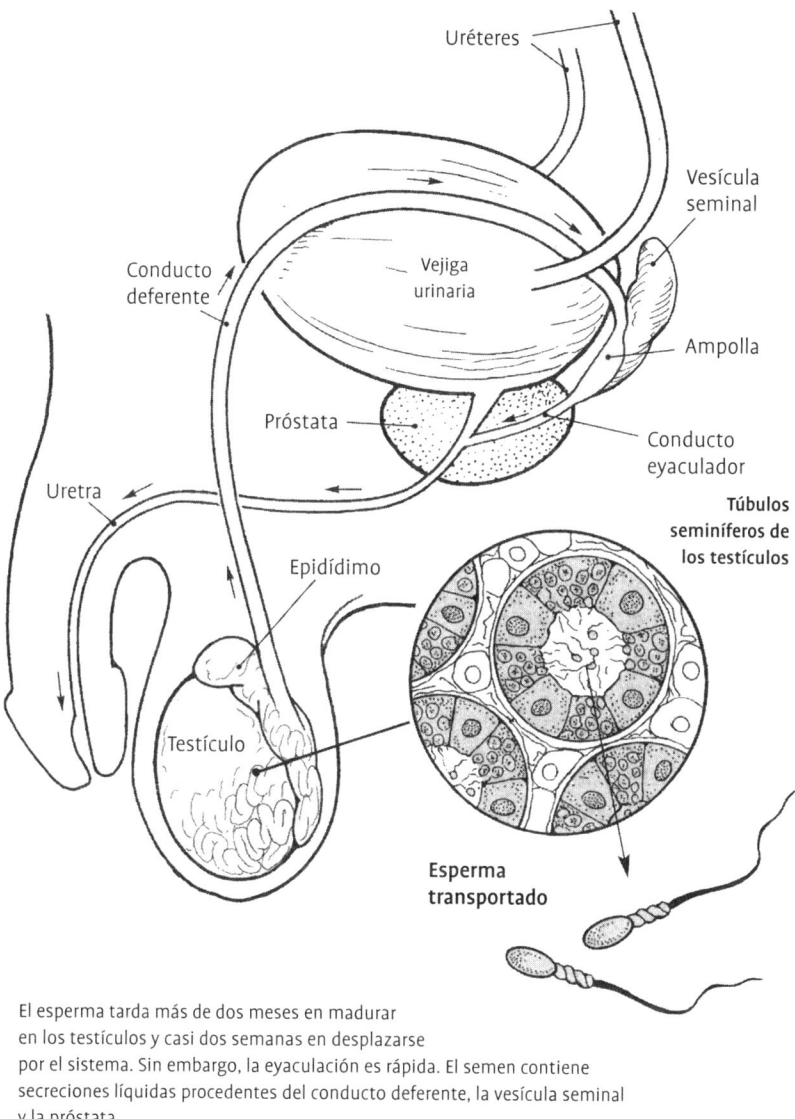

El esperma tarda más de dos meses en madurar en los testículos y casi dos semanas en desplazarse por el sistema. Sin embargo, la eyaculación es rápida. El semen contiene secreciones líquidas procedentes del conducto deferente, la vesícula seminal y la próstata.

Figura 1.3. El sistema reproductor masculino.

pensamientos eróticos y en los estímulos sensuales. Los impulsos de la excitación se originan en el cerebro y se transmiten a través de la médula espinal a los nervios situados en la pelvis y los genitales. Estos nervios, a su vez, informan de la excitación a las arterias del pene; las arterias se dilatan, con lo cual se permite la entrada de más sangre, y las venas se contraen, evitando así que la sangre salga del pene. El resultado es la erección.

La eyaculación se produce en tres etapas. En primer lugar, entra líquido de las vesículas seminales y del conducto deferente en los conductos eyaculatorios. A continuación, se contraen los músculos del cuello de la vejiga para que el semen no pueda retroceder y mezclarse con la orina. Finalmente, se contraen los músculos de la pelvis, la próstata y el pene, lo cual permite que el semen se expulse por la uretra. Dado que después se estrechan las arterias del pene, el órgano vuelve a su estado de flacidez. Todo el proceso, coordinado por el sistema nervioso autónomo, suele acompañarse de un placentero orgasmo.

Tal vez Freud exageró al afirmar que «la anatomía es el destino», pero muchos de los problemas médicos más importantes a los que se enfrenta el hombre tienen su origen en una enfermedad o disfunción del aparato reproductor. En la tercera parte de este libro se explica cómo los médicos diagnostican y tratan estos trastornos; sin embargo, lo mejor es que uno mismo aprenda a prevenir la aparición de muchos de ellos.

El metabolismo masculino

La sexualidad es un tema complejo, aunque simple comparado con los procesos biológicos que se dan en todo el organismo. En la digestión, en la liberación de la energía que precisan todos los procesos corporales y en su canalización hacia el crecimiento, la regeneración de tejidos y la locomoción, intervienen una ingente cantidad de enzimas que trabajan sin cesar. Para que estas enzimas puedan desempeñar su función, el organismo necesita vitaminas, minerales, hormonas y otros cofactores.

Aunque en ambos géneros las necesidades nutricionales y los procesos metabólicos son prácticamente idénticos, existen diferencias. Por ejemplo, el hombre precisa más tiamina, riboflavina, niacina, piridoxina, magnesio y selenio, mientras que la mujer requiere más hierro y calcio. Aun así, las diferencias son poco importantes. Exceptuando la ingesta extra de hierro que necesitan las mujeres en edad de gestación y el consumo adicional de calcio necesario en las mujeres posmenopáusicas, las diferencias dependen más del volumen y la composición corporal que de las características biológicas intrínsecas de cada género.

El metabolismo de determinadas sustancias químicas es distinto en ambos géneros. Quizá el mejor ejemplo sea el alcohol, ya que el hombre lo metaboliza de un modo más eficiente. En cambio, en la mujer se registran concentraciones más altas de alcohol en sangre tras su consumo y se muestra más vulnerable frente a las lesiones musculares y los trastornos hepáticos y cardíacos provocados por el alcohol. Si bien es una diferencia interesante, esto no significa que el cromosoma Y sea una invitación a beber. Aun así, es más probable que el hombre abuse del alcohol, y no por diferencias metabólicas, sino por influencia cultural (véase el capítulo séptimo).

Una de las distinciones metabólicas más relevantes entre géneros es el modo de procesar el colesterol (en este caso, las mujeres ganan, sin duda). Las mujeres jóvenes suelen presentar cifras inferiores de colesterol LDL («malo») y concentraciones superiores de colesterol HDL («bueno»). Las hormonas causan esta disparidad, ya que los estrógenos mejoran las cifras de ambos tipos de colesterol, mientras que la testosterona ejerce el efecto contrario. Sin embargo, tras la menopausia, la diferencia se reduce; a medida que las concentraciones de estrógenos caen en picado, el perfil del colesterol femenino se asemeja al masculino y el riesgo de padecer una enfermedad cardiovascular aumenta hasta equipararse al del hombre.

En definitiva, la diferencia metabólica entre hombres y mujeres no tiene ganador, pero sí dos perdedores. En Estados Unidos, al igual que en la mayor parte de los países industrializados, se observa un exceso de grasa corporal en ambos géneros; se calcula que el 33 por ciento de los hombres y el 36 por ciento de las mujeres estadounidenses son obesos (véase el capítulo cuarto).

El exceso de grasa corporal es perjudicial para todos, ya que aumenta el riesgo de padecer enfermedades cardíacas, hipertensión, diabetes, cálculos biliares y determinados tipos de cáncer, como el de colon y el de los órganos reproductores masculinos y femeninos (véase el capítulo tercero). Aunque este exceso no es bueno, existe un tipo de grasa corporal peor que otro. En concreto, la grasa de la parte superior del tronco, concentrada en torno a la cintura y el tórax, aumenta el riesgo de padecer un infarto de miocardio (popularmente conocido como *ataque de corazón*) o un accidente vascular cerebral (también denominado *ictus*). Las células grasas ubicadas en el abdomen y el tórax tienen algunas propiedades únicas. Poseen concentraciones elevadas de una enzima denominada *lipoproteinlipasa*; en lenguaje llano, esto significa que se encargan de almacenar energía cuando existe un exceso de calorías en el cuerpo (cuando los hombres engordan, la grasa suele acumularse primero en la zona de la cintura, lo que se conoce como «curva de la felicidad»).

Asimismo, las células grasas responden de un modo distinto a las hormonas. Las células grasas de la parte inferior del cuerpo son más sensibles a los estrógenos. En cambio, la grasa abdominal es más sensible a la adrenalina, la hormona del estrés. En consecuencia, las células grasas del abdomen suelen liberar grandes cantidades de ácidos grasos libres, que se desplazan directamente al hígado, donde impiden la correcta descomposición de la insulina. Con el tiempo, las altas concentraciones de insulina vuelven al organismo insensible a la hormona, lo cual aumenta el riesgo de desarrollar diabetes. Puesto que la insulina actúa como factor de crecimiento, la existencia de cifras elevadas de esta hormona puede influir en la relación entre la obesidad abdominal y determinados tipos de cáncer. Además, los ácidos grasos libres estimulan el hígado a fin de que genere triglicéridos en exceso, los cuales pueden aumentar el riesgo de padecer enfermedades cardíacas. Por si esto fuera poco, las células grasas de la parte superior del tronco poseen una enzima que activa la cortisona, una hormona que puede contribuir en la aparición de hipertensión y diabetes.

El exceso de grasa se afronta de un modo diferente en cada género, ya que mientras que el hombre es propenso a desarrollar obesidad en la región abdominal (obesidad «de manzana» o androide), la mujer suele acumular el exceso de grasa en muslos y glúteos (la «forma de pera»). Aunque es evidente que la mujer puede presentar obesidad abdominal, ésta suele aparecer con mucha más frecuencia en el hombre. Por este motivo, los científicos denominan *distribución grasa androide* a la obesidad de manzana y *distribución grasa ginecoide* a la forma de pera.

La silueta corporal es más que una cuestión estética, ya que pasa a ser también un importante factor de predicción del estado de salud.

Según esta premisa, la silueta del hombre es la silueta del riesgo, aunque no tiene por qué ser así. En los capítulos cuarto y quinto, se explica cómo se puede mejorar la forma física para gozar de salud.

Las estructuras ósea y muscular masculinas

El hombre tiene una complexión mayor que la mujer, ya que la supera por término medio un 10 por ciento en altura y entre un 15 y 20 por ciento en peso. Incluso sin tener en cuenta los órganos reproductores, la silueta corporal es diferente en ambos géneros. Mientras que la mujer tiene un riesgo ligeramente superior de presentar sobrepeso, el hombre es más vulnerable a las consecuencias médicas de la obesidad, puesto que tiende más a acumular grasa abdominal. Aun manteniendo un peso corporal ideal, ambos géneros difieren considerablemente en lo que respecta a composición corporal. La mujer posee una mayor cantidad de grasa corporal; por término medio, el porcentaje de grasa corporal que presenta una joven sana oscila entre un 20 y 27 por ciento, cifra que se reduce a un 13 a 17 por ciento en el otro género. Por el mismo motivo, comparativamente, los hombres tienen más masa muscular.

No se necesita ser licenciado en biología para saber que el hombre tiene más masa muscular que la mujer. Sin embargo, la diferencia se restringe a uno de los tres tipos de músculo que posee el organismo humano. Aunque el hombre lleve ventaja en lo que concierne al músculo esquelético o estriado que potencia la práctica de ejercicio físico, ambos géneros tienen las mismas células musculares cardíacas y las mismas células musculares lisas que recubren las paredes de las arterias, el tubo intestinal y otros órganos internos.

El músculo esquelético es el tejido más abundante en el organismo humano. Compuesto principalmente por proteínas, cada músculo está formado por millones de células musculares o fibras. Estas últimas están dotadas de propiedades únicas, ya que son enormes, al menos en comparación con la mayoría de las demás células del organismo, y cada célula muscular tiene numerosos núcleos, centros neurálgicos de control que contienen el ADN y de los que suele haber uno por célula. Tal vez por el hecho de disponer de varios núcleos, las células del músculo esquelético no pueden dividirse y reproducirse en la edad adulta, ya que los músculos no aumentan de tamaño por la proliferación celular, sino por el engrandecimiento de las fibras existentes.

Si bien ambos géneros cuentan con el mismo número de fibras del músculo esquelético, lo cierto es que éstas son de mayor tamaño y más fuertes en el hombre. Aunque la mujer puede incrementar su fuerza muscular practicando ejercicios de resistencia con regularidad, el hombre desarrolla la musculatura con mayor facilidad al realizar una actividad física. La diferencia se basa en la testosterona, ya que este andrógeno causa un aumento del tamaño y de la resistencia de las fibras del músculo esquelético, sobre todo cuando se practican ejercicios de resistencia.

Las células musculares femeninas también pueden aumentar de volumen por el efecto de los andrógenos. Por ese motivo, muchos atletas de competición y culturistas de ambos géneros sucumben a la tentación de usar andrógenos para potenciar su rendimiento, un hábito tanto ilegal como peligroso. Los atletas que abusan de los andrógenos se exponen a que les descalifiquen en una competición y se arriesgan a desarrollar trastornos que van desde el acné y la pérdida de pelo hasta la infertilidad, las enfermedades hepáticas, las enfermedades cardíacas, una conducta aberrante, etcétera.

Tanto la estructura ósea como la musculatura son más resistentes en el hombre. En parte, sus huesos son más fuertes porque sus músculos también lo son. Para mover el cuerpo, los músculos se contraen, con lo cual presionan al armazón óseo que sustenta los tejidos. El hueso reacciona frente a esa presión, añadiendo calcio y adquiriendo más fuerza y consistencia.

Las hormonas también explican por qué el hombre presenta más calcio en los huesos. Las hormonas sexuales incrementan la masa mineral ósea en ambos. Puesto que la cifra de estrógenos cae muy vertiginosamente tras la menopausia, las mujeres de edad avanzada tienen un riesgo mayor de desarrollar osteoporosis, ya que el hueso se desgasta y es más propenso a fracturarse. Puesto que las concentraciones de testosterona se reducen de un modo mucho más gradual, al disminuir sólo un uno por ciento cada año a partir de los cuarenta años los hombres ancianos tienen un riesgo menor de padecer osteoporosis. Incluso si los hombres de edad avanzada presentan un déficit de testosterona, pueden seguir convirtiendo una cierta cantidad de testosterona en estradiol, una hormona femenina que ayuda a mantener la fortaleza ósea en ambos géneros.

A pesar de disfrutar de estas ventajas, los ancianos no pueden dormirse en los laureles. El estadounidense medio, por ejemplo, pierde de cuatro a nueve kilogramos de músculo, un 15 por ciento de densidad ósea y casi cinco centímetros de altura a medida que envejece. A pesar de que el tratamiento de sustitución hormonal con testosterona es capaz de mitigar este descenso, sus posibles efectos secundarios pueden hacerlo desaconsejable en los hombres sanos. Sin embargo, el ejercicio y la dieta marcan la diferencia. En los capítulos cuarto, quinto y sexto se explica cómo mantener los músculos fuertes y sanos toda la vida.

La mente masculina

Si bien el hombre puede enorgullecerse de sus músculos, no siempre puede estar tan orgulloso de a lo que los somete.

Siguiendo los pasos de gigante de Freud («la anatomía es el destino»), el modelo biológico de la masculinidad atribuye la conducta masculina a los genes, las hormonas y los órganos exclusivamente masculinos. Sin cuestionar la importancia de la biología, el modelo social sexual atribuye las diferentes formas de conducta a condiciones históricas, culturales y familiares. Aun siendo objeto de un interesante debate, a menudo genera más polémica que claridad. Ninguna postura posee el monopolio de la verdad. De hecho, ambos géneros se comportan de un modo distinto, influidos por factores tanto biológicos como sociales.

En el siglo XXI, los cambios culturales que se experimentan en Estados Unidos acercan cada vez más la conducta de los dos géneros. Aun así, siguen existiendo numerosas divergencias. En la tabla 1.1 se enumeran los estereotipos atribuidos a hombres y mujeres.

Los estereotipos sexuales, por supuesto, exageran las diferencias entre hombres y mujeres, además de perpetuarlas. Sin embargo, incluso en una cultura que aboga cada vez más por la igualdad, inmersa en un proceso continuo pero lento, existe más que un ápice de ver-

Tabla 1.1
Estereotipos de personalidad específicos de cada género

Hombre	Mujer
Impasible	Emotiva
Agresivo	Expresiva
Ambicioso	Compasiva
Analítico	Intuitiva
Dogmático	Comedida
Con éxito/próspero	Fiel
Competitivo	Sensible
Vigoroso	Débil
Independiente	Interdependiente
Dominante	Complaciente
Escéptico	Crédula
Frío	Cariñosa
Insensato	Cortés

dad en estos estereotipos. En general, el hombre suele ser menos social y más independiente, menos comunicativo y más activo, y además de ser más agresivo, asume más riesgos. Aunque puede agradecer que se le atribuyan estas características a su dominio en la política y a su prosperidad económica, esta superioridad también puede comportar accidentes laborales o de otro tipo, el abuso de algunas sustancias y la violencia, que se cobra numerosas víctimas del género masculino (véase el capítulo octavo). Este problema se agrava especialmente en los hombres jóvenes. Por ejemplo, entre los estadounidenses de edades comprendidas entre los quince y veinticuatro años, la tasa de mortalidad es el triple en el género masculino que en el femenino. Los accidentes con vehículos de motor y los homicidios dan cuenta de la mayoría de estas diferencias, pero los suicidios son también más frecuentes en adolescentes masculinos que femeninos (el coeficiente de esta relación es 16/11).

Es evidente que las expectativas culturales y la presión social son el origen de gran parte de las diferencias en la conducta de chicos y chicas, hombres y mujeres. No obstante, también influyen las hormonas; en concreto, la testosterona fomenta un comportamiento agresivo, sobre todo en dosis altas. Además, los neurólogos están empezando a compilar datos que sugieren que existen divergencias estructurales y funcionales en el cerebro masculino y femenino. Por ejemplo, un grupo de científicos alemanes comunicó en el año 2000 que ambos utilizan partes distintas de su cerebro al intentar hallar el modo de salir de un laberinto, y que los hombres son un 28 por ciento más rápidos en esta prueba. Aunque es una observación interesante, los investigadores no ofrecieron ninguna explicación para el hecho habitual de que los hombres se muestran reacios a preguntar por una dirección cuando falla su capacidad de orientación. Independientemente de los motivos, los hombres suelen obtener mejores resultados en determinadas tareas espaciales, pero las mujeres los superan en ciertas tareas manuales de precisión. Mientras que los hombres superan a las mujeres en las pruebas de razonamiento matemático, el rendimiento de éstas es mejor en las pruebas de cálculo aritmético. Por otra parte, el hombre suele tener mejores dotes musicales y matemáticas que la mujer, la cual destaca por su capacidad verbal.

Estas diferencias distan de ser absolutas y no está ni mucho menos claro si dependen de la biología o la cultura, la naturaleza o la educación. Con todo, la conducta influye en una de las divergencias más importantes en cuanto a salud entre ambos, la disparidad en la esperanza de vida y en el riesgo de desarrollar determinadas enfermedades.

La diferencia en cuanto a longevidad

«¿Por qué la mujer no puede parecerse más al hombre?», pregunta cantando en tono jocoso Henry Higgins en el musical *My Fair Lady*. Sin embargo, Higgins entonaría una canción bastante distinta si hablara sobre la longevidad. En lo que concierne a la duración de la vida, ¿por qué el hombre no puede parecerse más a la mujer?

Sabemos que la esperanza de vida es más alta en la mujer. Pero ¿por qué motivo? ¿El hombre puede hacer algo para asemejarse a la mujer en este sentido?

La diferencia entre géneros

En Estados Unidos se han producido grandes cambios en los últimos cincuenta años. La medicina ha avanzado tanto como cualquier otra disciplina, ya que se han conseguido progresos excepcionales en el diagnóstico y el tratamiento de las enfermedades. Por ende, también se ha modificado el estilo de vida, ya que se ha empezado a poner énfasis en la dieta sana y la práctica regular de ejercicio, y se ha reducido la dependencia del tabaco. Fruto de estos avances, también ha cambiado la esperanza de vida, que aumenta de forma lenta pero uniforme cada año que pasa. Sin embargo, existe algo que ha permanecido inalterado, la diferencia entre géneros. A pesar de que ambos viven más años, cada vez las mujeres han ido aventajando a los hombres. De hecho, la diferencia es cada vez mayor, tal como lo deja patente su aumento del 60 por ciento en los últimos setenta años (véase la figura 1.4). En la tabla 1.2 se presentan los últimos datos (2000) del Centro Nacional de Estadística Sanitaria estadounidense.

Esta espectacular diferencia es la causa de las sorprendentes características demográficas de la población estadounidense de edad avanzada. Más de la mitad de las mujeres mayores de sesenta y cinco años son viudas; de hecho, en Estados Unidos hay tres viudas por cada viudo. Por cada cien mujeres norteamericanas de sesenta y cinco años, hay sólo 77 hombres. A la edad de ochenta y cinco años, la disparidad es todavía mayor, ya que la cifra de mujeres supera a la de hombres en una relación de 2,6 a 1. La divergencia en cuanto a longevidad persiste hasta una edad muy avanzada, mucho después de que las hormonas hayan alcanzado su punto álgido. Incluso una vez superados los ochenta y cinco años, una mujer normal vive 1,2 años más que un hombre normal, por lo cual las mujeres centenarias superan en número a sus homólogos del género contrario en una relación de 9 a 1.

Sin embargo, estas diferencias no se dan solamente en Estados Unidos. De hecho, en todos los países que disponen de estadísticas sani-

Tabla 1.2

ESPERANZA DE VIDA EN LA POBLACIÓN
DE ESTADOS UNIDOS

Mujeres	79,5 años
Hombres	74,1 años
Diferencia entre géneros	5,4 años

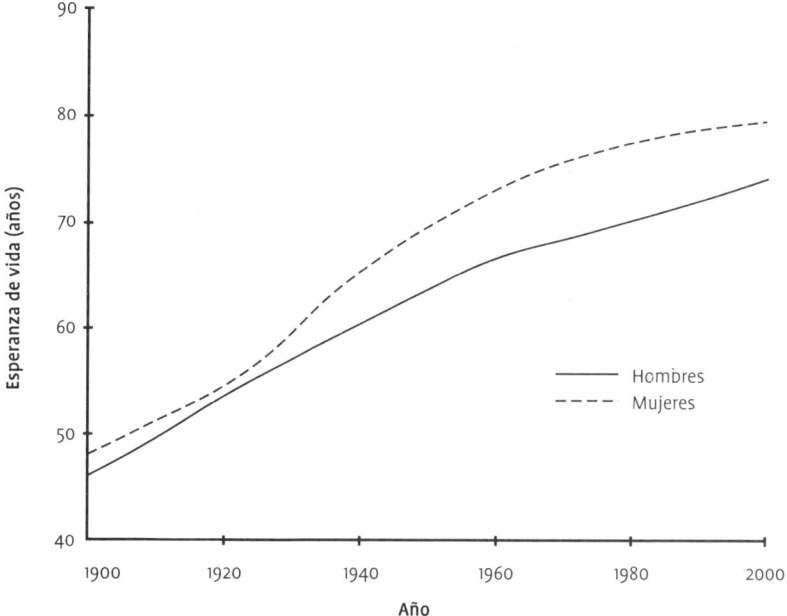

Figura 1.4. La longevidad en ambos géneros.

tarias fiables se constata que las mujeres gozan de mayor longevidad. Esta observación es al menos tan antigua como las propias estadísticas, ya que la mujer vivía casi tres años más que el hombre cuando se registraron los primeros datos al respecto en Europa hace ahora más de doscientos años. La divergencia en cuanto a longevidad se presenta tanto en las sociedades industrializadas (79 frente a 73 años en Europa occidental y Australia) como en los países en desarrollo (54 frente a 51 años en el África subsahariana); se trata de una observación universal que sugiere la existencia de una diferencia biológica fundamental en el proceso de envejecimiento de ambos géneros.

Una disparidad vitalicia

Ya desde su concepción, los hombres y las mujeres son diferentes, y los trabajos de investigación recientes indican que los acontecimientos que tienen lugar durante la vida fetal pueden afectar la salud en la edad adulta. Por ejemplo, el hecho de pesar poco al nacer aumenta el riesgo del hombre de desarrollar infarto de miocardio e ictus en la madurez. De este modo, es posible que las concentraciones de hormonas sexuales y otros factores presentes en el mismo momento de nacer sean responsables, en parte, de lo que ocurre en la última etapa de la vida.

Aunque los factores prenatales pueden incrementar el riesgo de enfermedad y muerte en la edad adulta, la diferencia en cuanto a longevidad aparece por primera vez en la propia vida embrionaria. Las células de esperma que contienen un cromosoma Y pueden desplazarse con más rapidez que aquéllas con un cromosoma X. En consecuencia, se conciben 115 varones por cada 100 hembras. Sin embargo, la probabilidad de que los embriones masculinos no lleguen a buen término es mayor, quizá porque es más probable que la mujer que ha concebido un hombre tenga una placenta defectuosa que aquella que está embarazada de una niña. Por tanto, al nacer, los varones exceden en número a las hembras en una relación de sólo 104 a 100. Los recién nacidos varones también son más frágiles que las recién nacidas, ya que tienen un riesgo más alto de ser prematuros, de presentar defectos congénitos y de fallecer antes del parto. Aunque se sigue registrando un exceso de muertes masculinas en el período de lactancia y en la más tierna infancia, la diferencia es poco importante hasta la adolescencia, momento en que entra en juego la testosterona y los chicos empiezan a comportarse como hombres. ¿Cuál es el resultado? Accidentes de vehículos de motor, homicidios y otras muertes violentas que hacen subir desmesuradamente la tasa de mortalidad masculina. A la edad de veinticinco años, las mujeres superan en número a los hombres, y la diferencia sigue aumentando a medida que transcurren más décadas de la vida.

¿Qué causa esta diferencia vitalicia y mundial en lo que respecta a la longevidad? Si bien no están totalmente seguros, los investigadores creen que intervienen numerosos factores, tanto biológicos como asociados a la conducta.

Las hormonas

Los estrógenos son buenos y la testosterona, mala. Ésta es la forma más sencilla de explicar la diferencia entre géneros, aunque es demasiado simple como para abarcar todas las divergencias. Sin embargo, esta dicotomía reviste cierta importancia. Durante su etapa fértil, la mujer padece enfermedades cardíacas con una frecuencia mucho menor que un hombre de la misma edad. Los estrógenos marcan esta diferencia, puesto que estas hormonas femeninas reducen la cifra de colesterol LDL («malo») y aumentan la de colesterol HDL («bueno»). Tras la menopausia, las concentraciones de estrógenos caen en picado, el colesterol LDL aumenta y el HDL disminuye. Así pues, no debe sorprendernos que las enfermedades cardíacas sean la principal causa de muerte tanto en mujeres como en hombres de edad avanzada. Incluso si no recibe tratamiento de sustitución hormonal después de la menopausia, la mujer posee concentraciones elevadas de estrógenos durante aproximadamente cuarenta años; por tanto, le lleva cuarenta años de ventaja al hombre, lo cual permite explicar la diferencia entre géneros.

Los estrógenos protegen a la mujer, puesto que aumentan su esperanza de vida, al reducir el riesgo de desarrollar enfermedades cardíacas e ictus. En el hombre, la cantidad de estrógenos es mucho menor, aunque en contrapartida presenta una cifra mucho mayor de testosterona. En lo que respecta a la longevidad, ¿esta hormona es beneficiosa o perjudicial? Aunque las altísimas dosis de andrógenos que utilizan de forma ilícita algunos atletas son peligrosas, ya que provocan acné, conducta aberrante, tumores hepáticos, infertilidad y enfermedades cardíacas, esto hace más referencia a los riesgos del abuso de drogas que a los de la testosterona en sí. No obstante, los nuevos datos disponibles indican que incluso las concentraciones normales de testosterona producidas por el propio organismo masculino pueden influir en el desarrollo de enfermedades que merman los años de vida.

La próstata es un ejemplo evidente. En esta glándula masculina, la testosterona se convierte en dihidrotestosterona (DHT), la hormona que provoca que hasta un 80 por ciento de los hombres desarrolle hiperplasia prostática benigna a una edad avanzada. Tal como indica su nombre, se trata de un aumento de tamaño de la próstata de carácter benigno que no suele afectar a la longevidad, aunque a menudo provoca una compresión de la uretra y alarga la micción. Sin embargo, la DHT es también la enzima que estimula el desarrollo del cáncer de próstata, enfermedad que produce una mortalidad del 3 por ciento en la población masculina estadounidense.

La propia testosterona del organismo masculino también puede influir en el riesgo de desarrollar enfermedades cardíacas e ictus, que constituyen, respectivamente, la primera y tercera causa de muerte en Estados Unidos. Se han postulado cinco mecanismos: los efectos adversos en el metabolismo del colesterol, incluido el aumento del colesterol LDL («malo») y el descenso del HDL («bueno»); la acumulación de grasa abdominal; la activación del sistema de coagulación sanguíneo y el incremento de la masa eritrocítica (glóbulos rojos); la contracción de los vasos sanguíneos; y los efectos directos en las células del músculo cardíaco, que aumentan el tamaño del corazón y pueden producir una lesión. Algunos de estos efectos se han observado tras la administración de testosterona en animales de experimentación, así como en hombres que ingieren andrógenos en exceso. Sin embargo, deben realizarse más estudios a fin de determinar si la concentración normal de testosterona en el hombre puede dar lugar a anomalías parecidas en su sistema cardiovascular.

Violencia y traumatismo
Podemos culpar a los genes y las hormonas, o a las expectativas sociales, pero lo cierto es que el hombre es más agresivo que la mujer por muchos motivos. Ya en las sociedades dedicadas a la caza y la recolección, el hombre asumía el riesgo de cazar, mientras que la mujer se ocupaba de recolectar vegetales, una tarea menos peligrosa, más segura. Del mismo modo, en el mundo industrializado, el hombre se dedica a trabajos y aficiones más arriesgadas. Sin embargo, lo más peligroso de todo son los enfrentamientos con otros hombres. Incluso si se dejan al margen los conflictos bélicos, el número de hombres que fallece por violencia y traumatismos supera con creces al de mujeres. Por su parte, la mujer se enfrenta al insólito reto del parto, aunque la tasa de mortalidad materna es baja en el mundo desarrollado y no se acerca ni de lejos a la propensión masculina al riesgo, la violencia y los traumatismos.

Tabaco y alcohol
En el pasado, el hombre era quien fumaba, a diferencia de la mujer. Por tanto, eran buenos tiempos para la mujer, pero no para el hom-

bre. No obstante, la situación está cambiando, ya que hay muchas más mujeres fumadoras que en la generación anterior y la tasa de hombres fumadores en Estados Unidos ha descendido del 50 al 25 por ciento.

Si el consumo de tabaco influye en la diferenciación entre géneros, ¿por qué aumenta esta divergencia aun cuando las tasas de tabaquismo se han igualado? El motivo es que el tabaco mata lentamente. Quienes empiezan a fumar hoy pagarán un precio muy alto por adoptar este hábito, aunque la deuda se saldará al cabo de muchos años. Por desgracia, la mujer sufre los efectos de una generación en que se ha extendido el hábito de fumar. En 1960 eran poco frecuentes los casos de cáncer de pulmón entre las mujeres estadounidenses. En la actualidad, esta enfermedad se cobra más víctimas (67 000 cada año) que otros tipos de cáncer, como el cáncer de mama.

En los albores del siglo XXI, el tabaquismo es un factor de longevidad que no despertará la envidia en el hombre con respecto a la mujer. De hecho, se trata de un ámbito en el que les queda mucho por mejorar a ambos (véase el capítulo octavo).

Al igual que el consumo de tabaco, el alcoholismo ha sido por tradición un problema masculino que cada vez más afecta al género femenino. Ingerir una cantidad pequeña o moderada de alcohol es beneficioso para la salud masculina, ya que reduce el riesgo de desarrollar enfermedades cardíacas (véase el capítulo séptimo). Sin embargo, consumirlo en grandes cantidades acorta la vida, además de aumentar la incidencia de hipertensión, ictus, enfermedad hepática, accidentes y varios tipos de cáncer. Su ingesta excesiva acorta la vida de la población masculina estadounidense.

Dieta, ejercicio y obesidad
La carne es mala, la verdura, buena. Aunque se trata de otra simplificación exagerada, puede ayudar a explicar por qué la longevidad de la mujer es mayor; lo cierto es que, generalmente, se alimenta mejor. En Estados Unidos, el «macho» auténtico no come brécol, a pesar de que debería hacerlo. El ideal masculino de comer carne con patatas debería dejar paso a la verdura, la fruta, los cereales y el pescado. La dieta realmente marca la diferencia (véase el capítulo cuarto).

Los hombres estadounidenses, al igual que las mujeres, no practican suficiente ejercicio. Sin embargo, de acuerdo con su papel tradicional, las amas de casa siempre estaban en continuo movimiento, ya que subían por escaleras, hacían la colada, pasaban el aspirador y fregaban el suelo, aunque la situación ha cambiado. Los aparatos modernos han reemplazado a los músculos en las tareas domésticas y la mujer accede al mercado laboral junto al hombre, a menudo dedicada a sedentarias tareas de oficina. Aun así, algunas de las mujeres de edad avanzada del presente mantienen la conducta activa de su juventud, con lo cual obtienen la recompensa por sus años de actividad física (véase el capítulo quinto).

Estrés y aislamiento social
Existen dos estereotipos que encierran cierta parte de verdad. El estadounidense impulsivo tiene éxito en los negocios, aunque ello le cuesta un aumento de la tensión arterial y la obstrucción de las arterias coronarias. Por su parte, la tranquila estadounidense vive muy atareada, pero es feliz en el hogar. El primer tipo de conducta se caracteriza por la ansiedad, el estrés y la hostilidad, considerados factores de riesgo para desarrollar una enfermedad cardíaca; se trata de un comportamiento más habitual en el hombre. Aquellos hombres que se sientan estresados por tener una esperanza de vida menor podrían acortar las distancias respecto al género femenino si aprendieran a relajarse (véase el capítulo octavo).

«Ningún hombre es una isla», escribió John Donne hace aproximadamente cuatrocientos años. Sin embargo, en el siglo XXI, muchos hombres estadounidenses procuran con todas sus fuerzas aislarse lo máximo posible. El ideal masculino se basa en la independencia y la autosuficiencia, si bien es posible que esta aspiración no sea beneficiosa para la salud. La compañía es la mejor medicina. Los grupos sólidos de apoyo social hacen disminuir el riesgo de que aparezcan numerosos problemas, desde resfriados hasta infartos de miocardio. Incluso en algunos estudios se ha puesto de manifiesto que los grupos de apoyo mejoran el pronóstico de los enfermos de cáncer. Por el contrario, se ha identificado que el aislamiento social es un factor de riesgo para desarrollar enfermedades cardíacas. Las mujeres están en contacto con sus sentimientos, así como con otras mujeres. Tal vez las mujeres no sean realmente de Venus, ni los hombres de Marte, pero las buenas relaciones interpersonales pueden ayudar a explicar por qué ellas tienen una mayor longevidad en la Tierra.

Hierro

En 1992, investigadores finlandeses sacudieron las bases de la cardiología al publicar un artículo en que asociaban las concentraciones elevadas de hierro con un gran aumento del riesgo de desarrollar una enfermedad coronaria. Puesto que la mujer sufre una pérdida de hierro en cada período menstrual, este estudio dio más fuerza a la teoría de que las mujeres premenopáusicas gozan de protección frente al infarto de miocardio porque poseen una menor concentración de hierro en sangre. Un estudio finlandés realizado en 1997 corroboró, al parecer, estos datos, ya que reveló que en los hombres que donan sangre, el riesgo de padecer enfermedades cardíacas es inferior al de aquellos que no lo hacen.

Dicho esto, ¿el hierro explica la vulnerabilidad masculina a sufrir enfermedades cardíacas? Probablemente no sea así. De los cinco estudios estadounidenses que han analizado esta cuestión, ninguno ha demostrado la asociación entre la concentración de hierro y la cardiopatía. Deben llevarse a cabo más estudios para resolver estas cuestiones controvertidas. En la actualidad, aunque existen muchas buenas razones para que los hombres donen sangre, la longevidad no parece ser una de ellas.

Atención sanitaria

Además de preocuparse más por la salud que los hombres, las mujeres también se ocupan más de ellas, ya que se muestran más dispuestas a realizar chequeos médicos de rutina y tratamientos preventivos. Tienen más facilidad para prestar atención al cuerpo y transmitir al médico aquellas señales discordantes que notan. El 76 por ciento de las mujeres que participaron en una encuesta de la CNN en 1998 se había sometido a exámenes por problemas de salud en los dos años anteriores, frente a sólo un 64 por ciento de los hombres. Según el National Center for Health Statistics (Centro Nacional Estadounidense de Estadística Sanitaria), las norteamericanas acuden 471 millones de veces al médico cada año, cifra que se reduce a 316 millones en los norteamericanos. Esto representa una media de visitas médicas anuales de 3,5 en el primer caso; 2,4 en el segundo. Aunque se trata de otro punto positivo para el género femenino, es otro aspecto que los hombres pueden cambiar (véase el Epílogo).

Aun cuando acude al médico, el hombre suele minimizar los síntomas, disimular su preocupación e incluso hacer caso omiso de las recomendaciones médicas. Resulta difícil saber por qué los hombres son malos pacientes. Si bien pueden influir el horario laboral apretado y los intereses y responsabilidades asociadas a la competitividad, la mentalidad típica del «macho» parece ser la causa principal. ¿Quién puede culpar a un hombre por querer ser como John Wayne? ¿Cómo se puede convencer a los hombres de que sigan los sencillos pasos para prevenir el desarrollo de enfermedades cardíacas y cáncer de pulmón que pasó por alto el macho norteamericano por excelencia?

¿Por qué vive más la mujer que el hombre? La respuesta es compleja, ya que depende de diferencias entre géneros basadas tanto en aspectos biológicos como en la conducta. En esta sociedad en constante proceso de cambio, parece que la mujer actúa cada vez más como un hombre. En lo que concierne a la salud, éste es un paso en la dirección equivocada. Que me perdone el profesor Higgins, pero son los hombres quienes deberían asemejarse más a las mujeres, al menos en lo que respecta a los hábitos saludables y a la atención sanitaria.

¿Por qué enferman los hombres?

Hombres y mujeres se enfrentan a problemas médicos que son exclusivos de su género. Sólo ellos padecen cáncer de próstata o de testículo, mientras que sólo ellas asumen el riesgo del parto y sufren enfermedades relacionadas con los órganos reproductores femeninos. Aunque en general se considera que el cáncer de mama es una patología femenina, el hombre no es inmune a padecerlo, tal como queda patente en el hecho de que se diagnostica en 1 500 hombres estadounidenses cada año. Sin duda, es una cifra baja en comparación con los 204 000 casos de cáncer de mama en mujeres de la misma nacionalidad, pero no es ni mucho menos trivial.

Existen algunas enfermedades que, a pesar de no ser exclusivas de un género, tienen una especial predilección por uno de ellos. Por ejemplo, la cefalea debida a la migraña, el lupus y otras enfermedades autoinmunes que provocan inflamación vascular aparecen con mucha más frecuencia en las mujeres. Sin embargo, los hombres también se enfrentan a problemas propiamente masculinos. En la tabla 1.3 se enumeran las enfermedades que afectan a los hombres de forma desproporcionada.

Las enfermedades que contraen hombres y mujeres suelen ser diferentes, y a menudo las causas de muerte en ambos son también distintas. Con todo, la tasa de mortalidad es 1,6 veces mayor en el hombre. Si nos fijamos en las diez principales causas de muerte en Norteamérica, vemos que las cifras hablan por sí mismas.

En cada categoría, el «sexo débil» lleva una gran ventaja. No obstante, el hombre puede ponerse a la altura, no sacrificando sus genes sino aprendiendo a cuidar su salud.

¿Cuál es la clave para mantenerse sano?

Los hombres no pueden modificar sus cromosomas, y muy pocos cambiarían sus hormonas, incluso si ello les reportara salud y longevi-

Tabla 1.3
LAS ENFERMEDADES MÁS HABITUALES EN EL HOMBRE

Enfermedad	Relación hombre/mujer
Hernia inguinal	9,5
Aneurisma aórtico	5,0
Sida (en Estados Unidos)	4,0
Gota	4,0
Cálculos renales	3,5
Alcoholismo	3,3
Cáncer vesical	3,0
Absceso rectal	2,5
Enfisema	2,2
Úlcera duodenal	2,2
Pólipos nasales	2,2
Infarto agudo de miocardio	1,9

Tabla 1.4
Las principales causas de muerte en Estados Unidos

Causa de muerte	Relación hombre/mujer
Infarto agudo de miocardio	1,8
Cáncer	1,4
Ictus	1,2
Enfermedad pulmonar crónica	1,5
Accidentes	2,4
Neumonía y gripe	1,5
Diabetes	1,2
Suicidio	4,2
Enfermedad renal	1,5
Enfermedad hepática	1,5

dad. Por suerte, no tienen que hacerlo. Con un programa de dieta, ejercicio, complementos dietéticos, control del estrés y atención médica se pueden reducir las diferencias entre géneros y lograr que el hombre goce de buena salud.

De eso precisamente trata este libro. Hemos analizado qué es el hombre, empezando con un único gen y pasando después a evaluar sus consecuencias en cuanto a hormonas, anatomía reproductora, metabolismo y conducta. La segunda parte del libro versará sobre cuestiones generales de salud de vital importancia, centrándose en los tres amplios estudios de Harvard que están en marcha y que han aportado gran cantidad de información sobre la salud masculina. En la tercera parte examinaremos determinados problemas de salud masculinos, como las enfermedades genitourinarias exclusivas del hombre y diversos trastornos que aparecen con mucha más frecuencia en ellos. Finalmente, en el Epílogo, revisaremos la atención médica de rutina, tanto convencional como alternativa.

Sin duda es un viaje largo, pero con una gran recompensa.

2. Preguntas y respuestas: los estudios de Harvard sobre salud masculina

Antaño, el hombre dependía de los médicos para informarse y asesorarse en materia de salud. Sin duda, asimilamos paulatinamente cierta cantidad de información (exacta o no) en el colegio, a través de campañas de salud pública, así como por mediación de familiares y amigos bienintencionados. No obstante, en la actualidad, ese goteo paulatino de información sanitaria se ha convertido en un río. Es difícil leer un periódico o escuchar la radio sin que se mencione un nuevo riesgo para la salud o un avance científico. Y si te conectas a Internet, el río se transforma en una inundación.

La mayor parte de los hombres quieren obtener respuestas claras a preguntas simples: ¿Debería tomar ácido acetilsalicílico? ¿Es bueno beber vino? ¿Debería hacerme la prueba del APE (antígeno prostático específico)? Sin embargo, las preguntas simples, por importantes que sean, tienen a menudo respuestas complejas. ¿Cómo se puede cribar todo este cúmulo de información sanitaria para seleccionar sólo aquella necesaria?

No debe sorprender esta breve respuesta: lea este libro y manténgase informado acerca de los avances leyendo nuestra revista mensual, *Harvard Men's Health Watch*. Si bien espero que haga ambas cosas, me gustaría también que fuera más allá. Si sabe cómo llegan a los resultados los investigadores y cómo determinar si sus conclusiones le afectan realmente, estará en las mejores condiciones para evaluar las recomendaciones médicas. Aunque es un poco complicado, vale la pena reflexionar sobre ello, puesto que usted es el responsable final de las decisiones que afectan a su organismo, y así debería ser. La salud es demasiado importante como para dejarla en manos del médico o incluso de la familia.

Durante los últimos veinticinco años, investigadores de la Facultad de Medicina y de la Facultad de Salud Pública de la Universidad Harvard han realizado tres estudios a gran escala sobre la salud masculina, los cuales han proporcionado mucha información valiosa. Aún están en marcha los tres, buscando respuestas a las preguntas que más preocupan a los varones estadounidenses. En las siguientes páginas, se presentan estos estudios y se muestra cómo usarlos, junto con otros datos, a fin de mejorar la salud. Sin embargo, primero deberíamos hablar del proceso de aprendizaje de los médicos.

La búsqueda de respuestas
La biología humana es compleja, pero no lo es menos la conducta humana. Para ampliar sus conocimientos sobre la salud y la enfermedad, los investigadores utilizan diversos métodos:

Estudios de laboratorio. Son los experimentos en tubos de ensayo que analizan mecanismos esenciales de la salud y la enfermedad. La investigación básica es absolutamente fundamental, ya que aporta los principios científicos de toda la medicina clínica. También es fascinante por sí misma, pero suelen pasar años antes de su aplicación práctica en pruebas y tratamientos médicos. Aunque está muy bien mantenerse informado de las últimas novedades que se producen en el laboratorio, en general no debería correr a cambiar su modo de vida por los triunfos obtenidos en una probeta, por muy espectaculares que sean.

Estudios con animales. A menudo sirven de puente entre la investigación básica y la observación clínica. Los investigadores han avanzado mucho en la planificación de experimentos compasivos, además de productivos. Han utilizado los estudios con animales a fin de generar ingentes beneficios para la salud humana. No obstante, también en este punto la perspectiva es clave. Si se dejara guiar por cada estudio con animales que se realiza, las medidas sanitarias que adoptase empezarían a parecerse a los movimientos de un ratón en un laberinto.

Los estudios en seres humanos acercan la ciencia a la vida diaria. Puesto que son una observación de hombres reales, los tres estudios de Harvard tienen una evidente relevancia para la salud. Aun así, no abarcan todas las posibilidades de las técnicas de investigación. A continuación se resume cómo pueden estudiar los investigadores la salud en los seres humanos:

Casos clínicos. Es el tipo de estudio más simple y limitado, en el que se hacen constar los datos médicos de pacientes concretos o de pequeños grupos de individuos. En la mayoría de las ocasiones se trata de casos insólitos o poco frecuentes. Los casos clínicos ayudan al médico a identificar enfermedades que nunca antes ha visto y a menudo estimulan la valiosa investigación básica. A pesar de todo, son fundamentalmente anécdotas, más interesantes que útiles.

Estudios de observación. Proporcionan datos sistémicos y objetivos sobre grandes grupos de pacientes. Si bien difieren en determinados aspectos, los tres estudios de Harvard sobre salud masculina se engloban principalmente en esta categoría. Además, gran parte de los demás tipos de investigación en los que se fundamenta este libro se basan en este enfoque. Existen dos clases fundamentales de estudios de observación:

- El análisis de cohortes se inicia cuando los investigadores reúnen a un grupo de individuos aparentemente sanos. A continuación, establecen el perfil de salud de cada integrante del grupo. El tercer paso consiste en observar a la cohorte durante un largo período, utilizando para ello diversas combinaciones de cuestionarios, pruebas médicas e informes sanitarios a fin de realizar un seguimiento del grupo. Finalmente, se comparan los miembros de la cohorte que permanecen sanos con aquellos que han enfermado, procurando identificar los factores asociados a la enfermedad.

    Esta técnica, aunque muy útil, es lenta, difícil y cara, ya que implica llevar a cabo un seguimiento de miles de individuos durante muchos años. Los tres estudios de Harvard sobre salud masculina se basan, en parte, en la técnica del análisis de cohortes. Espero que esté de acuerdo con que valen todo el tiempo, esfuerzo y dinero invertido en ellos. Aun así, en una época de restricciones económicas y de diagnósticos de urgencia, los investigadores se decantan por otros métodos para complementar los análisis de cohortes.

- En los estudios de casos y controles se fijan los mismos objetivos que los análisis de cohortes, pero se llevan a cabo a la inversa. En vez que observar un grupo de población inicialmente sana, se identifica un grupo de pacientes ya enfermos. Seguidamente, se compara a los enfermos con la misma cantidad de individuos sanos que tienen unas características demográficas semejantes, a fin de descubrir factores que puedan explicar la diferencia entre la enfermedad y la salud. En los estudios de casos y controles se incluyen muchos menos individuos, por lo que son mucho más fáciles de llevar a cabo y más económicos que los análisis de cohortes. Puesto que son retrospectivos en vez de prospectivos, son mucho más rápidos. Sin embargo, en general, los análisis de cohortes son el método de investigación más eficaz.

Ensayos clínicos. Los estudios de observación son fundamentalmente pasivos, ya que el investigador realiza un seguimiento del individuo sin interferir en su vida. En cambio, los ensayos clínicos son activos, ya que se administra a un grupo de individuos determinados medicamentos o se les somete a procedimientos médicos a la vez que se asigna a otros grupos recibir tratamientos diferentes. Al comparar los resultados, puede determinarse qué tratamiento es el más eficaz, o bien si es mejor tratar o no tratar.

Para comprender cómo se desarrolla un ensayo clínico, podemos remitirnos al primero que se llevó a cabo. Lo realizó el doctor James Lind en el año 1747, es decir 37 años antes de que se fundara la Facultad de Medicina de la Universidad Harvard. El doctor Lind, un cirujano de la armada británica, creía que con los cítricos se podía tratar el escorbuto, una enfermedad habitual en los marineros que realizaban largas travesías marítimas. Con la intención de comprobar si estaba en lo cierto, dividió a los marines de su barco en seis grupos de dos. Aparte de los alimentos suministrados normalmente en el barco, cada pareja recibió durante dos semanas un suplemento diferente: un litro de sidra, dos cucharadas de vinagre antes de cada comida, 0,25 litros de agua del mar, elixir de vitriolo, una pasta de ajo, semillas de mostaza y otros remedios herbarios; o un limón y dos naranjas.

Tras sólo seis días de tratamiento, los marines que recibieron cítricos se habían recuperado. Los demás siguieron enfermos, presentaban las hemorragias cutáneas y musculares, así como las alteraciones patológicas en las encías y el pelo características de la enfermedad. A pesar del éxito del experimento, el doctor Lind sintió la misma frustración que numerosos investigadores actuales, ya que se tardó cincuenta años en que los burócratas del Almirantazgo británico decidieran añadir cítricos a las raciones de los marines.

El experimento del doctor Lind en alta mar fue un hito médico, aunque no se aceptaría hoy en día. Para cumplir los criterios estándar actuales, el doctor Lind debería asegurarse de que los individuos participan de forma voluntaria y de que se les ha informado totalmente de los riesgos, beneficios y objetivos del estudio. Para eliminar la posibilidad de sesgos, tendría que asignar a los voluntarios de forma aleatoria a los diferentes grupos de tratamiento. Asimismo, durante el experimento, no debería saber qué tratamiento recibe cada grupo. Para cumplir los criterios estándar actuales, el doctor Lind tendría que administrar a su grupo control (los marines que siguen una dieta normal, sin suplementos) un placebo o sustancia que carece de acción terapéutica pero que es idéntica al tratamiento estudiado. En un ensayo diseñado correctamente, todos los tratamientos tienen un aspecto parecido y un gusto similar, de forma que ni los individuos ni los investigadores se vean influidos por expectativas previas al inicio del estudio. Por eso se denominan estudios a doble ciego.

En los albores del siglo XXI, los ensayos aleatorizados, a doble ciego y controlados con placebo son el estándar de oro de la investigación clínica. Aunque se trata de un tipo de estudio muy riguroso, es el único modo de demostrar que un tratamiento es eficaz. Como veremos, así es cómo el estudio de Harvard con 21 000 médicos estadounidenses de género masculino halló que el tratamiento con ácido acetilsalicílico a dosis bajas beneficia a los hombres sanos de más de cincuenta años, lo cual no ocurre con el betacaroteno.

Metaanálisis. Los estudios de observación y los ensayos clínicos son rigurosos y complicados. En consecuencia, es posible que un estudio no sea lo suficientemente amplio como para generar resultados significativos. El metaanálisis es un método de investigación que intenta evitar estos problemas, agrupando diferentes estudios. No es tan fácil como parece, pues los investigadores tienen que seleccionar estudios semejantes, examinarlos para asegurarse de que todos son aptos desde el punto de vista técnico y utilizar sofisticados métodos estadísticos para analizar los datos agrupados. Se trata de una nueva técnica que está difundiéndose de un modo desorbitado; en la década de 1970, se publicaron sólo 16 metaanálisis de ensayos clínicos, mientras que en 1999 aparecieron más de quinientos. A pesar de sus ventajas reales, los metaanálisis poseen limitaciones e imperfecciones.

Conferencias de consenso. No es un método de estudio, pero intenta cumplir algunos de los objetivos del metaanálisis, entre otros aspectos. Se trata de una reunión de médicos especializados que revisan todos los estudios realizados en una disciplina, debaten acerca de los resultados y redactan un resumen con directrices. A veces estas pautas de actuación se dirigen a los médicos (por ejemplo, las declaraciones de opinión del American College of Physicians, Colegio de Médicos Estadounidense, sobre la prueba del antígeno prostático específico); en otras ocasiones se orienta directamente a la población general (como las directrices sobre la dieta de la American Heart Association, Asociación Estadounidense de Cardiología, y las recomendaciones relativas a la práctica de ejercicio del secretario de Salud de EE. UU.).

Las directrices clínicas se redactan en papel, no se cincelan en una piedra. Están sujetas a debate y desacuerdo, y se revisan de forma periódica a medida que los nuevos avances modifican el panorama científico. Aun así, aunque no son mandamientos, suelen ser recomendaciones sólidas y equilibradas que merecen nuestra atención.

La interpretación de los resultados: la significación estadística

La investigación médica genera números. Sin embargo, los datos en bruto, por muy impresionantes que sean, deben analizarse antes de ser de utilidad. Para ello, los científicos aplican el criterio de significación estadística, que es muy estricto y deja muy poco margen. Aunque se pueden analizar los datos utilizando diferentes pruebas matemáticas, todas ellas tienen el objetivo de determinar si los resultados se deben únicamente al azar. Es una cuestión de probabilidad; si en las pruebas estadísticas se obtiene una probabilidad del 95 por ciento de que los resultados no fueron fruto de la casualidad, se considera que estos datos son significativos desde el punto de vista estadístico.

En los medios de comunicación suele usarse la palabra *significativo* a secas en vez de la expresión *estadísticamente significativo*; no obstante, los médicos deben profundizar más. Es posible que los resultados cumplan los criterios matemáticos de significación estadística sin ser relevantes desde el punto de vista clínico. Rex Stout, escritor de novelas de misterio, afirmó: «Existen dos tipos de estadísticas, las que se buscan y las que se inventan.» Para los médicos, los dos tipos son las cifras estadísticamente significativas que publican los investigadores y los estudios significativos desde el punto de vista clínico que modifican la práctica médica.

Para los hombres que deben tomar decisiones relacionadas con su salud, el tercer y más relevante tipo de significación es la personal, en la que predominan los criterios individuales. Es probable que un determinado resultado le parezca importante si en el estudio participaron individuos de sus mismas características, si tiene riesgo de sufrir la enfermedad que se está investigando y si está dispuesto a adoptar los cambios sugeridos por los resultados. A medida que vaya conociendo los estudios de Harvard sobre salud masculina, o cualquier otro tipo de investigación, pregúntese si cumplen sus criterios de relevancia personal.

La interpretación de los resultados: riesgos, beneficios y causalidad

Como la mayoría de los hombres, lo primero que se le ocurrirá cuando lea algo acerca de una enfermedad es: «¿Me pasará a mí?» A pesar de su premura y simplicidad, esta pregunta no tiene una respuesta sencilla, sino que suele contestarse de forma estadística: comparado con una persona normal, un individuo con determinadas características es x veces más propenso a enfermar. En este caso, x representa el *riesgo relativo*. Si su riesgo relativo de padecer infarto de miocardio es superior a 1, usted es más propenso que el ciudadano medio a desarrollarlo; por ejemplo, tener un riesgo relativo de 2 significa que su probabilidad de sufrir un infarto es el doble que el de la población normal. Aunque el mínimo riesgo puede ser importante cuando se trata de la salud, las cifras de riesgo relativo inferiores a 1,5 deben interpretarse con precaución, ya que es posible que sólo representen tendencias estadísticas.

El beneficio está en relación inversa al riesgo. Si uno presenta un factor que duplica el riesgo de contraer una enfermedad, se puede reducir un 50 por ciento el riesgo si se elimina el factor de predisposición. Conseguir un descenso del riesgo del 50 por ciento parece maravilloso, y de hecho, lo es, siempre y cuando el riesgo sea elevado. En caso contrario, el beneficio personal puede ser marginal.

Para saber si le va a beneficiar la disminución del riesgo relativo, debe tomar en consideración el *riesgo absoluto*. Si su riesgo absoluto de padecer un infarto de miocardio es alto (por ejemplo, del 20 por ciento), el tratamiento que reduzca el riesgo a la mitad hará disminuir un 10 por ciento el riesgo absoluto, un beneficio considerable. Sin embargo, si su cifra de riesgo absoluto es baja al principio (por ejemplo, un 2 por ciento), con el mismo tratamiento óptimo se logrará un beneficio neto de sólo un uno por ciento. Por este motivo, los individuos con un riesgo elevado se benefician más de las pruebas y tratamientos médicos que aquellos más propensos a mantenerse sanos por sus propios medios.

Incluso una vez que identifican un posible factor de riesgo a través de un análisis de cohortes o de un estudio de casos y controles, los epidemiólogos se enfrentan a más retos. En primer lugar, deben evaluar la importancia relativa de diversos factores que están presentes de forma simultánea. Por ejemplo, si un fumador hipertenso con cifras altas de colesterol sufre un infarto, ¿a qué factor lo achacamos? Para solventar esta cuestión, los investigadores utilizan una técnica estadística denominada *análisis multivariable*, que requiere del apoyo de la informática. En este caso, pueden afirmar que el hábito de fumar, la hipertensión y los valores elevados de colesterol aumentan el riesgo.

La mayor dificultad final es establecer la causalidad. Aunque la mente humana se apresura a culpar, la mera coexistencia de dos acontecimientos no tiene por qué significar que uno está causado por el otro. Por ejemplo, las cigüeñas desaparecieron de Europa en el momento en que descendió la tasa de natalidad. ¿Significa eso que la desaparición de las cigüeñas causara la reducción de los nacimientos? No. Ambos factores estaban relacionados, pero no como causa-efecto.

Los epidemiólogos pueden servirse de las estadísticas para establecer asociaciones, pero no pueden determinar la causalidad. Esta tarea más sutil necesita realizarse en varias fases. Para ser considerada relevante como causa, una asociación debe ser posible desde el punto de vista biológico y estar respaldada por experimentos de laboratorio o en animales. Finalmente, puesto que hasta el investigador más inteligente y bienintencionado es humano, debe ponerse de manifiesto en varios estudios independientes.

¿Aún quiere convertirse en epidemiólogo? Aunque tiene una importancia vital, la epidemiología es una ciencia arriesgada.

La difusión de los resultados: la medicina y los medios de comunicación

La población tiene un apetito voraz de información sobre la salud, y los medios de comunicación están deseosos de saciarlo. Sin embargo, lo más habitual es que no le den más que un bocado. Lo más frecuente es que los complejos resultados se reduzcan a un titular que proclame: «Hay esperanza» o «no hay esperanza».

Para estar bien informado de los temas sanitarios, debe leer más allá de los titulares. Si bien es cierto que los buenos redactores médicos pueden ayudarle a conseguirlo, también es cierto que no abundan. Hace aproximadamente cien años, Lloyd George, inminente primer ministro británico, afirmó que «no se puede dar de comer al hambriento con las estadísticas». Los medios de comunicación actuales no deberían saciar la sed de conocimientos sobre la salud con resúmenes entretenidos que convierten los datos estadísticamente significativos de un estudio en fórmulas simplistas para mejorar la salud.

Por desgracia, algunos investigadores médicos también sucumben a la tentación y proclaman a los cuatro vientos sus resultados en ruedas de prensa y entrevistas. Ninguno de ellos es un buen foro para comunicar hallazgos, por muy excepcionales que sean. Por tanto, es mejor que se centre en los resultados publicados en revistas médicas de prestigio. Aun cuando ofrecen garantía de calidad y objetividad, debe estarse alerta a cualquier posible conflicto de intereses que surja, especialmente si la investigación está financiada por laboratorios farmacéuticos o responde a otros intereses comerciales. Le invitamos a aplicar estos criterios a los estudios de Harvard, así como a las demás investigaciones mencionadas en este libro.

El cambio de los resultados: frustración y firmeza

Puesto que la medicina es una ciencia, las decisiones sobre la salud deben fundamentarse en datos científicos sólidos. Sin embargo, como ciencia biológica que es, carece de la precisión rigurosa de la física y la química, y como ciencia clínica, debe enfrentarse a la sutileza de la psicología y la conducta, por no hablar de la realidad económica de los tiempos que corren.

«¿Quién decide cuando los médicos no están de acuerdo?», preguntaba Alexander Pope en 1732. En la actualidad, sigue siendo un tema difícil de resolver. Las opiniones contradictorias pueden llevar a confusión, e incluso ser aterradoras. En el momento en que una investigación cambia las «normas» que los individuos preocupados por la salud han procurado cumplir, el resultado suele ser la frustración e incluso la ira.

Los investigadores deberían entender la frustración de la población, pero ésta a su vez debería comprender su metodología. Los nuevos datos tendrían que aceptarse de buen grado, incluso si ponen en tela de juicio las creencias arraigadas. El conocimiento médico se asemeja a un rompecabezas, puesto que sabemos con cierta seguridad cuáles son los principios generales, pero los nuevos avances pueden modificar la posición o reemplazar algunas de las piezas más pequeñas. No se enfade demasiado con los investigadores de Harvard que afirmaron que los ácidos grasos *trans* de la margarina son perjudiciales para la salud. En lugar de eso, alégrese de que los nuevos estudios puedan ayudarle a equilibrar su dieta. En caso de que ya haya adoptado a grandes rasgos una dieta de bajo contenido graso, hasta las preocupaciones que surgieron en torno a la margarina no le han obligado a realizar cambios importantes en su alimentación.

Al confeccionar este libro, he procurado presentar la información más reciente en el contexto de los conocimientos que los científicos han adquirido con los años. Cuando existen datos contradictorios, hablo acerca de las dos versiones e indico hacia dónde creo que se inclina la balanza. Como verá, incluso los estudios de Harvard tienen algunos resultados contradictorios, no en el panorama global (el bosque) sino en aspectos concretos (los árboles). Por ejemplo, éstos convienen en que el ejercicio es bueno para la salud, pero discrepan en cuanto a su capacidad de prevenir cáncer de colon. Por eso existen tres estudios de Harvard sobre salud masculina en vez de uno solo, y por eso tengo también en cuenta la gran cantidad de investigaciones que se han llevado a cabo con independencia de éstos.

A medida que avance en la lectura del libro, reflexione acerca del modo en que la nueva información encaja en su puzzle personal de la salud antes de decidir realizar algún cambio en su modo de vida. Hágase una idea global y recuerde que debe tener en cuenta sus preferencias y prioridades personales. Si le queda alguna duda, plantéesela al médico. Recuerde también que debería comentar con su familia sus planes en cuanto a su modo de vida antes de empezar a realizar cambios importantes. Para gozar de una buena salud es bueno estar en compañía, ya que es más probable llevar a buen término las decisiones si se está respaldado por la fuerza de voluntad colectiva.

Presentación de los estudios de Harvard

Los tres estudios de la Universidad Harvard tienen algunas características en común: todos ellos son estudios de observación en que se ha realizado un seguimiento de grandes cohortes de hombres durante muchos años; sin embargo, uno de ellos, el U.S. Physicians' Health Study (Estudio Estadounidense de la Salud de los Médicos) es una especie de híbrido, puesto que incorpora ensayos clínicos aleatorizados en un formato de estudio de observación. Dado que las tres cohortes están integradas exclusivamente por hombres, los estudios suponen un recurso único para el análisis de cuestiones masculinas relativas a la salud. Además, puesto que incorporan hombres cultos, hay una probabilidad mayor de que los cuestionarios que proporcionan gran parte de la información se hayan contestado a conciencia y con exactitud. Pero si bien la homogeneidad de las cohortes supone una ventaja, también representa un posible inconveniente. Los resultados tienen más relevancia para los hombres cultos de raza blanca, de clase media y de unos cincuenta años en adelante, pero no son necesariamente aplicables de un modo tan directo a grupos más amplios de población masculina estadounidense. En último lugar, aun arriesgándome a ser chauvinista respecto a mis compañeros de Harvard, creo que es justo afirmar que los tres estudios se han llevado a cabo con una atención minuciosa y con objetividad. Asumo de buen grado el riesgo de parecer parcial, puesto que no he colaborado en calidad de investigador en ninguno de ellos. Sin embargo, en pro de ofrecer más detalles, debo mencionar que he participado en uno de ellos como sujeto de estudio.

A pesar de sus similitudes, los estudios poseen características únicas que bien merecen un análisis por separado.

Estudio de la Salud de los Alumnos de Harvard

El Harvard Alumni Health Study (Estudio de la Salud de los Alumnos de Harvard) se puso en marcha al mismo tiempo que otro proyecto semejante de la Universidad de Pensilvania (EE. UU.); agrupados, reciben el nombre de College Alumni Health Study (Estudio de la Salud de los Alumnos de la Facultad). El Estudio de los Alumnos se inició identificando a aproximadamente 36 500 hombres que habían entrado en la Universidad Harvard entre 1916 y 1950. A continuación, a aquellos que vivían en 1962 y 1966 se les enviaron cuestionarios en los que se les interrogaba acerca de su actividad física y su salud. Además, los investigadores consultaron los archivos de la universidad, las fichas de los alumnos y los certificados oficiales de defunción, que utilizaron para complementar y corroborar el contenido de los cuestionarios. Para determinar el grado de precisión de los cuestionarios, se entrevistó por teléfono a un subgrupo de los hombres, mientras que en otro se realizó un reconocimiento médico del estado físico.

Del grupo original de licenciados, se reunió una cohorte de 21 582 hombres que, en cuestionarios cumplimentados en 1962 y 1966, aportó los suficientes datos como para permitir llevar a cabo un análisis minucioso de su salud y hábitos. Se volvió a evaluar a estos individuos en 1977, 1988 y 1993, momento en que quedaban 11 894 personas disponibles para continuar con el análisis. El Estudio de la Salud de los Alumnos de Harvard, aún en marcha, se ha centrado principalmente en el ejercicio y sus efectos en la enfermedad coronaria, el ictus, la hipertensión, la diabetes, el cáncer, la obesidad y la mortalidad. Se hace mención de los miembros del claustro de profesores que se encargaron de realizar el estudio en la bibliografía que aparece en la siguiente página web: http://www.health.harvard.edu/HMS_mens_health.

Estudio Estadounidense de la Salud de los Médicos
Entre 1981 y 1984, investigadores de Harvard contactaron con los 261 248 médicos, hombres estadounidenses de edades comprendidas entre cuarenta y ochenta y cuatro años, a fin de invitarlos a participar en el estudio. Respondieron aproximadamente la mitad, de los cuales 59 285 se ofrecieron voluntarios. Se excluyó a todos aquellos con antecedentes de infarto de miocardio, ictus, ataque isquémico transitorio (mini-ictus), cáncer (excepto los casos leves de cáncer de piel), enfermedad renal, enfermedad hepática o gota. Tras este proceso de exclusión, quedó una cohorte de 22 071 hombres aparentemente sanos que se incluyeron en este Estudio Estadounidense de la Salud de los Médicos; en un subgrupo de 14 916 individuos se recogieron muestras de sangre, que se congelaron y se guardaron para realizar análisis en distintos intervalos durante los años posteriores.

Al principio del estudio, los participantes se distribuyeron al azar en cuatro grupos: el primero recibió 325 mg de ácido acetilsalicílico cada dos días, el segundo tomó 50 mg de betacaroteno cada dos días, al tercero se le administró ácido acetilsalicílico y betacaroteno, y al cuarto se le dio un placebo. El estudio de los pacientes tratados con ácido acetilsalicílico finalizó en 1988, mientras que la evaluación del betacaroteno se concluyó en 1995. Todos los participantes aportaron datos sobre su altura, peso, ejercicio físico, dieta y suplementos dietéticos, consumo de tabaco y alcohol, y su estado de salud (colesterol, tensión arterial y azúcar en sangre). Los cuestionarios se han repetido cada año, lo cual permite que los investigadores lleven un seguimiento del desarrollo de enfermedad cardíaca, ictus o cáncer, así como de la supervivencia global de los participantes. Este estudio ha cumplido su objetivo inicial, determinar los posibles efectos beneficiosos del ácido acetilsalicílico y el betacaroteno, pero sigue ofreciendo información importante sobre los factores de riesgo cardiovascular, el ejercicio, la dieta, el alcohol y las vitaminas, entre otros aspectos. Se hace una mención especial de los numerosos investigadores que han colaborado en el estudio en la bibliografía disponible en la página web: http://www.health.harvard.edu/HMS_mens_health.

Estudio de seguimiento de los Profesionales de la Salud
El Estudio de Seguimiento de los Profesionales de la Salud, el más amplio y reciente de los tres estudios de Harvard, empezó en 1986 y, al igual que el resto, aún está en marcha. La cohorte inicial estaba formada por 51 529 dentistas, optometristas, osteópatas, podiatras, farmacéuticos y veterinarios de edades comprendidas entre cuarenta y setenta y cinco años al inicio del estudio. Los participantes facilitaron datos acerca de su edad, estado civil, altura y peso, historia familiar, consumo de tabaco, actividad física, medicación, síntomas y enfermedades. El cuestionario sobre la dieta fue especialmente exhaustivo, ya que se refería a 131 alimentos y bebidas, e incluía preguntas específicas sobre el tamaño de las raciones, la frecuencia con la que se ingerían alimentos y las marcas consumidas. Los cuestionarios se han repetido cada dos años; los investigadores han contactado con los familiares y han revisado los certificados de defunción para obtener información sobre el reducido número de hombres que no han contestado a los cuestionarios. Además, se recogieron muestras de uñas del pie de 33 137 participantes a fin de poder realizar un análisis bioquímico posterior.

El Estudio de la Salud de los Profesionales se ha centrado en la nutrición y la salud, prestando especial atención a las enfermedades cardiovasculares, el cáncer de próstata y la hiperplasia prostática benigna, el cáncer de colon y otras patologías intestinales. Los nombres de los numerosos investigadores que han llevado a cabo el estudio se recogen en la bibliografía publicada en la siguiente página web: http://www.health.harvard.edu/HMS_mens_health.

Más allá de los estudios de Harvard

Los tres estudios de Harvard en marcha ofrecen datos insólitos acerca de la salud masculina. En conjunto, han evaluado a más de 95 000 hombres, lo cual conforma una base de datos de dimensiones sin parangón. Puesto que se han centrado en la enfermedad cardíaca, el ictus, la diabetes, el cáncer, la enfermedad prostática y la longevidad, se han ocupado de las cuestiones de salud que más afectan al hombre. Dado que han abarcado la dieta, el ejercicio físico, el alcohol y los suplementos dietéticos, pueden enseñar al hombre cómo estar más sano y vivir más tiempo.

Aunque los estudios de Harvard constituyen un recurso excepcional para aquellos hombres preocupados por su salud, se ocupan de una única órbita en el universo de la información sanitaria. En los siguientes capítulos, mi intención es mostrar cómo estos estudios pueden ayudarle a sentirse bien, pero también me remitiré al ámbito de la investigación, más amplio, para respaldar mis afirmaciones. Al analizar los resultados específicos de los estudios, me referiré a ellos como Estudio de los Alumnos, Estudio de la Salud de los Médicos y Estudio de los Profesionales de la Salud. Al final de este libro, podrá identificar tanto los notables puntos fuertes como las reconocidas limitaciones de los estudios de Harvard. Quizá entonces pueda decidir si está de acuerdo con James Barnes, que afirmó: «Es fácil distinguir a un hombre de Harvard, aunque no lo sea hablar con él».

3. Riesgos y problemas: las tres principales causas de muerte en los hombres estadounidenses

Incluso si su longevidad no es tanta como la de las mujeres, los hombres estadounidenses pueden enorgullecerse de que se han añadido más de veinticinco años a su media de esperanza de vida en el transcurso del siglo XX. Para seguir progresando en este sentido, la población masculina tendrá que mejorar en numerosos aspectos. Los buenos hábitos de salud, los cambios en el modo de vida y los suplementos dietéticos pueden ejercer un efecto excepcional en las tres principales causas de muerte, la enfermedad coronaria, el ictus y el cáncer. En este capítulo se analizan estos temibles adversarios, y en el siguiente se ofrecen soluciones frente a los riesgos que originan. Profundizando más en estas tres enfermedades, los capítulos posteriores abarcarán las estrategias que pueden prevenir las demás causas importantes de muerte en la población masculina norteamericana y, de paso, mejorar la calidad de vida.

Enfermedad arterial coronaria

La enfermedad cardíaca constituye un ejemplo de lo bueno que tiene la medicina en Estados Unidos y de la carencia que existe, por desgracia, en la salud en esa zona. Lo bueno es que la tasa de mortalidad por enfermedades cardíacas descendió un notable 60 por ciento entre 1950 y 2000; lo malo es que estas enfermedades siguen siendo la principal causa de muerte en la población masculina estadounidense, aunque también en la femenina.

Aproximadamente un millón de estadounidenses padecerán un infarto de miocardio este año, motivo por el que un tercio fallecerá, si bien no tiene por qué ser así. La enfermedad coronaria aparece con una frecuencia tal que la mayoría de los hombres da por sentado que es una parte inevitable del proceso de envejecimiento, pero en realidad no lo es. De hecho, la enfermedad cardíaca puede prevenirse en gran medida. La clave es entender los factores de riesgo y adoptar medidas para reducirlos. Tendrá que hacer el esfuerzo, pero los estudios de Harvard sobre salud masculina pueden guiarle en su empeño.

¿Qué es la enfermedad arterial coronaria?

A pesar de que la obstrucción que da lugar a un infarto de miocardio es pequeña y localizada, la enfermedad coronaria es en realidad una manifestación de la aterosclerosis, una enfermedad que afecta a todo el organismo. Aunque el término aterosclerosis significa literalmente «endurecimiento de las arterias», se trata de un proceso más complejo. La ciencia moderna es consciente ahora de que esta palabra procedente del griego arcaico es excepcionalmente precisa: *athere* quiere decir papilla o pasta (ciertamente, en la aterosclerosis se deposita un material blando en la capa media de una arteria); más tarde, la arteria desarrolla *sclerosis* (rigidez y endurecimiento).

El proceso se inicia cuando el colesterol de lipoproteínas de baja densidad (LDL, colesterol «malo») atraviesa la pared de una arteria (figura 3.1). Si todo va bien, el colesterol de lipoproteínas de alta densidad (HDL, colesterol «bueno») invertirá el proceso, alejando el colesterol de la arteria para llevarlo al hígado a fin de que se elimine. No obstante, si el colesterol LDL se acumula en la pared arterial, se convierte en la diana de los radicales libres del oxígeno, moléculas extremadamente reactivas generadas por el metabolismo corporal. Cuando los radicales libres entran en contacto con el colesterol, se convierten en lipoproteínas de baja densidad oxidadas, del mismo modo que se vuelven productos tóxicos a partir de ácidos grasos.

Con la oxidación del colesterol se inicia la aterosclerosis. Hasta hace poco, los médicos creían que las placas grasas de la aterosclerosis eran simplemente depósitos pasivos de colesterol y que aquellas de mayor tamaño eran las más peligrosas. Sin embargo, esto no es cierto. De hecho, el colesterol oxidado desencadena la inflamación activa en la pared arterial. Los linfocitos T y los macrófagos, leucocitos especiales que son elementos clave del sistema inmunológico del organismo, abandonan el torrente sanguíneo, entran en la pared arterial y engullen las LDL

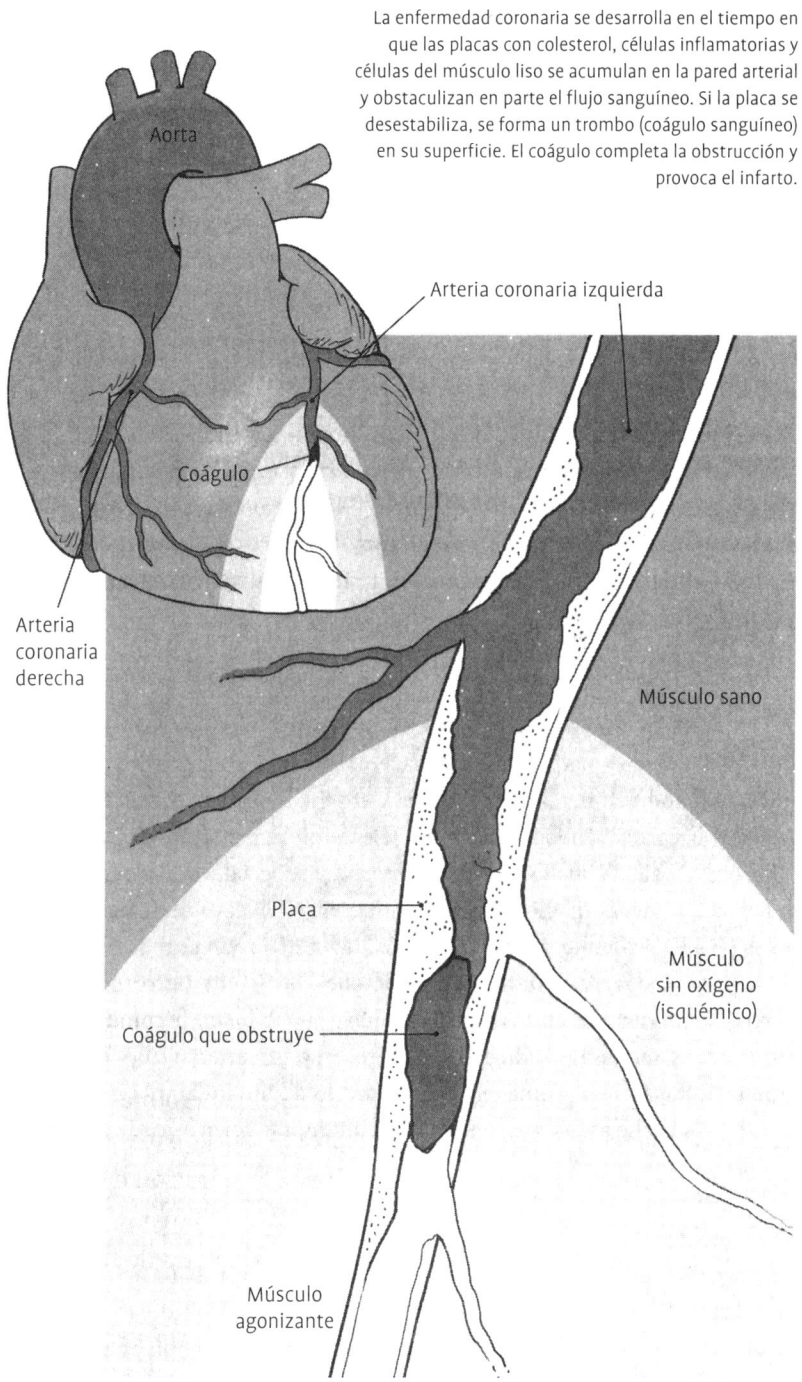

Figura 3.1. La anatomía del infarto agudo de miocardio.

oxidadas. Al ingerir bacterias y virus, los macrófagos acaban con los microbios, pero en el caso del colesterol ocurre lo contrario, es decir, los macrófagos llenos de lípidos aumentan de tamaño y se transforman en células espumosas, que luego se fragmentan y liberan el colesterol oxidado en el interior de la pared arterial, donde puede perpetuar el ciclo de lesión arterial. En respuesta a la inflamación, las células del músculo liso de la pared arterial aumentan de tamaño e intentan formar una capa dura que cubra la placa inflamatoria.

Las placas grandes con capas firmes representan un grave problema, puesto que estrechan las arterias coronarias y hacen disminuir el flujo sanguíneo. Estas placas causan angina de pecho, el dolor torácico que se desarrolla cuando al músculo cardíaco no le llega la sangre oxigenada que necesita. Sin embargo, estas placas grandes y rígidas no suelen causar el infarto de miocardio, que se debe a placas más pequeñas y blandas. Éstas se fragmentan, con lo cual se forma un coágulo sanguíneo o trombo en la superficie de la placa rota. Finalmente, el coágulo obstruye la arteria y acaba con las células del músculo cardíaco que dependen de la arteria para transportar oxígeno (véase la figura 3.1). Si quedan dañadas un determinado número de células musculares, es posible que el corazón nunca se recupere y presente una alteración del ritmo que puede ser mortal o una incapacidad permanente para bombear correctamente.

Factores de riesgo
Mientras que el infarto de miocardio es repentino y rápido, la aterosclerosis es predecible y lenta. La epidemia de las enfermedades cardíacas empezó en Estados Unidos en las décadas de 1920 y 1930. Desde sus albores, los médicos postularon que el género masculino, la edad avanzada, los antecedentes familiares de cardiopatía y la diabetes eran factores importantes que influían en la aparición de la enfermedad coronaria, pero hasta la década de 1950 no sospecharon del consumo de tabaco, el factor de riesgo más peligroso de todos. Del mismo modo, el colesterol no se implicó hasta la década de los sesenta, y se tardó veinte años más en que se empezara a demostrar en estudios el siguiente paso clave, que reducir la cifra de colesterol haría disminuir el riesgo.

Durante los sesenta años en activo de la epidemia de enfermedades coronarias, los investigadores han identificado diez importantes factores de riesgo (véase la tabla 3.1).

Se trata de una lista significativa, puesto que los factores de riesgo más peligrosos pueden salvarse realizando cambios sencillos en el modo de vida, respaldados, en caso de ser necesario, por medicamentos que mejoren la cifra de colesterol, hagan descender la tensión arterial y controlen la diabetes. Sin embargo, por muy significativa que sea, no está completa. No es en absoluto extraño que alguien con un perfil excelente de factores de riesgo padezca un infarto de miocardio. Es natural y comprensible que esta persona se pregunte: «¿Por qué yo?» Los investigadores empiezan a solventar esta duda al identificar nuevos factores de riesgo cardiovascular, y los estudios de Harvard sobre salud masculina realizan notables aportaciones a esta iniciativa. Aunque aún se están analizando estas cuestiones, recientemente se han planteado nuevos factores de riesgo cardiovascular, que se enumeran en la tabla 3.2.

Tabla 3.1
FACTORES DE RIESGO CARDIOVASCULAR ESTÁNDAR

Factores inmodificables

Género masculino
Antecedentes familiares
Edad avanzada

Factores modificables

Exposición al tabaco
Cifras anormales de colesterol
    Colesterol LDL elevado
    Colesterol HDL bajo
Hipertensión
Sedentarismo
Diabetes
Obesidad
Factores psicológicos
    Estrés e irritabilidad
    Depresión y aislamiento

Tabla 3.2

NUEVOS FACTORES DE RIESGO CARDIOVASCULAR

Homocisteína
Inflamación e infección
Factores de coagulación
Grasas en sangre
Lipoproteína (a)
Triglicéridos

Para comprobar cuál es su estado de salud, revise los factores de riesgo que se exponen a continuación.

Género masculino. Por desgracia, es muy simple: ser hombre es un factor de riesgo. Puesto que en los estudios de Harvard sobre salud masculina no se incluyeron mujeres, no pueden evaluarse los riesgos relativos de ambos géneros. Sin embargo, en el Framingham Heart Study (Estudio de Framingham sobre Salud Cardiovascular) se ha realizado un seguimiento de una cohorte mixta desde 1949. Al cabo de cincuenta años, en 1999, el estudio calculó el riesgo de por vida de desarrollar una enfermedad coronaria en la población estadounidense. Los hombres que gozan de salud a los cuarenta años tienen una probabilidad del 48,8 por ciento de desarrollar la enfermedad durante el resto de sus vidas, mientras que en las mujeres de la misma edad, el riesgo es del 34,9 por ciento. Incluso quienes se mantienen sanos hasta los setenta años no son inmunes, ya que presentan un riesgo del 34,9 por ciento (hombres) y 24,2 por ciento (mujeres).

Tal como se expuso en el primer capítulo, la diferencia entre géneros depende de la biología (cifras de estrógenos y colesterol) y de la conducta (consumo de tabaco, ejercicio, dieta y estrés y aislamiento social). Por desgracia para las mujeres, éstas avanzan posiciones y se acercan cada vez más a los hombres en la dudosa carrera hacia la enfermedad cardíaca. En la mujer, el infarto de miocardio suele presentarse unos diez años más tarde que en el hombre, pero la enfermedad cardíaca es en estos momentos la principal causa de muerte en la población femenina estadounidense, así como en la masculina. Aunque el hombre tiene más posibilidades de sobrevivir a un infarto que la mujer, si se consideran los pacientes con insuficiencia cardíaca congestiva, el pronóstico es mejor en las mujeres.

Con todo, el hombre sano de mediana edad que lea este libro tiene una probabilidad de uno entre dos (1:2) de desarrollar una enfermedad coronaria; en una persona de setenta años, el coeficiente de riesgo es 1:3. Siendo ésta la probabilidad, es posible que quiera prestar una atención especial a los demás factores de riesgo.

Edad. Si tiene menos de cuarenta y cinco años, puede sentir un cierto alivio al saber que el infarto de miocardio es poco frecuente en su grupo de edad. Si es como el resto de nosotros, le impresionará más el hecho de que cuatro de cada cinco infartos se producen una vez superados los sesenta y cinco años.

La edad avanzada es un factor de riesgo que ni se le ocurriría modificar. No obstante, antes de aceptar que es inevitable la aparición de un infarto de miocardio en sus años dorados, recuerde el consejo de Thomas Sydenham, el gran médico del siglo XVII: «El hombre sólo es tan viejo como sus arterias.» Usted puede mantener sanas las arterias, y conseguir que su riesgo sea bajo, durante toda su vida.

Antecedentes familiares. La enfermedad cardíaca se transmite de forma vertical en la familia, pero se trata de una cuestión complicada. Las familias tienen genes en común, pero también comparten los hábitos de salud, como el consumo de tabaco y alcohol, la dieta y el ejercicio. Asimismo, éstas suelen tener en común trastornos que hacen aumentar el riesgo cardíaco, como por ejemplo la obesidad, la diabetes y las cifras anormales de colesterol. El Estudio de los Profesionales de la Salud dio cuenta de la acumulación de los factores de riesgo y reveló que los antecedentes familiares incrementan el riesgo; un hombre cuyo progenitor ha sufrido un infarto de miocardio antes de los setenta años tiene una probabilidad 2,2 veces mayor de padecer uno que otro hombre de padres con corazón sano.

Tabaquismo. Se trata del factor de riesgo cardiovascular más importante (así como del factor de riesgo más peligroso para desarrollar cáncer), pero no hace falta que los investigadores de Harvard le digan qué medidas adoptar. No fume cigarrillos, o en su defecto, puros o tabaco en pipa. Tampoco sucumba a la nueva amenaza para los jóvenes, masticar tabaco. Procure por todos los medios evitar ser fumador pasivo, ya que en Estados Unidos causa más de cincuenta mil muertes prematuras cada año.

Colesterol y grasas en sangre. Constituye un factor de riesgo establecido, pero también es un ámbito en el que aparecen nuevos datos importantes. Incluso cuando la tragedia de la aterosclerosis empezaba a adquirir protagonismo en la investigación médica, el colesterol LDL se identificó como el villano de la obra. Cuanto más alta es la cifra de colesterol LDL, más elevado es el riesgo de padecer aterosclerosis. Es un principio clave de la cardiología que se confirmó mediante la observación en el Estudio de la Salud de los Médicos en 1991 y 1996.

Allí donde están al acecho los villanos hay héroes. En la obra dramática de la aterosclerosis, el colesterol HDL es el héroe, ya que cuanto más alta es la cifra de este tipo de colesterol, más bajo es el riesgo. Se trata de un nuevo giro que ha cambiado la concepción que tienen los médicos del colesterol. Aunque el tema del colesterol HDL es aún complicado, quizá sea el único ámbito de la aterosclerosis que se ha simplificado realmente un poco, y podemos dar las gracias al Estudio de la Salud de los Médicos por ello. Hasta que se publicó el informe de Harvard de 1991, los médicos creían que existían dos tipos de colesterol HDL, uno protector y otro no. Los análisis de sangre realizados en 14 916 participantes del Estudio de la Salud de los Médicos modificaron este concepto, al demostrar que ambas formas de HDL son protectoras.

¿Cómo se interpreta la cifra de colesterol? Existen dos modos de interpretación. El primero y más extendido se basa en las últimas pautas de actuación de la American Heart Association (Sociedad Estadounidense de Cardiología), que pone un énfasis especial en el colesterol LDL, así como en la presencia o ausencia de otros factores de riesgo cardiovascular. El segundo método depende en gran medida de los datos obtenidos en el estudio Framingham, puesto que confiere el mismo valor al colesterol total que al HDL y genera un coeficiente de riesgo cardiovascular fácil de entender. Para saber cuál es su situación, tendrá que conocer sus cifras de colesterol total, LDL y HDL.

Respecto al primer método, tendrá que saber también si tiene otros factores de riesgo, como la edad superior a cuarenta y cinco años en el hombre (cincuenta y cinco en la mujer), el consumo de tabaco, los antecedentes familiares de enfermedad coronaria antes de los cincuenta y cinco años en el padre o hermano (sesenta y cinco en el caso de la madre o hermana), y la hipertensión, aun en el caso de estar controlada mediante tratamiento farmacológico (véase la tabla 3.5). Una cifra de colesterol HDL inferior a cuarenta también se considera un factor de riesgo, pero si es superior a sesenta, le permite restar un factor de riesgo. En la tabla 3.3 se muestra cómo estos factores de riesgo pueden ayudarle a interpretar su cifra de colesterol.

Aunque los objetivos son más estrictos en aquellos hombres en una situación peor, todos los hombres deberían reducir al mínimo el colesterol LDL y aumentar al máximo el HDL. Si necesita tomar medicación para cumplir los objetivos, debería seguir llevando una vida sana, que es muy importante para el corazón y la salud en general: no fume (véase el capítulo octavo), coma bien y controle el peso (véase el capítulo cuarto), practique ejercicio físico con regularidad (véase el capítulo quinto) y plantéese tomar ácido acetilsalicílico en dosis bajas, limitar el consumo de alcohol e ingerir suplementos dietéticos (véanse los capítulos sexto y séptimo).

Tabla 3.3
La interpretación de la cifra de colesterol

Factores de riesgo actuales	Cifra de colesterol LDL fijada como objetivo	Cifra actual de colesterol LDL	Tratamiento sugerido
Menos de dos	130	Menos de 190	Cambio del modo de vida
		190 o más	Medicación
Dos o más	130	Menos de 160	Cambio del modo de vida
		160 o más	Medicación
Enfermedad coronaria, otros tipos de aterosclerosis, o diabetes	100	Más de 100	Medicación

El método de Framingham se basa en una pequeña fórmula matemática, pero dado que depende solamente de las cifras de colesterol total y HDL, resulta fácil de entender.

Coeficiente de riesgo = colesterol total / colesterol HDL

Tras aplicar esta fórmula tan sencilla, determine su grado de riesgo con la ayuda de la tabla 3.4.

Es posible que los dos métodos de análisis de las grasas sanguíneas se parezcan a muchos otros, pero los nuevos estudios añaden más sutilezas. Por ejemplo, en 1996 el Estudio de la Salud de los Médicos puso de manifiesto que los triglicéridos también influyen en el riesgo masculino. Por cada aumento de 25 puntos de los triglicéridos, el riesgo se incrementa un 10 por ciento. En los hombres con las cifras más altas de triglicéridos, la probabilidad de sufrir un infarto de miocardio es 2,5 veces mayor que en aquéllos con las cifras más bajas. Las concentraciones normales de triglicéridos son de 150 mg/dl, pero a diferencia del colesterol, para ser precisas deben determinarse tras permanecerse en ayuno de doce a catorce horas por la noche.

Otro ámbito de investigación del riesgo se centra, en la actualidad, en una grasa sanguínea denominada lipoproteína (a). Aunque en algunos estudios se sugiere que las cifras elevadas de lipoproteína (a) son factores independientes que predicen el riesgo, en el Estudio de la Salud de los Médicos no se determinó que este análisis fuera útil. En este momento, pocos médicos determinan las concentraciones de lipoproteína (a). Sin embargo, no tiene gran importancia, pues es difícil

Tabla 3.4
COEFICIENTE DE RIESGO CARDIOVASCULAR

Coeficiente	Riesgo
6,5	Alto
5,0	Por encima de la media
4,5	Medio
4,0	Por debajo de la media
3,0	Bajo

modificar estas cifras. La genética es el principal determinante de las cifras de lipoproteína (a); a diferencia del LDL, el HDL y los triglicéridos, la dieta y el ejercicio físico apenas influyen. Incluso las estatinas, como la lovastatina y la atorvastatina, no hacen disminuir las concentraciones de lipoproteína (a), a pesar de que, sin duda, previenen la enfermedad cardíaca, principalmente al reducir las cifras de colesterol LDL.

Hipertensión. La tensión arterial elevada se encuentra por debajo del consumo de tabaco y el colesterol en la lista de los principales factores de riesgo cardiovascular. Puesto que el 25 por ciento de los hombres estadounidenses presenta una elevación de la tensión arterial, se trata sin duda de un riesgo considerable.

A pesar de que para muchos la tensión arterial es un enigma, se trata de una cuestión muy simple. Es la fuerza que ejerce la sangre contra las paredes de las arterias y depende de dos factores, la energía de la actividad de bombeo cardíaca y la resistencia de las arterias.

Aunque sus valores parecen igual de enigmáticos, en realidad son igual de simples. Cada vez que el médico toma la tensión anota dos cifras. El número más alto corresponde a la tensión arterial sistólica, aquella fuerza que se ejerce en las arterias en el momento en que el corazón bombea la sangre. Después de cada latido, el músculo cardíaco se relaja y se llena de sangre a fin de preparar el bombeo para el siguiente latido. La tensión arterial diastólica es aquella fuerza que se ejerce en las arterias en el intervalo entre dos latidos, y corresponde al número más bajo de las anotaciones del médico. Por norma, se da primero la sistólica. Por ejemplo, si se determina que la tensión sistólica es de 120 y la diastólica, de 80, el médico comunicará que la tensión es de «120, 80», y lo anotará en el historial clínico de la siguiente manera: «120/80».

Los médicos llevan más de un siglo controlando la tensión arterial. No tardaron mucho en ser conscientes de que la hipertensión es una de las principales causas de infarto de miocardio, ictus e insuficiencia renal. Aun así, hace poco que se revelaron dos aspectos muy importantes acerca de la tensión arterial. En primer lugar, no existe una tensión arterial «normal», sino que el riesgo de desarrollar una enfermedad se asocia continuamente con la tensión en todas sus cifras posibles. Para simplificar: cuando más alta es ésta, más alto es el riesgo. En segundo lugar, son relevantes tanto la sistólica como la diastólica. Durante muchos años, los médicos hicieron caso omiso de los valores de tensión sistólica, al centrar el tratamiento sólo en la cifra de la diastólica. Esta medida no tenía mucho sentido, además de no identificar a aquellas personas a las que era más necesario tratar. De hecho, hay que tomar en consideración ambos valores.

Los tres estudios de Harvard sobre salud masculina ofrecen datos relevantes sobre la tensión arterial. El Estudio de la Salud de los Médicos ha ayudado a clasificar el riesgo de desarrollar hipertensión, así como a fijar objetivos en cuanto a la cifra de tensión que se debe alcanzar. En el estudio se observó que la elevación es uno de los principales factores que contribuye a la aparición de enfermedad cardiovascular en los hombres ya que aumenta 1,78 veces el riesgo de sufrir un infarto de miocardio e incrementa 2,1 veces el riesgo de muerte por causas cardiovasculares. Incluso las cifras de tensión arterial sistólica «limítrofe» (comprendidas entre 140 y 160) son peligrosas, puesto que hacen aumentar un factor de 1,56 el riesgo de muerte por causas cardiovasculares.

La moraleja de este estudio es que es recomendable mantener cifras por debajo de 140/90. Aunque el médico puede recetar una gran cantidad de medicamentos para ayudar a alcanzar estos valores, sería mejor que lo lograra por sí mismo, ya que así evitaría efectos secundarios, ahorraría dinero y mejoraría su estado de salud en general. Incluso la gran cantidad de hombres hipertensos que necesitan tratamiento farmacológico deberían adoptar, sin dudar, cambios sencillos en el modo de vida que les ayudasen a reducir la tensión arterial.

El Estudio de los Alumnos pone de relieve los beneficios que se obtienen al practicar ejercicio físico con regularidad. Al igual que el Estudio de la Salud de los Médicos, reveló que la hipertensión prácticamente duplica el riesgo de un hombre de desarrollar una enfermedad coronaria. Sin embargo, también se observó que en los hombres que realizan ejercicio físico con frecuencia la probabilidad de desarrollar hipertensión es un 35 por ciento menor que en la población sedentaria del mismo sexo. Finalmente, el Estudio de los Alumnos

Tabla 3.5
Cómo interpretar la cifra de tensión arterial

Categoría	Tensión arterial sistólica (mmHg)	Tensión arterial diastólica (mmHg)
Óptima	≤ 120	≤ 80
Normal	121-129	81-85
Normal elevada	130-139	86-89
Hipertensión		
Estadio 1	140-159	90-99
Estadio 2	160-179	100-109
Estadio 3	≥ 180	≥ 110

¿Qué ocurre si la tensión sistólica se halla en una categoría y la diastólica está en otra? Considere la categoría más alta para determinar el estadio de la tensión arterial. Por ejemplo, si su tensión es de 162/85, padece hipertensión en estadio 2.

reveló que la obesidad es otro importante factor que influye en el desarrollo de la hipertensión, ya que aumenta un 78 por ciento el riesgo en aquellos hombres con un 20 por ciento de sobrepeso.

El Estudio de los Profesionales de la Salud se centra en otro aspecto relacionado con la salud que ejerce un gran efecto en la tensión arterial: la dieta. Se halló que la ingesta elevada de potasio, magnesio y fibra se asocia a un descenso de la tensión; al parecer, el calcio también ayuda, pero en menor grado. Aunque no se consideró que el alto consumo de sodio fuera una de las causas de la hipertensión, en otros estudios se ha postulado que la sal desempeña un importante papel en su aparición.

De los estudios de Harvard se concluye que el control de la tensión arterial es crucial para gozar de buena salud y que los cambios en el modo de vida pueden ayudar a regularla. Los próximos capítulos le enseñarán cómo beneficiarse de la dieta y el control de peso (capítulo cuarto), la práctica de ejercicio físico (capítulo quinto), la prudencia en el consumo de alcohol (capítulo séptimo), el dejar de fumar y el control del estrés (capítulo octavo).

Falta de ejercicio físico. En este momento, la mayor parte de los médicos saben que el sedentarismo aumenta el riesgo de padecer un infarto de miocardio. Sin embargo, cuando en 1978 se presentaron por primera vez los resultados del Estudio de los Alumnos, el hecho de que la práctica regular de ejercicio hiciera disminuir un 36 por ciento el riesgo de sufrir un infarto de miocardio fue una gran revelación. Otro destacado resultado de esas investigaciones iniciales fue que el efecto protector del ejercicio físico no podía explicarse por los genes de una persona. Los hombres que eran atletas en el equipo de la universidad no gozaron de esta protección, a menos que siguieran practicando ejercicio durante toda su vida. En 1993 se publicaron datos obtenidos en el Estudio de los Alumnos que resultaron estimulantes para aquellos hombres que habían llevado una vida sedentaria en la juventud, puesto que se comunicó que el ejercicio físico puede hacer disminuir un 23 por ciento la tasa de mortalidad de un hombre incluso si no empieza a practicarlo aproximadamente hasta los cuarenta y cinco años.

El Estudio de los Alumnos puso el listón alto. Reveló que al realizar una actividad física enérgica tres o cuatro horas por semana, se obtenía un beneficio máximo. Asimismo, desencadenó un auge en la investigación del ejercicio físico y la salud. En los últimos veinte años, numerosos estudios han corroborado los efectos beneficiosos del ejercicio físico para el corazón, además de añadir el reconfortante hallazgo de que incluso la más mínima actividad es favorable. Los nuevos estudios, incluidos los tres de Harvard, también ponen de manifiesto que el ejercicio previene la diabetes, el ictus, la obesidad, la osteoporosis y determinados tipos de cáncer, así como las enfermedades cardíacas. En el capítulo quinto se ofrecen más datos al respecto.

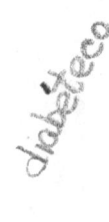

Diabetes. En el año 2001, en el Estudio de la Salud de los Médicos se observó que la diabetes hace aumentar el riesgo de desarrollar un infarto de miocardio tanto como haber padecido una enfermedad coronaria. La probabilidad de fallecer por un infarto es dos o tres veces mayor en un diabético que en una persona sana. La diabetes ocasiona aproximadamente treinta mil muertes por causas cardiovasculares cada año en Estados Unidos. Por si esto fuera poco, es una importante enfermedad crónica que, con demasiada frecuencia, provoca ictus, enfermedad arterial periférica que afecta las extremidades inferiores, insuficiencia renal y pérdida de visión. Se trata de un problema de gran magnitud, especialmente porque 7,5 millones de hombres estadounidenses la padecen y la cifra aumenta cada año.

La diabetes es un trastorno del metabolismo de la glucosa, la principal fuente de energía del metabolismo corporal. Al comer, los carbohidratos, las grasas y las proteínas de los alimentos se digieren en el intestino, y más tarde se absorben y entran en el torrente sanguíneo. Las concentraciones de azúcar en la sangre aumentan después de comer, pero esta sustancia no desempeña correctamente su función si no se introduce en las células del organismo. La insulina, segregada en el páncreas, es la hormona que abre la puerta y deja que la glucosa entre en las células. En la diabetes, la puerta no se abre bien, por lo que queda mucho azúcar en la sangre y no llega en una cantidad suficiente a las células.

Existen dos clases de diabetes. En la diabetes de tipo I, el páncreas no segrega la cantidad necesaria de insulina; este trastorno suele iniciarse de forma repentina, normalmente antes de los cuarenta años y a menudo antes de los veinte. Los pacientes con el tipo I deben inyectarse insulina para prevenir la deshidratación, el coma y la muerte. Por el contrario, la diabetes de tipo II aparece de forma gradual a una edad avanzada; la mayoría de quienes la padecen segregan una gran cantidad de insulina, pero la actividad de esta hormona en respuesta a una sobrecarga de glucosa está afectada, por lo que aumentan las concentraciones de azúcar en la sangre. No obstante, en algunas personas, la enfermedad se desarrolla a medida que el mecanismo que permite segregar insulina se va debilitando y se para. En la diabetes de tipo II son eficaces muchos medicamentos administrados por vía oral, aunque algunos pacientes que la padecen necesitan recibir insulina. El segundo tipo de diabetes es catorce veces más frecuente que el tipo I, y cada vez se registran más casos de este tipo II, ya que en los estadounidenses se observa una tendencia a comer más, hacer menos ejercicio y engordar.

Aunque la diabetes suele venir de familia, no es una enfermedad estrictamente hereditaria. De hecho, el riesgo que tiene un hombre de padecer diabetes depende más de sus hábitos que de sus familiares. El Estudio de la Salud de los Médicos puso énfasis en la importancia del ejercicio físico: en los varones que lo practican como mínimo una vez a la semana la probabilidad de desarrollar diabetes de tipo II es un 36 por ciento menor que la de los varones sedentarios, y en quienes lo practican cinco o más veces por semana el riesgo disminuye un 42 por ciento. Los efectos beneficiosos del ejercicio no dependen simplemente de la pérdida de peso, ya que la actividad física confiere protección tanto a los hombres obesos como a los flacos.

La obesidad y la dieta son otros factores destacados que influyen en la aparición de la diabetes de tipo II. En el Estudio de los Profesionales de la Salud se confirmó la importancia de la obesidad, al comprobarse que midiendo el contorno de la cintura se podía prever el riesgo de un hombre de desarrollar diabetes. Asimismo, se demostró que una dieta con poca fibra pero con muchos carbohidratos, que elevan las concentraciones de azúcar en la sangre, aumenta rápidamente el riesgo de padecer diabetes. Una tercera observación relevante fue que el consumo moderado de alcohol puede hacer disminuir el riesgo de desarrollar diabetes en el hombre.

Muchos hombres con diabetes de tipo II ignoran que la padecen. Para saber si la diabetes puede incrementar su riesgo de desarrollar una enfermedad cardíaca, lo único que debe hacer es medir mediante un análisis la cantidad de azúcar en la sangre tras haber estado en ayunas como mínimo ocho horas; un resultado de 126 mg/dl o mayor indica la existencia de diabetes. Otra prueba, que puede realizarse sin estar en ayunas, es la de la hemoglobina A glucosilada (Hb_{A_1C}), en la que un resultado superior al 7 por ciento indica la presencia de diabetes.

Las nuevas y prometedoras investigaciones llevadas a cabo a finales de la década de 1990 ponen de manifiesto que con un buen control de la cantidad de azúcar en la sangre se reducen las complicaciones de la diabetes. En los capítulos cuarto y quinto se muestra cómo cumplir estos objetivos.

Obesidad. Una visita rápida a una unidad de cuidados coronarios le persuadiría de que la obesidad constituye un factor de riesgo cardiovascular, pero los epidemiólogos han tardado años en autoconvencerse de que esta asociación es real. Esto se debe a que la obesidad hace aumentar la cifra de colesterol, la tensión arterial y la cantidad de azúcar en la sangre, que por sí mismos son importantes factores de riesgo cardiovascular. Sin embargo, al utilizar la avanzada técnica del análisis multivariable, los investigadores se convencieron de que la obesidad es un factor de riesgo independiente. Así, al incrementarse un 10 por ciento la grasa corporal, aumenta un 25 por ciento el riesgo de padecer un infarto de miocardio. La obesidad abdominal, el modo en que el sobrepeso suele manifestarse en el hombre, es especialmente peligrosa.

En el Estudio de los Alumnos se observó que en los hombres que mantenían un peso corporal idóneo, el riesgo de padecer una enfermedad cardíaca era un 35 por ciento menor que en los obesos. En el Estudio de los Profesionales de la Salud se demostró que la obesidad se asocia directamente al riesgo de desarrollar una enfermedad cardíaca en los hombres menores de sesenta y cinco años, en comparación con los flacos; aquéllos con sobrepeso leve, moderado o grave tenían, respectivamente, una probabilidad 1,7; 2,6 y 3,4 veces mayor de padecer una enfermedad cardíaca. En los hombres de edad avanzada, la obesidad abdominal fue el factor de predicción del riesgo más relevante. En el estudio también se consideró que la forma de vida sedentaria era una de las principales causas de obesidad. En concreto, el exceso de peso se relacionó con las numerosas horas pasadas frente al televisor.

La obesidad, que afecta a uno de cada tres hombres, es un problema importante en Estados Unidos, y se está convirtiendo en una preocupación mayor a medida que nos adentramos en el siglo XXI. En el capítulo cuarto se explica cómo calcular la cantidad de grasa corporal, y lo que es más importante, cómo quitarse el exceso de kilogramos de encima (véase también el capítulo quinto).

Factores psicológicos. Los aspectos asociados a la mente ocupan el último lugar en la lista de los diez factores de riesgo cardiovascular tradicionales, no por carecer de importancia sino por ser difíciles de cuantificar. Aun así, los investigadores llevan tiempo sospechando que en aquellos hombres con la denominada personalidad de tipo A («enfermedad de las prisas») aumenta el riesgo de padecer una enfermedad cardíaca; otros aspectos que indican la existencia de estrés y que aumentan el riesgo son la hostilidad y la ira reprimida. Más recientemente, se han considerado factores de riesgo cardiovascular el aislamiento social y la depresión. Aunque esta última aparece con más frecuencia en el sexo femenino, es más probable que afecte al corazón en el caso del hombre. En el Estudio de los Profesionales de la Salud se observó que la ansiedad fóbica es un importante factor de predicción de la enfermedad coronaria y que las relaciones sociales sólidas pueden contribuir a que el hombre sobreviva a un infarto de miocardio. El Estudio de los Alumnos puso de manifiesto que el ejercicio físico ayuda a combatir la depresión; con ello están de acuerdo otros investigadores, muchos de los cuales albergan la sospecha de que la práctica de ejercicio también permite hacer desaparecer el estrés. En el capítulo octavo se enseña a identificar y controlar las emociones más profundas.

Los investigadores han tardado años en establecer los diez factores de riesgo cardiovascular estándar, pero no se han detenido ahí. En realidad, se han analizado más de doscientos factores y es posible que afloren aún más. En la actualidad, existen tres nuevos factores que parecen especialmente cruciales, y los estudios de Harvard han desempeñado un destacado papel a la hora de aportar datos sobre ellos. Estos factores se presentan a continuación.

Homocisteína. Se trata de una sustancia natural que está presente en muchos alimentos y que también sintetiza el propio organismo. En cantidades normales, es fundamental para la salud, pero una cantidad elevada de homocisteína hace aumentar considerablemente el riesgo de desarrollar infarto de miocardio e ictus. Mientras que en algunas personas la concentración de homocisteína se eleva debido a algún trastorno de carácter hereditario, en otras hay que achacarlo a una mala alimentación. Aunque hablamos de la homocisteína, esto también se aplica al colesterol. De hecho, en algunos estudios se ha demostrado que las concentraciones altas de homocisteína incrementan el riesgo cardiovascular en igual medida que las cifras altas de colesterol.

A pesar de esta similitud, el colesterol y la homocisteína son diferentes desde el punto de vista químico. Esta última no es una grasa, sino un aminoácido, uno de los veinte compuestos ricos en nitrógeno que constituyen la base a partir de la cual se generan todas las proteínas del organismo. La homocisteína procede de la metionina, otro aminoácido que contiene azufre. En circunstancias normales, la homocisteína se convierte rápidamente en otros aminoácidos y su concentración en la sangre se mantiene baja. Entre otros aspectos, el metabolismo de la homocisteína depende de tres tipos de vitamina B: B_6 (piridoxina), B_{12} (cobalamina) y ácido fólico.

¿Qué riesgos comporta la elevación de las concentraciones de homocisteína? Aunque los cálculos difieren, dos estudios en hombres han demostrado que puede ser una cuestión muy importante. En 1992, el Estudio de la Salud de los Médicos fue uno de los primeros en dar la voz de alarma. En 14 916 varones aparentemente sanos a los que se observó durante cinco años, las concentraciones elevadas de homocisteína se asociaban a un aumento del triple del riesgo de padecer un infarto de miocardio, incluso después de tomar en consideración la cifra de colesterol, el consumo de tabaco, la hipertensión y otros factores de riesgo. En 1998, un estudio británico con 21 520 hombres obtuvo resultados prácticamente idénticos. Tras considerarse otros factores de riesgo, los hombres con las concentraciones de homocisteína más altas tenían una probabilidad 2,9 veces mayor de desarrollar una enfermedad coronaria que aquéllos con los valores más bajos. Para hacernos una idea, el aumento de cinco puntos en la concentración de homocisteína parece tan peligroso como el incremento de veinte puntos en la cifra de colesterol total, y ambos hacen aumentar el riesgo aproximadamente de un veinte a un cuarenta por ciento.

¿Por qué la homocisteína es un factor de riesgo tan significativo? Los nuevos datos procedentes de la investigación indican que la elevación de las concentraciones de este aminoácido acelera la aterosclerosis de cuatro formas como mínimo: provocando un daño tóxico en las células endoteliales que recubren la superficie interna de las arterias, aumentando la actividad de los radicales libres del oxígeno, estimulando el aumento de tamaño de las células del músculo liso en la capa media de la pared arterial y acelerando el proceso de coagulación. Esta amenaza cuatripartita que genera la homocisteína permite explicar por qué ejerce efectos perjudiciales en otros órganos aparte del corazón. Por ejemplo, el Estudio de la Salud de los Médicos demostró que poseer concentraciones altas de homocisteína aumenta el riesgo de padecer ictus (véase más adelante) y tromboflebitis (coágulos sanguíneos en las venas).

Como en el caso del colesterol, las personas sanas pueden presentar cifras muy dispares de homocisteína. Aunque se considera «normal» la franja de cinco a quince micromoles por litro ($\mu mol/l$), lo mejor es tener concentraciones inferiores a 10 $\mu mol/l$. A pesar de que la mayor parte de los médicos realizan habitualmente pruebas para determinar las cifras de colesterol, pocos analizan las concentraciones de homocisteína. Es probable que la situación cambie, puesto que los análisis de la homocisteína en sangre son cada vez más sencillos, económicos, fiables y asequibles. No obstante, dado que la mayoría de la población puede hacer descender las cifras de homocisteína adoptando medidas simples, inocuas y económicas, las autoridades sanitarias recomiendan en su mayoría iniciar un tratamiento en todos los individuos sin tomarse la molestia de diagnosticar la anomalía en algunos de ellos. El Estudio de la Salud de los Médicos y el Estudio de los Profesionales de la Salud coinciden en que la clave reside en una ingesta suficiente de ácido fólico; al parecer, las vitaminas B_6 y B_{12} también resultan de utilidad. En el capítulo cuarto se presentan los alimentos que aportan vitamina B y en el sexto se analizan los posibles beneficios de los suplementos vitamínicos.

En la actualidad, la investigación en torno a la homocisteína se halla en el punto donde estaban los estudios sobre el colesterol hace treinta años: los científicos saben que las concentraciones elevadas suponen un riesgo, pero aún ignoran si reducirlas hace disminuir el riesgo. El tiempo lo dirá. Pero mientras tanto, es sensato aconsejar a la mayoría de los hombres seguir una dieta rica en verduras, frutas y cereales, acompañada de un suplemento multivitamínico diario.

Inflamación e infección. La inflamación se designa con el sufijo «-itis» en términos como prostatitis, apendicitis y bronquitis. Puede aparecer en cualquier parte del organismo, ya que constituye una de las respuestas biológicas esenciales frente a cualquier lesión. La infección es la causa más habitual de lesión, pero la alergia, una reacción inmunológica, y el traumatismo también pueden desencadenar una inflamación.

El colesterol LDL oxidado provoca lesión e inflamación en las arterias coronarias. Las diminutas proteínas que perpetúan la inflamación en la pared arterial pasan al torrente sanguíneo y se desplazan así a diferentes partes del cuerpo. El hígado reacciona generando proteínas propias, como la proteína C reactiva y el fibrinógeno, un factor de la coagulación que se analizará más adelante.

El Estudio de la Salud de los Médicos puso de manifiesto, en 1997, que la proteína C reactiva era un factor de riesgo cardíaco cuando se observó que los hombres aparentemente sanos con concentraciones elevadas tenían una probabilidad 2,9 veces mayor de desarrollar un infarto de miocardio que aquéllos con concentraciones bajas, aun después de considerar otros factores de riesgo. Este hallazgo se confirmó en estudios posteriores realizados en todo el mundo. Ya ha ayudado a los médicos a establecer la evolución de los enfermos de corazón y pronto ayudará a orientar su tratamiento. En 1999, se desprendió del estudio la asociación entre las concentraciones elevadas de proteína C reactiva y varios factores de riesgo corregibles, como el consumo de tabaco, el colesterol, la hipertensión, la obesidad y la homocisteína. En otro informe del estudio se constató que el tratamiento con dosis bajas de ácido acetilsalicílico hacía disminuir un 55 por ciento el riesgo de sufrir un infarto de miocardio en los hombres con cifras altas de proteína C reactiva y recalcaba la importancia de la inflamación en la enfermedad coronaria, el estudio ha añadido recientemente otros dos marcadores inflamatorios, IL-6 e ICAM-1, como factores de riesgo cardiovascular.

Los investigadores también estudian la posibilidad de que la infección ayude a que aparezca la inflamación en la aterosclerosis. La principal candidata es *Chlamydia pneumoniae*, una minúscula bacteria que suele provocar neumonía y bronquitis. Aunque en muchos estudios con seres humanos y animales se ha vinculado esta bacteria con la aterosclerosis, otros rechazan esta asociación, como es el caso del Estudio de la Salud de los Médicos. Para ponerlo más difícil, en tres estudios se ha postulado que los antibióticos indicados para la neumonía por *Chlamydia* pueden ser de ayuda en el tratamiento de los pacientes con enfermedad coronaria, pero otras dos investigaciones se muestran en desacuerdo. En la actualidad, están en marcha estudios más amplios que deberían resolver esta cuestión, pero no conoceremos sus resultados hasta dentro de varios años. Por tanto, todo lo referente a esta bacteria está, de momento, en el aire hasta conseguir más datos. Entre tanto, el Estudio de la Salud de los Médicos ha proporcionado información sobre el papel que desempeñan dos virus, el herpes y el citomegalovirus (CMV), que ya se habían planteado como posibles causas de la aterosclerosis.

Factores de coagulación. La escena final en la tragedia que desencadena el infarto de miocardio es la formación de un coágulo sanguíneo que obstaculiza totalmente una arteria que presenta ya un estrechamiento (estenosis). Puesto que la coagulación, o trombosis, es el golpe maestro, las anomalías del sistema de coagulación sanguíneo podrían permitir fijar de antemano el riesgo, y de hecho, así lo hacen.

Los médicos pueden determinar la cantidad de factores en la sangre que estimulan la coagulación, así como la de los factores que ayudan a disolver los coágulos. A partir de los datos obtenidos en el Estudio de la Salud de los Médicos, se comunicó hace poco que en los hombres con concentraciones elevadas de fibrinógeno, una proteína de la coagulación, aumentaba el doble el riesgo de padecer un infarto de miocardio. Estas concentraciones también se incrementan cuando existe una inflamación, lo cual puede ayudar a explicar cómo la inflamación presente en una parte distante del cuerpo puede aumentar el riesgo de sufrir un infarto. En varios estudios se ha propuesto que la enfermedad periodontal crónica consiste simplemente en ese tipo de inflamación, pero en un informe del Estudio de la Salud de los Médicos de 2001 no se halló ninguna relación entre la infección gingival y el infarto de miocardio.

Asimismo, los científicos pueden medir las concentraciones de factores que ayudan a disolver los coágulos; las cifras bajas de trombomodulina y la disminución de la capacidad fibrinolítica se han considerado también factores de riesgo. En el Estudio de la Salud de los Médicos se observó que el sistema de descomposición de trombos (trombólisis) se prepara para la acción, al parecer, mucho antes de que se produzca el infarto, lo cual sugiere que el organismo intenta defenderse. Es curioso que el ejercicio físico (véase el capítulo quinto) y el consumo de dosis bajas de alcohol (véase el capítulo séptimo), dos de las medidas que hacen disminuir el riesgo de padecer un infarto, logren parte de sus efectos protectores estimulando el sistema de descomposición de trombos del organismo.

Existen catorce factores de riesgo, y la lista sigue creciendo. Se trata de una lista larga porque la aterosclerosis es sumamente compleja. La lista también intimida, puesto que la enfermedad cardíaca es la principal causa de muerte en la población masculina estadounidense. Sin embargo, también es alentadora, ya que los investigadores centrados en el estudio de las causas de la cardiopatía revelan que se pueden modificar once factores de riesgo de los catorce existentes a fin de reducir el riesgo de padecerla. Aunque algunos hombres necesitarán tratamiento farmacológico para conseguir una disminución óptima del riesgo, todos se beneficiarán de una dieta saludable y de la práctica de ejercicio físico (véanse los capítulos cuarto y quinto), muchos se beneficiarán de la administración de dosis bajas de ácido acetilsalicílico y de suplementos dietéticos (véase el capítulo sexto), y algunos se beneficiarán del consumo de pequeñas dosis de alcohol (véase el capítulo séptimo). Y aún mejor, el programa que contribuirá a la prevención de la cardiopatía también conferirá protección frente a otras dos importantes enfermedades que suponen una amenaza para la salud, el ictus y el cáncer.

El ictus

Si bien los síntomas del ictus y del infarto de miocardio son totalmente distintos, ambas enfermedades tienen en común numerosos factores de riesgo habituales. Esto se debe a que ambas están causadas por la lesión de las arterias que llevan sangre oxigenada a los órganos vitales. Y aún hay más similitudes, puesto que son importantes causas de muerte e incapacidad y pueden prevenirse a menudo realizando cambios sencillos en el modo de vida, respaldados, si es necesario, por el tratamiento farmacológico.

Aproximadamente 73 000 estadounidenses padecen un ictus (o accidente vascular cerebral) cada año, de los que el 72 por ciento supera los sesenta y cinco años y el 59 por ciento son hombres. Fallecen unos 62 000, lo que convierte al ictus en la tercera causa de muerte en

Estados Unidos, y muchos de los que sobreviven padecen una discapacidad prolongada o incluso permanente. Casi un tercio necesitan ayuda en las actividades de la vida diaria.

El riesgo que tiene la población estadounidense de fallecer a causa de un ictus se ha reducido de un modo incluso más excepcional que el riesgo de sufrir un infarto de miocardio mortal, un descenso del 70 por ciento desde 1950. Sin embargo, esto no quiere decir que el problema esté resuelto. Hasta ahora hemos avanzado, pero aún nos queda camino por recorrer.

Tipos de ictus
Existen dos tipos principales de ictus, isquémico y hemorrágico (véase la figura 3.2). Este último, menos frecuente pero más catastrófico, tiene lugar cuando revienta un vaso sanguíneo del cerebro, lo cual provoca que se derrame sangre en el interior de este centro nervioso o en el líquido que lo rodea.

El ictus isquémico, que representa el 80 por ciento del total de ictus que se producen, se da cuando una arteria que lleva sangre al cerebro queda obstruida por un coágulo. Esto puede ocurrir de dos maneras: en el ictus trombótico, el coágulo se forma en una arteria dañada que se halla en el interior del cerebro; en el ictus embólico, el coágulo se forma fuera del cerebro y es transportado por la sangre a este centro nervioso, donde se deposita en una arteria previamente sana. La mayor parte de los émbolos se originan en placas ateroscleróticas ubicadas en la arteria carótida o en la aorta, o bien en el propio corazón.

El sustantivo *ictus* procede del latín y significa «golpe». Ciertamente, la mayoría de los ictus hacen su aparición de un modo súbito y violento. Aun así, muchos de ellos van precedidos de síntomas de aviso denominados *ataques isquémicos transitorios* (AIT). Aunque los síntomas del AIT se parecen a los del ictus, desaparecen completamente a las veinticuatro horas porque el flujo sanguíneo se restablece antes de que mueran células del cerebro. No obstante, dado que una gran cantidad de pacientes con AIT padecen más tarde un ictus, es fundamental que los hombres que presentan síntomas de aviso reciban atención médica. Los AIT pueden causar una pérdida de visión repentina e indolora en un ojo, afectación del habla (disartria) o inca-

ICTUS HEMORRÁGICO

- El 20 % de los ictus
- Causado por la ruptura de los vasos sanguíneos con la posterior entrada de sangre a los tejidos
- Suele ser más grave que el isquémico

ICTUS ISQUÉMICO

- El 80 % de los ictus
- Causado por una obstrucción de los vasos sanguíneos cerebrales
- El tejido cerebral muere cuando se obstruye el flujo sanguíneo

Hemorragia subaracnoidea

- Sangrado en el espacio comprendido entre el cerebro y el cráneo
- Suele desarrollarse a raíz de un aneurisma, una zona debilitada y distendida en la pared arterial
- A menudo el primer síntoma es una cefalea grave

Ictus embólico

- Causado por émbolos, coágulos sanguíneos que llegan desde cualquier lugar del organismo a los vasos sanguíneos cerebrales
- El 60 % de los ictus en la población estadounidense son embólicos
- El 25 % de los ictus embólicos se asocia a la fibrilación auricular, un ritmo cardíaco irregular

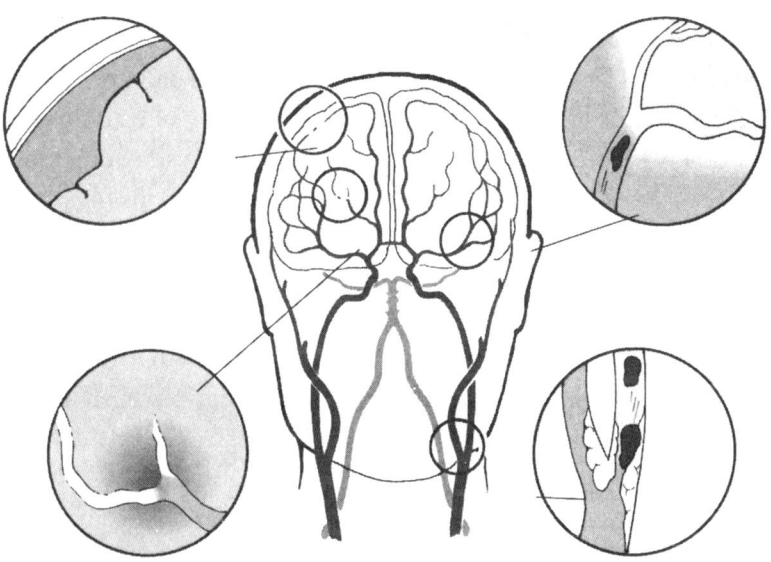

Hemorragia intracerebral

- Flujo de sangre procedente de un vaso sanguíneo del interior del cerebro
- A menudo causado por hipertensión y por el daño que provoca en las arterias

Ictus trombótico

- Provocado por trombos, coágulos sanguíneos que se forman en el lugar donde se ha estrechado una arteria a causa de la aterosclerosis
- Suele desarrollarse cuando una parte de un trombo se fragmenta, se desplaza y produce una obstrucción de una arteria con flujo de bajada

Figura 3.2. La anatomía del ictus.

pacidad para entender un discurso o expresarse verbalmente. También puede provocar torpeza, debilidad o entumecimiento hemilateral de la cara, el brazo o la pierna. Con menos frecuencia puede observarse un aturdimiento repentino pero transitorio, normalmente acompañado de pérdida de equilibrio, visión doble o afectación del habla. Un AIT suele durar, por regla general, entre dos y quince minutos, y la mitad de los pacientes vuelven a su estado normal en menos de una hora.

Un AIT requiere un diagnóstico inmediato y la adopción de medidas profilácticas eficaces. Sin embargo, no hace falta esperar a padecer un AIT para decidirse a intentar reducir el riesgo de sufrir un ictus. De hecho, el mejor momento para empezar es ahora mismo.

Causas y prevención
Hipertensión. El factor de riesgo más importante para padecer un ictus es la elevación de la tensión arterial. Por ejemplo, en el Estudio de la Salud de los Médicos, se observó que la tensión elevada aumentaba el riesgo de ictus un 220 por ciento, e incluso la hipertensión sistólica en estadio 1 (140-159 mmHg) incrementaba el riesgo un 140 por ciento. Así pues, si hace descender solamente seis puntos su cifra de tensión arterial, reducirá un 40 por ciento el riesgo de ictus y un 15 por ciento el riesgo de cardiopatía. En los capítulos cuarto y quinto se presenta un programa con el que se consigue un descenso incluso mayor de dicha tensión.

Tabaco. Constituye la segunda causa más importante de ictus. En el Estudio de la Salud de los Médicos se demostró que los hombres que fuman más de un paquete diario tienen una probabilidad 2,5 veces mayor de sufrir un ictus que los no fumadores; en quienes fuman menos de un paquete diario, el riesgo es sólo ligeramente menor, ya que la probabilidad es dos veces mayor.

Colesterol. La elevación de las cifras de colesterol hace aumentar el riesgo de ictus isquémico, aunque no del hemorrágico. Un estudio realizado en 1996 reveló que es probable que los pacientes con ictus isquémicos tengan las mismas cifras de colesterol que aquéllos con enfermedad coronaria: valores elevados de colesterol total, colesterol LDL y triglicéridos, y cifras bajas de colesterol HDL. En el Estudio de la Salud de los Médicos se puso de manifiesto que los valores de homocisteína y lipoproteína (a) no aumentaban este perfil de riesgo. Cuatro metaanálisis independientes, incluido el realizado por investigadores asociados a los estudios de Harvard, hallaron que hacer disminuir las concentraciones de colesterol en la sangre administrando una estatina puede reducir el riesgo de ictus de un 24 a un 31 por ciento. En los capítulos cuarto y quinto se muestra cómo los cambios en el modo de vida permiten mejorar las cifras de colesterol.

La diabetes y la obesidad incrementan el riesgo de sufrir un ictus, al igual que aumentan el de padecer un infarto de miocardio. Ambos factores de riesgo aparecen en numerosos estudios, y se han confirmado en el Estudio de la Salud de los Médicos y en el Estudio de los Profesionales de la Salud. Sin embargo, hasta la fecha, no se ha demostrado que controlar la concentración de azúcar en la sangre o perder el exceso de peso haga disminuir el riesgo de ictus. Aun sin existir esta prueba, se trata de una suposición lógica, y sin duda, ambas medidas ayudan al buen funcionamiento del corazón y a gozar de buena salud.

Falta de ejercicio físico. Otro factor de riesgo para desarrollar aterosclerosis que aumenta la probabilidad de sufrir un ictus, así como un infarto de miocardio, es la falta de actividad física. Un informe de 1998 referido al Estudio de los Alumnos mostró que practicar ejercicio con regularidad puede ser de gran ayuda. En aquellos hombres que queman de mil a dos mil calorías por semana, el riesgo de padecer un ictus es un 24 por ciento inferior al de los hombres sedentarios. Perder de dos mil a tres mil calorías por semana practicando ejercicio haría disminuir el riesgo nada menos que un 46 por ciento. No hace falta que acuda al gimnasio para cubrir esta cantidad necesaria de actividad física; subir por escaleras, trabajar en el jardín, bailar y pedalear en una bicicleta son algunas de las numerosas actividades eficaces, pero el ejercicio físico ligero, como jugar a bolos, es mucho menos beneficioso. Si se decanta por caminar, hágalo durante treinta minutos cinco días a la semana para gozar de una buena protección frente a las enfermedades, o duplique esta cantidad de actividad física para conseguir un beneficio máximo.

Trastornos cardiovasculares. En las personas con varias enfermedades cardiovasculares aumenta el riesgo de sufrir un ictus. Por ejemplo, entre ellas se incluye la aterosclerosis de la aorta o la carótida, un ritmo cardíaco irregular denominado *fibrilación auricular* y un infarto de miocardio previo. Si padece alguna de estas enfermedades, consulte con el médico la posibilidad de establecer un tratamiento preventivo. A menudo bastará con administrar medicamentos que inhiben la coagulación, como el ácido acetilsalicílico (véase el capítulo sexto) o la warfarina, pero algunos hombres con una estenosis grave de la carótida se pueden beneficiar de la intervención quirúrgica en la arteria.

Nuevos factores de riesgo. Algunos de los nuevos factores de riesgo cardiovascular también desempeñan, al parecer, un papel en el ictus. En el Estudio de la Salud de los Médicos se puso de manifiesto que las concentraciones elevadas de proteína C reactiva se asocian a un aumento del riesgo de padecer ictus, al igual que la activación de la tPA, una proteína terapéutica que permite destruir los trombos.

Dieta. Todavía no está claro si el hombre puede utilizar los nuevos datos acerca de los factores de riesgo para reducir la probabilidad de sufrir un ictus, pero en el Estudio de los Profesionales de la Salud se pone de manifiesto que los cambios en la dieta propuestos desde hace ya tiempo pueden ayudar en gran medida a cumplir ese objetivo. En un grupo de 43 738 hombres a los que se observó durante ocho años, el consumo elevado de potasio (media de 4 300 mg al día) hizo disminuir un 38 por ciento el riesgo de padecer un ictus, en comparación con quienes sólo tomaron 2 800 mg por día. El beneficio fue mayor en aquéllos con más probabilidades de sufrir un ictus por ser hipertensos. El consumo de frutas y verduras confirió la mayor protección frente a la enfermedad; nueve raciones diarias aportaban la cantidad adecuada de potasio, y el riesgo de desarrollar un ictus isquémico descendió un 6 por ciento con cada ración de frutas y verduras ingerida en un día normal. Los efectos más beneficiosos se atribuyeron al consumo de cítricos y zumos, hortalizas de hojas verde y plantas crucíferas como el brécol, la col y la coliflor; sin embargo, las patatas y las legumbres no ofrecieron efectos protectores. En el Estudio de los Profesionales de la Salud, el consumo de cereales también hizo disminuir el riesgo de ictus.

Las frutas y verduras proporcionan vitaminas antioxidantes y potasio. Pero los investigadores de ese estudio advierten que no debe dependerse únicamente de los suplementos vitamínicos. En un informe del estudio elaborado en 1999 no se asocian efectos beneficiosos a los suplementos de vitamina E, vitamina C o carotenos.

Alcohol. Hasta hace poco, los médicos creían que el consumo de alcohol incrementaba el riesgo de ictus. De hecho, su ingesta en exceso eleva la tensión arterial y aumenta el riesgo de padecer un ictus hemorrágico. No obstante, dos estudios llevados a cabo en 1999 demuestran que beber en pequeñas cantidades tiene un efecto diferente. El Estudio de la Salud de los Médicos reveló que los hombres que toman de una a siete copas por semana tienen un 20 por ciento menos de probabilidades de sufrir un ictus isquémico que aquellos que toman, por término medio, menos de una copa a la semana. De forma similar, en un estudio de casos y controles con 1 816 individuos de ambos sexos, los investigadores de la Universidad de Columbia (EE. UU.) demostraron que beber con moderación (hasta dos copas al día) se asociaba a un descenso del 49 por ciento del riesgo de sufrir un ictus isquémico, incluso después de considerar otros factores de riesgo como la enfermedad cardíaca, la hipertensión, la diabetes, el consumo de tabaco y la obesidad. Sin embargo, como en el caso del infarto de miocardio, el consumo de grandes cantidades de alcohol aumentaba el riesgo. A pesar de obtenerse datos favorables respecto a la ingesta moderada de alcohol, esto no tiene por qué significar que beber es bueno para la salud. El capítulo séptimo le ayudará a tomar una decisión al respecto.

El cáncer

Aproximadamente uno de cada tres norteamericanos desarrollará cáncer en algún momento de su vida. Sólo en este año, más de 1 285 000 estadounidenses descubrirán que padecen cáncer y al menos 555 000 fallecerán a causa de esta enfermedad. Aunque estas cifras son alarmantes, reflejan un cierto progreso, ya que la tasa global de mortalidad por cáncer en Estados Unidos ha descendido más de un 3 por ciento desde 1990. Para seguir avanzando, los investigadores deberán ampliar los conocimientos sobre la biología molecular del cáncer y los médicos tendrán que mejorar los métodos de diagnóstico y los tratamientos. La investigación en estos ámbitos es compleja y cara, y es probable que el progreso sea lento, hasta el punto de ser frustrante. No obstante, se ha abierto de par en par otra puerta para el progreso, puesto que la población dispone de recursos simples pero efectivos para reducir el riesgo de sucumbir frente a la segunda causa principal de muerte en Estados Unidos.

¿Qué es el cáncer?
El cáncer no es una enfermedad, sino muchas. En el ser humano se han identificado más de cien tipos de cáncer, de los que solamente doce son frecuentes y cuatro (pulmón, próstata, mama y colorrectal) causan más de la mitad de todas las muertes por cáncer. Los distintos tipos de cáncer son de etiología diversa y poseen características únicas, pero todos ellos tienen en común dos propiedades fundamentales. En primer lugar, consisten en un crecimiento celular incontrolado y, en segundo lugar, pueden invadir tejidos sanos y extenderse a otras partes del cuerpo.

Todos los tipos de cáncer se inician a partir de una única célula cancerosa. Ésta se multiplica rápidamente sin ningún control, dando lugar como mínimo a treinta generaciones antes de producir los mil millones de células cancerígenas que suelen integrar el tumor más pequeño que puede detectarse. Con diez generaciones más, la población celular del tumor asciende a un billón, lo cual resulta mortal para los treinta billones de células sanas del organismo. Mientras el tumor maligno va creciendo hasta pesar un máximo de quinientos a novecientos miligramos, se extiende a los tejidos colindantes e invade los vasos sanguíneos y los canales linfáticos, que llevan las células a órganos lejanos donde crecen y se convierten en metástasis. El cáncer es mortal porque impide que se desempeñen las funciones vitales de las células sanas y provoca un estado de extrema desnutrición (caquexia).

El crecimiento celular normal

La división celular es necesaria para el crecimiento de las células, así como para sustituir aquellas que mueren y restituir los tejidos dañados. El organismo sano cuenta con una intrincada serie de mecanismos para controlar y regular este proceso, de forma que las células se dividen y crecen sólo en el momento que les corresponde.

Las señales que desencadenan el crecimiento celular no se originan en el interior de la célula sino a su alrededor; de este modo, se mantiene la estructura normal de los tejidos del organismo. Cuando se necesitan más células en la zona circundante, las células segregan pequeñas proteínas denominadas *factores de crecimiento*. Éstos se adhieren firmemente a la superficie de la célula diana, donde producen moléculas mensajeras que se adentran en la célula y comunican al ADN del núcleo que es el momento de reproducirse.

Un grupo de genes estimula el crecimiento celular (proto-oncogenes), mientras que otro lo inhibe (genes supresores). Otro proceso de control y equilibrio es la apoptosis, o muerte celular programada genéticamente, en la que las células sanas se autodestruyen y dan paso a la llegada de nuevas células.

Se trata de un proceso complejo. Para que se desarrolle correctamente, todas las células disponen de un reloj interno que regula cada elemento del crecimiento celular, activándolas o desactivándolas en el momento oportuno.

Problemas en el desarrollo celular

El cáncer se desarrolla cuando fallan los mecanismos que controlan el crecimiento celular. Los desequilibrios que provocan un crecimiento celular incontrolado pueden surgir en muchas fases del proceso de regulación. En algunos casos, el problema es el exceso de factores estimuladores del crecimiento; por ejemplo, el Estudio de la Salud de los Médicos demostró que los hombres con las concentraciones más altas de factor-1 de crecimiento parecido a la insulina (IGF-1) tenían una probabilidad 4,3 veces mayor de padecer cáncer de próstata que aquéllos con las cifras más bajas, mientras que en aquéllos con concentraciones intermedias el riesgo era intermedio. En otros casos, los genes experimentan mutaciones que los transforman en oncogenes, genes que provocan una división celular incontrolada. Asimismo, es muy frecuente que se produzcan alteraciones en el ADN que impidan que los genes supresores controlen el crecimiento celular; por ejemplo, en alrededor de la mitad de los casos de cáncer se observa una disfunción del gen *p53*, encargado de detener la división celular. Otras causas de crecimiento excesivo identificadas recientemente son el fallo de la apoptosis, de forma que las células no se autodestruyen cuando deberían, y la anomalía en el reloj celular, que provoca que el ciclo de crecimiento se descontrole. Una célula sana sólo se divide entre cincuenta y cien veces antes de morir. Esto se debe a que, en cada división, pierde un fragmento de ADN, denominado telómero, del extremo de sus cromosomas; al cabo del tiempo, puesto que carece de gran parte del ADN, ya no puede dividirse más. Sin embargo, en las células cancerosas existe una enzima llamada telomerasa que restituye los cromosomas dañados y da cuerda al reloj celular para que la división continúe de forma indefinida. Hace poco, los científicos han identificado el gen responsable de la telomerasa, con lo cual aumentan las esperanzas de poder desarrollar pronto un tratamiento para corregir este defecto.

La propagación de los problemas
El problema del desarrollo celular es sólo una parte de la ecuación del cáncer. La invasión de los tejidos y la extensión a otros órganos son otras. Mientras que en los tejidos sanos las células se mantienen unidas gracias a las moléculas de adhesión, en los cancerosos, estas moléculas o bien no están presentes o bien no son eficientes. Sin embargo, la falta de adhesión celular no es el único defecto que permite la extensión del cáncer. Las células sanas que se separan del resto vagan sin rumbo fijo hasta que se autodestruyen mediante el proceso de apoptosis, pero las células cancerosas pueden sobrevivir en solitario, invadir los vasos sanguíneos y desplazarse a otros órganos. Una vez que las células cancerosas llegan a su desafortunado destino, aún les queda un as en la manga. Poseen moléculas de superficie que les permiten adherirse a las células sanas y desencadenan la angiogénesis, es decir el crecimiento de nuevos vasos sanguíneos que irrigan al tumor. Ésta es

la fase crítica que bloquean los fármacos experimentales para tratar el cáncer, endostatina y angiostatina, que están estudiando Judah Folkman, profesor de Harvard, y sus colaboradores del Children's Hospital Medical Center; los primeros resultados de las investigaciones son prometedores.

Los mecanismos de defensa
Es axiomático: cuantas más cosas puedan salir mal, más cosas saldrán mal. Los procesos que controlan el crecimiento celular son sumamente complicados, con muchas probabilidades de error. Pero a pesar de que las equivocaciones son frecuentes, la mayor parte de la población no desarrolla cáncer. Esto se debe a que el organismo cuenta con numerosos procesos de control y equilibrio, así como con defensas naturales frente al cáncer.

El ADN es de suma importancia, puesto que los genes defectuosos son, en última instancia, los causantes del cáncer. De hecho, se producen anomalías en el ADN en cualquier momento, pero cada célula tiene un grupo de enzimas que restituyen el ADN defectuoso. Incluso cuando un gen defectuoso escapa a este control, no provoca cáncer por sí mismo; se necesitan seis errores o más para que se desarrollen la mayoría de los tipos de cáncer. Además, aproximadamente, sólo una de cada diez mil células cancerosas está dotada de los elementos necesarios para separarse del resto, invadir tejidos, extenderse, adherirse a otras células y crecer para convertirse en una metástasis. Finalmente, el sistema inmunológico del organismo puede detectar y destruir muchas células cancerosas. Esto se debe a que poseen proteínas de superficie únicas que actúan como antígenos. El sistema inmunológico reconoce que los antígenos tumorales son extraños y anormales, y moviliza a un tipo de linfocitos especiales denominados *asesinos naturales* (*natural killer* o NK) que atacan las células tumorales y las destruyen. Este sistema produce citocinas que dañan, y más tarde destruyen, las células cancerosas, así como anticuerpos que se adhieren firmemente a la superficie de las células tumorales, preparándolas para la destrucción mediante el proceso de citotoxicidad celular dependiente de los anticuerpos. Aunque se trata de un buen mecanismo de defensa, está lejos de ser perfecto. Aun así, los nuevos tratamientos experimentales para el cáncer buscan el modo de reforzar el sistema inmunitario utilizando inmunoterapia.

La inclinación de la balanza

En un individuo sano, el crecimiento y la muerte celular están ajustados de forma precisa. Al producirse un desequilibrio, éste se detecta y se corrige. Incluso cuando se pasan por alto errores, el organismo puede buscar y destruir las células cancerosas. Sin embargo, en el cáncer, existe un fallo en el mecanismo de control y equilibrio del organismo. Muchos aspectos pueden inclinar la balanza hacia el lado incorrecto:

Herencia. Algunos individuos heredan un oncogén de su progenitor (por ejemplo, los genes del cáncer de próstata recientemente identificados, HPC_1 y HPC_2). El cáncer de colon también puede transmitirse de forma vertical en la familia; el Estudio de los Profesionales de la Salud demostró que los hombres con dos o más hermanos o con padres con la enfermedad tienen una probabilidad casi tres veces mayor de desarrollar cáncer de colon que aquéllos sin familiares afectos por este tipo de cáncer. Con todo, se han identificado más de veinte formas hereditarias de cáncer, pero sólo representan cerca del uno por ciento de todos los tipos de cáncer.

Daño oxidativo. Los radicales libres del oxígeno atacan al ADN y provocan mutaciones genéticas. El ADN de un individuo aguanta al día aproximadamente diez mil agresiones por parte de oxidantes. La mayoría se restituye, pero puede aparecer cáncer si los antioxidantes no llevan a cabo su función. Por este motivo, se presta cada vez más atención a los antioxidantes presentes en frutas y verduras. En el Estudio de los Profesionales de la Salud se puso de manifiesto, por ejemplo, que una ingesta elevada de licopeno, el antioxidante más potente de la familia de los carotenos, y de selenio, un mineral con propiedades antioxidantes, se asocia a una disminución considerable (hasta el 38 %) del riesgo de padecer cáncer de próstata.

Toxinas externas. Estas sustancias presentes en el entorno pueden dañar el ADN, obstaculizar los mecanismos de restitución, o ambas cosas. La toxina más importante es la más evidente, el humo del tabaco. Se han identificado como mínimo sesenta sustancias químicas carcinógenas más. Algunas se encuentran en el lugar de trabajo, mientras que otras pueden contaminar el suelo, el agua y el aire, de modo que pueden dar lugar a grupos de casos de cáncer adquirido en la comunidad, relativamente poco habituales.

Radiación. La radiación ionizante es la más peligrosa; ejemplos de ella son la energía nuclear, los rayos X utilizados en radiografías y la radiación gamma natural de los rayos cósmicos, así como el radón, un gas noble radiactivo que en dosis altas provoca cáncer de pulmón. La radiación ultravioleta tiene un efecto mucho menor, pero la exposición prolongada a ésta puede causar alteraciones en el ADN, y cáncer; por este motivo, tomar el sol en exceso provoca melanomas malignos y otros tipos de cáncer de piel. Sin embargo, a pesar de la creencia popular, la radiación electromagnética en torno a las líneas eléctricas de alto voltaje y la radiación por radiofrecuencia procedente de los teléfonos móviles y los hornos microondas no transmite la energía suficiente como para causar cáncer.

Virus. Antaño considerados una de las principales causas de cáncer, los virus causan, al parecer, una pequeña parte de los casos de cáncer en los humanos. Entre ellos se incluyen los virus de la hepatitis B y C, que pueden producir cáncer de hígado, y el papilomavirus humano, que se transmite por vía sexual y puede desencadenar cáncer del aparato genital. El virus de la inmunodeficiencia humana (VIH), al destruir los mecanismos de defensa inmunológicos del organismo es la puerta de entrada a muchos tipos de cáncer.

Inflamación crónica e infecciones. Helicobacter pylori, la bacteria causante de las úlceras, se ha asociado al cáncer de estómago, pero es la única bacteria conocida que provoca cáncer. Además, algunas personas con inflamación crónica son vulnerables a padecer cáncer; un ejemplo es la inflamación intestinal que hace aumentar el riesgo de sufrir cáncer de colon en los pacientes con colitis ulcerosa grave.

Hormonas. A partir de las hormonas sexuales se desencadena el crecimiento celular en los órganos reproductores; una concentración excesiva de hormonas, o una sensibilidad anormal de los tejidos, puede estimular un crecimiento incontrolado. Así es como la testosterona, la hormona masculina, fomenta la aparición del cáncer de próstata.

Tratamiento médico. Los tratamientos farmacológicos y la radioterapia usados en el cáncer dañan las células cancerosas. Por desgracia, también pueden dañar células sanas, por lo que a veces las vuelven malignas. Los eficaces medicamentos que permiten que los trasplantes sobrevivan también pueden provocar la aparición de un cáncer, al inhibir el sistema inmunológico.

Factores nutricionales. En casos esporádicos, la causa son los alimentos en mal estado; un ejemplo son las aflatoxinas producidas por un hongo que contamina los cacahuetes y el maíz. Otros casos de cáncer también poco habituales son los asociados a los conservantes o aditivos de los alimentos, como los nitratos, que pueden convertirse en nitrosaminas cancerígenas en el organismo. Ni el mal estado de los alimentos ni los conservantes son factores importantes en Estados Unidos, y aunque los residuos de los pesticidas constituyen una preocupación, tampoco parecen ser una causa relevante de cáncer. Sin embargo, las altas temperaturas que se alcanzan al asar alimentos a la parrilla con carbón pueden generar sustancias químicas carcinógenas como los hidrocarbonos aromáticos policíclicos (HAP), que pueden provocar cáncer de intestino.

Lo paradójico es que los alimentos habituales constituyen un motivo de preocupación mucho mayor. Un simple exceso de calorías provoca obesidad, la cual aumenta el riesgo de padecer muchos tipos de cáncer. Por ejemplo, el Estudio de los Alumnos y el Estudio de los Profesionales de la Salud han asociado la obesidad, en concreto la abdominal, a un aumento del riesgo de padecer cáncer de colon. También se ha implicado a la grasa ingerida con los alimentos, que contiene gran cantidad de calorías. El Estudio de los Profesionales de la Salud demostró que los hombres que consumían mucha grasa tienen una probabilidad casi dos veces mayor de desarrollar cáncer de próstata que quienes sólo ingerían pequeñas cantidades; las grasas saturadas que se hallan en los productos animales son las causantes del incremento del riesgo. El alcohol es otra causa de cáncer; de hecho, en aquellos hombres que beben en exceso aumenta el riesgo de desarrollar determinados tipos de cáncer.

Déficit alimentario. La dieta con poca cantidad de fruta, verduras y fibra se ha asociado a muchos tipos de cáncer.

El panorama general

Hay palabras que bastan para hacer tambalear la cabeza, como los oncogenes, el reloj celular o la neovascularización. En la vanguardia de la investigación sobre el cáncer, la biología molecular ofrece una esperanza real de que un día no muy lejano los médicos cuenten con las técnicas necesarias para detectar y curar esta enfermedad. Sin embargo, no debemos esperar a que se produzcan avances en la investigación básica para adoptar medidas de ayuda, puesto que podemos prevenir la enfermedad si procuramos corregir los factores que dañan el ADN.

Recientemente, los investigadores de la Facultad de Salud Pública de la Universidad Harvard, desde donde se dirigen los estudios sobre salud masculina de esta institución, han publicado un informe acerca de los factores que causan las muertes por cáncer (véase la tabla 3.6). Revise la lista para comprobar por qué los expertos creen que en Estados Unidos podrían prevenirse hasta un 75 por ciento de las muertes por cáncer.

¿Puede prevenirse realmente el cáncer? Parece una utopía, pero no lo es. De hecho, si se ponen en marcha estrategias sencillas de prevención, puede reducirse considerablemente el riesgo de desarrollar muchos tipos de cáncer. Gran parte de los cambios en el modo de vida que permiten prevenir el infarto de miocardio y el ictus contribuirán a evitar la aparición de cáncer. En los siguientes cuatro capítulos se analizarán las medidas que pueden ayudar enormemente a combatir tres grandes peligros: el infarto de miocardio, el ictus y el cáncer. Sin duda es así: adoptar un modo de vida saludable es lo que nos mantiene sanos.

Tabla 3.6
LAS CAUSAS DE CÁNCER

Factor de riesgo	% de muertes por cáncer
Tabaquismo	30
Obesidad y dieta (carnes rojas frente a frutas y verduras)	30
Falta de ejercicio físico	5
Sustancias carcinógenas en el lugar de trabajo	5
Virus (hepatitis, papiloma)	5
Antecedentes familiares de cáncer	5
Constitución (se dan más casos de cáncer en los individuos más altos y corpulentos)	5
Factores femeninos asociados a la reproducción (maternidad tardía o ausencia de maternidad, menopausia tardía, período precoz)	3
Consumo de alcohol en exceso	3
Pobreza (aparte de una dieta deficiente)	3
Contaminación ambiental	2
Exposición excesiva al sol	2
Intervención médica, fármacos	1
Sal, aditivos de los alimentos	1

Fuente: *Harvard Report on Cancer Prevention*, International Association of Cancer Registries.

SEGUNDA PARTE

¿QUÉ ES LO QUE MANTIENE SANOS A LOS HOMBRES?

4. Las respuestas: la dieta

El siglo XX fue testigo de cambios revolucionarios en el modo de vida estadounidense. Aunque la informatización de la tecnología ha sido la responsable de los avances más notables, la alteración en la dieta ha revestido una importancia mucho mayor para la salud. Si bien la mayor parte del progreso tecnológico ha mejorado la vida del hombre, lo contrario ha ocurrido con el cambio en la dieta de la población estadounidense. A principios del siglo XX, la dieta estándar se basaba en alimentos vegetales frescos y relativamente naturales, pero el inicio del siglo XXI se ha visto marcado por el consumo de alimentos de origen animal que han pasado por un largo proceso de elaboración.

Hace más de cuarenta años, un profesor de Harvard, John Kenneth Galbraith, comentó que «en Estados Unidos fallecen más personas por comer en exceso que por comer demasiado poco». Aunque este profesor es economista, estaba en lo cierto. En Estados Unidos, como nación, se ingiere una mayor cantidad de calorías, grasa, colesterol, azúcar refinado, proteínas animales, sodio y alcohol de la que se considera saludable, a la vez que se reduce en gran medida el consumo de fibra, vitaminas e hidratos de carbono complejos, por lo que se ingieren en cantidades muy inferiores a las que requiere el organismo.

No se necesita un ordenador para determinar cómo la dieta actual ha afectado la salud. En un grado considerable, es la causa de muchas de las enfermedades crónicas que padecen los hombres norteamericanos, como la obesidad, la hipertensión, la enfermedad cardíaca, el ictus y la diabetes. Asimismo, tiene una gran repercusión en el cáncer de próstata, de colon y de otros tipos. Aun en el caso de poder escapar de estas severas amenazas, pueden sobrevenir cálculos biliares, hemorroides, hernias y diverticulosis.

Unos doscientos años atrás, el jurista francés Jean Anthelme Brillat-Savarin afirmó: «Dime qué comes y te diré quién eres.» En la actualidad, los médicos y expertos en nutrición pueden ir más allá: dígales qué come y le dirán qué padecerá. En los últimos veinticinco años, miles de hombres han informado a los investigadores de Harvard acerca de su alimentación y su estado de salud. Ahora estos científicos pueden ayudarle a saber qué comer para gozar de buena salud.

Las calorías

A pesar de ser una palabra inofensiva, se ha convertido prácticamente en un tabú. Sin embargo, incluso con todas las objeciones que se le han atribuido en el terreno de la nutrición, la caloría no es más que una unidad de energía. Los alimentos poseen un valor energético específico y las actividades que realiza el ser humano requieren un determinado desgaste energético; ambos aspectos pueden medirse en calorías. Sin duda, esta unidad es importante, puesto que los hombres que consumen más calorías de las que queman engordan, mientras que aquéllos con un balance energético negativo adelgazan.

¿Cuántas calorías se necesitan para alcanzar un equilibrio? Es complicado responder a esta pregunta, ya que las variables genéticas, metabólicas y asociadas a la conducta dificultan el cálculo de las necesidades energéticas exactas del hombre. A grandes rasgos, un hombre sedentario requiere aproximadamente trece calorías por cada medio kilogramo de peso corporal al día; si se realiza una actividad física moderada, esta cantidad diaria aumenta a dieciséis, y si el ejercicio físico es intenso, se queman alrededor de dieciocho. De este modo, por término medio, un hombre de 68 kilogramos de peso que consume entre 2 000 y 2 700 calorías al día se mantendrá en un peso estable.

El valor calórico de los nutrientes difiere considerablemente; por ejemplo, en los hidratos de carbono y las proteínas hay cuatro calorías por gramo, el alcohol tiene siete calorías por gramo, y las grasas, nueve. Puesto que la grasa es tan densa en calorías, la que ingerimos junto con los alimentos es el determinante más significativo del peso corporal.

Un kilogramo de tejido adiposo (grasa corporal) contiene cerca de siete calorías. Para perder medio kilogramo de grasa en una semana, el hombre debe conseguir un déficit de energía de quinientas calorías al día, ya sea comiendo menos o bien realizando más ejercicio físico. Sin embargo, para mantener esta pérdida de peso, no se trata de elegir sólo una de las opciones, descartando la otra, sino que el éxito se basa en una combinación de una dieta disciplinada y una actividad física regular. Ni es fácil ni es rápido, pero es muy importante, puesto que la obesidad afecta en gran medida la salud y no hace ningún bien.

La obesidad

Póngase en fila con otros cuatro hombres. Mire a la izquierda y, a continuación, a la derecha. Si los cinco pertenecen a la población masculina estándar, uno será obeso y dos presentarán sobrepeso. Ahora mírese en el espejo. Si es uno de los muchos hombres que necesita adelgazar, siga leyendo. Incluso si su peso es correcto en este momento, tal vez quiera saber cómo mantenerlo.

¿Qué es la obesidad?

Tanto si le preocupa la salud como el aspecto físico, lo importante no es el peso en sí, sino el porcentaje de grasa corporal. En términos médicos, la obesidad se define como el exceso de grasa corporal.

Es fácil saber el peso corporal, pero difícil establecer la proporción de grasa corporal. El método tradicional consistía en determinar el peso bajo el agua, pero se ha visto sustituido por la resonancia magnética y las pruebas de impedancia bioeléctrica en la mayoría de los estudios que se realizan en el ámbito de la obesidad. Por desgracia, ninguno de estos métodos es adecuado en la práctica clínica; no obstante, puede medirse el grosor de los pliegues cutáneos para calcular el porcentaje de grasa corporal. Muchos centros de salud disponen de calibradores de pliegues cutáneos, pero la mayoría de los hombres pueden hacerse una idea mejor de su situación utilizando una escala y una cinta métrica para determinar su peso y altura y realizando, a continuación, un sencillo cálculo para obtener su índice de masa corporal (IMC).

Aunque el IMC puede parecer una novedad, en realidad se utiliza desde 1869. A pesar ser menos exacto en los hombres con gran masa muscular y en los mayores de sesenta y cinco años, el IMC ha pasado a ser el mejor indicador global de la obesidad y del riesgo de desarrollar enfermedades. Para calcularlo, siga los siguientes pasos: en primer lugar, mida su altura en metros (sin zapatos) y su peso en kilogramos (sin ropa); a continuación, divida el peso entre la altura elevada al cuadrado. Si no se le dan bien las matemáticas, siempre puede consultar su IMC en la tabla 4.1.

El peso corporal ideal

¿Cuál es el peso idóneo? Quizá su sastre le dé una respuesta, su corredor de seguros otra, y su familia otra distinta. Aunque todas las opiniones merecen algún tipo de crédito, los estudios sobre salud mas-

Tabla 4.1
EL ÍNDICE DE MASA CORPORAL

Altura (m)													
						Sobrepeso			Obeso			Muy obeso	
1,47	41	43	45	48	50	52	54	56	58	61	63	65	76	87
1,50	43	45	47	49	52	54	56	58	60	63	65	67	78	90
1,52	44	46	49	51	53	56	58	60	63	65	67	70	81	93
1,55	46	48	50	53	55	58	60	62	65	67	69	72	84	96
1,57	47	49	52	54	57	59	62	64	67	69	72	74	87	99
1,60	49	51	54	56	59	61	64	66	69	71	74	77	89	102
1,63	50	53	55	58	61	63	66	69	71	74	76	79	92	105
1,65	52	54	57	60	63	65	68	71	73	76	79	82	95	109
1,68	53	56	59	62	65	67	70	73	76	79	81	84	98	112
1,70	55	58	61	64	66	69	72	75	78	81	84	87	101	116
1,73	57	60	63	65	68	71	74	77	80	85	86	89	104	119
1,75	58	61	64	67	70	74	77	80	83	86	89	92	107	123
1,78	60	63	66	69	73	76	79	82	85	88	91	95	113	126
1,80	62	65	68	71	75	78	81	84	88	91	94	97	114	130
1,83	63	67	70	73	77	80	83	87	90	93	97	100	117	133
1,85	65	69	72	75	79	82	86	89	93	96	99	103	120	137
1,88	67	70	74	78	81	85	88	92	95	99	102	106	123	141
1,91	69	72	76	80	83	87	91	94	98	101	105	109	127	145
1,93	71	74	78	82	86	89	93	97	100	104	108	112	130	149
IMC	19	20	21	22	23	24	25	26	27	28	29	30	35	40

culina de Harvard pueden serle de gran ayuda a la hora de determinar cuál es el mejor IMC para su salud.

El Estudio de los Profesionales de la Salud ha identificado los riesgos para la salud asociados a un IMC elevado. La diabetes encabeza la lista, puesto que un IMC de 28 (moderadamente alto) multiplica por cinco el riesgo de desarrollar diabetes y un IMC de 35 lo incrementa nada menos que un 4 200 por ciento. Si bien el riesgo de padecer una enfermedad cardíaca es menos espectacular, no por ello es menos importante. En dicho estudio los hombres obesos con un IMC superior a 33 tenían una probabilidad 3,4 veces mayor de desarrollar una enfermedad cardíaca que aquéllos con IMC por debajo de 23. Incluso dentro de la franja de IMC considerada «normal» (22-25), se demostró que en los hombres con un porcentaje menor de grasa corporal, el riesgo de diabetes es inferior. El estudio también estableció una relación entre el aumento de la grasa corporal y el ictus, la hipertensión y los cálculos biliares (en la figura 4.1 se muestran algunas de estas asociaciones). En lo que respecta al cáncer, reveló que la obesidad aumenta el riesgo masculino de padecer cáncer de colon. A pesar de que la obesidad en la edad adulta no se asociaba al cáncer de próstata, la presencia de obesidad en la infancia precedía, al parecer, un aumento del riesgo de desarrollar la enfermedad en una etapa posterior de la vida. Si no le basta con conocer el riesgo de padecer diabetes, infarto de miocardio, ictus y cáncer de colon para convencerse de que lo mejor es estar delgado, considere un nuevo resultado del Estudio de los Profesionales de la Salud: la obesidad incrementa el riesgo de impotencia. Así, un hombre con una circunferencia de cintura de 106 centímetros tiene el doble de probabilidades de presentar disfunción eréctil que aquél con 81 centímetros.

La obesidad va ligada tanto a la mortalidad como a la morbilidad, tanto a la muerte como a la enfermedad. El mismo estudio halló una relación directa entre el IMC masculino y la tasa de mortalidad. Incluso el aumento de un IMC inferior a 23 a un IMC de 23 a 24,9 daba lugar a un incremento del 21 por ciento, y la tasa de mortalidad seguía elevándose a medida que aumentaba el IMC, por lo que en aquéllos con un IMC superior a 30 la tasa era un 97 por ciento superior a la de los hombres con un IMC de menos de 23. En el Estudio

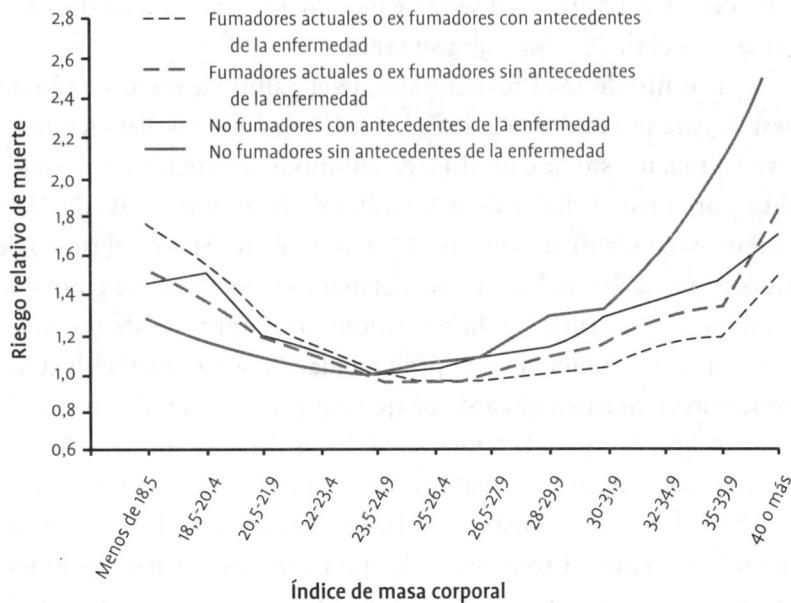

Figura 4.1. IMC y riesgo de enfermedad.

de los Alumnos, en un análisis del grupo de hombres no fumadores, se obtuvieron resultados similares. Asimismo, reveló que los hombres que engordan a medida que envejecen presentan una tasa de mortalidad superior a la de quienes mantienen un IMC uniforme. El Estudio de los Profesionales de la Salud determinó los factores que predicen el aumento de peso; en este caso, no hubo sorpresas, ya que los culpables son el poco tiempo dedicado al ejercicio físico, el incremento del tiempo que se pasa frente al televisor y comer entre horas.

No tiene por qué ser uno de los participantes de los estudios de Harvard para sufrir las consecuencias de la obesidad. Un estudio realizado en 1997 con 7 735 hombres británicos estableció que el IMC idóneo era de 22; a partir de esta cifra considerada normal («constitución delgada»), cada aumento de un punto en el IMC se asociaba a un incremento del diez por ciento del riesgo de desarrollar una enfermedad cardíaca, así como de la tasa de mortalidad total. Otros estudios en hombres han hallado resultados similares; el IMC idóneo fue de 22,5 en Japón y de 22,6 en Framingham (Massachusetts, EE. UU.). En un estudio de 1999 que incluyó más de un millón de adultos norteamericanos, la American Cancer Society (Sociedad Estadounidense del Cáncer) puso de manifiesto que los hombres con un IMC comprendido entre 23,5 y 24,9 presentaban las tasas de mortalidad más bajas (véase la figura 4.1).

Aunque es posible que el IMC de entre 22 y 24 sea idóneo, ¿es realista para usted? Por supuesto, la respuesta depende del punto de partida, pero para la mayoría de los hombres es un objetivo extremadamente duro. Por fortuna, la tasa de mortalidad no empieza a aumentar de forma escarpada hasta que el IMC sobrepasa la cifra de 25-26, por lo que es sensato que fije el objetivo en 25. Aun en ese caso, debe ceñir sus expectativas a su cuerpo. Trate de recordar lo que ha pesado durante todos esos años y, seguidamente, calcule el IMC más bajo que fue capaz de mantener durante un año cuando tenía más de veinticinco años; considere que ésa será su meta personal, con un IMC de 25 como margen máximo. A título comparativo, consulte los valores estándar fijados por la Organización Mundial de la Salud, que estipula que un IMC inferior a 25 es normal, un IMC de entre 25 y 30 indica sobrepeso, y si sobrepasa la cifra de 30, significa que existe obesidad.

La distribución corporal idónea

El IMC es una forma razonablemente precisa de calcular el porcentaje de grasa corporal, pero no aporta información sobre la distribución de dicha grasa. Aunque el exceso de grasa corporal nunca es bueno, algunos tipos son peor que otros. Los hombres suelen acumular grasa en la zona donde resulta más perjudicial, alrededor del abdomen y el tronco (véase el capítulo primero, página 27).

Para saber si tiene demasiada grasa corporal del tipo más perjudicial, calcule su índice cintura-cadera. En primer lugar, con el abdomen relajado, mídase la circunferencia de la cintura en su punto más estrecho, que suele ser a la altura del ombligo. A continuación, mida el contorno de sus caderas, la zona más ancha, normalmente donde se halla la protuberancia ósea. Finalmente, divida el contorno de la cintura entre el de la cadera para obtener el índice.

$$\text{Índice} = \frac{\text{circunferencia de la cintura (cm)}}{\text{circunferencia de la cadera (cm)}}$$

¿Cómo se traduce el resultado de la fórmula en el porcentaje de riesgo para la salud? El riesgo de infarto de miocardio e ictus aumenta de forma progresiva en los hombres con un índice superior a uno (en la mujer, se inicia con un valor de 0,8) y es considerable. Por ejemplo, en un hombre con un índice mayor de uno, la tasa de mortalidad es el doble que la de aquél con una cifra menor de 0,85. Según los datos del Estudio de los Profesionales de la Salud, los hombres con un índice superior a 0,98 tienen una probabilidad 2,3 veces mayor de sufrir un ictus, que quienes tienen índices inferiores a 0,89. Por tanto, unos pocos centímetros ejercen un efecto notable.

El índice cintura-cadera es un importante factor que ayuda a predecir el riesgo masculino de desarrollar enfermedad cardíaca e ictus. Sin embargo, la circunferencia de la cintura es en sí misma un índice aún más simple; en el hombre, una circunferencia mayor de 101 cm aumenta el riesgo de presentar complicaciones, y una de 116 cm incrementa el riesgo de forma considerable.

Control de la circunferencia de la cintura
Cyril Connolly escribió que en cada hombre gordo está prisionero uno delgado que pide a gritos que lo liberen. A pesar de la evidencia de esta afirmación, no se trata de una cuestión sencilla.

Los norteamericanos se gastan millones de dólares en artilugios y programas que garantizan la reducción de unos centímetros de una determinada parte del cuerpo. Eso significa tirar el dinero a la basura, puesto que no hay modo alguno de reducir el volumen corporal de forma localizada. Si bien es cierto que la grasa abdominal puede eliminarse por vía quirúrgica mediante liposucción o lipectomía (extirpación de tejido adiposo), existen pocos motivos para pensar que una intervención de cirugía estética que haga disminuir la circunferencia de la cintura comporte una mejoría metabólica que ayude a proteger el corazón y los vasos sanguíneos. De hecho, a pesar de que la cirugía permite eliminar grasa subcutánea, no puede extirpar la grasa de las capas más profundas que rodea a los órganos de la zona abdominal. Además, en la mayoría de los casos, los pacientes vuelven a acumular rápidamente la grasa eliminada por vía quirúrgica.

No hay soluciones rápidas, sino lentas. Adoptar aquel modo de vida que es sumamente beneficioso para su salud le permitirá perder kilogramos y centímetros, quizá no a la primera de cambio, pero sí con constancia y firmeza. La clave para controlar la circunferencia de la cintura es la mezcla de dieta y ejercicio.

Para perder grasa corporal debe ingerir menos grasas; procure que su consumo represente el veinte o treinta por ciento de la ingesta calórica total. Consuma preferiblemente alimentos de alto contenido en fibra que dan sensación de saciedad pero tienen menos calorías; intente consumir como mínimo 30 gramos de fibra al día. Ingiera hidratos de carbono complejos en vez de azúcares simples, pero no se exceda tampoco con las calorías «buenas». Para adelgazar es importante limitar las raciones de alimentos y reducir el aporte calórico.

Aun en el caso de que ingiera menos grasas y calorías, será casi imposible mantenerse delgado sin practicar ejercicio físico. Casi cada día, debería dedicar al menos treinta minutos a realizar una actividad física intensa, o cuarenta y cinco minutos si la actividad es moderada. Si está muy mentalizado de que quiere adelgazar, es posible que su dedicación sea mayor; en el capítulo quinto se ofrece más información al respecto.

Adelgazar y ponerse en forma
Controlar el peso es como tocar el violín. Tal vez tenga una dieta «Stradivarius», pero sin el ejercicio físico como arco para tocarlo no se oirá la música del adelgazamiento. Sin embargo, aprender a tocarlo lleva tiempo. Hay que instaurar cambios de forma gradual pero progresiva. Debe mejorar la dieta lentamente pero de un modo continuo. Con el tiempo, cambiarán sus gustos y llegará a disfrutar de los alimentos vegetales, con alto contenido de fibra y poca grasa. Asimismo, debe aumentar poco a poco la cantidad de actividad física que realiza para evitar lesiones y disfrutar con ella. Si bien adelgazar no es fácil, el hombre con obesidad abdominal tiene cierta ventaja, puesto que es un poco más sencillo eliminar la grasa acumulada en esta zona que la ubicada en la parte inferior del cuerpo. La adopción de un modo de vida saludable debería considerarse una oportunidad, no un castigo. Aproveche la oportunidad de modificar sus hábitos, pues-

to que mejorará su salud, gozará más de la vida y se sentirá mejor consigo mismo.

Grasa y colesterol

Primero se dio la mala noticia: a medida que aumentaba el consumo de grasa y colesterol de la población estadounidense durante la primera mitad del siglo xx, el riesgo de padecer una enfermedad cardíaca e ictus también se elevó hasta alcanzar cifras récords. Después vino la buena noticia: ingerir menos grasa y colesterol puede reducir el riesgo. Si bien esto es cierto y funciona, la verdad es que aquí no acaba la historia. En la actualidad, los investigadores están descubriendo importantes diferencias entre las grasas alimentarias; muchas de ellas conservan su fama de villanas, pero unas pocas pueden ejercer un efecto favorable, si no heroico, en la salud.

Las investigaciones actuales modifican constantemente las teorías del pasado. Aunque los complejos datos obtenidos exigen tener ciertos conocimientos de química, constituyen una información relevante con consecuencias prácticas en el ámbito de la dieta y la salud.

La grasa alimentaria

Prácticamente todas las grasas que ingieren los seres humanos en su dieta se hallan en forma de triglicéridos (tres ácidos grasos unidos que forman una molécula única de gran tamaño). Puesto que los triglicéridos procedentes de la alimentación son tan grandes, no pueden ser absorbidos directamente por la sangre. Por ello, el páncreas y el intestino segregan lipasas, enzimas que descomponen la grasa en ácidos grasos diferenciados que se absorben y entran en el torrente sanguíneo.

Los alimentos contienen numerosos ácidos grasos. Aunque cada uno está dotado de propiedades únicas, se agrupan en varias familias que ejercen efectos concretos en las concentraciones sanguíneas de colesterol y en la salud. Para un cocinero la distinción es sencilla: los alimentos contienen grasas, que son sólidas a temperatura ambiente, o aceites, que son líquidos. En general, las grasas son de origen animal, como la carne y los productos lácteos, mientras que en el caso de los aceites el origen es vegetal. Sin embargo, para un químico la cuestión es más compleja, puesto que las grasas animales son ricas en ácidos grasos saturados, al igual que cuatro tipos de aceites vegetales (véase la tabla 4.2), pero muchas otras clases de aceites vegetales contienen ácidos grasos insaturados. En general, los ácidos grasos saturados aumentan las concentraciones de colesterol en la sangre y el riesgo de contraer una enfermedad cardíaca, lo cual no ocurre con las grasas insaturadas. Sin embargo, investigaciones recientes revelan que no se trata de una cuestión tan sencilla. De hecho, los ácidos grasos insaturados son muy diferentes entre ellos, ya que algunos ejercen efectos perjudiciales y otros, beneficiosos.

¿Qué son los ácidos grasos?

En lo que respecta a su estructura, las grasas son moléculas simples formadas alrededor de una serie de átomos de carbono (C) que se unen entre ellos en cadena. Las grasas procedentes de los alimentos se componen de largas cadenas de entre doce y veintidós átomos de carbono. Cada átomo debe poseer cuatro enlaces con otros átomos. El carbono de un extremo de la cadena está rodeado por tres átomos de hidrógeno y uno de carbono. El carbono en el otro extremo posee dos enlaces de oxígeno (O), otro enlace con un par oxígeno-hidrógeno (OH) y un cuarto enlace con otro carbono; éste es el grupo ácido de los ácidos grasos.

En los ácidos grasos saturados, cada uno de los átomos de carbono del interior de la cadena se une a dos átomos de hidrógeno, así como a otros átomos de carbono. Todos los enlaces que se ponen a disposición de los átomos de hidrógeno están llenos, o saturados, de hidrógeno.

En los ácidos grasos insaturados, faltan algunos átomos de hidrógeno. Puesto que cada carbono debe tener cuatro enlaces, el déficit de hidrógeno se compensa con un doble enlace entre átomos de carbono colindantes. En los ácidos grasos monoinsaturados existe un doble enlace entre los átomos de carbono, mientras que los poliinsaturados contienen dos dobles enlaces o más.

Los efectos que ejercen los ácidos grasos en la salud dependen de la cantidad de dobles enlaces que existan y de su ubicación. Los ácidos grasos insaturados se clasifican en función del número de átomos de carbono entre el extremo de la molécula que contiene tres átomos

Tabla 4.2
Las grasas de los alimentos

Grasas saturadas

Animales	**Vegetales**
Grasa láctea	Coco
Carne y ave	Manteca de cacao
Sebo	Aceite de palma
Manteca	Aceite de semilla de palma

Ácidos grasos *trans*

Margarina
Alimentos fritos
Productos de bollería industrial
Tentempiés

Colesterol

Lácteos
Yema de huevo
Carne (principalmente vísceras, partes grasas y solomillo)
Ave (sobre todo la piel)
Marisco (especialmente las gambas)

Grasas monoinsaturadas

Omega-9
Aceite de oliva
Aceite de colza
Aceite de cártamo (híbrido)
Aceite de girasol (híbrido)

Grasas poliinsaturadas

Omega-6	**Omega-3**	
Aceite de maíz	Pescado	Vegetales
Aceite de cártamo (normal)	Caballa	Aceite de colza
Aceite de girasol (normal)	Atún	Nueces
Aceite de soja	Salmón	Linaza
Aceite de semillas de algodón	Sardinas	Semilla de colza
	Otros	Germen de trigo
		Aceite de soja

de hidrógeno y el primer doble enlace. En los ácidos grasos omega-3, el primer doble enlace se localiza en el tercer carbono calculado a partir del extremo de la cadena; en los de tipo omega-6, se halla a seis átomos de carbono del extremo.

Prácticamente en todos los ácidos grasos insaturados de los alimentos naturales, la cadena de carbono adopta una forma curvada, denominada configuración «cis». Sin embargo, en los alimentos elaborados, al añadirse de nuevo átomos de hidrógeno a los ácidos grasos poliinsaturados, la cadena se endereza y adopta la configuración «trans». Los ácidos grasos *trans* se hallan en los aceites vegetales parcialmente hidrogenados que están presentes en los alimentos elaborados, como la margarina para untar, las patatas fritas de bolsa y otros alimentos fritos, el budín y los productos de bollería industrial, como las galletas.

¿Qué sabemos del colesterol?

El colesterol no es un ácido graso sino un esterol, una sustancia cerosa con una estructura compleja en forma de anillo. Puesto que sólo se halla en tejidos animales, los alimentos vegetales no tienen colesterol.

Aunque las plantas carecen de colesterol, sí que poseen esteroles, unas sustancias estrechamente relacionadas que desempeñan un papel fundamental en las membranas celulares vegetales. En los aceites vegetales y cereales se han identificado más de cuarenta tipos de esterol, pero éste aparece en cantidades muy pequeñas.

Desde hace más de cincuenta años, los investigadores saben que los fitoesteroles pueden hacer disminuir las concentraciones de colesterol en la sangre. Sin embargo, no hallaban el modo de incorporar una cantidad adecuada de colesterol en la dieta humana. Entonces entraron en acción los químicos alimentarios finlandeses. En la década de 1990, aprendieron a dotar de un sabor agradable a los esteroles vegetales. Irónicamente, quizá, el proceso consiste en añadir hidrógeno, pero en vez de producir grasas *trans* perjudiciales, genera estanoles. Estos últimos pueden reducir la cifra de colesterol casi el doble que los esteroles, y los estanoles esterificados se disuelven en la grasa, lo que permite incorporarlos a la margarina, los aliños para ensalada y otros productos elaborados. Esto basta para mirar con buenos ojos a la química alimenticia.

También se ha tenido en buena consideración a determinadas margarinas que se han comercializado recientemente y que bloquean la absorción de colesterol por parte del organismo al incorporar fitoestanoles. Por término medio, en las personas que toman dos cucharadas al día, la cifra de colesterol LDL disminuye un catorce por ciento.

Los ácidos grasos esenciales
A pesar de su fama negativa, las grasas y el colesterol son cruciales para gozar de buena salud. Este último se encuentra en las membranas celulares humanas y es la piedra angular de la cortisona, la testosterona y otras hormonas esteroideas que genera el organismo. Los ácidos grasos se introducen también en las membranas celulares, y cada tipo afecta la función celular de un modo diferente. Además, estos ácidos se almacenan en triglicéridos en el tejido adiposo, que aísla y protege los órganos vitales, además de constituir la principal reserva de energía del cuerpo.

El organismo puede sintetizar todo el colesterol que necesita; por este motivo, los vegetarianos puros se mantienen sanos a pesar de que su dieta no contenga ni un ápice de colesterol. Asimismo, puede generar la mayoría de los ácidos grasos que precisa, convirtiendo un tipo de grasa en otro. Sin embargo, existen dos excepciones. Puesto que el organismo no puede sintetizar ácido linoleico (un ácido graso poliinsaturado omega-6) ni ácido alfa-linolénico (un omega-3), es fundamental para la salud obtenerlos en forma de complementos dietéticos, aunque sólo se necesitan pequeñas cantidades.

La grasa alimentaria
La población ingiere alimentos, no ácidos grasos. Aun en el caso de que desconozca qué es un doble enlace, debería saber qué alimentos contienen las principales familias de grasas.

Ácidos grasos específicos
Cada familia de grasas está formada por diversos tipos de ácidos grasos. A continuación se presentan los más importantes:

- *Ácido palmítico* (16 átomos de carbono; saturado), la principal grasa de la carne y los lácteos.

- *Ácido oleico* (OA; 18 átomos de carbono; monoinsaturado, omega-9), el principal ácido graso del aceite de oliva (73 %) y de colza (53 %).
- *Ácido elaídico* (18 átomos de carbono; monoinsaturado, omega-9); su estructura es idéntica a la del ácido oleico, aunque con una diferencia muy importante. Se trata de un ácido graso *trans*, la principal grasa *trans* de la margarina y los alimentos fritos.
- *Ácido linoleico* (LA; 18 átomos de carbono; poliinsaturado, omega-6), uno de los ácidos grasos esenciales; es el principal constituyente del aceite de maíz (58 %) y de soja (51 %).
- *Ácido alfa-linolénico* (ALA; 18 átomos de carbono; poliinsaturado, omega-3), el otro ácido graso esencial. Se encuentra de forma más abundante en el aceite de linaza (50 %) y de colza (11 %); se halla en porcentajes inferiores en el aceite de oliva, las nueces y el germen de trigo.
- *Ácidos eicosapentaenoico* (EPA; 20 átomos de carbono; poliinsaturado, omega-3) y *docosahexaenoico* (DHA; 22 átomos de carbono; poliinsaturado, omega-3), los ácidos grasos más importantes del pescado. Se halla en mayores cantidades en el pescado de carne oscura que habita en aguas frías y profundas, como la caballa, el arenque, la lubina estriada y el salmón del Atlántico.

Las consecuencias para la salud
Cuando se realiza un examen físico, el médico no determina la concentración de ácidos grasos sino la cifra de colesterol. Las grasas ingeridas en la dieta ejercen un importante efecto en las concentraciones de colesterol en la sangre. Asimismo, repercuten en otras funciones biológicas menos conocidas que pueden resultar ser tan significativas como el colesterol para determinar el riesgo de contraer una enfermedad cardiovascular. A continuación, se ofrece un resumen del efecto de varios tipos de grasas en el organismo.

Grasas corporales y lípidos en sangre.

- *Colesterol LDL*. Es el colesterol «malo», puesto que cuanto mayor sea su cifra, más alto es el riesgo de padecer una enfermedad coronaria. Existen tres factores que elevan el colesterol LDL: las grasas saturadas, las grasas *trans* y el propio colesterol. Quizá llama la atención que los ácidos grasos *trans* y saturados aumenten el LDL incluso más que el colesterol alimentario. Los monoinsaturados y poliinsaturados no influyen en gran medida en las cifras de colesterol LDL. Los esteroles y estanoles vegetales, que se encuentran en las nuevas margarinas complementadas con reductores del colesterol, pueden hacer descender los valores de colesterol LDL.

- *Colesterol LDL oxidado.* Aunque el LDL es el malo de la película, en su forma natural no daña las arterias. Éste se ve atacado por los radicales libres del oxígeno, y el LDL oxidado resultante es el que causa en realidad la aterosclerosis (véase el capítulo tercero). Los ácidos grasos monoinsaturados, en concreto el ácido oleico, ayudan a proteger el LDL de la oxidación. Por eso, el aceite de oliva, el de colza y los nuevos aceites híbridos de girasol y cártamo están adquiriendo buena fama. Por el contrario, el ácido linoleico, el principal poliinsaturado en la mayor parte del resto de aceites vegetales, parece volver al LDL más vulnerable a la oxidación.

- *Colesterol HDL.* Es el colesterol «bueno», ya que cuanto mayor es su concentración, menor es el riesgo de enfermedad coronaria. Los ácidos grasos *trans* reducen la cifra de colesterol HDL, lo cual no ocurre en el caso de las grasas saturadas; esto hace que la margarina para untar sea incluso peor que la mantequilla. Los monoinsaturados y poliinsaturados no influyen directamente en la concentración de HDL, pero al ingerirlos en cantidades muy bajas se pueden reducir las cifras de este tipo de colesterol. Los valores de HDL suelen descender cuando las concentraciones de grasa alimentaria representan menos del quince al veinte por ciento de las calorías ingeridas, especialmente cuando se sustituye la grasa por determinados carbohidratos en la dieta (véase el apartado sobre los hidratos de carbono, página 124). Aun así, los datos disponibles en la actualidad favorecen, al parecer, que la dieta contenga un porcentaje bajo de grasa (20 %-30 %), aunque no demasiado bajo (10 %-15 %).

- *Triglicéridos en sangre.* Los aceites de pescado suelen reducir las concentraciones sanguíneas de triglicéridos.

Grasa alimentaria y biología humana. Los ácidos grasos que provienen de los alimentos ejercen efectos biológicos que pueden influir en varias fases de la aterosclerosis, así como en otras enfermedades importantes.

- *Inflamación e inmunidad.* Los poliinsaturados omega-3 poseen propiedades antiinflamatorias con un posible efecto protector en la aterosclerosis.
- *Coagulación sanguínea.* Los poliinsaturados omega-3 del aceite de pescado hacen disminuir la formación de coágulos, puesto que inhiben las plaquetas, las células sanguíneas que inician el proceso de coagulación. La formación de coágulos depende de diversas proteínas sanguíneas aparte de las plaquetas. En grandes cantidades, todas las grasas alimentarias pueden incrementar el número de algunos de estos factores de coagulación; por este motivo, incluso los ácidos grasos «buenos» deben consumirse con moderación.
- *Función endotelial.* El endotelio consta de una capa fina de células que recubren la pared interior de los vasos sanguíneos (véase el capítulo tercero, figura 3.1). Las células endoteliales ayudan a mantener sanos los tejidos, ensanchando las arterias cuando es necesario aumentar el flujo sanguíneo. En grandes cantidades, todos los ácidos grasos pueden deteriorar la función endotelial.
- *Arritmias.* Son cualquier variación del ritmo normal del latido cardíaco. Los poliinsaturados omega-3 del aceite de pescado, al parecer, las reducen.
- *Peso corporal.* En cuestión de calorías, todas las grasas son iguales, es decir, igual de perjudiciales. Una dieta rica en grasa hace aumentar el riesgo de desarrollar obesidad y sus complicaciones. Éste es un buen motivo para ser prudente con todos los tipos de grasas, incluso con las más deseables, como el aceite de oliva y de colza.

Los investigadores acumulan cada vez más datos acerca de la influencia de las grasas procedentes de los alimentos en la biología humana. Pero ¿estos factores repercuten realmente en la salud?

Grasa alimentaria y trastornos cardíacos. Desde hace décadas, los médicos saben que en quienes ingieren una gran cantidad de grasas aumenta el riesgo de contraer una enfermedad cardíaca; las grasas saturadas y el colesterol han sido los principales responsables. Por este motivo, la American Heart Association (Sociedad Estadounidense de Cardiología) aconseja que se disminuya el consumo de grasa en la dieta de forma que represente menos del treinta por ciento de las calorías, que se reduzcan las grasas saturadas a fin de que supongan menos del diez por ciento de las calorías y que descienda la ingesta de colesterol a menos de trescientos miligramos por día. Aunque estas antiguas pautas de actuación aún están en vigor, los estudios de Harvard y otros proyectos de investigación están aportando datos importantes.

En 1996, el Estudio de los Profesionales de la Salud confirmó que la ingesta de grasas saturadas y colesterol es perjudicial para el corazón. En comparación con los hombres que consumían la menor cantidad de grasas saturadas, aquellos que ingerían la mayor cantidad tenían un 20 por ciento más de probabilidades de sufrir un infarto de miocardio y el doble de probabilidades de fallecer a causa de una enfermedad cardíaca. Respecto a los demás factores nocivos ya conocidos, se obtuvieron resultados semejantes: los hombres con el consumo más elevado de colesterol y grasa total presentaban el mayor riesgo de desarrollar una enfermedad cardíaca. Tal vez los hombres con una dieta desequilibrada tengan otros hábitos negativos, pero los resultados no se debieron a la falta de ejercicio físico, el tabaquismo, la obesidad ni otros factores de riesgo no relacionados con la dieta.

No nos extraña oír que ingerir grasa es perjudicial para el corazón. Sin embargo, el Estudio de los Profesionales de la Salud abrió nuevos horizontes, puesto que demostró que el consumo de grasa y colesterol no es tan nocivo como parece si se tiene en cuenta la fibra alimentaria. Esta última hace disminuir el riesgo de contraer una enfermedad cardíaca (véase el apartado «Los hidratos de carbono y la fibra», página 124). De hecho, una dieta con un bajo contenido de colesterol no ayudó mucho a reducir el riesgo de infarto de miocardio a menos que se acompañara de un aumento de la fibra alimentaria, en cuyo caso su efecto era muy positivo.

Al igual que otras investigaciones realizadas en Harvard y en otras instituciones, dicho estudio reveló que consumir una gran cantidad de ácidos grasos *trans* se asocia a un aumento del riesgo de padecer un infarto. El efecto fue notable, ya que supuso un incremento del riesgo del 60 por ciento, pero en lo que respecta al colesterol y la grasa total, se vio neutralizado en parte por la influencia de una dieta rica en fibra.

Aunque en el informe del estudio de 1996 se confirmó que el consumo de colesterol en grandes cantidades iba asociado al aumento del riesgo de desarrollar una enfermedad cardíaca, en el informe de 1999 se dio un cierto respiro a aquellos hombres a los que les gustaba el huevo. Excepto en los diabéticos, comer un huevo al día no aumentaba, al parecer, el riesgo de un hombre sano de sufrir un infarto de miocardio o un ictus. La yema de huevo contiene aproximadamente doscientos miligramos de colesterol, pero también posee nutrientes beneficiosos como la vitamina B y aminoácidos esenciales. Aunque es una buena noticia, no deje que trastoque su dieta. Tal vez esté bien comer un huevo al día, pero puede que no sea beneficioso consumir una cantidad mayor.

Las grasas saturadas, el colesterol y los ácidos grasos *trans* se encuentran, sin duda, en la lista de factores de riesgo, pero ¿existen otros tipos de grasa que ayuden de verdad a proteger el corazón? El Estudio de los Profesionales de la Salud identificó un posible candidato, el ácido alfa-linolénico, un ácido graso poliinsaturado omega-3 que se halla en el aceite de colza, así como en determinados frutos secos y semillas. El Nurses' Health Study (Estudio de la Salud de las Enfermeras), financiado por la Universidad Harvard, lo corrobora; al evaluar en 1999 a 76 283 mujeres, observó que el consumo elevado de ácido alfa-linolénico se asociaba a un descenso de hasta el 45 por ciento del riesgo de fallecer por enfermedad coronaria.

Las investigaciones llevadas a cabo en otras partes del mundo también plantean la posibilidad de que existen determinados tipos de grasas que son beneficiosas, al menos ingeridas en cantidades moderadas. Durante años, a los médicos les ha intrigado la denominada «paradoja francesa». A pesar de consumir grandes cantidades de grasa, la población del sur de Francia tiene un riesgo de padecer una enfermedad cardíaca inferior al esperado. La misma paradoja se ha hecho patente en toda la cuenca mediterránea, incluso en países tan pobres como Albania. Los investigadores especulan con la posibilidad de que el efecto protector dependa de un alto consumo de ácido oleico, el monoinsaturado que se encuentra en el aceite de oliva. Sin embargo, incluso los entusiastas reconocen que en este efecto pueden influir otros aspectos del modo de vida mediterráneo, como el bajo consumo de grasas saturadas, la ingesta elevada de frutas, verduras, cereales y vino, y la gran cantidad de ejercicio físico practicado.

Aun admitiendo la complejidad de la dieta mediterránea, datos recientes indican que los monoinsaturados y poliinsaturados omega-3 pueden tener efectos protectores, al menos en cantidades moderadas. Por ejemplo, los estudios realizados en Nueva Zelanda y en la región antártica han revelado que utilizar aceite de colza mezclado con margarina para cocinar puede mejorar las concentraciones sanguíneas de colesterol. Datos más importantes se obtuvieron en el Lyon Heart Study (Estudio del Corazón de Lyon), en el que se evaluó una dieta rica en ácido alfa-linolénico (el ácido graso poliinsaturado omega-3) y con poco ácido linoleico (el poliinsaturado omega-6) en 605 pacientes con enfermedad coronaria. Durante los cuatro años que duró el estudio, la dieta con alto contenido de omega-3 se asoció a un descenso del 72 por ciento de los casos de infarto de miocardio y de muerte por causas cardiovasculares, así como a una disminución del 56 por ciento del riesgo de fallecer por cualquier causa.

Aunque el Estudio de los Profesionales de la Salud puso de manifiesto el efecto protector de los ácidos grasos omega-3 de origen vegetal, no demostró que se lograra un beneficio evidente al consumir grandes cantidades de ácidos omega-3 procedentes del pescado. Ingerir entre cinco y seis raciones de pescado semanales no previno el infarto de miocardio en mayor medida que el consumo de una o dos raciones semanales.

El Estudio de la Salud de los Médicos calculó de dos modos el consumo de pescado. Al igual que en el Estudio de los Profesionales de la Salud, se anotaron todos los detalles de la dieta de los participantes, pero también se determinó la concentración sanguínea de ácidos grasos procedentes del pescado. Ninguno de los métodos hizo pensar que el pescado previene el infarto de miocardio. Sin embargo, el Estudio de la Salud de los Médicos demostró que comer pescado como mínimo una vez a la semana hacía descender el riesgo de muerte súbita, probablemente porque previene la aparición de arritmias cardíacas. También reveló que comer pescado se asociaba a una menor tasa de mortalidad total. Con todo, muchos estudios sugieren que el consumo de pescado debería formar parte de una dieta equilibrada, y los nuevos datos publicados ponen de manifiesto que incluso los suplementos de aceite de pescado pueden ser de utilidad (véase el capítulo sexto).

Grasas alimentarias y trastornos neurológicos. Aunque la relación no es tan firme como en el caso de la cardiopatía, presentar concentraciones elevadas de colesterol en sangre aumenta el riesgo de desarrollar ictus; el tratamiento anticolesterolémico con una estatina hace descender el riesgo entre un 25 y un 30 por ciento (véase el capítulo tercero). No obstante, algunos tipos de grasa pueden ayudar realmente a proteger el cerebro. Por ejemplo, un estudio de 1995 que incluyó 192 hombres estadounidenses demostró que tener una concentración sanguínea alta de ácido alfa-linolénico iba ligado a un menor riesgo de ictus.

Las grasas que se ingieren con los alimentos también pueden influir en la incidencia de la pérdida de memoria. En un estudio realizado en 1999 se observó que el consumo de una gran cantidad de grasas monoinsaturadas hacía disminuir, al parecer, el riesgo de demencia. De forma similar, investigadores de los Países Bajos comunicaron en 1997 que la ingesta elevada de grasas saturadas o de ácido linoleico (el poliinsaturado omega-6 que se encuentra en el aceite vegetal) parecía aumentar el riesgo de padecer un deterioro cognitivo, mientras que el consumo de gran cantidad de ácidos grasos omega-3 presentes en el pescado tenía efectos protectores.

Aunque los estudios sobre salud masculina de Harvard no se han pronunciado acerca del modo en que la grasa alimentaria afecta al cerebro, el Estudio de los Profesionales de la Salud indagó en una cuestión relacionada, el deterioro visual. Demostró que un alto consumo total de grasa aumentaba el riesgo masculino de desarrollar degeneración macular debida al envejecimiento; sin embargo, la ingesta elevada de pescado parece tener efectos protectores.

Grasa alimentaria y cáncer. La obesidad incrementa el riesgo de padecer cáncer; puesto que la grasa es tan rica en calorías, las dietas con un alto contenido de grasa se relacionan con la aparición de obesidad y cáncer. Además de esta asociación indirecta, la grasa alimentaria ejerce un efecto directo en dos tipos de cáncer en el hombre.

Los datos más sólidos se refieren al cáncer de próstata, y fue el Estudio de los Profesionales de la Salud el que, en 1993, los confirmó con mayor firmeza. Demostró que los hombres que ingieren más grasa tienen una probabilidad 1,79 veces superior de desarrollar cáncer de próstata avanzado que quienes consumen la menor cantidad. Sin embargo, no todos los tipos de grasa son igual de perjudiciales; la grasa animal se vinculó a la enfermedad, mientras que la vegetal no. Las carnes rojas son el principal culpable. En los hombres que comen más ternera, beicon, cerdo y cordero, la probabilidad de padecer cáncer de próstata es 2,6 mayor que la de quienes consumen la menor cantidad de estos alimentos. El riesgo aumentó en quienes se comían el pollo con piel, lo cual no se observó en el grupo que la quitaba. Al parecer, la mantequilla, la mayonesa y muchos aliños para ensalada también provocaban un incremento del riesgo.

El Estudio de los Profesionales de la Salud consideró que las grasas saturadas constituían un factor de riesgo para desarrollar cáncer de próstata, aunque también demostró que la ingesta elevada de ácido alfa-linolénico se vinculaba a la forma avanzada de la enfermedad. El Estudio de la Salud de los Médicos se muestra conforme con ambas observaciones. Los investigadores de este estudio comunicaron que los hombres que comen carne roja al menos cinco veces por semana tienen una probabilidad 2,5 veces mayor de padecer cáncer de próstata que quienes la consumen menos de una vez a la semana. Asimismo, se observó que en los participantes con una concentración sanguínea alta de ácido alfa-linolénico, la probabilidad de desarrollar este tipo de cáncer es 3,4 veces mayor que en aquéllos con una concentración muy baja.

Aunque es fácil culpar a las carnes rojas, el ácido alfa-linolénico plantea un dilema, puesto que es el ácido grasa omega-3 del aceite de colza y los frutos secos el que reduce, al parecer, el riesgo masculino de sufrir infarto de miocardio e ictus. En 1993 y 1994, dos estudios de Harvard suscitaron preocupación en torno a este ácido graso esencial y al cáncer de próstata. Entre 1997 y 2001, cuatro estudios de menor envergadura han hecho eco de esta preocupación; sin embargo, otros dos estudios no hallaron ningún vínculo, y una investigación realizada en los Países Bajos demostró que el consumo de grandes cantidades de ácido alfa-linolénico iba en paralelo con el descenso del riesgo de desarrollar cáncer de próstata. Si bien los ácidos omega-3 de origen vegetal plantean un dilema, éste no es el caso de los que se encuentran en el pescado. Tres estudios de diferentes partes del mundo han vinculado el consumo de grandes cantidades de pescado con una disminución del riesgo de padecer cáncer de próstata.

Es evidente que deben realizarse más investigaciones a fin de confirmar la compleja relación entre la grasa alimentaria y el cáncer de próstata. En la actualidad, la mayoría de los datos indican firmemente que la ingesta de grasas saturadas de origen animal constituye un factor de riesgo, pero aún está por determinar la función de las grasas vegetales.

Asimismo, es necesario llevar a cabo más estudios para establecer el efecto de la grasa alimentaria en el cáncer de colon. El Estudio de los Profesionales de la Salud puso de manifiesto que el consumo de grandes cantidades de grasas saturadas aumentaba, al parecer, el riesgo de desarrollar adenomas, los pólipos benignos a partir de los que evoluciona el cáncer de colon. Llama la atención, quizá, que las grasas saturadas no se asociaran a un incremento del riesgo de desarrollar este tipo de cáncer, sino que fueran las carnes rojas las que se vincularan a él. Sin duda, la carne es más que grasas saturadas.

¿Cómo enfrentar el consumo de grasa?
¿Qué cantidad de grasa deberíamos comer y cuál escoger? Aunque sería fantástico que hubiera una respuesta simple a esta importante pregunta, no la tenemos. En este activo ámbito de investigación, los médicos no han llegado a un acuerdo sobre estas cuestiones. En el último análisis, la respuesta diferirá en cada persona en función de factores como el colesterol en sangre, el peso corporal, los factores de ries-

go para desarrollar enfermedades cardiovasculares y cáncer, y las preferencias personales.

La investigación está en marcha, pero ya han surgido algunas pautas de actuación. La mejor opción es, al parecer, una dieta con pocas grasas en la que éstas representen del 20 al 30 por ciento de las calorías. Es fundamental reducir la ingesta de grasas saturadas procedentes de la carne y los lácteos, así como de los ácidos grasos *trans* de alimentos preparados en que se ha utilizado aceite vegetal parcialmente hidrogenado. Consumir poca cantidad de colesterol también es importante, aunque menos trascendental. En cantidades moderadas, determinadas grasas pueden ser beneficiosas. Los ácidos grasos monoinsaturados en el aceite de oliva y los omega-3 presentes en el pescado, las nueces y, posiblemente, el aceite de colza serían aconsejables. Pero aunque se demuestren sus beneficios, es mejor obtener estas grasas de la dieta más que de los complementos (véase el capítulo sexto). La tabla 4.3 ayuda a identificar las grasas y las calorías que tienen diversos alimentos.

Sobre todo, recuerde que aunque la grasa es importante, se trata únicamente de una parte de la ecuación. Para hacer disminuir el riesgo de padecer enfermedades cardiovasculares, hipertensión y determinados tipos de cáncer, debe comerse mucha fruta, verdura y cereales que proporcionen vitaminas y fibras. Siga leyendo para obtener más detalles.

Los hidratos de carbono y la fibra

Durante la mayor parte de los cuarenta mil años de historia de la humanidad, las personas apenas podían elegir su dieta. Los alimentos escaseaban, por lo que comían todos aquellos que podían obtener. Hace unos diez mil años, aprendieron a cultivar y a domesticar animales. Así nació la selección de la dieta, pero incluso entonces el hombre tomaba decisiones que no siempre eran sabias. La dieta de la era agrícola redujo la diversidad alimentaria y empezó a sustituir los animales ricos en grasas por aquellos de caza de carne magra, así como por verduras, frutos secos, semillas, frutas y bayas. Durante miles de años, las normas culturales, los imperativos comerciales y los gustos personales afectaron la selección de la dieta. Sin embargo, en el siglo xx,

Tabla 4.3
LAS GRASAS Y EL COLESTEROL PRESENTES EN DETERMINADOS ALIMENTOS

	Tamaño de la ración	Calorías totales	Grasa total (g)	Grasas saturadas (g)	% de calorías procedentes de las grasas	Colesterol total (mg)
Con gran contenido de grasas saturadas y/o colesterol, y/o ácidos grasos *trans*; no deseables						
Productos lácteos						
Leche entera	240 ml	150	8	5	48	33
Yogur natural	180 ml	105	6	4	47	21
Requesón	113 g	117	5	3	39	17
Nata agria	28 g	61	6	4	87	12
Queso cremoso	28 g	99	10	6	90	31
Queso ricota (leche entera)	28 g	197	15	9	67	58
Queso ricota (leche semidesnatada)	28 g	156	9	6	52	25
Queso cheddar	28 g	114	9	6	74	30
Queso parmesano	28 g	129	9	5	59	22
Emmental	28 g	107	8	5	65	26
Queso tipo feta	28 g	75	6	4	72	25
Yema de huevo	1	63	6	2	80	272
Helado (de primera calidad)	1 taza	349	24	15	61	88
Helado (normal)	1 taza	269	14	9	48	59
Margarina	1 cucharada	100	11	2	100	0
Carne (cocida)						
Salchicha de frankfurt (ternera)	1	158	14	6	82	31
Mortadela (ternera)	3 lonchas	312	28	12	82	58
Salami (ternera)	3 lonchas	262	20	9	71	65
Carne asada de la tirada	99 g	350	26	11	67	99
Carne picada de ternera	99 g	272	19	7	61	87
Ternera curada	99 g	251	19	6	68	98
Chuleta asada	99 g	225	12	5	47	80
Entrecot	99 g	214	10	4	44	80
Hígado	99 g	161	5	2	27	389
Chuleta de cordero	99 g	215	9	4	39	215
Beicon	99 g	576	50	18	78	85

LAS GRASAS Y EL COLESTEROL PRESENTES EN DETERMINADOS ALIMENTOS *(cont.)*

	Tamaño de la ración	Calorías totales	Grasa total (g)	Grasas saturadas (g)	% de calorías procedentes de las grasas	Colesterol total (mg)
Carne (cocida) (cont.)						
Jamón	99 g	178	9	3	46	92
Chuleta de ternera	99 g	271	11	5	37	128
Ave						
Pato	99 g	201	11	4	50	89
Pollo (con piel)	99 g	253	16	4	56	91
Marisco						
Langostinos	99 g	99	1	trazas	10	195
Productos vegetales						
Coco	28 g	187	18	16	88	0
Bollería						
Cruasán	1	235	12	4	46	13
Donut	1	210	12	3	51	20
Galletas con trocitos de chocolate	1	143	6	2	1	54
Pastel de nata	1 trozo	455	23	15	46	8
Tarta de manzana	1 trozo	405	18	5	40	0
Pastel de chocolate	1 trozo	235	8	4	31	37
Bizcocho	1 trozo	110	5	3	41	64
Wafle	1	245	13	5	48	102
Productos con cereales						
granola	1 taza	595	33	6	50	0
Tentempiés y dulces						
Pizza	1 porción	290	9	4	28	56
Patatas fritas cortadas en tiras	10 tiras	156	8	4	46	9
Hojuelas de patatas fritas (chips)	28 g	147	10	3	62	0
Galletas saladas	4	50	1	trazas	18	4
Chocolate	28 g	145	9	5	56	6
Salsas y aliños						
Mayonesa	1 cucharada	99	11	2	100	8
Aliño ruso	1 cucharada	76	8	1	92	4
Salsa holandesa	1/2 taza	353	34	21	87	94

Las grasas y el colesterol presentes en determinados alimentos *(cont.)*

	Tamaño de la ración	Calorías totales	Grasa total (g)	Grasas saturadas (g)	% de calorías procedentes de las grasas	Colesterol total (mg)
Con contenido de moderado a bajo de grasas, grasas saturadas y colesterol; aceptables si se consumen con moderación						
Lácteos						
Leche semidesnatada	240 ml	102	3	2	23	10
Helado de yogur	1 taza	216	2	0	8	0
Sorbete	1 taza	270	4	2	13	14
Ave						
Pollo (sin piel)	99 g	205	10	3	43	91
Pavo (sin piel)	99 g	126	4	1	24	112
Marisco						
Langosta	99 g	98	1	trazas	6	72
Bacalao	99 g	105	1	trazas	9	55
Lenguado, platija	99 g	99	1	trazas	9	58
Cereales y productos derivados						
Fideos de huevo	1 taza	160	2	1	11	50
Bollería						
Mollete de salvado	1	125	6	1	43	24
Galleta de avena	1	46	3	trazas	37	14
Miscelánea						
Mantequilla de cacahuete	28 g	95	8	1	76	0
Palomitas de maíz (hechas con aceite)	1 taza	55	3	trazas	49	0
Pretzel, galleta salada en forma de lazo	28 g	10	trazas	trazas	0	0
Aliño francés o italiano	1 cucharada	20	1	trazas	45	0
Margarina, blanda	1 cucharada	50	5	1	90	0
Crema para café o té no láctea, ligera	1 cucharada	10	1	0	100	0
Con gran contenido de grasas insaturadas; aceptables si se ingieren con moderación						
Pacanas	28 g	187	18	2	89	0
Cacahuetes	28 g	164	14	2	76	0

LAS GRASAS Y EL COLESTEROL PRESENTES EN DETERMINADOS ALIMENTOS (cont.)

	Tamaño de la ración	Calorías totales	Grasa total (g)	Grasas saturadas (g)	% de calorías procedentes de las grasas	Colesterol total (mg)
Con gran contenido de grasas insaturadas; aceptables si se ingieren con moderación *(cont.)*						
Pistachos	28 g	164	14	2	76	0
Pipas	28 g	165	14	1	77	0
Aceite de girasol	1 cucharada	125	14	1	100	0
Aceite de cártamo	1 cucharada	125	14	1	100	0
Aceite de maíz	1 cucharada	125	14	2	100	0
Aguacate	1	305	30	4	88	0
Con gran contenido de grasas monoinsaturadas; deseables si se ingieren con moderación						
Aceite de oliva	1 cucharada	125	14	2	100	0
Aceite de colza	1 cucharada	125	14	1	100	0
Nueces	28 g	182	18	2	87	0
Con gran contenido de aceites omega-3; deseables si se ingieren con moderación						
Caballa	99 g	262	18	4	62	75
Salmón	99 g	216	11	2	46	87
Atún (fresco)	99 g	184	6	2	31	49
Trucha	99 g	105	4	1	26	73
Fletán	99 g	140	3	trazas	19	41
Con pocas grasas y colesterol; deseables						
Lácteos						
Leche desnatada	240 ml	86	trazas	trazas	5	4
Leche de manteca	240 ml	99	2	1	20	9
Yogur desnatado (natural)	180 ml	94	trazas	trazas	3	3
Requesón bajo en calorías	120 ml	82	1	1	13	5
Clara de huevo	1	16	trazas	0	0	0
Sustitutos del huevo	56	15-60	0-3	0	0-45	0
Helado de yogur (bajo en calorías)	1 taza	175	0	0	0	0

LAS GRASAS Y EL COLESTEROL PRESENTES EN DETERMINADOS ALIMENTOS (cont.)

	Tamaño de la ración	Calorías totales	Grasa total (g)	Grasas saturadas (g)	% de calorías procedentes de las grasas	Colesterol total (mg)
Bollería						
Pan integral	1 rebanada	70	1	trazas	13	0
Rosca de pan	1	200	2	trazas	9	0
Pita	1/2 pan	165	1	trazas	5	0
Panecillo tostado	1	140	1	trazas	6	0
Torta, panqueque	1	60	2	trazas	30	16
Barrita de higos	1	52	1	trazas	17	5
Cereales y productos derivados						
Arroz	1 taza	225	1	trazas	2	0
Espaguetis	1 taza	155	1	trazas	6	0
Gachas de avena	1 taza	145	2	trazas	15	0
Legumbres						
Garbanzos	1 taza	269	4	trazas	14	0
Alubias de lima	1 taza	217	1	trazas	3	0
Habichuelas	1 taza	225	1	trazas	3	0
Algarrobas	1 taza	231	1	trazas	3	0
Verduras						
Patata (asada)	1	220	trazas	trazas	0	0
Brécol	1 brote	50	1	trazas	25	0
Zanahoria	1 trozo	30	trazas	trazas	0	0
Lechuga	1 trozo	20	trazas	trazas	0	0
Champiñones	1 taza	20	trazas	trazas	0	0
Calabaza	1 taza	35	1	trazas	30	0
Tomate	1 taza	25	trazas	trazas	0	0
Fruta						
Manzana	1	80	trazas	trazas	0	0
Plátano	1	105	1	trazas	8	0
Bayas	1 taza	80	1	trazas	11	0
Dátil	10	230	trazas	trazas	0	0
Melón	1/4	40	trazas	trazas	0	0
Naranja	1	60	trazas	trazas	0	0
Tentempiés						
Palomitas de maíz (infladas con aire)	1 taza	30	trazas	trazas	0	0

Las grasas y el colesterol presentes en determinados alimentos (cont.)

	Tamaño de la ración	Calorías totales	Grasa total (g)	Grasas saturadas (g)	% de calorías procedentes de las grasas	Colesterol total (mg)
Tentempiés (cont.)						
Galleta de harina de trigo entero	2	55	1	trazas	9	0
Galletas de centeno	2	56	1	trazas	0	0
Caramelos de gelatina solidificada	28 g	100	trazas	trazas	0	0
Caramelo duro	28 g	110	trazas	trazas	0	0
Gelatina	1/2 taza	70	0	0	0	0
Bizcocho	1 trozo	160	1	0	6	0
Mayonesa baja en calorías, aliños para ensalada y sustitutos del queso	variable		0	0	0	0-10

Fuente principal: *Nutritive Value of Foods*, Ministerio de Agricultura de Estados Unidos.

las ciencias de la nutrición adquirieron solidez y, finalmente, la preocupación por la salud empezó a influir en la elección de los alimentos de la dieta.

A pesar de todo, en el siglo XXI, la selección de la dieta aún puede resultar una tarea difícil. La presión comercial y cultural es más fuerte que nunca y suele llevar a las personas en la dirección equivocada. Cuando los médicos y los especialistas en nutrición intentan que se adopte una dieta equilibrada, a menudo parecen guiar en muchas direcciones a la vez. La mayor parte del debate se ha centrado en la grasa alimentaria, pero se está llegando a un consenso, puesto que los investigadores se han dado cuenta de que no todas las grasas son iguales. Algunas son peores que otras, e incluso parece que algunas son beneficiosas, al menos ingeridas con moderación.

No obstante, ahora que se está logrando clasificar los tipos de grasas, surge una nueva controversia. Justo cuando los hombres preocupados por su salud estaban aprendiendo a sustituir las grasas alimentarias por hidratos de carbono, los libros sobre nutrición y los programas de televisión de testimonios *(talk shows)* arremeten contra los carbohidratos y los consideran los auténticos culpables de las enfermedades cardiovasculares y la obesidad.

¿Qué podemos hacer ante este panorama? La respuesta no es volver a las grasas ni refugiarnos en las proteínas. La elección acertada siguen siendo los hidratos de carbono, pero para aplicarla de un modo saludable, debemos comprender que, al igual que sucede con las grasas, no todos los carbohidratos son semejantes. De hecho, algunos son mucho mejores que otros.

¿Qué son los hidratos de carbono?
Desde el punto de vista químico, los carbohidratos son fáciles de entender. Todos constan únicamente de tres elementos: carbono, hidrógeno y oxígeno. Sin embargo, difieren en la forma en que se enlazan estos elementos, lo cual determina su efecto en el organismo.

Los hidratos de carbono en el organismo
Los carbohidratos son fundamentales para la salud. Constituyen una fuente crucial de energía que pone en marcha el metabolismo corporal, y son componentes esenciales del ácido nucleico, la membrana celular y las glucoproteínas, como el antígeno prostático específico (APE) y muchas enzimas importantes.

La glucosa es la unidad de cambio de la economía de los hidratos de carbono del organismo. Es un azúcar que circula por la sangre y después se introduce en las células para proveer de energía al metabolismo corporal para que pueda estar activo. La glucosa en exceso se convierte en un hidrato de carbono mucho mayor, el glucógeno, que se almacena en el hígado y los músculos hasta que el cuerpo necesita movilizar sus reservas de energía.

La insulina es la hormona que permite que la glucosa entre en las células. Las concentraciones de glucosa en sangre aumentan tras las comidas. El páncreas reacciona segregando insulina; cuanto más rápido aumenta la concentración sanguínea de azúcar, más se elevan las concentraciones de insulina. Sin embargo, en la diabetes, el sistema está desequilibrado, por lo que las concentraciones de azúcar en sangre son demasiado altas. En la diabetes de tipo I (juvenil o insulinodependiente), el páncreas no libera una cantidad suficiente de insulina, mientras que en la de tipo II (diabetes de comienzo en la edad adulta o no insulinodependiente), mucho más frecuente, la principal anomalía es que los tejidos corporales oponen resistencia al efecto de la insulina.

Incluso en las personas no diabéticas, la insulina es clave en la respuesta del organismo a los hidratos de carbono alimentarios. Aquellos que provocan una rápida elevación de la concentración sanguínea de azúcar hacen que se libere mucha más insulina que aquellos que la elevan lentamente. La insulina estimula la entrada de glucosa a las células, pero las altas concentraciones de esta hormona también ejercen, al parecer, efectos adversos, ya que reducen las cifras de colesterol HDL («bueno») y aumentan el riesgo de desarrollar aterosclerosis, lo cual lleva a padecer infarto de miocardio e ictus.

Aunque el metabolismo corporal es complejo, su mensaje clave es evidente: los alimentos que elevan lentamente la concentración sanguínea de azúcar son más saludables que los que la aumentan de forma rápida.

Los hidratos de carbono en la dieta
Los vegetales son la principal fuente de hidratos de carbono de la dieta. Los únicos carbohidratos de origen animal importantes son la lactosa de la leche y las cantidades moderadas de glucógeno en la carne, las aves y el hígado.

Existen tres variedades de hidratos de carbono: carbohidratos simples, carbohidratos complejos y fibra. A pesar de las numerosas diferencias significativas entre ellos, los hidratos de carbono simples y complejos poseen el mismo valor energético, cuatro calorías por gramo. Ésta es una de las características interesantes de los hidratos de carbono, que tienen una menor densidad de calorías que el alcohol (siete calorías por gramo) o la grasa (nueve calorías por gramo). Puesto que la fibra no se digiere, no tiene valor calórico, pero sin duda tiene un gran valor para la salud.

Se diferencian dos tipos de hidratos de carbono simples, los monosacáridos, que contienen sólo una molécula de azúcar, y los disacáridos, formados por la unión de dos moléculas de azúcar. La glucosa es un monosacárido, al igual que la fructosa y la galactosa. Entre los disacáridos más destacados figuran la sacarosa (azúcar de mesa, compuesta de glucosa y fructosa), la lactosa (azúcar de leche, formada por glucosa y galactosa) y la maltosa (la base a partir de la que se generan el almidón y el glucógeno, integrado por dos moléculas de glucosa).

Los hidratos de carbono complejos son los polisacáridos, compuestos de numerosas moléculas de azúcar que se unen para formar filamentos largos. El almidón es un hidrato de carbono complejo vegetal, mientras que el glucógeno es su homólogo en los tejidos animales.

La fibra alimentaria es un tipo especial de hidrato de carbono complejo que se halla solamente en los vegetales. Se trata de una mezcla de filamentos muy largos de moléculas de azúcar que se enlazan para formar cadenas ramificadas. Las fuentes más saludables de fibra son el salvado de los cereales, el tallo y las hojas de los vegetales, y las frutas, las semillas y los frutos secos. Aunque existen muchos tipos de fibra, todos se engloban en dos categorías principales, soluble e insoluble. Si bien ambos tipos son importantes para la salud, la fibra soluble es especialmente beneficiosa para el metabolismo, ya que retrasa la absorción de otros hidratos de carbono a fin de que las concentraciones sanguíneas de azúcar se eleven de forma moderada y ayuda a reducir las cifras de colesterol LDL («malo»). Aun sin estos efectos beneficiosos, la fibra insoluble es saludable, puesto que aumenta el contenido líquido de las heces, las dota así de volumen y facilita su eliminación.

Los hidratos de carbono contenidos en los alimentos

Puesto que todos los hidratos de carbono procedentes de los alimentos se convierten en glucosa una vez en el organismo, parece lógico pensar que todos tendrían el mismo efecto en la salud. Pero en este caso, al menos, la lógica engaña; los hidratos de carbono se distinguen entre sí por la rapidez con la que se convierten en glucosa y los alimentos difieren en la cantidad de nutrientes que aportan junto con los hidratos de carbono.

Azúcares simples. Los hidratos de carbono menos aconsejables son los azúcares simples. Se absorben con rapidez y son calorías vacías, carecen de otros nutrientes. Por desgracia, el 20 por ciento de las calorías que ingiere la población estadounidense procede de azúcares simples, lo cual representa alrededor de la mitad del consumo total de hidratos de carbono. Esta cantidad de azúcar es muy elevada, cerca de 68 kilogramos anuales en el adulto estándar. Al parecer, Estados Unidos es goloso hasta la saciedad; el consumo de azúcar se duplicó entre 1900 y 2000, un aumento que parece imparable.

Encontramos azúcar en todas partes. Empezamos el día con cereales azucarados, tenemos un caramelo a mano en cualquier momento y nos decantamos por postres y tentempiés con azúcar. Calmamos la sed con refrescos, olvidando quizá que, por lo general, estas bebidas gaseosas contienen diez cucharadas de azúcar añadido. En todos estos alimentos abundan los azúcares simples, ricos en calorías y con pocos nutrientes. Dado que los alimentos con azúcar no sacian, es sumamente fácil devorar cuatro o cinco caramelos en menos que canta un gallo.

No hay que renunciar a todos los dulces para gozar de salud, sino limitar el consumo de azúcares simples para que represente menos del 10 por ciento de la cifra total de calorías consumidas. En un hombre estándar, esto supondría una ingesta de unos cincuenta gramos de azúcar al día, o lo que es lo mismo, unas doce cucharillas de azúcar de mesa, apenas una ración espartana. No obstante, recuerde que no basta con reducir el consumo de azúcar de mesa o sacarosa. Procure limitar la ingesta de otros azúcares simples que aparecen en las etiquetas de los alimentos, como la glucosa, la dextrosa, la maltosa, el manitol, el sorbitol, la miel, el jarabe de maíz, el jarabe de arce y la melaza. El azúcar «natural» o «moreno» no es mejor que el azúcar de mesa blanco; se llame como se llame, el azúcar es igual de dulce.

Hidratos de carbono complejos. Puesto que los hidratos de carbono complejos deben descomponerse en azúcares simples antes de absorberse, elevan lentamente las concentraciones sanguíneas de azúcar. Sólo por eso representan un gran paso adelante desde el punto de vista de la nutrición; además, cuando se encuentran en alimentos no elaborados, se acompañan de vitaminas, minerales y otros valiosos nutrientes. Asimismo, los alimentos no elaborados dan sensación de saciedad, por lo que es más difícil abusar de ellos.

Por desgracia, los hidratos de carbono complejos han adquirido mala fama en la sociedad actual. Los prejuicios culturales pueden ser una de las causas. Puesto que los alimentos con almidón son abundantes y copiosos, las judías, el arroz, los fideos, el pan integral y las legumbres son alimentos básicos en los países en vías de desarrollo, pero a menudo se menosprecian en las sociedades opulentas.

Desde el punto de vista de la salud, vamos de mal en peor. En realidad, los alimentos amiláceos engordan menos que aquéllos con un alto contenido de azúcar o grasa, además de ser más nutritivos.

Si consigue reducir el consumo de azúcares simples hasta que represente un 10 por ciento de las calorías diarias, compense esta diferencia aumentando la ingesta de hidratos de carbono complejos entre el 45 y 55 por ciento.

Fibra. Presente en verduras y cereales no refinados, la fibra no aporta calorías, pero sí es beneficiosa para la salud. Desgraciadamente, la molienda y el procesamiento de estos alimentos eliminan la fibra de los granos, desechando muchas vitaminas, minerales y aceites saludables junto con el salvado.

Aunque docenas de hidratos de carbono vegetales complejos desempeñan las funciones de la fibra alimentaria, todos se engloban en dos categorías, solubles e insolubles, las dos importantes para la salud. La fibra insoluble lleva agua a los intestinos, dota a las heces de volumen y facilita su evacuación; ayuda a evitar trastornos intestinales, al reducir el riesgo de aparición de hemorroides, diverticulosis y hernias (véase el capítulo noveno). La fibra soluble ejerce un efecto menor en los intestinos, pero influye más en el metabolismo. Retrasa el vaciado del estómago, lo cual provoca una sensación de saciedad que puede ayudar a prevenir que se coma en exceso; asimismo, retarda la absorción de los hidratos de carbono, con el consiguiente descenso de las concentraciones de insulina; finalmente, enlaza los ácidos biliares, con lo cual se reducen las cifras de colesterol LDL («malo»). Ambos tipos de fibra son buenos para la salud; los alimentos ricos en fibra contienen una mezcla de ambas, pero unos pocos resultan de especial valor por su fibra soluble (véase la tabla 4.4).

El Estudio de los Profesionales de la Salud reveló que la fibra alimentaria reduce el riesgo de desarrollar enfermedades cardiovasculares. Durante un período de seis años, los hombres con la mayor ingesta de fibra se habían beneficiado de un descenso del 41 por ciento de los casos de infarto de miocardio, en comparación con quienes consumían la menor cantidad de fibra. Para lograr esta considerable protección no hacía falta aferrarse al salvado todo el día; de hecho, los hombres incluidos en el grupo con mayor consumo de fibra tomaban 28,9 gramos al día, frente a los 12,4 gramos en el grupo con la menor ingesta. Eso significa que los hombres que gozaban de protección frente a las enfermedades cardiovasculares consumían la cantidad de fibra recomendada para toda la población estadounidense, mientras que los de más riesgo ingerían la misma cantidad que sus compatriotas. De este modo, por cada aumento de diez gramos en el consumo diario de fibra, el riesgo de enfermedad cardíaca disminuye un 19 por ciento; un solo cuenco de cereales ricos en fibra puede aportar esos diez gramos que confieren protección (véase la tabla 4.4).

Existe mucha distancia entre el estómago y el corazón, y puesto que la fibra no se absorbe ni se introduce en el torrente sanguíneo, ni siquiera realiza el recorrido. ¿Cómo puede reducir el riesgo de padecer una enfermedad cardiovascular? Aunque los médicos no están seguros, parece que intervienen diversos mecanismos. Por un lado, la fibra soluble hace descender la concentración de colesterol LDL. Además, el Estudio de los Profesionales de la Salud demostró que cuando una dieta rica en fibra se acompaña de un alto consumo de potasio y otros minerales procedentes de frutas y verduras, suele disminuir la tensión arterial y se reduce así el riesgo de ictus e infarto de miocardio. Finalmente, el estudio ha determinado que una ingesta elevada de fibra ayuda a controlar la diabetes, y un nuevo estudio internacional realizado en Estados Unidos y Alemania puso de manifiesto que puede reducir las concentraciones de insulina en sangre.

La fibra alimentaria es beneficiosa para el corazón y el metabolismo, así como para el aparato intestinal. Prácticamente todas las madres

Tabla 4.4
Fuentes de fibra alimentaria

Alimento	Ración	Contenido de fibra (hasta el gramo más cercano)	Calorías
Cereales y productos derivados			
Alforfón	1 taza (hervido)	11	340
Centeno entero	1 taza (hervido)	11	314
Trigo entero	1 taza (hervido)	10	400
Cebada (s)	1 taza (hervida)	8	700
Arroz pardo	1 taza (hervido)	5	230
Avena (s)	1 taza (hervida)	3	132
Arroz sin pulir	1 taza (hervido)	trazas	225
Trigo refinado	1 taza (hervido)	trazas	420
Bollería			
Tosta *Ry-Krisp*	1	5	55
Galletas de harina de trigo entero («cracker»)	4	2	120
Panecillo de salvado	1	2	100
Pan integral	1 rebanada	2	61
Pan moreno de centeno	1 rebanada	1	66
Rosca de pan	1	1	145
Pasta			
Espagueti	1/2 taza (hervidos)	1	155
Legumbres			
Alubias (s)	1/2 taza (hervidas)	9	155
Habichuelas (s)	1/2 taza (hervidas)	7	110
Judías blancas (s)	1/2 taza (hervidas)	6	112
Garbanzos secos	1/2 taza (hervidos)	5	115
Alubias de lima (s)	1/2 taza (hervidas)	5	64
Lentejas (s)	1/2 taza (hervidas)	4	97
Verduras			
Col	99 g	6	50
Espinacas	99 g	3	22
Endibias	99 g	2	23
Lechuga romana, lechuga larga	99 g	2	23
Lechuga iceberg	99 g	1	13
Hortalizas crudas			
Zanahoria	1 mitad	4	30
Tomate	1 mitad	2	20
Champiñones	1/2 taza	2	10
Brotes tiernos de soja	1/2 taza	2	15
Apio	1/2 taza	1	10

Fuentes de fibra alimentaria (cont.)

Alimento	Ración	Contenido de fibra (hasta el gramo más cercano)	Calorías
Hortalizas crudas (cont.)			
Pimiento verde	1/2 taza	1	10
Pepino	1/2 taza	trazas	8
Hortalizas cocidas			
Patata (con piel)	1 mitad	3	106
Boniato	1 mitad	3	160
Chirivía	1/2 taza	3	51
Col de Bruselas (s)	1/2 taza	3	28
Brécol (s)	1/2 taza	3	20
Calabacín	1/2 taza	2	11
Nabo	1/2 taza	2	17
Alubia	1/2 taza	2	16
Espárrago	1/2 taza	1	15
Coliflor (s)	1/2 taza	1	5
Fruta fresca			
Manzana (con piel) (s)	1 mitad	4	81
Pera (con piel) (s)	1 mitad	4	90
Naranja (s)	1 mitad	3	62
Plátano	1 mitad	3	115
Frambuesa	1/2 taza	3	35
Fresas	1/2 taza	2	23
Melocotón (con piel)	1 mitad	2	37
Melón Cantaloupe	1/4 de melón	1	30
Cerezas	10	1	49
Uvas	1/4 taza	1	50
Ciruela	1 mitad	1	20
Fruta seca			
Higos	6	19	255
Ciruelas pasas (s)	6	8	120
Dátiles	6	4	140
Albaricoques secos (s)	6	4	120
Pasas	1/4 taza	3	106
Frutos secos y semillas			
Cacahuetes (s)	10	1	105
Almendras	10	1	79
Avellanas	10	1	54
Palomitas de maíz (infladas con aire)	1 taza	1	54

FUENTES DE FIBRA ALIMENTARIA *(cont.)*

Alimento	Ración	Contenido de fibra (hasta el gramo más cercano)	Calorías
Cereales para desayuno			
All Bran Plus	28 g	14	50
All Bran	28 g	10	70
Cheerios	28 g	2	110
Corn Flakes	28 g	trazas	110
Complementos dietéticos			
Salvado de trigo	28 g	12	70
Germen de trigo	28 g	3	62
Zaragatona	1 cucharada	4	varía
Metilcelulosa	1 cucharada	2	varía

(s): Indica una buena fuente de fibra soluble.

Fuente principal: Diet, Nutrition and Cancer. *Prevention: The Good News*. Ministerio de Sanidad de Estados Unidos.

han enseñado a sus hijos que los «alimentos indigestibles» previenen el estreñimiento. ¡De nuevo las madres tenían razón! Al reducir el estreñimiento y el tenesmo (un esfuerzo doloroso para evacuar el intestino), la fibra alimentaria ayuda a prevenir hernias y hemorroides. El Estudio de los Profesionales de la Salud demostró que una dieta rica en fibra puede hacer disminuir un 42 por ciento el riesgo de padecer diverticulosis; la fibra insoluble resulta de especial utilidad. Esto supone un beneficio notable, sobre todo porque la mitad de los norteamericanos de más de sesenta años sufren diverticulosis, un trastorno que afecta la parte inferior del colon, causando dolor, hemorragia, o infección e inflamación.

La fibra alimentaria es saludable, pero no constituye una panacea. Ya desde la década de 1960, los epidemiólogos postulaban que la fibra procedente de los alimentos era la causa de la baja incidencia de cáncer de colon en los africanos que seguían una dieta tradicional. El Estudio de los Profesionales de la Salud pone en tela de juicio esta teoría, ya que no se demuestra que la fibra alimentaria prevenga el cáncer de colon, a pesar de que una dieta rica en fibra se asocie a un descenso de los adenomas, los tumores benignos a partir de los que se desarrolla el cáncer de colon.

Si bien dicho estudio aporta información relevante sobre la fibra alimentaria, no es el único. De hecho, las investigaciones realizadas en hombres y mujeres de todo el mundo confirman que la fibra alimentaria es importante para gozar de salud cardiovascular, metabólica e intestinal.

La elección de los hidratos de carbono
Es aconsejable reducir la ingesta de azúcares simples y aumentar el consumo de hidratos de carbono complejos y fibra. Sin embargo, para tomar las decisiones más acertadas, es necesario conocer el índice glucémico, que determina la rapidez con la que un alimento eleva la concentración sanguínea de azúcar. Cabe recordar que un aumento rápido del azúcar en la sangre genera grandes cantidades de insulina que, al parecer, reducen la cifra de colesterol HDL e incrementan el riesgo de contraer una enfermedad cardiovascular. Los alimentos con un índice glucémico bajo elevan las concentraciones sanguíneas de azúcar lentamente y son los hidratos de carbono más deseables. En general, también contienen gran cantidad de fibra e hidratos de carbono complejos.

Muchos consideran que el índice glucémico es una nueva herramienta. Incluso es posible que a los individuos familiarizados con el complicado mundo de los ácidos grasos omega-3 y *trans* les intimide que exista aún otra cifra. Sin embargo, el índice glucémico es un recurso importante y práctico para clasificar los alimentos ricos en hidratos de carbono, motivo por el que se ha convertido en un método estándar para pautar las dietas de los pacientes diabéticos en Canadá, Australia, Inglaterra y Francia. Desafortunadamente, su uso no se ha extendido a otros países, en gran parte debido a que muchos expertos en nutrición creen que es demasiado complejo para una población que ya hace un gran esfuerzo por reducir el consumo de grasas.

Lo cierto es que el índice glucémico es muy fácil de entender, ya que simplemente mide la rapidez con la que un alimento eleva las concentraciones sanguíneas de azúcar. El estándar es la glucosa en sí, a la que se asigna el valor máximo de cien. Los alimentos con una puntuación inferior a cien elevan la concentración sanguínea de azúcar de un modo más lento que la glucosa; por tanto, cuanto más baja sea la puntuación, más lento es el ascenso. Hasta la fecha, se han clasificado más de seiscientos alimentos; para analizarlos, se ajustan las raciones de forma que todas contengan la misma cantidad de hidratos de carbono. En algunos laboratorios también se determina la cifra de insulina en la sangre junto con las concentraciones sanguíneas de azúcar.

En la tabla 4.5 se muestra el índice glucémico de algunos alimentos habituales, y lo cierto es que hay aspectos sorprendentes. Aunque es fácil entender por qué el pan blanco tiene un índice glucémico superior al integral, cuesta más comprender por qué el índice de las patatas es mayor que el de algunos caramelos. El motivo que se esconde tras esta aparente contradicción es que el índice glucémico no depende únicamente de la distinción entre los hidratos de carbono simples y complejos. De hecho, los hidratos de carbono que están totalmente gelatinizados pueden digerirse y absorberse con rapidez, lo cual explica que el índice de las patatas y muchos tipos de pan y cereales elaborados sea elevado. Por el contrario, los hidratos de carbono complejos de los alimentos que contienen cereales no tratados se absorben lentamente, al igual que los hidratos de carbono presentes en muchos tipos de judías y productos lácteos. Lo que nos sorprende más es que algunos caramelos tengan un índice moderado a pesar de su alto contenido de azúcar, ya sea porque contienen grasas que retrasan la absorción de azúcar o porque están hechos con fructosa, un azúcar con un efecto mínimo en la concentración sanguínea de glucosa. Por esta razón, es recomendable que los diabéticos coman fruta (no barritas de chocolate).

¿Es relevante el índice glucémico? En el Estudio de los Profesionales de la Salud se creyó que sí. En 1997, reveló que el índice glucémico de la dieta ayuda a determinar el riesgo de padecer diabetes de tipo II; aquellos hombres que consumían alimentos con un alto contenido glucémico tenían un 1,37 por ciento más de probabilidades de desarrollar diabetes que quienes consumían alimentos con una baja concentración glucémica.

Investigaciones recientes realizadas en Inglaterra indican que es posible que el índice glucémico de los alimentos desempeñe un impor-

Tabla 4.5
El índice glucémico (IG) de determinados alimentos

	Lo menos deseable: IG alto (≥70)		Intermedio: IG moderado (56-69)		Lo más deseable: IG bajo (≤55)	
Pan	de barra francés blanco	95 70	centeno masa fermentada para pan	65 57	pan moreno de centeno con semillas de alcaravea grano muy mezclado	41 30-45
Cereales	arroz inflado copos de maíz *Cheerios* *Krispies*	70 84 83 82			gachas de avena *All Bran*	53 42
Patatas	blancas recién trituradas en puré	87 86 72	nuevas	58	ñame	54
Arroz	sin pulir	72	pardo	66		
Dulces	miel caramelos de gelatina azucarada	91 80	barrita *Mars* azúcar refinado galletas de avena	65 64 57	fructosa	22
Lácteos			helado	61	yogur leche desnatada	33 32
Fruta			piña plátano	66 61	zumo de naranja naranja manzana fresas melocotón	49 43 36 32 28
Pasta, legumbres y cereales					judías cocidas pasta garbanzos habichuelas lentejas cebada soja	43 38 36 33 28 22 18

tante papel a la hora de determinar la cifra de colesterol HDL («bueno»). Desde hace muchos años, los médicos saben que un descenso acusado de la grasa alimentaria (menos del 16 % de las calorías diarias) reduce, paradójicamente, el colesterol HDL. El nuevo estudio puede resolver la paradoja. Sugiere que el problema no radica en la precipitada disminución de la grasa alimentaria, sino en los hidratos de carbono que sustituyen la grasa eliminada. Un grupo de médicos londinenses examinó el índice glucémico de la dieta de 1 420 adultos británicos, así como su consumo de fibra, grasa, alcohol y tabaco. Se realizó una evaluación exhaustiva de la dieta, y se pidió a todos los participantes que pesaran y controlaran toda la comida y la bebida que ingirieran durante un período de siete días. Los investigadores acudieron al domicilio de todos los voluntarios, donde determinaron su altura, peso y tensión arterial, además de obtener muestras de sangre para establecer las cifras de colesterol HDL y LDL.

Tal como se esperaba, los participantes con la menor ingesta de grasa total, grasa saturada y colesterol presentaban las concentraciones más bajas de colesterol LDL. Sin embargo, aunque la dieta baja en grasas tuvo los beneficios esperados en el colesterol LDL, no ayudó al HDL. En cambio, quienes consumieron la menor cantidad de grasa mostraron la cifra más baja de colesterol HDL. El tabaco, el alcohol y la obesidad no fueron el motivo de que la cifra de colesterol HDL fuera inferior a la prevista, sino que la explicación se centró en el índice glucémico; un índice elevado se asociaba a una cifra baja de colesterol HDL. Se trata de una confirmación importante del estudio MRFIT, realizado en 1997 en hombres estadounidenses, que no analizó el índice glucémico, pero demostró que la ingesta elevada de sacarosa (azúcar de mesa) iba asociada a una concentración baja de colesterol HDL. Un estudio llevado a cabo en el año 2001, que incluyó 13 907 adultos norteamericanos, aporta muchos más datos. Al igual que en el estudio británico, a menor escala, los participantes que consumían alimentos con el índice glucémico más alto presentaban las cifras más bajas de colesterol HDL, incluso tras tomar en consideración la grasa corporal, el consumo de tabaco y alcohol, la práctica de ejercicio y la grasa alimentaria. Un informe reciente del Estudio de la Salud de las Enfermeras fue más allá de las cifras de colesterol para establecer el riesgo real de contraer una enfermedad cardiovascular; durante un período de diez años, demostró que las mujeres en cuya dieta el mayor contenido glucémico procedía de los hidratos de carbono refinados tenían una probabilidad tres veces mayor de desarrollar una enfermedad cardiovascular que aquéllas con una dieta hipoglucémica.

La tabla 4.5 le ayudará a seleccionar su consumo de hidratos de carbono, aunque debe interpretarla con cautela. El ser humano no sólo vive de los hidratos de carbono, y el índice glucémico no es el único aspecto que determina la salubridad de un alimento. Dejando al margen el índice glucémico, una patata asada es, sin duda, más saludable que una barrita de chocolate; las vitaminas, los minerales y la fibra deberían facilitar la elección. Recuerde también que es importante considerar los hidratos de carbono que contiene un alimento, así como el tamaño de la ración ingerida. El índice glucémico de la miel es aproximadamente tres veces superior al de algunos tipos de pan integral; sin embargo, al comer medio kilogramo de pan, la carga glucémica total es mayor que al comer una rebanada del mismo pan untada con una fina capa de miel.

No utilice el índice glucémico para configurar toda su dieta, sino para comparar alimentos englobados en la misma categoría. Puesto que muchos de los hidratos de carbono presentes en la dieta occidental proceden del pan y los cereales, el índice resulta de especial utilidad en Occidente. La moraleja que se deriva del índice es sencilla: hay que decantarse por los alimentos naturales, no refinados, frente a los sumamente elaborados. En la tabla 4.6 se ofrecen algunos ejemplos.

Aunque el índice glucémico nos pueda parecer nuevo, lo cierto es que supone una manifestación numérica de los antiguos hábitos dietéticos —muy antiguos, por cierto—. Los cereales cultivados se incorporaron a la dieta humana hace diez mil años, pero los alimentos preparados, los orgánicos y los sumamente refinados no han aparecido hasta la época contemporánea. Al menos cuando se trata de seleccionar los hidratos de carbono que ingieren, los hombres prevenidos deberían volver la vista atrás, hacia el período en que los alimentos naturales eran los más adecuados para la naturaleza humana.

Tabla 4.6
LA ELECCIÓN DE LOS HIDRATOS DE CARBONO EN LA DIETA

En vez de	Decántese por
Pan blanco	Pan integral
Copos de maíz	*All Bran*
Patatas blancas	Ñame
Arroz sin pulir	Judías, pasta
Zumo de frutas	Fruta
Frutas tropicales, como plátanos	Frutas de clima templado, como la manzana

Las proteínas

Las proteínas son constituyentes fundamentales del cuerpo humano, ya que aportan el marco estructural para los huesos y participan en la contracción muscular. Además, forman las enzimas que permiten el funcionamiento del metabolismo y los anticuerpos que nos defienden de las infecciones. También son esenciales para el crecimiento y para la restitución de los tejidos dañados por una lesión o por una enfermedad. Las proteínas son el eje de la vida.

La importancia de las proteínas se reconoció mucho antes de distinguirse las enzimas de los anticuerpos. Durante muchos años, se consideró que los alimentos ricos en proteínas eran los más beneficiosos para la salud de la población en general, y para el rendimiento de los atletas en concreto. Los expertos en nutrición han puesto en tela de juicio esta teoría, que se ha recuperado con motivo de las dietas que fomentan el consumo de alimentos con gran contenido de proteínas para adelgazar y gozar de salud.

Las proteínas son beneficiosas; de hecho, lo son en gran medida. Sin embargo, ¿el consumo de proteínas puede ser excesivo? ¿Qué cantidad de proteínas es necesaria y qué tipos de proteínas son las mejores? ¿Qué conviene saber acerca de ellas?

¿Qué son las proteínas?

Las proteínas son moléculas de gran tamaño formadas por pequeñas subunidades denominadas *aminoácidos*, compuestos a su vez de moléculas de carbono, oxígeno y nitrógeno (unos pocos también contienen azufre). El nitrógeno hace únicos a los aminoácidos, ya que los diferencia de los hidratos de carbono y las grasas.

Para formar una proteína de tamaño medio hacen falta aproximadamente cien aminoácidos. Sin embargo, una proteína es mucho más que una cadena lineal de aminoácidos. De hecho, cada proteína tiene una estructura tridimensional única y compleja, plegada o retorcida. Los científicos desconocen el mecanismo que determina la configuración final de una proteína, pero sí saben que la estructura es tan importante como la secuencia de aminoácidos que integra la proteína.

El organismo humano genera tal vez cien mil proteínas diferentes, cada una producida bajo el control de uno o más genes. Todas las proteínas del cuerpo desempeñan una función estructural o metabólica, pero todas cambian, se degradan y se vuelven a sintetizar continuamente. En un hombre de tamaño medio se descomponen cada día cerca de 280 gramos de proteínas, pero los aminoácidos se reciclan para crear nuevas proteínas. Además, diariamente se eliminan del cuerpo alrededor de veintiocho gramos de proteínas a través de las heces, la orina y la piel.

Las proteínas contenidas en los alimentos
Para mantenerse sano, se debe consumir una cantidad adecuada de proteínas a fin de reemplazar aquellas que pierde el cuerpo y conseguir así que la cifra esté compensada. Se trata de algo crucial, pero sorprendentemente, requiere poco esfuerzo. Es probable que el cuerpo de un hombre de 68 kilogramos de peso contenga 1,36 gramos de aminoácidos; con sólo incluir 57 gramos de proteínas en su alimentación diaria es suficiente para reponer las proteínas necesarias para el cuerpo humano.

Al igual que las proteínas del organismo, las procedentes de la dieta constan de cadenas de aminoácidos. Sin embargo, estas últimas son demasiado grandes como para ser absorbidas en el tubo intestinal. Por ello, se digieren en unidades de uno, dos o tres aminoácidos que se absorben en el torrente sanguíneo y, a continuación, se llevan al hígado, los músculos y otros tejidos, donde vuelven a agruparse para formar proteínas. Las miles y miles de proteínas que existen en el organismo se sintetizan a partir de sólo veinte aminoácidos. ¿Cómo pueden sólo veinte subunidades sintetizar tantas proteínas diferentes? Las diferencias entre las proteínas dependen de las secuencias en que se enlazan los aminoácidos; esto es similar al modo en que las veintinueve letras del abecedario permiten formar todas las palabras de la lengua española.

No todas las proteínas alimentarias contienen los veinte aminoácidos. No obstante, el organismo no necesita realmente obtener los veinte de los alimentos, puesto que puede sintetizar once de ellos a partir del carbono, el hidrógeno y el nitrógeno. Aun así, la dieta debe proporcionar nueve aminoácidos. El mejor modo de obtener estos nueve aminoácidos esenciales es comer alimentos variados que contengan una mezcla equilibrada de aminoácidos. Las proteínas animales presentan la ventaja de disponer de las combinaciones de aminoácidos que necesita nuestro organismo animal. No existe ningún vegetal que cuente con una cantidad suficiente de los nueve aminoácidos esenciales. Por ejemplo, las judías tienen poca metionina. No obstante, si se consume una mezcla de varios productos vegetales, pueden obtenerse todos los aminoácidos que requiere el organismo; el arroz, por ejemplo, es rico en metionina.

Los peligros del déficit de proteínas
Si no ingerimos suficientes proteínas, los tejidos corporales se debilitan. Si el déficit es grave o prolongado, el organismo descompone sus propias proteínas en menos tiempo del necesario para volver a sintetizarlas. En consecuencia, se produce un desgaste y debilitamiento de los tejidos, que es más perceptible en el tejido más rico en proteínas, el músculo.

Por fortuna, el déficit de proteínas procedentes de los alimentos se observa con muy poca frecuencia en los países desarrollados. Por ejemplo, un hombre estándar de un país industrializado consume más del doble de la cantidad de proteínas que necesita. Sin embargo, los individuos enfermos o de edad avanzada pueden presentar un déficit de proteínas; los complementos proteínicos pueden ser de utilidad en estas personas, sobre todo si necesitan ingerir una cantidad adicional de aminoácidos para recuperarse de una fractura de cadera o de una intervención quirúrgica.

Desgraciadamente, el consumo de proteínas no ayuda demasiado a quienes padecen enfermedades consuntivas graves, como el Sida o el cáncer avanzado, ya que estos pacientes sufren caquexia, una reacción metabólica frente a la enfermedad que se caracteriza por un desgaste muscular excesivo, así como por una síntesis insuficiente de proteínas. Sin embargo, las recientes investigaciones sugieren que pueden beneficiarse del tratamiento con andrógenos como la testosterona porque estas hormonas masculinas aumentan el crecimiento muscular. Incluso si se goza de salud, los andrógenos permiten explicar por qué los hombres tienen más músculo que las mujeres y por qué necesitan ingerir más proteínas.

Los riesgos del exceso de proteínas
¿Puede perjudicarnos consumir algo bueno en exceso? La respuesta es afirmativa en lo que concierne a las grasas y los hidratos de carbono alimentarios, pero es dudosa en el caso de las proteínas.

Las proteínas tienen cuatro calorías por gramo, exactamente las mismas que los hidratos de carbono. Aunque el organismo no almacena el exceso de calorías en forma de proteínas, es capaz de convertir el carbono, el oxígeno y el hidrógeno de los aminoácidos en grasas, que siempre parecen acumularse allí donde menos se desea. A pesar de las creencias populares, las proteínas engordan.

La grasa no contiene hidrógeno. ¿Qué ocurre con el nitrógeno procedente del exceso de proteínas ingeridas cuando se almacena en forma de grasa? Se elimina con la orina. Pero ahí no acaba todo. De hecho, para que los riñones excreten esta cantidad adicional de nitrógeno, deben aumentar mucho su rendimiento. En los animales, el exceso de proteínas a largo plazo provoca un incremento de tamaño de los riñones y un envejecimiento prematuro de estos órganos vitales. Los médicos desconocen si sucede lo mismo en el ser humano, pero sí saben que se puede retrasar la evolución de determinadas enfermedades renales si se reduce la cantidad de proteínas consumidas.

Cuando el nitrógeno se introduce en la orina, lleva consigo calcio y sodio. El calcio urinario adicional puede aumentar el riesgo masculino de padecer osteoporosis y cálculos renales (véase el capítulo decimotercero). Por otro lado, la pérdida de sodio es beneficiosa y explica por qué las dietas ricas en proteínas hacen disminuir la tensión arterial.

La cantidad de proteínas necesaria
Puesto que las proteínas alimentarias no se digieren y absorben totalmente, un hombre debería comer aproximadamente 57 gramos de proteínas al día a fin de compensar la pérdida diaria de 28 gramos de proteínas.

Se recomienda que un hombre sano ingiera alrededor de 0,8 gramos diarios de proteínas por cada kilogramo de peso corporal. A continuación se ofrecen algunos valores de referencia:

Peso corporal	Requisito diario de proteínas (gramos)
54	43
63	50
72	58
81	65

En aquellos hombres que pesan más de 81 kilogramos ya sería suficiente con una ingesta diaria de 65 gramos de proteínas. Los atletas pueden ser una excepción porque al tener músculos de mayor volumen que trabajan más, pueden beneficiarse de un aumento del 20 por ciento del consumo diario de proteínas. A corto plazo, ingerir cantidades más elevadas es perfectamente inocuo, pero a largo plazo puede tener efectos adversos.

A menos que padezca trastornos especiales, como una enfermedad renal avanzada o enfermedad hepática, no es necesario que cuente las proteínas que ingiere. Una dieta equilibrada le aportará todas las proteínas que requiere el organismo, y si mantiene el consumo de proteínas de forma que represente un 15 por ciento de la cantidad total de calorías diarias, esto no supone una ingesta excesiva. Para que se haga una idea, la tabla 4.7 especifica las proteínas que contienen diversos alimentos.

Tabla 4.7
Fuentes de proteínas en la dieta

Alimento	Ración	Contenido de proteínas (gramos)	Calorías	% de calorías derivado de las proteínas
Legumbres				
Soja	1 taza	20	235	34
Judías negras	1 taza	18	225	32
Garbanzos	1 taza	18	270	27
Habichuelas	1 taza	16	230	28
Algarrobas	1 taza	16	230	28
Alubias de lima	1 taza	16	260	25
Lentejas	1 taza	16	215	30
Verduras				
Patata	1 mitad	5	220	9
Brécol	1 brote	4	40	40
Maíz	1 mazorca	3	85	14
Zanahoria	1 mitad	1	30	13
Tomate	1 mitad	1	25	16
Fruta				
Manzana	1 mitad	trazas	80	–
Plátano	1 mitad	1	105	4
Naranja	1 mitad	1	60	7
Pera	1 mitad	1	100	4
Fresas	1 taza	1	45	9
Cereales				
Cebada	1 taza	16	700	9
Pasta	1 taza	7	190	15
Arroz	1 taza	5	230	7
Pastel de café	1 trozo	5	230	7
Mollete de salvado	1 mitad	3	125	10
Pan	1 rebanada	2	65	12
Carne				
Bistec	170 g	51	348	59
Cerdo	170 g	48	550	35
Ternera	170 g	46	370	50
Hamburguesa	170 g	40	490	33
Ave				
Pollo	170 g	54	280	39
Pescado				
Atún (envasado en el agua)	170 g	60	270	89

FUENTES DE PROTEÍNAS EN LA DIETA *(cont.)*

Alimento	Ración	Contenido de proteínas (gramos)	Calorías	% de calorías derivado de las proteínas
Pescado (cont.)				
Sardinas	170 g	40	350	46
Bacalao	170 g	34	350	39
Lácteos				
Leche desnatada	1 taza	8	85	38
Leche entera	1 taza	8	150	21
Yogur (desnatado)	270 ml	12	145	33
Queso cheddar	28 g	4	70	23
Requesón	1 taza	28	235	48
Huevo	1 mitad	6	80	30

Fuente principal: *Nutritive Value of Foods*, Ministerio de Agricultura de Estados Unidos.

¿Qué tipo de proteínas son las mejores?

Aunque los productos animales poseen la mejor combinación de aminoácidos, no son necesariamente la mejor fuente de proteínas. Esto se debe a que los alimentos no sólo contienen proteínas; el único formado puramente por proteínas es la albúmina presente en la clara de huevo. En el caso de las proteínas animales, los nutrientes adicionales suelen ser grasas saturadas y colesterol (con muchas calorías y posiblemente perjudiciales para el corazón). Pero en el caso de las proteínas vegetales, los nutrientes extra son a menudo hidratos de carbono complejos y fibra alimentaria.

Un hombre estándar ingiere más proteínas de las necesarias y, además, consume las del tipo equivocado. Dos tercios de las proteínas proceden de productos animales y sólo un tercio de los vegetales, cuando justo debería ser lo contrario. El consumo en exceso de proteínas animales significa que va a existir una excesiva cantidad de grasas saturadas, colesterol y calorías. También provoca un déficit de hidratos de carbono complejos y fibra. Esta mezcla de excesos y déficit es lo que vincula la dieta occidental y las enfermedades de Occidente como el cáncer de próstata, el cáncer de colon, la obesidad, la diabetes, la hipertensión, las enfermedades cardiovasculares y el ictus.

Aunque existen muchas fitoproteínas beneficiosas, una de ellas merece una especial atención. La soja es uno de los pilares de la dieta asiática y puede ayudarnos a explicar el bajo riesgo de cáncer de próstata y enfermedades cardiovasculares que se registra en esa parte del mundo. Se trata de una excelente fuente de proteínas que posee los once aminoácidos esenciales; una taza de judías aporta aproximadamente veinte gramos. La soja es rica en fibras y contiene ácidos grasos monoinsaturados y poliinsaturados que favorecen la salud cardiovascular. También posee isoflavonas, las sustancias químicas que pueden reducir el riesgo de enfermedad prostática, tanto benigna como maligna. Si se añaden las vitaminas, el potasio y el calcio que abundan en la soja, se obtiene un alimento realmente excelente.

A pesar de que los médicos no pueden asegurar que la soja protege la próstata, sí saben que ingerir veinticinco gramos o más al día hace disminuir la cifra de colesterol un nueve por ciento. La soja se está abriendo paso en el ámbito de la nutrición. Debería buscar el modo de incorporarla a su dieta. Junto con otras fitoproteínas, se trata de un ejemplo de cómo puede obtener las proteínas que necesita sin desesperarse.

l 22/feb./2016.

El agua

El agua se encuentra en todos los tejidos corporales y, de hecho, representa cerca de la mitad del peso de un hombre. Esta sustancia es necesaria en todos los procesos que tienen lugar en el organismo. Por término medio, se necesita casi un litro de agua por cada mil calorías quemadas. Para la mayor parte de los hombres, esto significa ingerir aproximadamente dos litros de agua al día, aunque toda no tiene por qué proceder de las bebidas. En realidad, alrededor del 60 por ciento de las necesidades corporales se satisface con el agua que llevan los alimentos. En circunstancias normales, el hecho de consumir tan sólo unos setecientos mililitros de agua ya marca la diferencia.

La sed es un indicador fiable de la necesidad de agua que tiene el organismo, pero su principal inconveniente es que es lenta. Cuando se siente sed, el cuerpo ya está seco. En el tiempo que se tarda en calmar la sed pueden sufrirse algunas consecuencias de la deshidratación, como un deterioro de la concentración, irritabilidad, dolor de cabeza y fatiga. Es un proceso transitorio, pero desagradable. Por fortuna, puede evitar todo esto si se adelanta a la necesidad especial de agua del organismo. Sea previsor y beba en previsión.

¿Cuándo va a requerir una ingesta adicional de agua? A continuación, se resumen algunos factores que cabe tener presentes.

El ejercicio físico. Al practicar ejercicio, los músculos generan calor. Para desprenderse de ese calor, sudará. En un clima cálido y húmedo, sudará de forma descomunal, con lo cual perderá hasta 1,5 litros de líquido cada hora. Siendo previsor, debería tomar de 180 a 240 mililitros de agua antes de empezar la actividad física, además de ingerir una cantidad similar a intervalos frecuentes. Al acabar, debería pasar un rato bebiendo agua antes de ducharse. Si bebe lo suficiente, no tendrá sed, ni tampoco se sentirá irritado ni cansado. Sabrá que la cantidad de líquido corporal es la adecuada cuando la orina sea clara y abundante. También puede pesarse antes y después de practicar ejercicio, quitándose primero las prendas sudadas, claro. Por cada medio kilogramo de peso que pierda, debe tomar medio litro de líquido. A pesar de la popularidad de las bebidas energéticas que contienen azúcar y potasio, el agua de siempre es la mejor opción.

El clima. Es evidente que perderá líquidos en forma de sudor en un clima caluroso y húmedo. Sin embargo, no resulta tan evidente que se necesita también un mayor consumo de agua en un clima frío y seco, ya que se pierde líquido a través de los pulmones cada vez que se espira. En un clima templado, asciende a medio litro al día, pero cuando el aire es seco, se pierde una cantidad considerablemente mayor de agua.

Los desplazamientos en transportes aéreos. En este caso, el aire seco es también el culpable. Disfrutará más del viaje si bebe incluso antes de tener sed.

Las enfermedades. Cuando se padece diarrea, debe reponerse la cantidad de líquidos perdida. Tal vez sea menos evidente que se necesitan más líquidos cuando se tiene fiebre, ya que el metabolismo se acelera un 7 por ciento con cada grado más de temperatura corporal. Aunque es posible que no le apetezca beber en un estado febril, debería procurar ingerir la suficiente cantidad de líquido como para prevenir la deshidratación. El agua es lo mejor en caso de fiebre, pero si tiene una diarrea abundante, deberá compensar también la pérdida de minerales y azúcar. En este caso es buena idea consumir bebidas energéticas envasadas, que también puede preparar uno mismo añadiendo media cucharadita de miel o azúcar y una pizca de sal en un vaso de zumo de frutas, o bien disolviendo un cuarto de cucharadita de bicarbonato de sosa en 240 mililitros de agua o de una bebida gaseosa.

Los beneficios adicionales de la ingesta adicional de líquidos

El cáncer de vejiga afecta especialmente al hombre, puesto que tres de cada cuatro casos se dan en hombres (véase el capítulo decimotercero). El Estudio de los Profesionales de la Salud demostró la utilidad del consumo adicional de agua. En aquellos hombres que ingerían, por término medio, más de 2,37 litros de líquido al día, el riesgo de padecer cáncer de vejiga era un 50 por ciento inferior al de quienes bebían menos de la mitad de esa cantidad. De este modo, por cada 240 mililitros de líquidos ingeridos al día, el riesgo de desarrollar cáncer de vejiga se reduce, al parecer, un 7 por ciento. Aunque todos los líquidos son beneficiosos, el agua es el mejor de todos.

Una ingesta elevada de líquidos puede ejercer un efecto protector en la vejiga, puesto que mantiene la orina diluida. Este estudio también reveló que un consumo elevado de líquidos reducía el riesgo de aparición de cálculos renales, que es un 3,5 por ciento superior en el hombre. Sin embargo, no todas las bebidas previnieron los cálculos en igual medida. El café, el té, el vino y la cerveza fueron más beneficiosos que el agua, mientras que el zumo de manzana y el de uva aumentaron el riesgo de desarrollar cálculos renales.

¿Se puede tomar demasiado de algo bueno?

Es posible beber demasiado, pero no es fácil. Un riñón sano puede adaptarse a la ingesta litro a litro, hasta llegar a varios litros al día. Sin embargo, en condiciones especiales, incluso dos litros al día pueden ser demasiado. Por ejemplo, los diuréticos son medicamentos que bloquean los mecanismos de control de los riñones y provocan la excreción de una cantidad adicional de sodio en la orina. Si los pacientes fuerzan la ingesta de líquidos para intentar, con desacierto, compensar el líquido excretado, pueden desarrollar hiponatremia, el déficit de sodio en la sangre por un exceso de agua capaz de diluir la concentración sanguínea de este elemento hasta llegar a cifras peligrosamente bajas. Lo mismo puede ocurrir en los pacientes con diversas enfermedades que provocan una retención de líquidos. Finalmente, los trastornos psicológicos que incitan a beber grandes cantidades de líquido pueden dar lugar a una intoxicación por agua.

El agua contra el agua
En los albores del siglo XXI, los ecologistas tienen la misma preocupación que el marinero de Coleridge en 1798: «Agua, agua, por todos lados, y ni una sola gota que beber.» El suministro de agua dulce del planeta está en peligro. En muchas partes del mundo, las personas, los animales y la industria consumen agua en menos tiempo del que la naturaleza tarda en reponerla. Para agravar la situación, la población, los animales y la industria han vertido agentes tóxicos contaminantes en gran parte del suministro de agua del planeta.

¿Significa esto que deberíamos instalar un purificador de agua o beber agua embotellada? No necesariamente. Por ejemplo, la ley de la limpieza del agua estadounidense ha conseguido una mejora espectacular en la pureza del agua, y se prevé que sus beneficios sean aún mayores. Sin embargo, incluso en este momento, el agua se trata y se analiza para garantizar su salubridad. Si las cañerías de su casa son antiguas y de plomo, o si tiene un pozo propio, deberá analizar el agua por su cuenta. Si éste no es su caso, puede fiarse del agua abastecida en su localidad; de hecho, en la mayoría de las ocasiones, las normas que atañen al agua comunitaria son más estrictas que las del agua embotellada, que sabe mejor para algunos pero es más cara para todos.

Las vitaminas
En el ámbito de la nutrición, existen pocos temas tan controvertidos como el de las vitaminas. Por una parte, los fabricantes de comple-

mentos dietéticos han difundido de un modo extravagante, y sin una base científica, los beneficios de las vitaminas para la salud. En el otro extremo, los médicos han argumentado que no se ha demostrado que los complementos vitamínicos aporten ningún beneficio a una dieta equilibrada. En términos médicos, los profesionales de la salud se acercan más a la verdad. Sin embargo, están apareciendo datos que demuestran que ingerir dosis moderadas de complementos de determinadas vitaminas puede ser beneficioso, sobre todo para los individuos con una dieta deficiente, para los pacientes con enfermedades crónicas, para quienes tienen riesgo de desarrollar aterosclerosis y para las personas de edad avanzada. En el capítulo sexto se analizan los complementos vitamínicos; en este apartado, se describen las características generales de las vitaminas, así como los beneficios de los alimentos ricos en estas sustancias orgánicas.

¿Qué son las vitaminas?

Las vitaminas son moléculas orgánicas (formadas por carbono) necesarias para muchos de los procesos metabólicos del organismo. Puesto que el cuerpo no puede sintetizarlas, deben ingerirse de forma regular. Las trece vitaminas existentes son nutrientes fundamentales. Sólo se requiere una cantidad mínima de vitaminas para prevenir las enfermedades causadas por un déficit de estas sustancias orgánicas, pero con una cantidad ligeramente mayor de determinadas vitaminas se pueden obtener más beneficios.

Las vitaminas se clasifican en dos grupos principales. Las vitaminas liposolubles (A, D, E y K) se disuelven en la grasa y se almacenan en los tejidos adiposos del cuerpo. Las vitaminas liposolubles almacenadas pueden durar meses, pero si se ingieren cantidades excesivas, pueden alcanzarse concentraciones tóxicas, sobre todo de vitaminas A y D. En cambio, las hidrosolubles (las del grupo B y la vitamina C) no se retienen en el cuerpo en cantidades considerables; las cantidades consumidas de más se excretan en la orina, por lo que sólo se producen reacciones tóxicas si la ingesta es muy elevada. No obstante, dado que el organismo no cuenta con una reserva de vitaminas hidrosolubles, deben consumirse con frecuencia, si no a diario. Puesto que estas sustancias químicas se disuelven en agua, pueden eliminarse de los alimentos si el proceso de elaboración o cocción de éstos es excesivo.

En la tabla 4.8 se resumen algunas propiedades importantes de las vitaminas. Aunque todas son relevantes, existen determinados grupos de vitaminas que revisten un interés especial en lo que concierne a la salud masculina.

El ácido fólico y las vitaminas B_6 y B_{12}

Estos tres tipos de vitamina B reducen las concentraciones sanguíneas de homocisteína, el aminoácido que se ha asociado recientemente a la aterosclerosis (véase el capítulo tercero). El Estudio de la Salud de los Médicos demostró que en los hombres con concentraciones sanguíneas bajas de ácido fólico y vitamina B_6 aumenta el riesgo de padecer un infarto de miocardio. En la otra cara de la moneda, el Estudio de los Profesionales de la Salud reveló que puede ser beneficioso consumir grandes cantidades de ácido fólico y vitamina B_6, ya que hacen disminuir un 29 y 23 por ciento, respectivamente, el riesgo de sufrir un infarto. El ácido fólico puede reducir también el riesgo de desarrollar cáncer de colon; el Estudio de los Profesionales de la Salud puso de manifiesto que una ingesta elevada de plantas crucíferas (familia de la col) ricas en vitaminas hace disminuir, al parecer, el riesgo de padecer cáncer de vejiga. Se trata de un argumento sólido en favor de un consumo abundante de verduras, frutas y cereales reforzados y otros productos de grano entero. Asimismo, es un buen argumento en pro de los complejos multivitamínicos (véase el capítulo sexto).

Los antioxidantes

Las vitaminas A, C y E, y los carotenoides tienen propiedades antioxidantes. La dieta que incluye una gran cantidad de estas sustancias se ha asociado a un descenso del riesgo de desarrollar varios tipos de cáncer, sobre todo el de pulmón, boca, laringe, esófago, estómago, colon y vejiga. En general, en los individuos que consumen la menor cantidad de frutas y verduras se registra aproximadamente el doble de casos de cáncer que en quienes ingieren la mayor cantidad. Las frutas y hortalizas de color verde intenso y amarillo-anaranjado, así como las plantas crucíferas, han resultado especialmente beneficiosas. Por

Tabla 4.8
LAS VITAMINAS

Vitamina	Funciones	Síntomas carenciales
A (retinol, ácido retinoico)	Vista, piel sana; posible prevención del cáncer de piel y la aterosclerosis	Nistagmo (ceguera nocturna); aumento de la vulnerabilidad a las infecciones
B_1 (tiamina)	Metabolismo de hidratos de carbono, alcohol y aminoácidos	Insuficiencia cardíaca, trastornos mentales
B_2 (riboflavina)	Metabolismo celular	Inflamación cutánea y bucal; anemia
B_3 (niacina, ácido nicotínico)	Metabolismo; a dosis altas, reduce el colesterol LDL y aumenta el HDL	Pelagra
B_6 (piridoxina)	Formación de glóbulos rojos; función nerviosa; reduce las concentraciones sanguíneas de homocisteína	Anemia, inflamación cutánea
B_{12} (cobalamina)	Formación de células sanguíneas; función nerviosa; reduce las concentraciones sanguíneas de homocisteína	Anemia, lesión nerviosa
Ácido fólico	Síntesis de ADN (con B_{12}); reduce las concentraciones sanguíneas de homocisteína	Anemia, defectos congénitos
Biotina	Procesos metabólicos	Inusuales
Ácido pantoténico	Procesos metabólicos	Inusuales
C (ácido ascórbico)	Síntesis de colágeno (una proteína de los tejidos); posible prevención de determinados tumores	Escorbuto
D (calciferol)	Absorción del calcio intestinal	Raquitismo
E (α-tocoferol)	Reduce la peroxidación de los ácidos grasos: posible prevención de la aterosclerosis y el cáncer	Inusuales
K	Síntesis de los factores de coagulación VII, IX, X y posiblemente V	Hemorragia

HDL: lipoproteínas de alta densidad; LDL: lipoproteínas de baja densidad; UI: unidades internacionales;

Efectos tóxicos	Fuentes	Ingesta de referencia internacional en hombres adultos	Límite máximo diario considerado seguro en hombres adultos
Defectos congénitos, tumefacción cerebral, daño hepático; amarillez cutánea debida a los carotinoides	Hígado, productos lácteos, huevos; hortalizas de color verde oscuro y amarillo-anaranjado (carotinoides)	900 µg	3 000 µg
Ninguno	Cereales, legumbres, frutos secos, ave, carne	1,2 mg	ND
Ninguno	Cereales, productos lácteos, carne, huevos, hortalizas de color verde oscuro	1,3 mg	ND
Sofocos, dolor de cabeza, dermatitis, daño hepático, diabetes y gota	Carne, ave, pescado, cereales, cacahuetes, sintetizada a partir de los triptófanos alimentarios	16 mg	35 mg
Lesión nerviosa	Carne, ave, pescado, cereales, soja, plátano, frutos secos	De 19 a 50 años: 1,3 mg; más de 50 años: 1,7 mg	100 mg
Ninguno	Carne (sobre todo hígado), ave, pescado, productos lácteos	2,4 µg	ND
Ninguno	Verduras, legumbres, cereales, fruta, ave, carne	400 µg	1 000 µg
Ninguno	Muchos alimentos	30-100 µg	ND
Ninguno	Muchos alimentos	5 mg	ND
Cálculos renales; diarrea	Frutas, hortalizas, patatas y cereales	90 mg	2 000 mg
Aumento de la concentración sanguínea de calcio	Productos lácteos enriquecidos, pescado azul (salmón, sardina, atún y bacalao), yema de huevo e hígado	Menores de 50 años: 200 UI; de 51 a 70 años: 400 UI; mayores de 70 años: 600 UI	2 000 IU
Antagonismo de la vitamina K; posible dolor de cabeza	Aceites vegetales, germen de trigo, frutos secos y brécol	15 mg	1 000 mg
Ninguno	Hortalizas (K_1) y bacterias intestinales (K_2)	120 µg	ND

mg (miligramos); µg: microgramos; ND: no determinado.

ejemplo, el Estudio de los Profesionales de la Salud demostró que en los hombres que consumen grandes cantidades de tomate, especialmente cocidos, se reduce el riesgo de desarrollar cáncer de próstata, posiblemente porque los tomates aportan licopenos, uno de los antioxidantes más potentes de la familia de los carotenoides (véase el capítulo duodécimo). Asimismo, el estudio puso de manifiesto que en los hombres con una ingesta elevada de carotenoides disminuye de forma considerable el riesgo de padecer cáncer de pulmón. Los alimentos con muchas vitaminas, sobre todo el brécol y las espinacas, también se relacionaron con un menor riesgo de cataratas. No obstante, mientras que los alimentos ricos en vitaminas antioxidantes parecen prevenir el cáncer, los resultados del uso de complementos vitamínicos han sido decepcionantes. La posible capacidad de la vitamina E para hacer disminuir el riesgo de desarrollar cáncer de próstata puede ser la excepción, al menos en los fumadores (véanse los capítulos sexto y duodécimo); el Estudio de los Profesionales de la Salud también reveló que la vitamina E puede reducir el riesgo masculino de sufrir cáncer de vejiga (véase el capítulo decimotercero).

Las primeras investigaciones dieron grandes esperanzas de que los antioxidantes podrían reducir el riesgo de aterosclerosis. El Estudio de los Profesionales de la Salud puso su granito de arena al comunicar que un consumo elevado de vitamina E, principalmente en forma de complementos, parecía reducir el riesgo de contraer enfermedades cardiovasculares, pero que los antioxidantes no prevenían el ictus. Sin embargo, más recientemente, tres importantes estudios no mostraron ningún beneficio para la salud cardiovascular con la ingesta de complementos de vitamina E. En cuanto a los betacarotenos, el Estudio de la Salud de los Médicos no halló que los complementos ejercieran ningún efecto protector en el corazón (véase el capítulo sexto), y otros dos estudios relevantes sugirieron que los betacarotenos harían más mal que bien, por lo menos en los fumadores.

La vitamina D
Desde que se descubriera hace unos ochenta años, la vitamina D se ha consolidado firmemente como una de las cuatro vitaminas liposolubles. Sin embargo, no es realmente una vitamina. Las vitaminas

se definen como sustancias químicas orgánicas que deben obtenerse de los alimentos porque el propio cuerpo no puede sintetizarlas. Aunque sólo se requiere en pequeñas cantidades, un metabolismo sano necesita disponer de estas sustancias esenciales con regularidad. La vitamina D es fundamental para la salud, y sólo se precisa en cantidades mínimas. Dicho esto, sin duda parece una vitamina más, pero a diferencia de las demás, la D prácticamente no se encuentra en los alimentos naturales aparte del pescado. Además, se sintetiza en el propio cuerpo humano, más concretamente en la piel. No obstante, dado que las costumbres cambian, la población no puede depender de que su organismo sintetice vitamina D como lo hacía antes, debido al efecto de los rayos solares en la piel. Nuevos datos ponen de relieve la importancia de obtener esta vitamina a través de alimentos enriquecidos y de píldoras.

La principal función de la vitamina D es mantener los huesos sanos. Aumenta la absorción intestinal de calcio; sin una cantidad suficiente de esta vitamina, el organismo no puede absorber el calcio que necesita. Con el tiempo, esto puede provocar osteoporosis, una reducción de la masa ósea causada por la existencia de concentraciones bajas de calcio en los huesos.

Aun en el caso de que la vitamina D no hiciera nada más que estimular la absorción de calcio, seguiría siendo clave para la salud. No obstante, los investigadores han empezado a sospechar que esta vitamina puede tener aún más funciones. Esto se debe a que muchos de los tejidos corporales contienen proteínas que se enlazan a la vitamina D. En los intestinos, las proteínas de unión captan vitamina D para desencadenar la absorción de calcio, pero se desconoce su efecto en la próstata, el corazón, los músculos, las glándulas endocrinas y otros tejidos. Aun así, cuando se añade vitamina D a las células humanas en cultivos de laboratorio, estimula la maduración normal de las células y reduce la multiplicación celular anómala. Esto ha llevado a los médicos a plantearse si la vitamina D puede ayudar a prevenir el cáncer. En concreto, el Estudio de los Profesionales de la Salud suscita la posibilidad de que pueda ayudar a reducir el riesgo de desarrollar cáncer de próstata, por lo menos en los hombres con una ingesta elevada de calcio (véase el apartado sobre el calcio, página 168).

Hasta hace poco, se establecía que el consumo internacional de referencia de vitamina D era sólo de doscientas unidades internacionales (UI). Esta cantidad moderada sigue considerándose suficiente para las personas menores de cincuenta años, pero en aquéllas con edades comprendidas entre cincuenta y uno y setenta años la cantidad diaria adecuada se ha situado ahora en cuatrocientas unidades internacionales y en los individuos de edad avanzada, en seiscientas unidades. Algunos expertos se atreven a ir más allá, al recomendar ochocientas unidades al día, sobre todo en los ancianos y en las personas con enfermedades crónicas, aunque la ingesta en grandes cantidades puede elevar las concentraciones sanguíneas de calcio hasta cifras peligrosas que pueden provocar estreñimiento, cálculos renales, aturdimiento, e incluso la muerte; sin embargo, es improbable que las dosis inferiores a dos mil unidades al día sean perjudiciales.

Las únicas fuentes alimentarias significativas de vitamina D son la leche y el pescado. Por normativa gubernamental se exige a los fabricantes que añadan vitamina D a la leche. Cada ración de 240 mililitros debe contener cien unidades, pero muchas marcas incluyen una cantidad menor. Aun en el caso de que el enriquecimiento de la leche sea el máximo, tendría que beber casi un litro de leche para obtener cuatrocientas unidades de vitamina D. A pesar de que el pescado también aporta vitamina D, debería consumir 142 gramos de salmón, 198 gramos de fletán, 850 gramos de bacalao, o casi dos latas de atún para ingerir cuatrocientas unidades internacionales.

Aunque se puede obtener suficiente vitamina D de los alimentos, resulta bastante complicado. Tomar el sol podría marcar la diferencia, pero dado que puede provocar también melanoma y otros tipos de cáncer cutáneos, no es la solución. De todos modos, la vitamina D constituye un elemento a favor de la ingesta diaria de complementos multivitamínicos (véase el capítulo sexto).

Los minerales

Desde el punto de vista químico, los minerales son los nutrientes más sencillos, pero sus funciones en el metabolismo corporal son complejas. Existen al menos dieciséis minerales fundamentales para la salud; diez se consideran oligoelementos porque sólo se necesitan cantidades mínimas (véase la tabla 4.9). Aunque los dieciséis minerales esenciales son importantes para la salud, sólo se analizan los cinco que revisten un especial interés para el hombre.

Sodio
El sodio es tan problemático como las vitaminas. Sin embargo, en este caso la controversia es incluso más acusada en la comunidad científica que en la población general. El motivo es que el sodio es el mineral clave en la sal, y las opiniones de los científicos están divididas en cuanto al papel de la sal en la hipertensión. Se trata de un ejemplo de la complejidad de la biología humana, la intrincación de la dieta huma-

Tabla 4.9
MINERALES FUNDAMENTALES Y OLIGOELEMENTOS

Minerales y elementos	IDR/IDCSA en hombres adultos sanos
Minerales	
Calcio	menores de 50 años: 1 000 mg; mayores de 50 años: 1 200 mg
Fósforo	700 mg
Magnesio	420 mg
Sodio	1 100-3 300 mg
Potasio	1 875-5 625 mg
Cloruro	1 700-5 100 mg
Oligoelementos	
Hierro	8 mg
Zinc	11 mg
Yodo	150 mg
Cobre	900 µg
Manganeso	2,3 mg
Fluoruro	4 mg
Cromo	19-50 años: 35 µg; mayor de 50 años: 30 µg
Molibdeno	45 µg
Selenio	55 µg
Cobalto	Necesario en pequeñas cantidades como constituyente de la vitamina B_{12}

IDR: ingesta diaria de referencia; IDCSA: ingesta en la dieta considerada segura y adecuada; mg: miligramos; µg: microgramos.

na y la necesidad de llevar a cabo más investigaciones para esclarecer determinados aspectos. Constituye también un ejemplo del modo en que los reporteros ávidos de titulares pueden exagerar el debate y de la manera en que los intereses comerciales, liderados por la industria de alimentos preparados, pueden echar más leña al fuego en el panorama de incertidumbre científica.

La polémica queda reducida a lo siguiente: durante los últimos treinta años, diversos estudios internacionales y de observación han asociado el consumo de sal a la hipertensión, sobre todo en las personas de edad avanzada. Además, varios ensayos clínicos han demostrado que reducir la ingesta de sal puede hacer descender la tensión arterial, especialmente en los hipertensos. Por ejemplo, el informe elaborado en el año 2001 por el grupo de investigación del estudio The Dietary Approaches to Stop Hypertension (DASH, Medidas Dietéticas para Frenar la Hipertensión), dirigido por el doctor Frank Sachs de la Universidad Harvard, puso de manifiesto que si se reduce el consumo de sodio en la dieta, se puede hacer disminuir la tensión arterial en casi todas las personas. Incluso aquellos individuos que cumplen las recomendaciones actuales, que establecen una ingesta moderada de sodio de 2 400 miligramos al día, se benefician de una reducción adicional hasta llegar a 1 500 miligramos diarios. Sin embargo, al mismo tiempo, otros estudios han exonerado al sodio, al demostrar que sólo ejerce un efecto de poca importancia en la tensión arterial y al sugerir que son más importantes otros minerales como el potasio y el calcio, u otros nutrientes, como la fruta, las verduras y la fibra. Para crear mayor confusión, los investigadores que revisan los mismos datos sobre la relación entre la sal y la tensión arterial llegan a conclusiones contrarias. Como reza el antiguo proverbio, aunque dos personas duerman en una misma cama, tendrán sueños diferentes.

Los estudios sobre salud masculina de la Universidad Harvard no pueden resolver la polémica. El Estudio de los Profesionales de la Salud no halló relación alguna entre el sodio procedente de los alimentos y la tensión arterial en un período de cuatro años. Quizá el principal punto de vista sea el del doctor Charles Hennekens, que cuando dirigía el Estudio de la Salud de los Médicos afirmó: «El problema en este ámbito es que la gente ha tomado partido. Lo que deberíamos hacer es dejar que la ciencia dirija el sistema, en vez de la opinión.»

Es evidente que deben continuar las investigaciones. Realizar un ensayo clínico aleatorizado y a gran escala en que se evaluasen diversas cifras de ingesta de sodio sería especialmente útil, aunque difícil. Pero hasta que dispongamos de nuevos datos, debe tomar en consideración varios puntos a la hora de decidir qué cantidad de sodio es la adecuada para usted.

1. Si padece insuficiencia cardíaca congestiva, determinadas enfermedades hepáticas o renales, u otros trastornos que provoquen retención de líquidos, debe limitar el consumo de sodio, además de requerir ayuda médica para planificar su dieta.

2. Si usted está sano y su cifra de tensión arterial es excelente (véase la tabla 3.5), no tiene por qué preocuparse por el consumo de sodio. No obstante, si tiene una cifra elevada, o incluso normal elevada, debe plantearse modificar la ingesta de sal, sobre todo si observa que la tensión arterial aumenta lentamente a medida que pasan los años.

3. Algunas personas son muy sensibles al sodio, de forma que al reducir el consumo de sal, desciende la cifra de tensión arterial de forma considerable. Otras son menos sensibles, pero pueden mejorar su cifra de tensión si modifican algunos aspectos de la dieta (aumento de potasio, calcio y fibra procedentes de frutas, verduras y productos lácteos desnatados) y de su modo de vida (actividad física, control del peso, consumo prudente de alcohol y vigilancia del estrés).

4. La dieta estándar en los países desarrollados contiene una cantidad de sodio muchísimo mayor de la necesaria. Una persona normal ingiere más de cuatro mil miligramos de sodio al día (aproximadamente dos cucharaditas de sal de mesa); esta cantidad es cuatro veces mayor que la que el organismo necesita para mantener los líquidos en equilibrio.

5. La sal no forma parte de la dieta humana natural. Sólo se halla en pequeñas cantidades en los alimentos frescos, pero en los preparados se añade en grandes cantidades. El hombre medio estadounidense sólo obtiene el 10 por ciento del sodio de la dieta del contenido natural de los alimentos que consume; otro 15 por ciento procede

del salero y el 75 por ciento restante proviene de la sal añadida a los alimentos durante el proceso de elaboración industrial.

6. El gusto salado es adquirido y, con el tiempo, se puede volver a adquirir un gusto natural por los alimentos con poco sodio. La clave es realizar un cambio lento; pueden ser de utilidad los condimentos sin sodio, como la pimienta, el jugo de limón y varias hierbas.

Tomando en consideración todos los datos que existen sobre el sodio, la American Heart Association (Sociedad Estadounidense de Cardiología) y la Food and Drug Administration (FDA, la Agencia Estadounidense del Medicamento y del Control Alimentario) sugieren que se alcance un consumo de 2 400 miligramos diarios (aproximadamente una cucharadita y cuarto de sal de mesa); la National Academy of Sciences (Academia Nacional de Ciencias) estadounidense propone un máximo de 2 000 miligramos. A menos que su cifra de tensión arterial sea óptima, y que se mantenga así con el paso de los años, debería plantearse modificar su dieta para cumplir estos objetivos. En la mayor parte de los casos, esto significa reducir la ingesta de tentempiés salados, zumos envasados, sopas envasadas, salsas y condimentos preparados, salsas de soja y *teriyaki*, carne y pescado envasados, preparados, ahumados o curados, comidas preparadas congeladas, mezclas preparadas para salsas y repostería, queso y, por supuesto, sal de mesa.

Por muy radical que parezca reducir el consumo de sodio alimentario, no lo es. De hecho, significa volver a los orígenes. Las dietas con bajo contenido de sal suelen incluir mucha fruta y verduras ricas en vitaminas y fibra, pero poca grasa animal. Así, en última instancia, si sigue los principios de la dieta sana, puede olvidarse de la polémica en torno al sodio; en la mayoría de los casos, su ingesta de sal cuidará de sí misma.

Potasio

En muchos aspectos, el potasio es la antítesis del sodio. Ambos minerales se concentran en compartimientos diferentes del organismo. El potasio se encuentra en las sustancias líquidas del interior de las células, mientras que el sodio se halla en los líquidos que las bañan desde el exterior. El primero está presente en los productos frescos, mientras que el segundo está en los alimentos elaborados. Las dietas que contienen gran cantidad de potasio suelen asociarse a una tensión arterial baja, mientras que aquellas ricas en sodio se vinculan en ocasiones a la hipertensión.

En 1992, el Estudio de los Profesionales de la Salud demostró que los hombres que consumían una gran cantidad de potasio tenían una tensión arterial inferior a la de quienes seguían una dieta con poco potasio, sobre todo si comían también muchos alimentos ricos en fibra. Estos datos procedentes de un estudio de observación son prometedores. Un ensayo clínico realizado en 1997 añade que la dieta puede ayudar a controlar la tensión arterial. En el ensayo DASH, en sólo ocho semanas, se registró un descenso notable con una dieta rica en frutas, verduras y productos lácteos desnatados. La dieta original del estudio DASH contenía mucho potasio (4 700 mg diarios) y fibra (31 g diarios), incluía una cantidad moderada de sodio (3 000 mg al día) y calcio (1 240 mg al día), y tenía pocas grasas (27 % de las calorías totales). En 1999, el Estudio de los Profesionales de la Salud aportó más datos al respecto, al poner de manifiesto que una dieta rica en frutas y verduras se asociaba a un menor riesgo de ictus isquémico, y en el año 2001, esta dieta se asoció a una disminución del riesgo de desarrollar enfermedad coronaria.

La única polémica sobre el potasio gira en torno al papel de los complementos en el control de la tensión arterial. En la actualidad, se recomiendan habitualmente a personas que toman diuréticos, medicamentos que suelen reducir las concentraciones de potasio en sangre, ya que la controlan, aumentando la secreción de sodio en la orina.

A menos que padezca una enfermedad renal u otros trastornos que puedan elevar las concentraciones sanguíneas de potasio, debe ir a toda prisa a comprar alimentos con alto contenido en potasio y fibra, como los cítricos, los dátiles, los plátanos, las pasas, la remolacha, las judías, las patatas, el brécol, la calabaza, las espinacas y los tomates.

Hierro
En 1992, un grupo de investigadores finlandeses sorprendió enormemente a los cardiólogos al comunicar que una ingesta elevada de hierro duplicaba el riesgo de padecer un infarto de miocardio en el hom-

bre. Se trataba de una observación totalmente inesperada. Sin embargo, en 1994, el Estudio de los Profesionales de la Salud reveló que el consumo de hierro no parece ser un factor de riesgo cardiovascular en la población masculina, excepto tal vez si procede de las carnes rojas. Estos resultados fueron tranquilizadores y quedaron confirmados en el año 2001, cuando el estudio demostró que donar sangre, que reduce las concentraciones de hierro en el donante, no ofrece ninguna protección frente a las enfermedades cardiovasculares. El Estudio de la Salud de los Médicos corroboró estos datos, al revelar que las reservas férreas masculinas no se relacionan con el riesgo de padecer un infarto de miocardio. Existen tres estudios más realizados en la población estadounidense que respaldan los dos estudios de Harvard.

El hombre no necesita gran cantidad de hierro (véase la tabla 4.9) y su exceso puede ser perjudicial, no porque cause infarto de miocardio, sino porque agrava los efectos de la hemocromatosis, un trastorno hereditario debido a la acumulación de una cantidad excesiva de hierro en los tejidos. Aunque es posible que la hemocromatosis resulte ser más habitual de lo que pensábamos, la mayoría de los hombres no tiene por qué preocuparse realmente por la ingesta de hierro en la dieta.

Calcio
Llegado este punto, seguro que está deseando darse un respiro: por fin llega una sección breve sobre un elemento no polémico. De hecho, el calcio tiene buena reputación y, por eso, las pautas de actuación más recientes recomiendan a los hombres una ingesta de 1 000 miligramos al día hasta cumplir los cincuenta años y de 1 200 miligramos a partir de esa edad. Sin poner en tela de juicio estas directrices, el Estudio de los Profesionales de la Salud ha planteado varias cuestiones importantes sobre el calcio.

1. *El calcio y los huesos.* Todos «sabemos» que el calcio ayuda a fortalecer los huesos, y así es —por lo menos en las mujeres—. No obstante, hasta este momento, se han llevado a cabo muy pocos estudios con hombres, en los que la masa ósea queda protegida por la testosterona, cuya concentración se reduce de forma gradual con el envejeci-

miento. Al analizar la ingesta masculina de calcio, el Estudio de los Profesionales de la Salud no observó un efecto protector en las fracturas. Sin embargo, tampoco pudo descartar la existencia de un beneficio de leve a moderado, y un estudio realizado en la Universidad Tufts en 1999, que incluyó 176 hombres ancianos, demostró el efecto beneficioso de los complementos diarios de calcio (500 mg) y vitamina D (700 UI).

2. *El calcio y los cálculos renales.* La mayor parte de los cálculos renales se componen de calcio (véase el capítulo decimotercero). Para prevenir su aparición, sobre todo en las personas que ya han sufrido el intenso dolor que los acompaña, los médicos solían aconsejar un descenso acusado del consumo de calcio. En 1993, apareció un informe del Estudio de los Profesionales de la Salud, que demostró que una ingesta elevada de calcio parece reducir el riesgo de que se desarrollen dolorosos cálculos renales. Al parecer, el consumo de potasio y líquidos en abundancia también hace disminuir el riesgo, mientras que la ingesta de grandes cantidades de proteínas animales predispone a la formación de cálculos en el hombre.

3. *El calcio y la tensión arterial.* Ningún investigador cree siquiera tener una respuesta al respecto, pero los datos más sólidos indican que una ingesta elevada de calcio procedente de los alimentos, no de los complementos dietéticos, hace disminuir el riesgo de padecer hipertensión. El Estudio de los Profesionales de la Salud, que analizó la dieta y la tensión arterial, también propone que el calcio puede ayudar a reducir la tensión arterial, aunque su efecto protector no es tan potente como el del potasio o la fibra.

4. *El calcio y el cáncer de colon.* Se trata de otro ámbito de investigación conflictivo. En varios experimentos en tubos de ensayo y en animales se ha propuesto que el calcio puede hacer disminuir el riesgo de desarrollar cáncer de colon. Algunos estudios en seres humanos lo han confirmado, otros no. En el Estudio de los Profesionales de la Salud no se demostró ningún tipo de protección derivada del consumo de grandes cantidades de calcio, vitamina D o productos lácteos, aunque no pudo descartarse que existiera un efecto beneficioso moderado.

5. *El calcio y el cáncer de próstata.* En este punto no ha habido controversia, ya que los investigadores no le han prestado mucha aten-

ción. Un informe de 1998 que comunicaba los datos del Estudio de los Profesionales de la Salud cambió la situación. En él se demostró que el consumo de calcio en grandes cantidades, ya fuera a través de alimentos o de complementos, se asociaba a un mayor riesgo de padecer cáncer de próstata avanzado. El riesgo era superior en los hombres que ingerían calcio en abundancia (más de 2 000 mg al día). Pero el estudio también ofreció datos positivos: la ingesta elevada de fructosa (azúcar de la fruta) redujo el riesgo de desarrollar cáncer de próstata. Asimismo, también confirmó las observaciones previas que indicaban que la grasa alimentaria, especialmente la de tipo animal, incrementa el riesgo de sufrir cáncer de próstata.

El calcio y la fructosa tienen poco en común y ninguno de ellos parece ejercer un efecto directo en la próstata. Sin embargo, los investigadores de Harvard proponen que la vitamina D es la explicación de esta aparente asociación. Las altas concentraciones de calcio pueden hacer disminuir la síntesis de vitamina D activa [vitamina D I, $25(OH)_2$, calciferol] en el organismo; las bajas concentraciones de fructosa pueden ejercer el mismo efecto, en este caso reduciendo primero la cifra de fosfatos en sangre. Según esta hipótesis, la vitamina D activa tiene un efecto protector y los tipos de dieta que reducen sus concentraciones pueden ser perjudiciales.

Tanto el Estudio de la Salud de los Médicos como un estudio sueco a menor escala se ocupan de esta preocupación por la ingesta elevada de calcio, a diferencia de las últimas investigaciones llevadas a cabo en Italia y de dos recientes estudios norteamericanos; uno de los estudios estadounidenses exoneró a los suplementos de calcio y el otro exculpó al calcio alimentario. Deben realizarse más estudios a fin de analizar la posible relación entre el calcio, la fructosa, la vitamina D y el cáncer de próstata. De hecho, se necesita disponer de más información sobre el efecto del calcio en la masa ósea masculina. Hasta que se publiquen nuevos datos, se recomienda cumplir las pautas de actuación actuales acerca de la alimentación sana: disminución de la grasa (sobre todo animal) en la dieta, consumo abundante de frutas (y verduras) y una ingesta adecuada de vitamina D y calcio (pero sin pasarse).

Selenio

Dado que el selenio es un oligoelemento con propiedades antioxidantes, los investigadores se han planteado su utilidad frente a las enfermedades cardiovasculares o el cáncer (véanse los capítulos sexto y duodécimo). En el Estudio de la Salud de los Médicos no se halló ninguna relación entre el selenio y las cardiopatías, pero el Estudio de los Profesionales de la Salud demostró que los hombres que presentaban concentraciones altas de selenio tenían un riesgo menor de desarrollar cáncer de próstata. De hecho, en los análisis realizados en tubos de ensayo, el selenio es antitumorígeno, e investigadores de Arizona (EE. UU.) han puesto de manifiesto que los suplementos de selenio hacen disminuir, al parecer, el riesgo de desarrollo de diversos tipos de cáncer importantes, como el de próstata. Este mineral se encuentra en verduras y cereales cultivados en tierras ricas en selenio. Su concentración varía considerablemente en las diferentes partes del mundo; en Estados Unidos, por ejemplo, su concentración suele ser mayor en el territorio al oeste del Mississippi. Otra excelente fuente de selenio es el pescado; también está presente en el marisco, la carne, el ave, la yema de huevo, el ajo y las nueces de Brasil.

Muchos expertos siguen creyendo que los alimentos son la mejor fuente de selenio y que es demasiado pronto como para recomendar la ingesta generalizada de complementos dietéticos. De hecho, nuestras esperanzas de disponer de estos complementos se han visto frustradas con frecuencia por la investigación médica. Aun así, aquellos hombres preocupados por el cáncer de próstata pueden optar de forma razonable por tomar selenio mientras aparecen los resultados de los estudios sobre esta cuestión (véanse los capítulos sexto y duodécimo).

Espero que reflexione detenidamente acerca de estas pautas de actuación y opte por cumplirlas. Sin embargo, recuerde que son recomendaciones escritas en papel, no mandamientos grabados en piedra; es probable que la letra pequeña cambie a medida que se amplíen los conocimientos médicos sobre la nutrición y la salud. Recuerde también que se refieren a hombres sanos, por lo que quienes tengan cualquier tipo de problema médico deberían acudir a un facultativo a fin de confeccionar un programa de nutrición personalizado.

La mejor dieta

Los hombres no comen grasas poliinsaturadas, hidratos de carbono de bajo índice glucémico ni oligoelementos, sino que ingieren alimentos. A continuación, se ofrecen veinte recomendaciones para alimentarse de un modo saludable y apetecible.

1. La dieta debe ser variada. Puesto que no existe ningún alimento perfecto, necesita consumir una mezcla equilibrada de alimentos para obtener todos los nutrientes que requiere su organismo.
2. Coma más verdura y menos productos animales.
3. Coma más alimentos frescos y caseros, y menos comidas preparadas.
4. Reduzca el consumo de grasa y colesterol. La grasa debe aportar del 20 al 30 por ciento de las calorías de la dieta. Limite la cantidad de grasas saturadas a menos de un tercio de la ingesta total de grasas, reduciendo el consumo de carne, productos lácteos enteros y la piel en el caso de las aves. Restrinja la ingesta de ácidos grasos *trans*, reduciendo el consumo de los aceites vegetales parcialmente hidrogenados que se encuentran en la margarina de untar, las frituras y muchos productos de bollería industrial. Decántese por las grasas monoinsaturadas y omega-3 presentes en el aceite de oliva, el pescado, los frutos secos y, posiblemente, en el aceite de colza. Limite la ingesta de colesterol a menos de trescientos miligramos al día, reduciendo el consumo de yema de huevo y otros productos animales.
5. Consuma como mínimo entre 25 y 30 gramos de fibra al día, aumentando la ingesta de salvado, cereales enteros, verdura y fruta. Decántese por la avena, la cebada, las judías y otras fuentes de fibra soluble. Plantéese la posibilidad de tomar suplementos dietéticos si no puede obtener la cantidad necesaria de fibra de los alimentos.
6. Tome más hidratos de carbono complejos y menos azúcar, aumentando el consumo de cereales, vegetales amiláceos y pasta. Los hidratos de carbono complejos deberían representar entre el 55 y 65 por ciento de las calorías de la dieta. Opte por alimentos con un bajo índice glucémico.
7. Ingiera proteínas con moderación. Las proteínas deberían representar del 10 al 15 por ciento de las calorías de la dieta. El pescado, el ave sin piel y las legumbres son fuentes de proteínas beneficiosas. Pruebe la soja, una fuente de proteínas.
8. Limite la ingesta de sodio a menos de 2 400 miligramos al día, sobre todo si tiene una cifra de tensión arterial limítrofe o elevada. Tome menos sal de mesa y alimentos preparados como la sopa y los zumos envasados, los embutidos, los condimentos, los alimentos congelados, el queso, la salsa de tomate y los tentempiés.

9. Aumente el consumo de alimentos ricos en potasio, como los cítricos, los plátanos y otras frutas y verduras. Coma más alimentos ricos en calcio, como los productos lácteos bajos en calorías, el brécol, las espinacas y el tofu. Esté atento a los nuevos datos que aparezcan sobre el calcio y la salud masculina.
10. Incremente el consumo de cereales, sobre todo de granos completos; debería comer seis o más raciones al día.
11. Coma más verduras y legumbres, sobre todo hortalizas de color verde intenso y amarillo-anaranjado. Procure consumir como mínimo entre tres y cinco raciones de verduras al día.
12. Aumente la ingesta de fruta, de forma que coma al menos entre dos y cuatro raciones al día.
13. Incremente el consumo de pescado, procurando que llegue como mínimo a dos raciones de 113 gramos por semana.
14. Si opta por comer carnes rojas, limite su ingesta a dos raciones de 113 gramos por semana aproximadamente. Evite las carnes grasas, las carnes tratadas y el hígado.
15. Coma pollo y pavo con moderación, siempre quitándoles la piel.
16. El consumo de huevos debe ser muy reducido; por término medio, no más de una yema de huevo al día, incluyendo las que se usan para cocinar y para la repostería. Utilice sustitutos del huevo siempre que sea posible.
17. Utilice el aceite vegetal con moderación, dando prioridad al aceite de oliva. Reduzca el consumo de aceites vegetales parcialmente hidrogenados, aceite de palma, leche de coco y manteca de cacao.
18. Si opta por beber alcohol y puede hacerlo sin perjuicio, consúmalo en cantidades reducidas. Por término medio, no tome más de dos copas al día y no beba nunca antes de conducir o de utilizar maquinaria peligrosa.
19. Adapte la ingesta de calorías y el ejercicio físico para mantener un peso corporal idóneo. Si necesita adelgazar, procure hacerlo de forma gradual, reduciendo el consumo de calorías y grasas, y aumentando el ejercicio aeróbico.
20. Evite las dietas milagrosas y los programas de nutrición extremos o informales. Si es demasiado bueno para ser verdad, entonces no es verdad.

Aun en el caso de que opte por modificar la dieta, evite realizar todos los cambios a la vez. Al cumplir los cincuenta años, un hombre normal habrá realizado más de cincuenta mil comidas, por no hablar de todos los tentempiés consumidos. Acabar con los hábitos de toda una vida es una tarea ardua, por lo que el cambio debe ser lento. Consiga que su familia y amigos le apoyen y colaboren en la causa. No se haga a la idea de que la nutrición adecuada es un castigo, sino una oportunidad de conocer nuevos alimentos y recetas. Experimente de forma creativa. Dese tiempo para que cambien sus gustos y no se deprima si comete errores de vez en cuando. No cuenta el primer día, sino el resto de los días que están por venir.

Cuando planifique su dieta, recuerde tomar en consideración sus preferencias personales. Si le encanta el asado de ternera, puede comerlo, pero procure hacerlo como un capricho los domingos en vez de considerarlo un alimento básico diario. La decisión está en sus manos. Si cuida de sí mismo, tendrá mucho margen para darse caprichos. Llegado este punto, cabe mencionar los datos positivos obtenidos en los estudios de Harvard sobre salud masculina: si es «cafeinómano», le alegrará saber que el Estudio de los Profesionales de la Salud no halló ninguna relación entre el café y el infarto de miocardio o el ictus. De hecho, reveló que, al parecer, beber café reduce el riesgo masculino de padecer dolorosos ataques de vesícula biliar y de desarrollar la enfermedad de Parkinson. Y aún hay más: el Estudio de los Alumnos reveló que los hombres que comen caramelos viven casi un año más que quienes no se dan el gusto (pero sólo si el consumo es moderado). La vida se endulza y es más agradable cuando se goza de salud.

La dieta planificada en este libro se basa en los datos de los estudios de Harvard sobre salud masculina y en muchos otros recursos. Aunque es razonable desde el punto de vista científico, ¿funciona de verdad? Así lo creen los investigadores europeos, que recientemente comunicaron los datos obtenidos en un estudio con 3 045 hombres procedentes de Italia, Finlandia y Países Bajos.

Al inicio del estudio en 1970, todos los hombres tenían edades comprendidas entre los cincuenta y setenta años. En ese momento, cada voluntario informó acerca de su consumo de tabaco y alcohol, y aportó datos concretos de su dieta que permitieron que los investigadores determinaran su ingesta de alimentos durante un período de seis a doce meses. Se clasificó la dieta de todos los participantes en función de su salubridad y se realizó un seguimiento durante veinte años para comprobar si existía alguna relación entre una buena alimentación y una mayor longevidad.

¿Qué dieta se consideró saludable? El estudio evaluó nueve criterios estándar en el ámbito de la nutrición.

Alimento o nutriente	Cantidad estándar saludable (ingesta diaria)
Colesterol	Menos de 300 mg
Grasas saturadas	Menos del 10 % de las calorías
Grasas poliinsaturadas	3 %-7 % de las calorías
Fibra alimentaria	27-40 g
Hidratos de carbono simples	Menos del 10 % de las calorías
Hidratos de carbono complejos	50 %-70 % de las calorías
Proteínas	10 %-15 % de las calorías
Frutas y verduras	Más de 400 g
Legumbres, frutos secos y semillas	Más de 30 g

A pesar de que estas cifras estándar se fijaron en Europa hace más de veinte años, son notablemente similares a las de la dieta que se considera óptima para la población actual: bajo consumo de colesterol, grasas saturadas y azúcares simples, ingesta moderada de proteínas y gran cantidad de fibra, hidratos de carbono complejos, frutas y verduras. Por desgracia, los investigadores no recopilaron datos acerca de la sal de mesa, por lo que no hubo modo de saber si los participantes en el estudio limitaban su consumo diario de sodio a 2 400 miligramos, cifra considerada saludable.

¿Comer sano daba resultado? Puesto que todos los hombres tenían edades comprendidas entre los cincuenta y setenta años al inicio del estudio, no debe sorprendernos que el 59 por ciento falleciera durante los veinte años de seguimiento. Aunque la dieta de los participantes difería bastante en los tres países estudiados, aquellos que seguían el mejor tipo de dieta vivían más años, incluso después de considerar el efecto en la salud del tabaco y el alcohol. El principal efecto de una buena alimentación fue el descenso del riesgo de fallecer por enfermedad cardiovascular o cáncer, las dos causas de muerte más frecuentes en la población masculina estadounidense. Así, los hombres que seguían una dieta más sana tenían un 13 por ciento menos de probabilidades de fallecer en los veinte años que duró el estudio que aquellos que adoptaron los peores tipos de dieta.

Cambiando de tercio, dos nuevos informes del Estudio de los Profesionales de la Salud también revelaron que seguir una dieta sana aporta grandes beneficios. Al igual que los investigadores europeos de finales del siglo xx, los científicos de Harvard de principios del siglo xxi evaluaron la composición de la dieta en vez de los nutrientes por separado. Demostraron que los hombres que adoptaron una «dieta prudente», caracterizada por una ingesta elevada de verduras, frutas, legumbres, cereales completos, pescado y ave, presentaban un riesgo muy inferior de padecer cardiopatía y diabetes que quienes adoptaron una «dieta occidental», caracterizada por un alto consumo de carnes rojas, carne tratada, cereales refinados, caramelos y repostería, patatas fritas y productos lácteos ricos en grasas. Aunque estos datos transmiten un mensaje importante, la población estadounidense todavía no lo ha recibido. En la actualidad, los cereales completos sólo constituyen el uno por ciento de la ingesta energética de Estados Unidos, mientras que los cereales refinados representan el 22 por ciento. Asimismo, sólo el tres por ciento de los norteamericanos mayores de dos años comen tres raciones diarias de verduras (incluso considerando las patatas fritas como alimentos vegetales) o más, mientras que sólo el 28 por ciento ingiere como mínimo tres piezas de fruta al día.

Nuestras madres tenían razón: debemos vigilar la alimentación. Tal vez no sea asombroso, pero es muy positivo saber que una dieta saludable tiene efectos favorables. Aunque es necesario alimentarse bien para gozar de salud, esto no basta para prevenir enfermedades. En el próximo capítulo trataremos el ejercicio físico, que va de la mano de la nutrición, y en el capítulo sexto se analizarán los posibles beneficios e inconvenientes de los complementos dietéticos.

5. Las respuestas: el ejercicio físico

El ejercicio físico y la dieta son uña y carne en una vida sana; hace más de 2400 años, Hipócrates afirmó que el hombre no se mantiene sano sólo con comer, sino que también debe practicar ejercicio, pues la comida y el ejercicio, aunque tengan cualidades contrarias, colaboran en pro de la salud. Este gran médico griego fue el fundador de la medicina, y su recomendación debería sentar las bases de todos los programas de salud masculina.

El Estudio de los Alumnos de Harvard ha desempeñado un papel especialmente importante a la hora de mostrar los efectos beneficiosos para la salud de la práctica regular de ejercicio físico. Ahora los datos son indisputables, si bien sólo el 23 por ciento de los adultos norteamericanos sigue las recomendaciones del Cirujano General, el secretario de Salud de Estados Unidos, de realizar treinta minutos de actividad física moderada (como caminar enérgicamente, ir en bicicleta u ocuparse del jardín) al menos cinco días a la semana.

Los efectos del ejercicio físico
La actividad física hace trabajar todas las partes del cuerpo y permite gozar de un buen estado de salud, al mejorar prácticamente todas las funciones corporales.

Los tipos de ejercicio físico
En términos fisiológicos, existen dos tipos fundamentales de actividad física. En el ejercicio aeróbico o dinámico, las fibras musculares se acortan sin que aumente de forma considerable la tensión muscular. Al acortarse, mueven las articulaciones en su arco de movilidad, lo cual permite impulsar al individuo por un sendero, por el agua o

en la pista de baile. Los vasos sanguíneos se dilatan, con lo cual disminuye su resistencia y se reduce la tensión arterial. Sin embargo, para mantener llenos los vasos sanguíneos dilatados, el corazón debe bombear más sangre, por lo que aumenta la frecuencia cardíaca y la cantidad de sangre bombeada en cada latido. Las actividades que los médicos recomiendan para el entrenamiento aeróbico y el buen estado cardiovascular se basan en ejercicios de resistencia, como caminar, hacer *jogging*, nadar e ir en bicicleta.

En el ejercicio de resistencia o estático, las fibras musculares no se acortan, pero sí aumenta la tensión muscular. En consecuencia, se contraen los vasos sanguíneos y aumenta así la resistencia al flujo sanguíneo (a mayor resistencia, mayor tensión arterial). El corazón debe trabajar a mayor potencia para hacer frente al aumento de la resistencia vascular, pero la frecuencia cardíaca no se incrementa de un modo considerable y el corazón no bombea mucha más sangre que en un estado de reposo. Aunque los ejercicios de resistencia aumentan la tensión arterial, ésta se normaliza entre las distintas sesiones de actividad física. Levantar pesas no aumenta ni disminuye las posibilidades de que un individuo desarrolle hipertensión sostenida. Tal vez el ejercicio de resistencia se deje sentir menos en la circulación y el metabolismo que el ejercicio dinámico, pero es más favorable para el sistema musculoesquelético, ya que aporta volumen y fuerza muscular, además de aumentar la densidad mineral ósea, que reduce el riesgo de padecer osteoporosis y fracturas.

Los efectos sobre la salud

¿Cómo se afecta la salud con ambos tipos de ejercicio? El ejercicio físico ejerce un efecto positivo en el metabolismo. A este respecto, son más beneficiosos los ejercicios dinámicos o aeróbicos. Al practicarse con regularidad, reducen las concentraciones de colesterol LDL («malo») y aumentan las de colesterol HDL («bueno»); asimismo, hacen disminuir la cifra de triglicéridos, otro lípido sanguíneo asociado al riesgo de padecer trastornos cardiovasculares. Lo más visible es que la actividad física practicada con regularidad quema la grasa corporal. El Estudio de los Profesionales de la Salud es una de las numerosas iniciativas de investigación que ponen de manifiesto que los hombres activos son menos propensos a engordar que los sedentarios. Los ejercicios de resistencia mejoran la respuesta de los tejidos corporales a la insulina y, en consecuencia, disminuyen las concentraciones sanguíneas de esta hormona y del azúcar. El Estudio de la Salud de los Médicos demostró que en los hombres que practicaban ejercicio físico como mínimo cinco veces a la semana, la probabilidad de desarrollar diabetes era un 42 por ciento inferior a la de los sedentarios; incluso realizarlo una vez a la semana es beneficioso, puesto que reduce un 36 por ciento el riesgo de padecer diabetes. De forma similar cuando el doctor Ralph Paffenbarger, del Estudio de los Alumnos de Harvard, y sus colaboradores centraron la atención en 5 990 hombres licenciados en la Universidad de Pennsylvania (EE. UU.) en 1991, hallaron que por cada quinientas calorías de actividad física semanal puede disminuir un seis por ciento el riesgo de desarrollar diabetes. En el año 2001, el Estudio de los Profesionales de la Salud constató que ver la televisión es la antítesis del ejercicio, al revelar que los hombres que pasan más tiempo frente al televisor son tres veces más propensos a desarrollar diabetes que quienes le dedican el menor tiempo. Y lo mejor es que practicar ejercicio con regularidad es más eficaz en quienes necesitan más ayuda. Reduce de forma espectacular la probabilidad de desarrollar diabetes en los hombres con más riesgo de padecerla, es decir aquellos que tienen sobrepeso, hipertensión o antecedentes familiares de la enfermedad. Los estudios realizados fuera de estas prestigiosas instituciones demuestran que los beneficios de la actividad física no se limitan a los hombres de las universidades Harvard y de Pennsylvania.

Los efectos hormonales del ejercicio físico no sólo se observan en la insulina. La práctica regular de actividad física hace disminuir los efectos de las hormonas del estrés como la adrenalina y la cortisona. En la mujer, un entrenamiento físico intenso puede afectarle las hormonas sexuales, hasta el punto de impedir temporalmente la función menstrual y la fertilidad. En el hombre, las sesiones de ejercicio físico aumentan las concentraciones de testosterona, pero el efecto es breve. De hecho, un entrenamiento físico muy intenso provoca un descenso general de las cifras de testosterona; se han dado casos de impotencia e infertilidad entre algunos corredores de maratón, pero la función reproductora se normaliza al reducirse la intensidad del entrenamiento.

El ejercicio hace disminuir la tensión arterial. En este caso, de nuevo, los ejercicios de resistencia son más beneficiosos. Por ejemplo, en el Estudio de los Alumnos, los hombres activos tenían un 26 por ciento menos de probabilidades de desarrollar hipertensión que los sedentarios. Al igual que en el caso de la diabetes, el mayor beneficio se observaba en los hombres con mayor riesgo; además, el ejercicio físico resultó ser especialmente eficaz para hacer descender las cifras de tensión arterial en los hombres con sobrepeso y en aquéllos con progenitores hipertensos.

La propia sangre nota los efectos de la actividad física, puesto que esta última hace disminuir la concentración de fibrinógeno (la proteína de la coagulación) y la formación de coágulos, a la vez que aumenta la capacidad del organismo para disolver coágulos. Algunos atletas de competición desarrollan «anemia del deportista», no porque disminuya la concentración de glóbulos rojos sino porque en su circulación se incrementa la cantidad de líquido.

La actividad física fortalece los huesos. Sin embargo, en este caso, los ejercicios de resistencia son más eficaces que los dinámicos. Aunque la mayor parte de los estudios se han realizado en mujeres, los datos relativos a los hombres atletas indican que el ejercicio incrementa la concentración ósea de calcio en ambos géneros, con lo cual se reduce el riesgo de desarrollar osteoporosis y fracturas. El mejor tipo es el levantamiento de pesas o el de resistencia, pero sólo ayuda a los huesos que se trabajan directamente con el ejercicio.

Ambos tipos de ejercicio fortalecen los músculos. El aeróbico mejora la resistencia muscular, mientras que el de resistencia incrementa el volumen y la fuerza muscular. Por tanto, ambos pueden ser beneficiosos para la salud. Los efectos musculares del ejercicio se limitan a los músculos específicos trabajados; por ejemplo, caminando se mejora el estado de los músculos de las piernas, pero no el de los brazos.

El principal músculo del cuerpo es el corazón, que también se beneficia del ejercicio. Aquí el ejercicio aeróbico se lleva la palma, ya que mejora el rendimiento y la capacidad de bombeo del músculo cardíaco, permitiendo que bombee más sangre a una velocidad menor. De este modo, el entrenamiento aeróbico mejora la capacidad física, ya que permite que quienes están en forma practiquen una cantidad mucho mayor de ejercicio con un esfuerzo mucho menor. Asimismo, también mejora la función de los vasos sanguíneos, lo cual se amplía a los vasos de todo el organismo, incluidas las arterias coronarias, de suma importancia.

Los efectos psíquicos
Aunque la mente no es un músculo, sin duda, sí que resulta crucial para la salud y la felicidad. La actividad física ayuda a hacer frente a la ansiedad y mejora la autoestima y el estado de ánimo, además de combatir la depresión. Por ejemplo, el Estudio de los Alumnos demostró que los hombres físicamente activos tenían un riesgo de depresión menor que los sedentarios. Un estudio realizado en 1999 por la Universidad de Illinois (EE. UU.) propone que el ejercicio de resistencia puede mejorar la función cognitiva. Los investigadores evaluaron a 124 adultos sanos de edades comprendidas entre los sesenta y setenta y cinco años que eran sedentarios antes de entrar en el estudio. La mitad de ellos siguió un programa que consistía en caminar, mientras que los demás empezaron a realizar ejercicios de estiramiento y tonificación. Tal como se había previsto, al cabo de seis meses, los individuos que caminaron gozaron de un buen estado cardiopulmonar, lo cual no se observó en el otro grupo. Lo que quizá resultó sorprendente fue que la puntuación en el conjunto de pruebas de la función cognitiva mejoró en el grupo que caminaba, lo cual no se constató tampoco en el otro grupo.

La actividad física genera una impresionante cantidad de beneficios, ya que mejora el colesterol y las concentraciones sanguíneas de azúcar, reduce la grasa corporal, hace disminuir la tensión arterial, mejora el rendimiento cardiovascular, reduce la coagulación sanguínea, fortalece músculos y huesos, y mejora el estado de ánimo y la función psicológica. Además, a todo esto se le debe añadir el descenso de los casos de infarto de miocardio, el mejor estado de salud y la mayor longevidad.

El ejercicio físico, o trastornos cardiovasculares y la longevidad

Fue una gran noticia en 1978 y no sigue siendo tan importante en el nuevo milenio como lo fue entonces. Aunque la investigación ya empezó a poner de manifiesto el valor del ejercicio físico en 1953, la década de 1970 presenció la primera prueba concluyente de sus beneficios; el Estudio de los Alumnos fue uno de los primeros en demostrar que practicar ejercicio prolonga la vida. Incluso en la actualidad, constituye uno de los pocos estudios que revela los grandes beneficios de la actividad física.

Tal como se comentó en el segundo capítulo de este libro, en el Estudio de los Alumnos se analiza a los hombres que entraron en la Universidad Harvard entre 1916 y 1950. De un total de aproximadamente 36 500 alumnos, se evaluaron 16 936 en 1962, 1966 y 1972. Los alumnos proporcionaron información detallada acerca de su rutina de ejercicio físico en los años universitarios y posteriores. Asimismo, aportaron datos sobre su altura, peso, consumo de tabaco, hipertensión, diabetes y antecedentes familiares. Gracias a la colaboración de la oficina de alumnos de Harvard (que destaca por su capacidad de llevar un registro de los graduados), los investigadores pudieron realizar un seguimiento de los participantes a lo largo de los años, recopilando datos sobre la aparición de infarto de miocardio, hipertensión, diabetes, obesidad y otros problemas de salud. Finalmente, se revisaron los certificados de defunción de quienes fallecieron durante el estudio.

Al publicarse los primeros resultados en 1978, se pusieron claramente de manifiesto los beneficios del ejercicio físico para la salud. Cuanto mayor era la actividad física, menor era el riesgo de infarto de miocardio y de muerte; quienes quemaban como mínimo dos mil calorías por semana practicando ejercicio tenían un 39 por ciento menos de probabilidades de sufrir un infarto que los sedentarios.

Incluso en este informe inicial, el Estudio de los Alumnos proporcionó más datos sobre la actividad física y la salud. Hasta entonces, algunos médicos afirmaban que las personas realizan ejercicio porque están sanas, y no al revés. Sin embargo, el estudio demostró que los beneficios de la actividad física no se explican por los rasgos genéticos ni por la autoselección, ya que aquellos hombres que fueron atletas del equipo universitario no estaban en mejor forma física que sus homólogos sedentarios a menos que siguieran practicando ejercicio en los años posteriores. Asimismo, también reveló que el beneficio se registra en personas de todas las edades; en el análisis se incluyeron hombres desde treinta y cinco a setenta y cuatro años, y en todos ellos la actividad física tuvo un efecto favorable. En un estudio de seguimiento llevado a cabo quince años después, los investigadores pusieron de manifiesto que nunca es tarde para empezar. Aquellos hombres sedentarios que no empezaron a realizar ejercicio físico hasta los 45 años se beneficiaron claramente, puesto que se redujo un 23 por ciento el riesgo de muerte respecto a sus compañeros de estudios. Se observaba un efecto beneficioso considerable si la cantidad de actividad física realizada era equivalente a un paseo de unos cuarenta y cinco minutos al día a una velocidad de aproximadamente once minutos por kilómetro. Por tanto, no sorprende que el Estudio de los Alumnos hallara que instaurar otros cambios en el modo de vida también era eficaz, incluso si esto no tenía lugar hasta los cuarenta y cinco años. Los factores como dejar de fumar, mantener una tensión arterial normal y evitar la obesidad se asociaron a un descenso de las enfermedades cardiovasculares y a una mayor longevidad.

¿Qué cambios son los más importantes? En 1994, el Estudio de los Alumnos demostró que los hombres sedentarios alargaban 1,6 años su esperanza de vida si se volvían activos, los fumadores la aumentaban 1,8 años al dejar de fumar, y se incrementaba 1,1 años si se mantenía una tensión arterial normal. Lo más beneficioso fue combinar estos cambios; por ejemplo, en los fumadores sedentarios se alargaba 3,7 años la esperanza de vida si dejaban de fumar y se volvían activos.

El informe original extraído del Estudio de los Alumnos en 1978 también ofreció datos significativos sobre la mejor «dosis» de ejercicio físico para la salud. La tasa de mortalidad descendió de un modo uniforme a medida que la actividad física aumentaba de quinientas a tres mil calorías por semana, pero si la cantidad de ejercicio era muy elevada, sus beneficios se nivelaban, obteniéndose una gráfica de tipo meseta. La figura 5.1 muestra un gráfico de la publicación original; en función de estos datos, los médicos han llegado a la conclusión de que

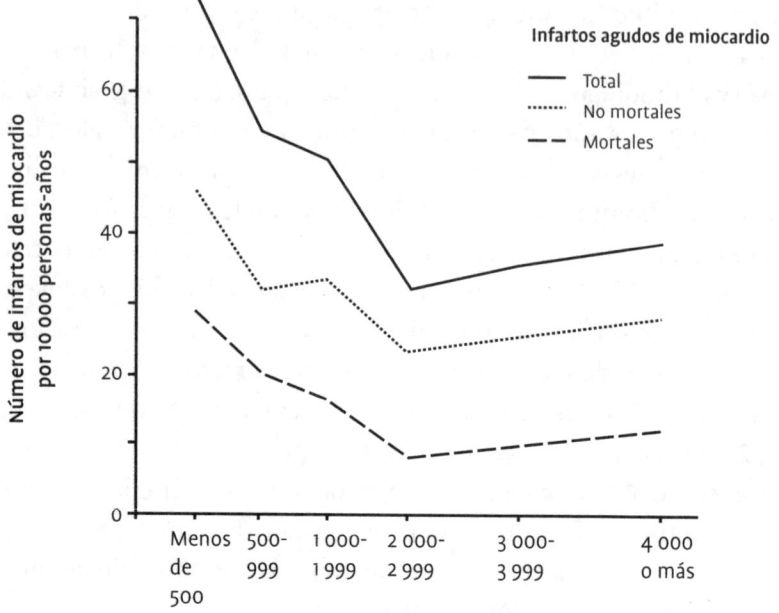

Tasas de primer infarto de miocardio ajustadas según la edad, basadas en el índice de actividad física en un seguimiento de seis a diez años de los alumnos de género masculino de Harvard.

Figura 5.1. Los efectos beneficiosos del ejercicio.

quemar cada semana dos mil calorías con el ejercicio físico ofrecería beneficios óptimos en cuanto a longevidad. Finalmente, aunque el Estudio de los Alumnos reveló que la cantidad total de actividad física era el principal factor que determinaba el beneficio, también demostró que el ejercicio intenso era más eficaz que uno de intensidad menor. En la tabla 5.1 se describen algunas formas de llegar a esta cifra de dos mil calorías.

Aunque sus fundamentos quedaron establecidos en 1978, el Estudio de los Alumnos sigue aún a su grupo de antiguos alumnos de Harvard, y en una serie de artículos publicados en el año 2000 se comunican más datos. En primer lugar, el estudio halló que la duración de cada sesión de ejercicio físico tiene menos importancia que la cantidad total practicada en una semana, lo cual significa que es lo mismo realizar tres sesiones de diez minutos al día que una única sesión

Tabla 5.1
DISTANCIAS NECESARIAS PARA QUEMAR 2 000 CALORÍAS

Nadar	8 km
Andar	32 km
Correr	32 km
Practicar esquí alpino	32 km
Patinar	96 km
Ir en bicicleta	160 km

de treinta minutos. En segundo lugar, reveló que la intensidad del ejercicio físico es importante. Por tanto, las actividades de intensidad leve como jugar a bolos, pasear en barca y efectuar tareas domésticas no hacen disminuir la tasa de mortalidad. Los ejercicios de intensidad moderada como el golf, el baile y la jardinería ayudan, pero los más intensos, como hacer *jogging* o nadar, son aún más beneficiosos. En último lugar, el efecto combinado de la duración, la intensidad y la frecuencia del ejercicio físico puede simplificarse en términos de la cantidad de energía gastada en una semana debido a la actividad física. Siguiendo este criterio estándar, el estudio demostró que el ejercicio físico con el que se queman un total de mil calorías por semana puede hacer disminuir un 20 por ciento el riesgo masculino de padecer enfermedades cardiovasculares. Sin ánimo de refutar los resultados que muestran que dos mil calorías por semana es una cifra óptima, estos nuevos datos ayudan a validar las recomendaciones actuales del secretario de Salud estadounidense sobre el ejercicio físico moderado en la población (véase el apartado «Una segunda opinión», página 192). Ésta es la buena noticia, pero la mala es que el informe del Estudio de los Alumnos del año 2000 también desveló que una menor cantidad de ejercicio físico genera un beneficio mucho menor, sobre todo en lo que respecta al aumento de la esperanza de vida.

El ejercicio físico y la salud

El Estudio de los Alumnos fue de los primeros en demostrar que el ejercicio físico alarga la vida, en lo cual han coincidido más de cien estudios. Los datos ponen de manifiesto que mejora la longevidad, sobre todo por su excepcional efecto en la cardiopatía. Esto no es ninguna sorpresa, puesto que la actividad física mejora los principales factores de riesgo cardiovasculares, como el colesterol, la tensión arterial, la concentración sanguínea de azúcar y la grasa corporal.

Aunque el corazón es el que más se beneficia de la práctica regular de ejercicio físico, los efectos favorables no acaban aquí. De hecho, el ejercicio también puede ser de utilidad en otras áreas.

- *Ictus*. En un informe de 1998 del Estudio de los Alumnos se revelaba que el ejercicio reduce el riesgo de ictus. El beneficio se observó en los hombres que quemaban entre 1 000 y 1 999 calorías por semana realizando ejercicio físico. En ellos disminuía un 24 por ciento la tasa de ictus, en comparación con los sedentarios. Como en el caso de la enfermedad cardíaca, el beneficio era máximo cuando se quemaban de dos mil a tres mil calorías por semana, lo cual hacía disminuir un 46 por ciento el riesgo de ictus.
- *Cáncer*. El ejercicio previene las principales causas de muerte en Estados Unidos, la cardiopatía y el ictus (en el primer y tercer puesto de importancia). Sin embargo, ¿puede reducir también el riesgo de que sobrevenga la segunda causa de muerte, el cáncer? La respuesta depende, en parte, de a quién se le formule la pregunta, puesto que en realidad se trata de uno de los pocos ámbitos en los que existe desacuerdo entre los estudios sobre salud masculina de Harvard. El Estudio de los Profesionales de la Salud demostró que el ejercicio físico se asocia a un descenso del riesgo de cáncer de páncreas, sobre todo en los hombres con sobrepeso. Aunque el cáncer de páncreas es mortal, es relativamente poco frecuente. No obstante, el cáncer de colon es el tercer tipo de carcinoma más frecuente en el hombre, y el estudio puso de manifiesto el considerable beneficio de la actividad física, ya que en los hombres más activos la cifra de riesgo fue un 47 por ciento menor que la de los menos activos. Los resultados del Estudio de los Alumnos coincidieron con los del Estudio de los Profesionales de la Salud, ya que se puso de manifiesto que en los hombres que quemaban más de mil calorías por semana practicando ejercicio el riesgo de desarrollar cáncer de colon era un 50 por ciento inferior al de quienes quemaban menos de

mil calorías por semana. El efecto protector se hace más patente en los hombres que se mantienen activos a lo largo de los años, y es especialmente notable en los obesos. En cambio, el Estudio de la Salud de los Médicos no halló ninguna relación entre el ejercicio físico y el cáncer de colon, ni en los hombres obesos ni en los delgados.

No existe ninguna explicación inmediata para dar cuenta de la divergencia de los resultados. Por suerte, no tengo que tomar partido en el desacuerdo entre los excelentes estudios realizados por mis compañeros de Harvard, ya que el informe sobre actividad física del secretario de Salud de Estados Unidos ha tomado la decisión por mí. Tras analizar casi treinta estudios que evaluaban la relación entre el ejercicio físico y el cáncer de colon, la revisión llegó a la conclusión de que la actividad física reduce el riesgo de desarrollar cáncer de colon y de que el efecto es considerable.

Los datos relativos al cáncer de próstata son menos concluyentes. El Estudio de los Alumnos reveló que es posible que practicar gran cantidad de ejercicio físico hiciera disminuir el riesgo, pero los efectos beneficiosos se limitaban a los hombres que quemaban más de cuatro mil calorías por semana. En el Estudio de los Profesionales de la Salud no se halló una protección global frente a este tipo de cáncer, pero sus resultados plantean la posibilidad de que con una gran dosis de ejercicio físico intenso se consiga reducir el riesgo de desarrollar una enfermedad avanzada. El resto de las investigaciones ofrecen resultados dispares, ya que a veces se demuestra que la actividad física moderada, como caminar, es beneficiosa, mientras que en otras ocasiones no se hace patente ningún tipo de efecto protector. Después de revisar diecinueve estudios sobre la relación entre el ejercicio físico y el cáncer de próstata, el secretario de Salud estadounidense llegó únicamente a la conclusión de que deben llevarse a cabo más estudios.

- *Otras enfermedades.* El ejercicio físico ayuda a prevenir las tres principales causas de muerte, la enfermedad cardíaca, el ictus y el cáncer de colon. Asimismo, evita la aparición de los trastornos crónicos que constituyen la principal causa de discapacidad en la población, como la hipertensión, la diabetes, la obesidad y las fracturas debidas a la osteoporosis. Practicar ejercicio físico con regularidad ayuda a combatir la depresión y la ansiedad, y según dos estudios realizados en el año 2001, puede ser beneficioso para la mente, ya que reduce hasta un 50 por ciento el riesgo de desarrollar enfermedad de Alzheimer y otros tipos de deterioro cognitivo (véase el capítulo octavo). Por si esto no basta para convencerle de que se ponga a practicar ejercicio, le diremos que los nuevos resultados extraídos del Estudio de los Profesionales de la Salud sugieren que también es beneficioso para dolencias de menor importancia —a menos que le afecten—. En el estudio se demostró que con el ejercicio físico disminuye el riesgo de sufrir dolorosos ataques de vesícula biliar, así como los molestos síntomas urinarios de la hiperplasia prostática benigna (véase el capítulo undécimo). También se puso de manifiesto que previene la disfunción eréctil masculina (véase el capítulo décimo). Con treinta minutos al día de ejercicio físico se reduce el riesgo de impotencia un 41 por ciento, una cifra considerable. Por tanto, los datos sobre la relación entre la actividad física y la salud son positivos.

- *Envejecimiento.* Puede que el ejercicio físico no haga retroceder en el tiempo, pero puede hacer que pase más lentamente. Si piensa en los cambios corporales que se producen a medida que pasan los años, verá que aumenta la tensión arterial, la cifra de colesterol, la concentración sanguínea de azúcar y el volumen de grasa corporal, mientras que disminuye la masa muscular y la concentración ósea de calcio. También merma la capacidad de bombeo del corazón, y los reflejos del sistema nervioso se vuelven más lentos. Todas estas alteraciones pueden duplicarse si se prolonga el reposo en cama y se les puede dar marcha atrás si se practica ejercicio físico con regularidad. Gran parte de la discapacidad que aparece con el transcurso de los años no es fruto del envejecimiento en sí, sino de la enfermedad. El poeta John Gay acertó hace unos trescientos años al afirmar que la práctica de ejercicio prolonga la juventud. Si se mantiene activo, su cuerpo se conservará joven. Además, conseguirá mayores beneficios si añade una buena dieta a su programa antienvejecimiento. Ya decía el filósofo romano Cicerón que con el ejercicio y la abstinencia se conserva algo del vigor de la juventud, incluso en la vejez.

La revolución del buen estado físico *(fitness)*

Junto con las investigaciones realizadas en el Cooper's Aerobic Institute (Instituto de Aerobic del doctor Cooper), fundado por el doctor Kenneth, en Dallas (EE. UU.), y otros estudios de las décadas de 1970 y 1980, el Estudio de los Alumnos ayudó a establecer el estándar de oro del ejercicio físico. Puso el listón muy alto —y aún sigue considerándose alto—, ya que requería entre tres y cuatro horas semanales de ejercicio de moderado a intenso. La revolución del aerobic estaba en marcha.

La doctrina del aerobic se basa en la observación de que el rendimiento cardiovascular aumenta al máximo cuando se utilizan grandes grupos musculares de un modo repetitivo y rítmico durante períodos prolongados. La teoría del aerobic pone énfasis en la importancia de incrementar la frecuencia cardíaca hasta un porcentaje máximo del 70 al 85 por ciento, y después mantener ese ritmo durante veinte o sesenta minutos o más. Se requiere la práctica de tres a cinco sesiones por semana, cada una de las cuales consta de veinte a sesenta minutos de ejercicio de intensidad aeróbica precedidos de un calentamiento que dura entre cinco y diez minutos, y seguidos de un período de relajación (que incluye ejercicios de estiramiento y de bajada de pulsaciones) de entre cinco y diez minutos de duración.

¿Cómo puede saber si está realizando ejercicio físico dentro de la franja aeróbica? El modo más sencillo es establecer un «ritmo de charla». Esfuércese lo suficiente como para sudar y respirar un poco más rápido, pero no tanto como para que le falte la respiración y no pueda hablar con un compañero (real o imaginario). Aún mejor, calcule su frecuencia cardíaca para comprobar si está en la franja aeróbica. Ésta es la mejor manera de determinar la intensidad del ejercicio físico.

Lo primero que debe hacer es aprender a tomarse el pulso, para lo cual puede utilizar la arteria carótida en el cuello o la arteria radial en la muñeca. Practique cuando esté descansando cómodamente; puesto que la frecuencia cardíaca es más lenta en reposo, le será más fácil tomarse el pulso. Una vez dominada la técnica, empiece a tomarse el pulso mientras practica ejercicio. Cuente los latidos durante diez segundos y, a continuación, multiplíquelos por seis para obtener la frecuencia cardíaca.

Cuando sepa calcular la frecuencia cardíaca, puede ajustar su ritmo para que dicha frecuencia se encuentre como máximo entre el 70 y 85 por ciento. Si le han realizado alguna prueba de esfuerzo, le habrán dicho cuál es su frecuencia máxima, de forma que la sabrá con más exactitud. Las pruebas de esfuerzo son importantes para aquellos individuos en que se ha diagnosticado o se sospecha una enfermedad cardíaca o la existencia de factores de riesgo cardiovascular significativos, pero no son necesarias en la mayor parte de la población.

Por fortuna, aun en el caso de no haberse sometido a una prueba de esfuerzo, puede calcular la frecuencia cardíaca máxima a partir de su edad. Durante más de treinta años, los médicos se han basado en una fórmula establecida por los doctores William Haskell y Samuel Fox. Tras revisar los resultados de diez estudios previos sobre la actividad física, se dieron cuenta de que la frecuencia cardíaca máxima se reduce de un modo predecible a medida que se envejece. Al elaborar un gráfico de comparación entre la frecuencia cardíaca máxima y la edad, descubrieron una ecuación simple que permitía explicar la relación:

Frecuencia cardíaca máxima = 220 − (edad en años).

La fórmula ha tenido tanto éxito que se ha aplicado en prácticamente todos los hombres y mujeres sanos sin someterse a una revisión crítica —hasta ahora—. Cuando un equipo de investigadores de Colorado (EE. UU.) analizó 351 publicaciones en que se comunicaban los resultados de las pruebas de esfuerzo realizadas en 18 712 pacientes de todas las edades y de ambos géneros, halló que esta antigua fórmula sobreestima la frecuencia cardíaca máxima real en los adultos, si bien infravalora la frecuencia cardíaca máxima en los individuos mayores de cuarenta y cinco años. En función de este análisis, los investigadores fijaron una nueva fórmula, que validaron después en 514 hombres y mujeres de edades comprendidas entre los dieciocho y ochenta y un años. Aunque la nueva fórmula es un poco más matemática que la ecuación original, parece más precisa:

Frecuencia cardíaca máxima = 208 − 0,7 × (edad en años).

Para calcular su frecuencia cardíaca máxima puede utilizar la antigua fórmula o la nueva ecuación. Para facilitarle la labor, en la tabla 5.2 se comparan ambas y se muestran los valores que deben alcanzarse al practicar ejercicio físico según las dos fórmulas.

Si se está iniciando en la práctica de actividad física, se recomienda alcanzar el valor más bajo de la franja de frecuencia cardíaca que le corresponda. En caso de que esto le resulte demasiado arduo, limítese a llegar hasta un 50 o 60 por ciento del valor máximo. Alcanzar este objetivo también será muy beneficioso para su salud, y podrá

Tabla 5.2
FRECUENCIA CARDÍACA QUE DEBE ALCANZARSE CON EL EJERCICIO AERÓBICO: LA COMPARACIÓN ENTRE LAS FÓRMULAS

Edad	Frecuencia cardíaca máxima		Objetivo (latidos por minuto) Bajo (70 % máx.)		Objetivo (latidos por minuto) Alto (85 % máx.)		Recuento de pulsaciones tomadas en 10 segundos Bajo		Recuento de pulsaciones tomadas en 10 segundos Alto	
	Fórmula antigua	**Fórmula nueva**	Fórmula antigua	**Fórmula nueva**	Fórmula antigua	**Fórmula nueva**	Fórmula antigua	**Fórmula nueva**	Fórmula antigua	**Fórmula nueva**
20	200	**194**	140	**136**	170	**165**	23	**23**	28	**28**
25	200	**191**	140	**134**	170	**162**	23	**22**	28	**27**
30	194	**187**	136	**131**	165	**159**	22	**22**	27	**27**
35	188	**184**	132	**129**	160	**156**	22	**21**	26	**26**
40	182	**180**	128	**126**	155	**153**	21	**21**	26	**26**
45	176	**177**	124	**124**	150	**150**	20	**21**	25	**25**
50	171	**173**	119	**121**	145	**147**	20	**) **	24	**25**
55	165	**170**	115	**119**	140	**145**	19	**20**	23	**24**
60	159	**166**	111	**116**	135	**141**	18	**19**	23	**24**
65	153	**163**	107	**114**	130	**139**	17	**19**	22	**23**

aumentar el grado de intensidad paulatinamente a medida que vaya adquiriendo una buena forma física.

Para realizar ejercicio físico de tipo aeróbico puede elegir entre varias actividades, como caminar enérgicamente, hacer *jogging*, nadar, subir por escaleras, bailar, remar o practicar esquí de fondo o deportes individuales en que se utilicen raquetas. Lo mejor es seguir un programa variado, ya que mantendrá los músculos fuertes y la mente despejada. Recuerde calentar los músculos antes de ponerse a practicar ejercicio y relajarlos después; la marcha, los estiramientos y la calistenia son idóneos. No olvide tampoco hacerse una revisión médica antes de iniciar un programa de ejercicio físico en serio (véase el Epílogo). En el caso de los hombres con problemas de salud, será el médico quien deberá dar recomendaciones individualizadas respecto al ejercicio físico, y en el caso de aquéllos con enfermedad cardíaca, quizá sea necesario iniciar el programa de mantenimiento bajo supervisión médica directa.

Una segunda opinión

Con las prisas por poner en forma a la población norteamericana, los médicos prácticamente pasaron por alto la letra pequeña de los principales documentos sobre el ejercicio físico publicados en las décadas de 1970 y 1980. Por ejemplo, mientras que el Estudio de los Alumnos puso de manifiesto un beneficio máximo al quemar entre dos mil y tres mil calorías semanales practicando ejercicio, también estableció los importantes efectos favorables de quemar mil calorías por semana. A pesar de que los mejores resultados se referían a los deportes intensos, también se observó una mejoría real con actividades cotidianas como subir por escaleras. De forma similar, en el Instituto de Aerobic del doctor Cooper (EE. UU.) se demostró que aunque realizando tres o más horas de ejercicio físico a la semana se gozaba de salud y se conseguía una forma física óptima, la primera hora era la más importante de todas. A pesar de los años de irrisión de los fisiólogos deportivos y de los corredores de maratón, resulta que el ejercicio físico moderado es beneficioso para la salud —muy beneficioso, de hecho.

El camino hacia la salud

En las décadas de 1970 y 1980, se recomendó a la población estadounidense que corriera; en la década de 1990, se le aconsejó que caminara. Andar puede ser una actividad aeróbica bastante intensa, y si no sólo hace falta fijarse en quienes practican marcha atlética. Pero incluso a un ritmo más pausado, andar es muy beneficioso. En lo que respecta a la longevidad y la salud, la distancia parece más importante que la velocidad, y no hace falta recorrer distancias heroicas para obtener un beneficio real. En 1993, quince años después de la primera publicación de sus resultados, el Estudio de los Alumnos reveló que en los hombres que caminan sólo dos kilómetros al día se reducía un 22 por ciento la tasa de mortalidad, en comparación con quienes caminaban menos de 0,6 kilómetros diarios. Un estudio realizado en 1996 en el estado de Washington (EE. UU.) confirmó estos datos. Los investigadores evaluaron a 1 645 hombres y mujeres mayores de sesenta y cinco años que no padecían enfermedad cardíaca ni discapacidad grave al inicio del estudio. Al cabo de cuatro años, en quienes caminaron como mínimo cuatro horas por semana se observó un descenso del 31 por ciento del riesgo de hospitalización por enfermedad cardíaca y una disminución del 27 por ciento de la tasa de mortalidad, en comparación con quienes andaban menos de una hora a la semana. De forma similar, un estudio de doce años de duración con 707 hombres jubilados residentes en Hawai demostró que la tasa de mortalidad en quienes andaban por lo menos tres kilómetros al día era menos del doble de la de quienes caminaban menos de 1,6 kilómetros al día. En los hombres que recorrían a diario una distancia intermedia de 1,6 a 3 kilómetros, el riesgo era intermedio. Aunque la investigación se centró en la marcha a pie, se puso de manifiesto el efecto protector de otras formas de ejercicio físico moderado. Al igual que en el resto de estudios, los efectos beneficiosos de la actividad física se mantenían incluso después de considerar la edad, la dieta, la tensión arterial, la diabetes y el colesterol.

Caminar es excelente para la salud; se trata de una actividad natural, cómoda, fácil y económica, y aun así reduce considerablemente el riesgo de enfermedad cardíaca y muerte. No obstante, a pesar de todas sus ventajas, andar no es algo único en su especie, ya que existen otras actividades cotidianas con excelentes efectos. En el grupo de alumnos de Harvard, subir 55 tramos de escalera por semana hizo disminuir un 25 por ciento la tasa de mortalidad, aún más que el descenso del 22 por ciento asociado al recorrido a pie de más de 14,5 kilómetros por semana. Practicar deportes de intensidad moderada tuvo un efecto aún más beneficioso, puesto que se asoció a una disminución del 37 por ciento de la tasa de mortalidad; asimismo, practicarlos durante más de tres horas por semana hizo disminuir un 50 por ciento la tasa de mortalidad.

Los beneficios de las actividades cotidianas
Aunque los deportes de intensidad moderada y otros tipos de entrenamiento físico pueden tener un porcentaje mayor de beneficios que las actividades cotidianas como andar, cuesta que la mayoría de la población se embarque en un programa de ejercicio estructurado. Sin embargo, los resultados de cinco estudios publicados entre 1999 y 2001 demuestran que incluso sin un programa fijo de entrenamiento, las actividades cotidianas son muy eficaces.

Los investigadores del Instituto de Aerobic del doctor Cooper realizaron el primero de los ensayos, en el que se evaluó a 235 individuos sanos pero sedentarios durante un período de dos años. Se asignó a la mitad de los participantes a un programa estructurado que potenciaba el ejercicio aeróbico durante veinte o sesenta minutos entre tres y cinco veces por semana. En vez de seguir este tipo de pauta convencional, el otro grupo acumuló como mínimo treinta minutos de actividad física de intensidad moderada la mayoría de los días de la semana o, preferiblemente, todos. Al final del estudio, ambos grupos experimentaron una mejoría y se observó un descenso semejante de la tensión arterial y la grasa corporal, así como una mejoría similar del rendimiento cardiopulmonar.

En un estudio a menor escala y más breve que incluyó cuarenta mujeres obesas se obtuvieron resultados semejantes: junto con una dieta de 1 200 calorías con pocas grasas, el ejercicio aeróbico estructurado y las actividades cotidianas moderadas consiguieron reducir de forma similar el peso corporal y las concentraciones sanguíneas de colesterol.

En otro estudio realizado en 1999 se adoptó un enfoque diferente, al evaluar el riesgo de muerte súbita en King County (Washington, EE. UU.) en relación con la cantidad de ejercicio físico realizado durante una semana estándar. Los resultados favorecen de forma excepcional las actividades cotidianas. En comparación con los individuos sedentarios, quienes trabajaban en el jardín durante al menos una hora a la semana se beneficiaban de un descenso del 66 por ciento de la tasa de mortalidad, disminución que era del 73 por ciento en quienes caminaban como mínimo una hora por semana. Los resultados se mantuvieron incluso después de realizar ajustes por edad, consumo de tabaco, diabetes, hipertensión, enfermedad crónica y escolaridad. Al igual que en el resto de los estudios, las actividades cotidianas eran como mínimo tan favorables como el ejercicio de intensidad elevada, que se asoció a un descenso del 66 por ciento del riesgo de muerte súbita.

El ejercicio físico moderado se ha visto respaldado más recientemente por los estudios de Harvard, aunque esta vez incluyeron mujeres, no hombres; aun así, estos últimos deben fijarse en los resultados. Un estudio con 72 448 enfermeras demostró que andar tres horas cada semana hacía disminuir aproximadamente un tercio el riesgo de desarrollar un infarto de miocardio, lo mismo que una hora y media de ejercicio físico intenso. Otro estudio con 39 372 mujeres profesionales de la salud ofreció datos aún más optimistas, ya que reveló que caminar durante sólo una hora a la semana reducía a la mitad el riesgo de padecer un infarto. En aquellas mujeres que aumentaban la cifra de kilómetros recorridos cada semana se observaron más efectos favorables, lo cual no se observó en quienes aceleraban el ritmo de la marcha.

Recomendaciones para practicar ejercicio de intensidad moderada
Es uno de los pocos aspectos que se ha vuelto más fácil: en vez de contar las pulsaciones y sudar de dos a cuatro horas cada semana, lo único que debe hacer es acumular como mínimo treinta minutos de actividad física moderada al día. Sin embargo, para obtener el mejor resultado, debe hacerlo diariamente, o casi todos los días.

El secretario de Salud de Estados Unidos, los Centers for Disease Control and Prevention (Centros de Control y Prevención de Enfermedades), los National Institutes of Health (Institutos Estadounidenses de la Salud) y el American College of Sports Medicine (Colegio Estadounidense de Medicina Deportiva) coinciden en el objetivo fundamental. La meta es quemar como mínimo 150 calorías al día mediante el ejercicio físico. Puede lograrlo en menos de treinta minutos si aumenta la intensidad de la actividad física, pero tardará más en conseguirlo si la intensidad es menor. En la lista que aparece abajo se recogen algunos ejemplos de actividades físicas con las que se consumen aproximadamente 150 calorías.

Ejercitar la capacidad de elección

¿Las nuevas recomendaciones dejarán obsoleto el recuento de las pulsaciones y acabarán con los gimnasios y centros de salud? En absoluto. Las últimas investigaciones demuestran que el ejercicio físico suave es más favorable que la falta de actividad física y que el ejercicio de

Modos de quemar aproximadamente 150 calorías

Lavar y encerar un automóvil durante 45-60 minutos   (Menos intensidad, más tiempo.)
Limpiar las ventanas o el suelo durante 45-60 minutos
Jugar a voleibol durante 45 minutos
Jugar a fútbol americano durante 30-45 minutos
Trabajar en el jardín durante 30-45 minutos
Impulsarse sentado en una silla de ruedas durante 30-40 minutos
Caminar 2 kilómetros en 35 minutos (17,5 min/km)
Jugar a baloncesto (sólo encestar) durante 30 minutos
Recorrer en bicicleta 8 kilómetros en 30 minutos
Bailar música animada (en un acto social) durante 30 minutos
Empujar un cochecito de niño 2,4 kilómetros durante 30 minutos
Rastrillar hojas durante 30 minutos
Andar 3,2 kilómetros en 30 minutos (9,3 min/km)
Practicar aerobic acuático durante 30 minutos
Nadar durante 20 minutos
Jugar a baloncesto en silla de ruedas durante 20 minutos
Jugar a baloncesto (un partido) durante 15-20 minutos
Recorrer en bicicleta 6,5 kilómetros en 15 minutos
Saltar a la cuerda durante 15 minutos
Correr 2,4 kilómetros en 15 minutos (6,3 min/km)
Quitar nieve con una pala durante 15 minutos
Subir por escaleras con paso normal durante 15 minutos   (Más intensidad, menos tiempo.)

Fuente: *Physical Activity and Health*. Informe del Servicio Federal de Sanidad de Estados Unidos.

intensidad moderada es aún mejor. Sin embargo, esto no contradice los resultados del Estudio de los Alumnos, que reveló que el ejercicio intenso es el más beneficioso de todos.

En conjunto, las investigaciones sobre la actividad física realizadas en los últimos veinte años demuestran que la población tiene opciones y elecciones. En vez de seguir un protocolo inamovible, usted puede ser flexible y elegir el programa de ejercicio que mejor se adapte a sus necesidades. La única norma es que debe ser saludable y que usted debe ser físicamente activo.

Aunque el secretario de Salud estadounidense recomienda practicar la cantidad necesaria de ejercicio físico para quemar mil calorías por semana, el Estudio de los Alumnos sugiere que se obtienen mayores beneficios si se duplica o triplica esta cantidad. La decisión está en sus manos. Empiece de forma gradual para llegar hasta el objetivo de las mil calorías. Si está satisfecho con los resultados o si la edad, los problemas médicos o las opiniones personales hacen que le cueste pasar de este nivel, manténgase ahí. Pero si aún requiere más ayuda para mejorar su peso, cifra de colesterol o tensión arterial, póngase el listón más alto. Es posible que descubra incluso que le gusta tanto el ejercicio físico que quiere probar nuevas actividades y desarrollar nuevas aptitudes, sólo por puro placer.

Ejercitar la cautela

El ejercicio físico es fabuloso para la salud. Sin embargo, como más vale prevenir que curar, debe practicarlo con inteligencia, ejercitando la moderación y el buen juicio a cada paso que dé. A continuación se ofrecen algunos consejos:

- Hágase una revisión médica antes de iniciar un programa de ejercicio moderado o intenso, sobre todo si tiene más de cuarenta años, si tiene algún problema médico o si es la primera vez que practica actividad física (véase el Epílogo). Aunque se solía considerar que las pruebas de esfuerzo en la cinta ergométrica eran importantes como medida cautelar, no son necesarias en la mayoría de la población. Los datos más sólidos proceden de un estudio con 3 617 hombres de edades comprendidas entre los treinta y cinco y cincuenta y nueve años que presentaban un alto riesgo de padecer enfermedad cardíaca a causa de la elevación de las cifras de colesterol. Incluso en estos hombres de alto riesgo, las pruebas de esfuerzo anuales no pudieron prever la afección cardíaca debida al ejercicio físico antes de que se desarrollara. No obstante, un aspecto favorable es la baja frecuencia de este tipo de enfermedades, ya que sólo aparecieron en el 2 por ciento de los hombres durante los siete años en que se practicó ejercicio físico. Pero incluso en el caso de que las pruebas de esfuerzo realizadas antes de la práctica de ejercicio no sean de utilidad en los hombres sanos, son obligatorias para todas aquellas personas con enfermedad cardíaca o síntomas que hagan sospechar la existencia de afecciones cardíacas.

- Coma y beba de una forma adecuada. No ingiera alimentos en las dos horas previas a la práctica de ejercicio físico, pero beba agua en abundancia antes, durante y después de la sesión de ejercicio, sobre todo en un clima cálido.
- Realice un calentamiento antes de cada sesión de ejercicio aeróbico y baje pulsaciones después. Camine a ritmo pausado antes de adoptar una marcha enérgica, y ande a paso ligero antes de hacer *jogging*. Los estiramientos y una calistenia suave son actividades idóneas de calentamiento y relajación.
- Lleve ropa cómoda, buscando más el confort y la seguridad que el estilo.
- Utilice un buen equipo, sobre todo buenas zapatillas deportivas.
- Practique ejercicio con regularidad. A menos que esté enfermo o lesionado, procure hacerlo casi todos los días, pero alterne sesiones más intensas con sesiones más suaves.
- Pruebe diversas actividades para encontrar la que mejor se adapta a sus necesidades. Si domina diferentes tipos de ejercicio, podrá adaptarse a las limitaciones impuestas por las inclemencias del tiempo, los viajes y las lesiones. Al variar de ejercicios, cuidará sus músculos y evitará el agotamiento y el aburrimiento. Idee un programa equilibrado. Añada estiramientos y ejercicios de fuerza y de equilibrio a las sesiones aeróbicas básicas (véase páginas 199-210). Plantéese la posibilidad de contratar los servicios de un entrenador o apúntese a un centro de salud (véase páginas 210-213).

- Practique ejercicio con seguridad. Evite el tráfico intenso y tenga cuidado con las áreas remotas, sobre todo si va solo. Camine o haga *jogging* en sentido contrario al tráfico. Cuando vaya en bicicleta, circule en el mismo sentido que el tráfico y lleve siempre el casco. Lleve ropa de colores llamativos y con elementos reflectantes cuando oscurezca. Tiene muy poco sentido que adopte medidas para reducir el riesgo de desarrollar un infarto de miocardio o ictus y aumente el riesgo de lesión o de muerte por accidente. Adapte su rutina al clima cálido, frío o húmedo.
- Escuche a su cuerpo. Aprenda a identificar los síntomas de aviso de un infarto de miocardio, como presión en el pecho o dolor torácico, insuficiencia respiratoria (falta de aire desproporcionada), fatiga, o sudor, pulso errático, aturdimiento, o incluso indigestión. No haga caso omiso de cualquier tipo de dolor que pueda indicar la existencia de una lesión; un tratamiento temprano puede prevenir a menudo problemas más graves. No realice ejercicio físico si tiene fiebre o está enfermo. Empiece a ponerse en forma poco a poco tras pasarse un tiempo inactivo por causas de fuerza mayor, sobre todo después de una enfermedad o una lesión.

Su programa de ejercicio

Los hombres que entienden cómo se debe comer tanto por salud como por placer saben tomar las decisiones que más se adaptan a sus necesidades. Para idear su programa de mantenimiento, tome en consideración las numerosas opciones del menú de ejercicios:

- Actividades cotidianas. En la sociedad actual de la alta tecnología, es posible pasarse un día, o incluso un año, sin realizar prácticamente ninguna actividad física. De hecho, parece que el 60 por ciento de la población estadounidense esté intentando por todos los medios evitar todo tipo de ejercicio físico, y la mayor parte lo consigue. No sea uno más. Llene de actividad su vida cotidiana; es posible que realizar un poco de ejercicio no parezca gran cosa, pero si se juntan varias actividades, el beneficio puede ser importante. Procure realizar los desplazamientos a pie o, al menos, bajarse del autobús o del tren una parada antes para andar un poco hasta llegar a su destino.

Aparque a unas manzanas de distancia de su domicilio o lugar de trabajo. Suba escaleras. Cargue con sus propios bultos. Lave su vehículo usted mismo. Desplácese a pie por el campo de golf. Cuide de su jardín y utilice un cortacésped manual. Utilice su cuerpo siempre que pueda; su recompensa será gozar de buena salud.

- Caminar. En muchos aspectos, es el ejercicio ideal. Es fácil y cómodo, ya que sólo se necesita llevar ropa y zapatos adecuados. Puede realizarse en solitario o ser una actividad social, y puede adaptarse a casi todos los tipos de clima. Andar puede ser un ejercicio de suave a moderado, o puede ser bastante intenso. Y lo mejor es que prácticamente no existe riesgo de lesión. Tal como afirmó Charles Dickens: «Camine y sea feliz, camine y sea saludable.»
- Hacer *jogging* y correr comparten muchas características con el hecho de caminar, aunque con dos excepciones importantes. Son más intensos, por lo que permiten que la sesión de ejercicio sea más productiva en menos tiempo. Sin embargo, también someten al cuerpo a un impacto mucho mayor, con lo cual aumenta el riesgo de lesión. Aun así, se trata de dos modalidades excelentes de actividad física, a pesar de que requieren una atención especial a fin de evitar lesiones.
- La natación y los ejercicios acuáticos son los más fáciles de realizar para los músculos y las articulaciones. Esto se debe a que el agua absorbe el 90 por ciento de la fuerza de la gravedad, con lo cual ofrece comodidad y protección. La natación también tiene la ventaja de ejercitar los brazos y el tronco, así como las piernas. No obstante, la comodidad es menor que en el caso de las caminatas o el *jogging*, y precisa de mucha más experiencia. Nadar también es menos eficaz para perder peso y fortalecer los huesos.
- Ir en bicicleta es otra actividad excelente que puede ser suave o intensa, solitaria o social. Aunque se trata de un ejercicio de bajo impacto, los accidentes y las caídas aumentan en gran medida el riesgo de lesión. Asimismo, ir en bicicleta durante períodos prolongados puede provocar disfunción eréctil en algunos hombres.
- Los deportes en que se utilizan raquetas pueden ser fabulosas actividades para mejorar la condición física si se juegan en serio. Aunque es mejor jugar partidos individuales, los dobles pueden ser-

vir perfectamente si se procura pasar bastante tiempo en movimiento.
- El golf es una magnífica actividad de recreo, pero no permite practicar una gran cantidad de ejercicio, a menos que camine por el campo. Si opta por andar, puede apuntarse 6,4 kilómetros por cada juego de dieciocho agujeros.
- Las máquinas para practicar ejercicio en casa son un fabuloso negocio. Los norteamericanos desembolsan 2 500 millones de dólares al año para adquirirlas. Con tanto dinero en juego, no nos sorprende que la población masculina esté sometida a la inexorable publicidad de fabricantes y vendedores: compre mi máquina y adelgace, mejore su forma física y viva más tiempo. Lo curioso es que estas afirmaciones son precisas, con una salvedad. Este equipamiento puede beneficiarle en gran medida, pero sólo si lo utiliza con regularidad.

Al igual que el propio cuerpo humano, los aparatos de gimnasia tienen un problema importante, el desuso. Un ejemplo es la bicicleta estática. Se trata de una herramienta excelente para mejorar la función cardiovascular, pero a menudo se ven dos pedales, un asiento y ningún ciclista subido. Sólo con las buenas intenciones no conseguirá gozar de un buen estado de salud; para eso, tendrá que sudar. El aburrimiento es la principal queja. Para mantenerse motivado, escuche música o vea la televisión o vídeos mientras realiza ejercicio físico. Puede leer mientras pedalea en una bicicleta y puede deleitarse los oídos mientras utiliza cualquier tipo de aparato de gimnasia. Los libros grabados en soporte sonoro son magníficos para motivarse, sobre todo si se resiste a la tentación de acabar la narración en su automóvil o en su cuarto, de forma que tenga que subirse a la cinta ergométrica a andar o al aparato de subir escaleras para conocer el final de la historia.

Los aparatos de gimnasia tienen dos inconvenientes más: pueden ocupar mucho espacio y ser muy caros. Para evitar problemas de espacio, algunas personas optan por comprar aparatos plegables. Se trata de una buena idea, pero normalmente no funciona. Los aparatos plegables suelen ser menos robustos que los modelos estáticos y el esfuerzo adicional que requiere sacar el aparato del lugar donde se guarda pone en peligro la motivación. Otra solución habitual en caso de problemas de espacio es dejar el aparato en un lugar en que no moleste, como el sótano, la buhardilla o el garaje, lo cual es otra mala idea. Ojos que no ven, corazón que no siente. Coloque el aparato de gimnasia en un lugar confortable y agradable que le ayude a disfrutar del ejercicio. Si dispone de un espacio limitado, decántese por un aparato compacto como una máquina de subir escaleras o una bicicleta en vez de algo más voluminoso como una cinta ergométrica o un aparato de remo.

El factor precio también puede solucionarse. Excepto las cintas ergométricas, que cuestan el doble o el triple, puede adquirir numerosos aparatos de gimnasia excelentes por entre cuatrocientos y seiscientos euros. La clave está en dar más importancia al funcionamiento que al diseño. Busque un aparato robusto con funciones de intensidad ajustable, uno en el que se sienta cómodo. Los avisos sonoros electrónicos (pitidos) inflan la factura, pero a menos que los necesite para motivarse, son totalmente opcionales. En general, es mejor optar por un aparato práctico y con pocos adornos de un fabricante con reputación especializado en equipamiento deportivo.

¿Qué aparato de gimnasia le conviene más? No deje que la publicidad elija por usted. Pruebe varios tipos de aparatos en tiendas o gimnasios, y recuerde que es probable que los que pruebe en los centros de salud sean modelos de última generación que cuestan mucho más de lo que querría gastarse en uno para casa. De ser posible, pruebe el aparato de gimnasia varias veces antes de extender un cheque. Busque uno que sea fácil de utilizar pero a la vez motivador y ameno. Para muchos hombres, la cinta ergométrica es la mejor opción, pero si ya sale de casa a andar o hacer *jogging*, tal vez le convendría diversificar y comprar una bicicleta estática o una máquina de subir escaleras. Por otra parte, si le fascina el esquí de fondo o el remo, podría optar por una máquina que simule los movimientos de estos deportes, de forma que pueda ampliar la temporada para practicarlos y estar en forma todo el año.

Ejercicios para desarrollar la fuerza

Incluso si camina, hace *jogging*, pedalea o nada casi cada día, debería reservar entre diez y veinte minutos más dos o tres veces por semana para realizar ejercicios que desarrollen la fuerza. Con esto mejorará su rendimiento deportivo y su forma física. Si bien ambos beneficios son favorables, no son la principal razón para levantar pesas. Debería practicar ejercicios de este tipo para conservar los músculos y huesos en buen estado.

Si no se realizan ejercicios de resistencia, la concentración ósea de calcio se reduce a medida que se envejece; la actividad física como caminar protegerá las piernas y las caderas, pero no los brazos y las muñecas. Los músculos también disminuyen de tamaño y se vuelven más débiles con el paso de los años; la pérdida de tejidos se inicia entre los treinta y los cuarenta años y se acelera una vez cumplidos los sesenta años. Así, un hombre normal de treinta años habrá perdido aproximadamente un 25 por ciento de su masa muscular y fuerza a los setenta y otro 25 por ciento a los noventa.

¿Cuál es la causa del debilitamiento óseo y muscular? El déficit de calcio y vitamina D en la dieta suele influir (véase el capítulo cuarto), así como el lento descenso de las concentraciones de testosterona que empieza a los cuarenta años (véanse los capítulos primero y décimo). Sin embargo, el mayor culpable es el desuso. Tenían razón los chicos en el vestuario; en lo que concierne a los músculos y huesos, úselos o piérdalos. Para mantenerlos fuertes, necesitan ejercitarse. No obstante, no sirven todos los tipos de ejercicio. Los ejercicios de resistencia, que mejoran la capacidad cardíaca y la circulación, hacen disminuir la tensión arterial, queman grasa corporal y mejoran las concentraciones sanguíneas de colesterol y azúcar, no servirán de mucho para aumentar la fuerza. Para mejorar la función cardiovascular y lograr una longevidad óptima son fundamentales los ejercicios de resistencia como caminar, hacer *jogging* o ir en bicicleta, pero para los músculos y los huesos, la clave son los ejercicios de fuerza con una resistencia.

A diferencia de los ejercicios de resistencia, que deberían practicarse casi a diario, los ejercicios de fuerza con una resistencia deberían realizarse sólo entre dos y tres veces por semana, de forma que dé tiempo a que los músculos se recuperen entre series. Es importante calentar antes de cada sesión y relajar los músculos al acabar. Es idóneo dedicar cinco o diez minutos a los estiramientos o a una calistenia suave.

Lo mejor es realizar ejercicios con poca resistencia y muchas repeticiones. Esto significa optar por un ejercicio que no parezca difícil al realizarse una o dos veces pero que fatigue, sin ser agotador, al repetirse entre ocho y doce veces entre treinta y noventa segundos. A medida que practique, podrá aumentar gradualmente la resistencia hasta que alcance un nivel sostenible. En general, cada ejercicio debería llevarse a cabo en una serie de ocho a doce repeticiones que se reinicie tras uno o dos minutos de descanso.

Los ejercicios con resistencia fortalecen únicamente los músculos que se ejercitan. Para que el beneficio sea óptimo, debe elaborarse un programa que ejercite cada uno de los principales grupos musculares.

Al igual que todos los tipos de ejercicio, el entrenamiento para desarrollar fuerza debe realizarse con precaución. Los ancianos y quienes padecen hipertensión, enfermedad cardíaca, artritis, afecciones musculares, trastornos neurológicos u otra clase de incapacidad deben contar con la aprobación y el asesoramiento médico pertinentes. En ningún caso se debe practicar ejercicio si se padece una enfermedad o lesión; tras recuperarse de una enfermedad, el entrenamiento para desarrollar fuerza debe reiniciarse de forma gradual e intensificarse lentamente.

Sobre todo, use el sentido común y escuche a su cuerpo. Muy a menudo oirá ruidos de armonía y mejoría, pero si oye sonidos de angustia, deténgase y pida ayuda. La fatiga, así como la rigidez y los dolores musculares leves suelen desaparecer con el reposo y con sencillos recursos de autoayuda, pero la presión en el pecho o el dolor torácico, la insuficiencia respiratoria y el aturdimiento encabezan la lista de síntomas que requieren atención médica.

Aspectos prácticos
Puesto que cada uno tiene un punto de partida diferente y metas propias, debe personalizarse el programa de entrenamiento para desarrollar fuerza. La técnica es importante y puede ser útil disponer de un equipo especial. Por eso, los centros de salud, los gimnasios y los entrenadores personales pueden ser de gran ayuda, sobre todo al principio.

El programa de ejercicios con resistencia puede basarse en diferentes métodos. Los aparatos como los sistemas Cybex, Universal o Nautilus ofrecen los programas más precisos, pero deberá contar con la ayuda de un gimnasio y un entrenador. Sin embargo, tiene la suerte de poder arreglárselas muy bien en casa utilizando su peso corporal (calistenia), cintas elásticas o pesas (incluidas aquéllas para los tobillos).

Los ejercicios con pesas requieren una atención especial. Empiece con un peso con el que se sienta cómodo; para algunos hombres será sólo de uno o dos kilogramos, mientras que para otros será de cuatro a siete kilogramos o más, pero en todo caso, nunca debe ser más del 50 por ciento del peso máximo que pueda levantar cómodamente de una vez. Asegúrese de que su posición es correcta; separe los pies entre veinticinco y treinta centímetros, flexione ligeramente las rodillas y mantenga la espalda recta. No se balancee ni se ladee; mueva únicamente aquella parte del cuerpo que está ejercitando. Levante las pesas lentamente, utilizando dos segundos para levantarlas y entre dos y cuatro segundos para volver a la posición inicial. Respire lentamente, pero nunca contenga la respiración. Si se da cuenta de que, por el esfuerzo, emite sonidos parecidos a gruñidos, significa que hay demasiado peso.

En la figura 5.2 se muestra un programa ilustrativo de lo que puede hacer en casa utilizando únicamente un par de pesas, así como pesas para los tobillos, una silla firme y una toalla o una esterilla, además de su cuerpo, por supuesto. Empiece realizando los ejercicios de pie, después los que requieren una silla y finalmente los ejercicios en el suelo. Repita cada ejercicio entre ocho y doce veces, descanse uno o dos minutos y, a continuación, realice una segunda serie de entre ocho y doce repeticiones.

El mismo programa de ejercicio físico no sirve para todos. Aunque lo más conveniente es seguir una rutina personalizada y supervisada por un especialista, no siempre se cuenta con esta posibilidad. A continuación, se muestran diez ejercicios básicos que pueden ayudar a la mayoría de los hombres a fortalecer los huesos y músculos. Empiece lentamente y con cautela, pero aumente el esfuerzo de un modo uniforme a medida que su condición física mejore. Lea el texto con atención y asegúrese de entender las instrucciones y precauciones.

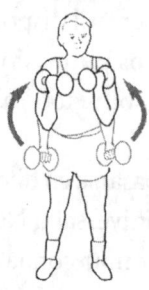

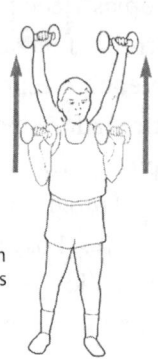

FLEXIONES DE BRAZO (TRÍCEPS)
Brazos, hombros y parte superior de la espalda

De pie, con los pies ligeramente separados, tome una pesa con cada mano y llévela a la altura de los hombros. Con las palmas hacia el exterior, eleve los brazos hasta que estén totalmente extendidos; después, baje las pesas lentamente hasta la altura del pecho. Repítalo entre 8 y 15 veces; descanse y vuelva a hacer la serie.

FLEXIONES DE BRAZO (BÍCEPS)
Brazos, hombros y parte superior de la espalda

Puede realizarse de pie o sentado cómodamente con los brazos a los lados. Tome una pesa con cada mano y elévelas lentamente hasta la altura de la parte superior del pecho, manteniendo los brazos pegados al cuerpo. Baje las pesas despacio, y repita el ejercicio. Vaya alternando la posición de las manos, primero con las palmas hacia delante y después hacia atrás (flexiones invertidas). Hágalo entre 8 y 15 veces; descanse y repita la serie.

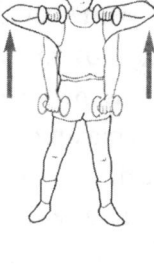

REMO EN DIRECCIÓN VERTICAL
Brazos, hombros y parte superior de la espalda

De pie, separe las piernas de forma que queden alineadas con los hombros. Tome una pesa con cada mano, con las palmas hacia abajo. Eleve lentamente las pesas hasta la altura de los hombros, manteniéndolas juntas, para lo cual deberá conseguir que los codos apunten hacia arriba. Baje poco a poco las pesas hasta las piernas. Hágalo entre 8 y 15 veces; descanse y repita la serie.

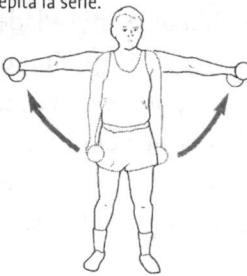

ELEVACIONES LATERALES
Brazos, hombros y parte superior de la espalda

De pie, con los pies ligeramente separados, tome una pesa en cada mano y déjelas a la altura de los muslos. Con los brazos estirados, eleve lentamente las pesas hasta la altura de los hombros. Baje despacio las pesas hasta volver a la posición inicial. Realice el ejercicio entre 8 y 15 veces; descanse y repita la serie.

CONTRACCIONES ABDOMINALES
Abdomen y tronco

Túmbese boca arriba con las rodillas flexionadas, las plantas de los pies apoyadas en el suelo y los brazos flexionados sobre el pecho. Eleve el torso hasta que los codos toquen las rodillas. Vuélvase a tumbar despacio. Repita el ejercicio entre 8 y 15 veces; descanse y repita la serie.

Figura 5.2. Ejercicios para desarrollar la fuerza.

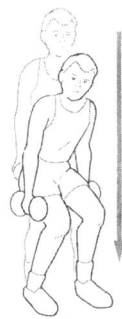

SENTADILLA PARCIAL
Caderas y piernas

De pie, separe las piernas de forma que queden alineadas con los hombros. Tome una pesa con cada mano, manteniendo los brazos estirados a los lados y las palmas hacia dentro. Flexione lentamente las rodillas, bajando los glúteos unos veinticinco centímetros, a la vez que mantiene los brazos rectos. Endurezca el cuerpo poco a poco hasta quedar totalmente de pie. Hágalo entre 8 y 15 veces; descanse y repita la serie.

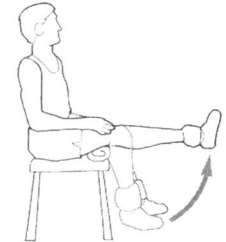

EXTENSIÓN DE RODILLA
Caderas y piernas

Póngase una pesa para el tobillo. Siéntese en una silla de respaldo recto, con las rodillas separadas unos quince centímetros y con una toalla plegada bajo la parte inferior del muslo. Levante lentamente el pie derecho hasta que la pierna quede estirada. Baje poco a poco el pie hasta el suelo. Realice el ejercicio entre 8 y 15 veces con cada pierna; descanse y repita la serie.

EXTENSIÓN DE CADERA
Caderas y piernas

De pie, con una pesa para el tobillo, colóquese a 20 centímetros de una silla firme. Utilizando el respaldo para mantener el equilibrio, doble el tronco hacia adelante unos 45° y después extienda la pierna derecha recta por detrás de usted. Baje lentamente el pie al suelo. Hágalo entre 8 y 15 veces con cada pierna; descanse y repita la serie.

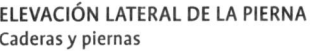

ELEVACIÓN LATERAL DE LA PIERNA
Caderas y piernas

Colóquese de pie, con una pesa de tobillo, detrás de una silla firme; utilice el respaldo para mantener el equilibrio. Eleve lentamente la pierna derecha hacia un lado hasta que el pie esté a unos veinte centímetros del suelo. Mantenga la rodilla recta. Baje el pie lentamente hasta el suelo. Hágalo entre 8 y 15 veces con cada pierna; descanse y repita la serie.

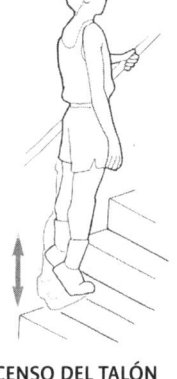

ELEVACIÓN Y DESCENSO DEL TALÓN
Caderas y piernas

De pie, en el último escalón inferior de una escalera, sujétese a una barandilla para mantener el equilibrio. Coloque la punta de los pies en el escalón de forma que sobresalgan los talones. Eleve lentamente los talones, llevando todo el peso a los dedos de los pies. Baje despacio los talones tanto como pueda, llevando el peso hacia ellos. Vuelva a la posición inicial. Repita el ejercicio entre 8 y 15 veces; descanse y repita la serie.

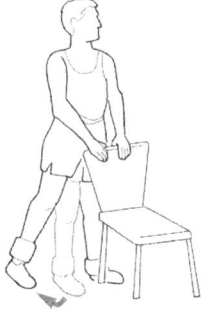

Figura 5.2. Ejercicios para desarrollar la fuerza.

Ejercicios para desarrollar la flexibilidad

A medida que los músculos y tendones se fortalecen, también se vuelven más rígidos y cortos. Ésta es la receta de la lesión. Sin embargo, con un programa de ejercicios de estiramiento se puede reducir el riesgo al mínimo. Puesto que muchos de estos ejercicios se basan en el yoga, pueden ayudar a hacer disminuir tanto la tensión psicológica como muscular.

Cree una rutina que se adapte a sus necesidades corporales, centrada en los músculos más tensos. Dese tiempo para mejorar, ya que devolver la flexibilidad a los músculos es un proceso lento y si se impacienta y los fuerza demasiado, puede provocar aquella lesión que intenta evitar. Nunca estire hasta sentir dolor; no tiene sentido forzar los límites del propio cuerpo. Un fisioterapeuta, un entrenador personal o un profesor de yoga pueden ser de gran ayuda, sobre todo al principio. En la figura 5.3 se muestra una rutina básica de estiramientos.

Un buen programa de ejercicios de estiramiento debe durar aproximadamente diez minutos. Constituye un modo excelente de calentamiento antes de practicar ejercicio y de relajación una vez finalizado. A muchas personas les gusta realizar algunos estiramientos al levantarse, al acostarse o en momentos de estrés. Con los estiramientos se puede hacer soportable un largo viaje en automóvil, así como aliviar al cuerpo cuando se realizan tareas domésticas o se trabaja en el jardín. Establezca aquella rutina que más le convenga, pero procure realizar estiramientos entre dos y tres veces por semana.

Ejercicios para desarrollar el equilibrio

Le he pedido que elabore un programa equilibrado de ejercicio físico. Para lograrlo, debería incorporar algunos ejercicios más que le permitan mejorar el equilibrio. Este último es una capacidad sumamente especializada que precisa del esfuerzo combinado de las células nerviosas que posibilitan la orientación del cuerpo en el espacio, los ojos, el aparato vestibular en el oído interno, que actúa como el giroscopio del organismo, y la médula espinal y el cerebro, que coordinan toda la información. Esta habilidad suele deteriorarse a medida que se envejece, lo cual contribuye a las caídas que atormentan a uno de

Cree una rutina que se adapte a sus necesidades corporales, centrada en los músculos más tensos. Dese tiempo para mejorar, ya que devolver la flexibilidad a los músculos es un proceso lento y si se impacienta y los fuerza demasiado, puede provocar aquella lesión que intenta evitar. Nunca estire hasta sentir dolor; no tiene sentido forzar las limitaciones del propio cuerpo. Un fisioterapeuta, un entrenador personal o un profesor de yoga pueden ser de gran ayuda, sobre todo al principio. En estos dibujos se muestra una rutina básica de estiramientos.

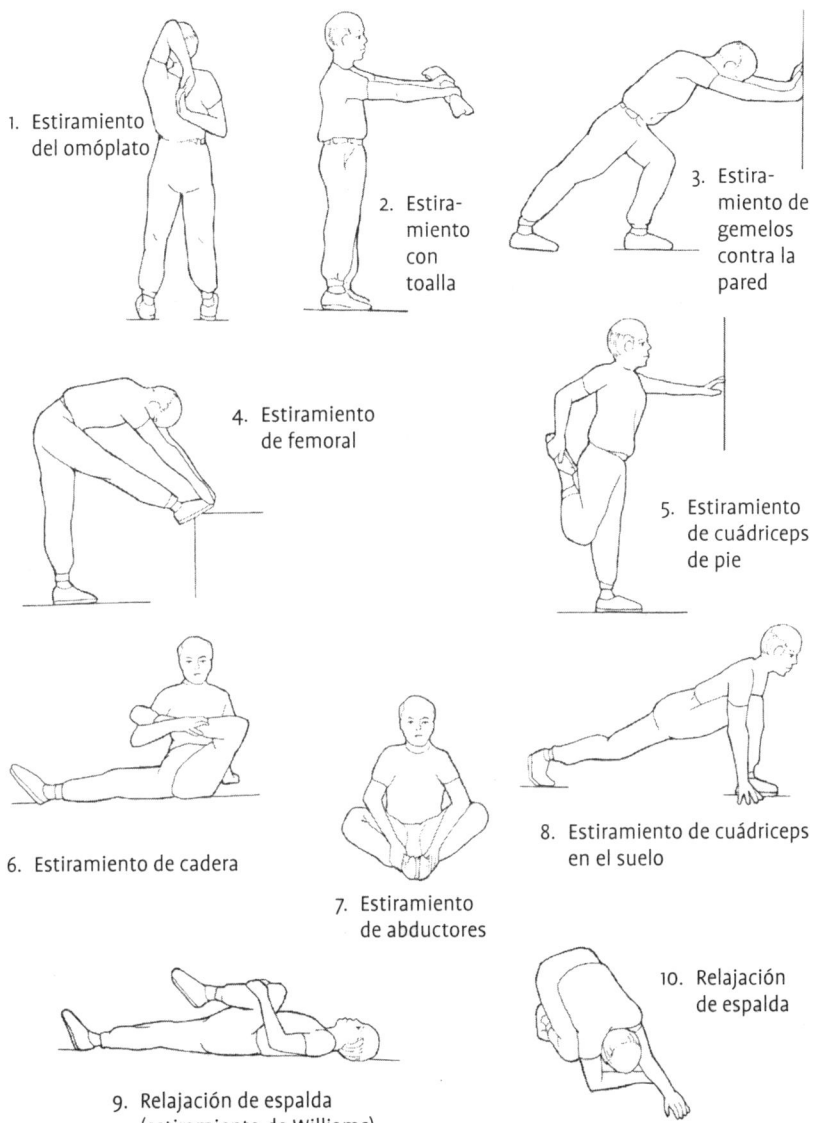

1. Estiramiento del omóplato
2. Estiramiento con toalla
3. Estiramiento de gemelos contra la pared
4. Estiramiento de femoral
5. Estiramiento de cuádriceps de pie
6. Estiramiento de cadera
7. Estiramiento de abductores
8. Estiramiento de cuádriceps en el suelo
9. Relajación de espalda (estiramiento de Williams)
10. Relajación de espalda

Figura 5.3. Estiramientos.

cada tres hombres mayores de sesenta y cinco años. Caminar, subir escaleras y practicar ejercicios de resistencia y estiramientos puede ser de utilidad, pero el taichi y las clases especiales para desarrollar el equilibrio ofrecidas en muchos centros de salud y de la tercera edad pueden ser de ayuda para todos. En la figura 5.4 se muestran algunos ejercicios sencillos para potenciar el equilibrio que puede practicar solo.

Los centros de salud y los entrenadores

Con más de veinte millones de socios en Estados Unidos, los centros de salud están en la cresta de la ola del *fitness* (buen estado físico). Estas organizaciones pueden aportar tres beneficios importantes: enseñanza y supervisión, equipamiento e instalaciones, y motivación y compañerismo. Sin embargo, muchos de estos centros son caros, otros ofrecen unas condiciones que no interesan y unos cuantos quiebran sin devolver las cuotas abonadas. En cierto modo, un centro de salud es un espacio grande y caro de instalaciones deportivas. Si lo usa, gozará de muchos de los beneficios que tiene para la salud, pero en caso contrario, lo único que conseguirá es sentirse culpable y pensar que está malgastando su dinero.

A continuación se enumeran algunas recomendaciones que le pueden ayudar a encontrar el centro que mejor se adapte a sus necesidades.

- Busque un centro que le quede cerca. Si tiene que realizar un gran desplazamiento, pondrá cualquier excusa para no ir. Si es posible, elija un centro que esté a unos diez o quince minutos de su domicilio o lugar de trabajo. La ubicación lo es todo, o casi todo.
- Compruebe que el centro está abierto cuando desea usarlo y de que no está demasiado abarrotado de gente en las horas en las que quiere ir.
- Asegúrese de que el centro posee lo que usted desea, pero no pague más de lo necesario. Si le gusta caminar en la cinta ergométrica o ir en bicicleta, puede ahorrarse mucho si huye de los clubes con pistas de tenis y sauna húmeda. Por otra parte, si su fuerte es el crol, busque un centro con piscina de competición.
- Observe el entorno. Los aspectos intangibles pueden motivar la elección o el rechazo de un centro de salud. El centro debe ser acoge-

Aunque realizar clases en grupo y disponer de un entrenador personal son el mejor modo de mejorar el equilibrio, puede practicar algunos ejercicios sencillos usted mismo. Caminar y subir escaleras son actividades útiles a tal efecto. A continuación se muestran tres ejercicios que puede realizar.

Sitúese a unos sesenta centímetros de la pared para que pueda apoyarse con la mano si lo necesita. Manteniendo rectas ambas rodillas, levante una pierna hacia adelante hasta que la punta del pie se halle elevada a unos 30 o 45 grados. Quédese en esta posición durante 5 o 10 segundos y vuelva a la posición inicial. Haga este ejercicio al menos cinco veces y después repítalo con la otra pierna.

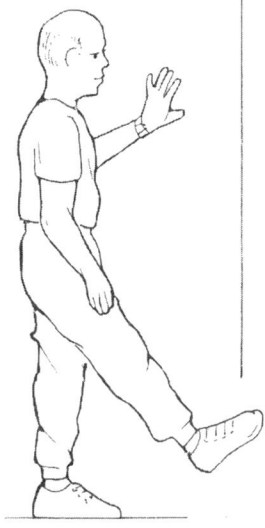

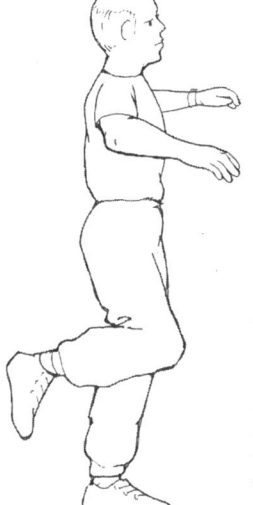

Mantenga el equilibrio con una pierna mientras flexiona la otra a la altura de la rodilla. Aguante así entre 5 y 10 segundos y vuelva a la posición inicial. Repita el ejercicio entre 5 y 10 veces y cambie de pierna. Al principio es posible que tenga que apoyarse con la mano en la pared, pero con la práctica podrá mantener los brazos flexionados hacia delante. A medida que vaya practicando el ejercicio, procure aguantar más tiempo manteniendo el equilibrio sobre una pierna. El objetivo debe ser aguantar uno o dos minutos con cada pierna, primero en fragmentos más breves repetidos y, finalmente, entre uno y tres períodos seguidos.

Camine poniendo un pie justo delante del otro como si estuviera en una cuerda floja. Deje los brazos estirados y pegados al cuerpo, o apóyese en una pared para mantener el equilibrio si lo necesita. Recorra la distancia equivalente a un pasillo largo, y después dé la vuelta y regrese al punto de partida.

Figura 5.4. Ejercicios para desarrollar el equilibrio.

dor y estar limpio, radiante y animado. Eso también va por las duchas y los vestuarios. Si ver la televisión o escuchar música le ayuda a practicar ejercicio, asegúrese de que el centro tiene lo que usted desea. Si prefiere Schubert a los Stones, evite la música rock a todo volumen. Compruebe también que los demás socios son compatibles con su personalidad y estilo. Si le gusta hacer *jogging* con una camiseta y unos pantalones viejos, tal vez se sienta extraño rodeado de una multitud vestida de licra.

- Eche un vistazo al centro de salud. Elija uno que se adapte a su edad y estado de salud. En un buen centro se le pedirá que rellene un cuestionario de tipo médico, que posiblemente requiera la conformidad de su facultativo. Si tiene algún problema de salud, opte por un centro dotado del equipo y el personal necesario para proporcionar primeros auxilios. Recele de un club que insiste en que se realice pruebas de esfuerzo caras en sus instalaciones, tanto si las necesita como si no.
- Observe al personal. ¿Se trata simplemente de culturistas con buena imagen, o son expertos en deporte cualificados? Una buena credencial sería disponer de un certificado emitido por una organización oficial.
- Dé un par de vueltas por el centro a la hora en que crea que utilizaría las instalaciones para hacerse una idea de cómo será en realidad.
- Hable con los socios del centro para averiguar si les gusta; no se olvide de preguntar si el centro cumple las promesas.
- Pida que le regalen una sesión introductoria o que le permitan hacerse socio de forma temporal hasta que esté convencido. Es el mejor modo de saber si el centro le va a resultar útil.
- Si viaja con frecuencia, procure apuntarse en un centro que permita acceder a clubes de otras ciudades.

La mayor parte de los centros de salud ofrecen los servicios de entrenadores personales, normalmente pagando una cuota adicional. También existen entrenadores que le pueden ayudar tanto en casa como en un gimnasio. Un buen entrenador puede prestarle su ayuda de cinco maneras: analizando sus necesidades y destreza, fijando objetivos, informándole acerca de aspectos concretos, realizando un seguimiento del programa de ejercicio físico y, sobre todo, motivándole.

Los entrenadores personales no son fisioterapeutas, por lo que no debería acudir a ellos para tratar una lesión. De hecho, puesto que no están capacitados para ello, no existen normas que garanticen la calidad del tratamiento. La recomendación de un conocido es el mejor modo de encontrar un entrenador, pero recuerde entrevistarlo usted mismo antes de contratar sus servicios. Es importante que esté avalado por organizaciones oficiales. Esto significa que el entrenador ha realizado un curso de entre dos y cuatro días de duración y que ha aprobado un examen. Finalmente, evalúe la personalidad y el estilo del entrenador. Puesto que la motivación es una razón de peso para contratarle, es fundamental que haya buena química. Los entrenadores personales salen caros. Aunque pueden serle de gran ayuda para ponerse en forma, existen alternativas más económicas como los libros y vídeos con ejercicios, las clases en grupo e incluso la ayuda de amigos que sean o hayan sido deportistas. En última instancia, el único entrenador que realmente importa es uno mismo. Un entrenador personal le puede animar y motivar, pero serán sus músculos los que tendrán que esforzarse para que usted goce de salud y buena forma física.

Las complicaciones del ejercicio físico

Si bien no ocurre a menudo, algunas personas fallecen mientras practican ejercicio físico, hecho que suele protagonizar la sección de sucesos del noticiario televisivo. En el caso de los atletas jóvenes, la causa suele ser una anomalía congénita de las arterias coronarias, un engrosamiento anormal del músculo cardíaco (miocardiopatía hipertrófica), la inflamación del músculo cardíaco (miocarditis) o un problema no cardíaco como el consumo de drogas. En los ancianos, la causa suele ser una enfermedad coronaria que provoca una arritmia cardíaca (fibrilación ventricular) o un infarto de miocardio.

No ocurre a menudo, y no cambia el hecho de que con el ejercicio físico disminuye el riesgo de infarto y muerte. Éste es el mensaje que nos transmite el Estudio de los Alumnos y las investigaciones realizadas mucho después. En ese estudio se evaluó el índice global de salud y supervivencia, pero no se diferenciaron las complicaciones que aparecieron durante el ejercicio físico de las que se observaron en otros momentos. En el Instituto de Aerobic del doctor Cooper se contemplaron los casos de muerte provocada por el ejercicio físico, pero no se registró ninguno en más de 375 000 horas de actividad física, con 1,9 millones de kilómetros recorridos andando y practicando *jogging*.

Los investigadores de Seattle (EE. UU.) aportaron más datos al respecto. Demostraron que los «guerreros del fin de semana», personas que practican ejercicio intenso sin ponerse en forma primero, tienen una probabilidad 56 veces mayor de fallecer durante una sesión de una hora de ejercicio que durante una hora de inactividad. En quienes practican actividad física con asiduidad también aumenta el riesgo durante el punto álgido del ejercicio físico, pero este riesgo es bajo y, lo que es más importante, el riesgo global de muerte cardíaca súbita es un 60 por ciento inferior al de las personas sedentarias. Recientemente, se ha publicado un informe del Estudio de la Salud de los Médicos en que se confirman estos datos. Se comprobó que el riesgo de muerte súbita fue casi diecisiete veces más alto durante una sesión de ejercicio intenso —y hasta un máximo de treinta minutos después de la sesión— que durante un período similar en que la cantidad de ejercicio practicado fue poca o nula. No obstante, al igual que en el estudio de Seattle, practicar ejercicio con regularidad reducía de forma considerable el riesgo que conlleva para el corazón el ejercicio físico intenso. Y lo mejor de todo es que el riesgo era extremadamente bajo, ya que se registraba un solo caso de muerte súbita por cada 1,51 millones de sesiones de ejercicio, incluso cuando se incluía en el análisis a los hombres con mala forma física.

Si bien no ocurre a menudo, sirve para recordarnos que el ejercicio físico es una cuestión importante y que se puede reducir el riesgo al mínimo si se toma en serio.

En primer lugar, hágase una revisión médica poco antes de iniciar un programa de actividad física, sobre todo si tiene más de cuarenta años o si es la primera vez que practica ejercicio (véase el Epílogo). En la revisión médica deberían evaluarse sus antecedentes familiares y sus hábitos de salud, así como los síntomas que pueda presentar. En el examen físico debería determinarse su tensión arterial, comprobarse el estado de su corazón, pulmones y articulaciones, y establecerse su frecuencia del pulso. Entre los análisis de laboratorio que resultan de utilidad figuran el recuento sanguíneo completo, el perfil del colesterol y las concentraciones sanguíneas de azúcar. Es sensato realizar un electrocardiograma (ECG), sobre todo si no le han hecho ninguno en los cinco años anteriores, pero probablemente no será útil realizar una prueba de esfuerzo, a menos que los resultados anteriores lleven a sospechar de la existencia de una anomalía cardíaca.

En segundo lugar, póngase en forma gradualmente. Fije objetivos sensatos y aumente la intensidad del ejercicio paulatinamente a medida que mejora su condición física.

En tercer lugar, no deje que su estómago compita con su corazón. No coma en las dos horas posteriores a la práctica de ejercicio físico, pero asegúrese de beber mucha agua antes, durante y después de la sesión de ejercicio para mantener una correcta hidratación corporal.

En cuarto lugar, evite las condiciones climáticas extremas. Tanto los fríos vientos invernales como los calurosos días veraniegos pueden poner en tensión el corazón. Éste es otro de los motivos para tener un aparato de gimnasia en casa, para caminar por un espacio cerrado o para acudir a un centro de salud, de forma que pueda mantenerse activo todo el año.

En quinto lugar, realice un calentamiento antes de la sesión de ejercicio y dedique después unos minutos a la relajación y los estiramientos. Las articulaciones y los tendones se lo agradecerán, al igual que los músculos, incluido el más importante: el corazón.

Finalmente, y lo que es más importante, preste atención a su cuerpo. Aunque con el ejercicio físico intenso le costará respirar, no haga caso omiso de una respiración desproporcionadamente forzada o de la falta de respiración. Esté atento por si aparece presión, tensión o dolor en el pecho. No intente seguir con el ejercicio si presenta una fatiga o sudoración excesivas. Fíjese en si aparece mareo, aturdimiento, desvanecimiento, o un latido cardíaco irregular o demasiado rápido. Incluso debe prestarse atención a una «indigestión». Si nota alguno de estos síntomas mientras realiza ejercicio físico, deténgase de inmediato y prepárese para solicitar ayuda si su situación no mejora rápidamente. Informe al médico de cualquier síntoma que presente, tanto durante el ejercicio como en reposo.

Afortunadamente, la actividad física provoca complicaciones cardíacas con muy poca frecuencia. Por desgracia, las complicaciones musculoesqueléticas son bastante habituales, pero a menudo también pueden prevenirse o, por lo menos, tratarse en casa con remedios sencillos.

La misma rutina de calentamiento, relajación y progresión gradual con la que se protege al corazón permite prevenir numerosas lesiones musculoesqueléticas. Los estiramientos resultan de especial utilidad, puesto que el propio ejercicio físico puede tensar los músculos. Asimismo, es importante disponer de un buen equipo deportivo, sobre todo zapatillas de deporte que se ajusten bien al pie y lo sujeten. Adoptando una técnica correcta también se pueden prevenir muchas lesiones; al aprender unos cuantos conocimientos que le permitan mejorar su técnica, se verá beneficiada tanto su salud como su rendimiento. Sobre todo, no cometa excesos. La fatiga y la deshidratación hacen disminuir la concentración, lo cual puede provocar un tropezón o una caída. El exceso es la principal causa de lesión. Deje que su cuerpo descanse y se recupere tras una sesión de ejercicio físico, sobre todo cuando está empezando a ponerse en forma. Alterne las sesiones arduas con las sencillas. Varíe la rutina a fin de trabajar partes diferentes del cuerpo. Por ejemplo, algunos hombres optarán por caminar un día, jugar al golf un día después e ir en bicicleta el tercer día. Descansar un día de vez en cuando tampoco hace daño.

Aun adoptando todas estas precauciones, se producen lesiones. Si las detecta al principio, puede tratarlas usted mismo. Es normal estar dolorido y notar cierta rigidez, pero no lo es sentir dolor ni notar hinchazón, un descenso de la fuerza o la movilidad, o una pérdida de color de la piel. Si el problema parece de poca importancia, soluciónelo usted mismo. Pero si su situación no mejora, o si presenta una lesión grave, solicite atención médica.

Las cinco reglas básicas para tratar las lesiones son las siguientes: protección, reposo, hielo, compresión y elevación.

Las cinco reglas básicas

- *Protección*. Debe evitarse cualquier tipo de lesión de mayor envergadura en los tejidos ya dañados. Proteja las pequeñas lesiones con vendas, prendas compresivas elásticas o tablillas sencillas. Puede bastar con algo tan simple como unir con esparadrapo un dedo del pie lesionado con el dedo sano que está a su lado. Acuda al médico si presenta una lesión que requiere tablillas de mayor precisión o vendaje enyesado.
- *Reposo*. Los tejidos lesionados necesitan tiempo para curarse. Aunque se trata de un principio evidente, es posible que lo pase por alto una vez que se aficione al ejercicio físico. No sucumba a la tentación, pues puede engañarse a sí mismo adoptando soluciones rápidas. Lo que puede hacer es descansar de forma selectiva; por ejemplo, tendrá que dejar el tenis hasta que se recupere de la tendinitis en el hombro del brazo con el que juega, pero puede caminar, hacer *jogging* o ir en bicicleta. En cierto modo, una lesión es a menudo una bendición disfrazada, ya que obliga a diversificar la actividad física y a adquirir nuevas habilidades.
- *Hielo*. Se trata del modo más barato, más sencillo y, aun así, más eficaz para tratar muchas lesiones. Es un excelente antiinflamatorio, ya que reduce la hinchazón y el dolor. Para obtener los mejores resultados, aplique una bolsa de hielo entre diez y quince minutos tan pronto como sea posible después de producirse la lesión. Repita el tratamiento con hielo cada hora durante las primeras cuatro horas, después cuatro veces al día durante los siguientes dos o tres días. Proteja la piel con ropa fina y no permita que se enrojezca, se llene de ampollas o se entumezca. Cuando hayan transcurrido entre 48 y 72 horas, aplique tratamientos de calor, utilizando la misma pauta y principios terapéuticos.
- *Compresión*. La presión ayudará a reducir la hinchazón y la inflamación. En la mayoría de los casos, bastará con utilizar una sencilla venda elástica, que debe ajustar pero sin estar demasiado apretada. Recuerde que la inflamación puede progresar lentamente horas después de la lesión, por lo que quizá tenga que aflojar el vendaje.

Otro truco es colocar un pequeño trozo de espuma de caucho directamente en la zona lesionada antes de vendarla; esto permitirá ejercer una leve presión donde sea necesario sin oprimir toda la articulación o la extremidad.

- *Elevación.* Se trata de un método sencillo que utiliza la fuerza de la gravedad para drenar líquido lejos de los tejidos lesionados, con lo cual se reduce la tumefacción, la inflamación y el dolor. Mantenga el pie que le duela en alto encima de un cojín o encima de un almohadón cuando se tumbe en la cama; elevar la zona lesionada ayuda a bajar la inflamación.

Estas cinco reglas son la clave para el tratamiento precoz de la mayoría de las lesiones, pero es posible que también necesite tomar medicamentos analgésicos o antiinflamatorios. El paracetamol puede ser la mejor elección para el primer día, puesto que reduce el dolor sin aumentar la hemorragia en el tejido lesionado. Al primer o segundo día, plantéese tomar ácido acetilsalicílico u otros antiinflamatorios no esteroideos (AINE) como el ibuprofeno o el naproxeno para combatir tanto la inflamación como el dolor. Los AINE pueden provocar irritación intestinal, por lo que al igual que ocurre con todos los medicamentos, debe tomarlos con precaución, siguiendo siempre las instrucciones de uso.

El dolor ha desaparecido y ha bajado la inflamación, pero aún no ha acabado el tratamiento. Establezca un período de rehabilitación y vuelva a practicar ejercicio con el mismo cuidado que tuvo al tratar la lesión. Por norma, fije dos días de rehabilitación por cada día de inactividad a causa de la lesión. Empiece con ejercicios suaves centrados en el arco de movilidad y progrese de forma gradual con ejercicios con pesas. Cuando se sienta cómodo, considere la posibilidad de fortalecer los tejidos con ejercicios de resistencia graduados utilizando calistenia o pesas ligeras. Si todo va bien, puede salir de ésta más fuerte que antes de la lesión, con lo cual se reduce el riesgo de volver a lesionarse. No se olvide de realizar estiramientos para mejorar la flexibilidad. Utilice fuentes de calor o masajes para calentar los tejidos lesionados antes de iniciar los ejercicios de rehabilitación; después, aplique hielo en la zona para hacer disminuir la inflamación. El consumo sensato de ácido acetilsalicílico y otros AINE también puede facilitar el programa de rehabilitación.

Puede tratar usted mismo muchas lesiones, pero no sea tozudo. Si su lesión es considerable, o si no desaparece su insistente pesar, solicite ayuda. Puede que toda la ayuda que necesite sea un compañero sabelotodo con experiencia en la práctica de ejercicio físico. Los médicos de atención primaria pueden tratar entre el 50 y 60 por ciento de las lesiones provocadas por la actividad física, pero las más complicadas precisan de la ayuda de ortopedistas, fisioterapeutas y podiatras especializados en deporte. Las consultas de estos especialistas se hallan en muchos centros de medicina deportiva.

Más que ser meramente importante para la salud, el ejercicio físico es fundamental para el bienestar. Es inevitable sentir agujetas, pero vale la pena. Si tiene cuidado, podrá prevenir la mayoría de las lesiones y tratar muchas otras por sí mismo. Cuente con la ayuda de un experto si las complicaciones son importantes. Puede sonar preocupante, pero es parte del juego de la salud.

6. Las respuestas: el ácido acetilsalicílico y otros suplementos dietéticos

«Ojalá hubiera una pastilla.»
 Todos los hombres desearían hallar un modo fácil de mantenerse sanos. Una buena nutrición, junto con la práctica de ejercicio físico con regularidad, son las claves para la prevención de enfermedades, pero las dietas requieren disciplina y el ejercicio, tiempo. ¿Existe algún atajo? ¿Se podría conseguir lo mismo con unas cuantas pastillas? ¿Los complementos «cien por cien naturales» pueden sustituir a la actividad física y a la dieta sana que deberían formar parte de la naturaleza humana?
 Si busca la respuesta en Internet, en la televisión o en la radio, es probable que ésta sea un rotundo «sí». Esto se debe principalmente a que las vitaminas, las hierbas medicinales y otros suplementos dietéticos no están dentro del ámbito de jurisdicción de la Agencia Estadounidense del Medicamento y del Control Alimentario (FDA). El Congreso estadounidense se ocupó de este asunto en 1994, cuando aprobó la ley de educación y salud en materia de suplementos dietéticos. En consecuencia, la industria dedicada a estos suplementos puede anunciar sus productos sin necesidad de documentar su eficacia y seguridad. Con miles de millones de dólares en juego, el auge es inexorable. Así pues, más del cincuenta por ciento de la población estadounidense toma suplementos, y gasta hasta cuatro mil millones de dólares al año para comprar la salud en un envase.
 La mayor parte de los médicos se han mostrado escépticos respecto a los complementos dietéticos, afirmando con razón que las anécdotas y los testimonios de personas nunca pueden ser más fiables que los estudios científicos sólidos. No obstante, en los últimos años han empezado a aparecer buenos estudios. Aunque se han analizado

en detalle algunas hierbas, el Estudio de la Salud de los Médicos, el Estudio de los Profesionales de la Salud y otros tipos de investigaciones sugieren que algunos suplementos pueden ser útiles, mientras que otros son un robo de dinero o incluso perjudiciales. Lo que más sorprende, tal vez, es que uno de los más prometedores no es ni una vitamina ni una hierba, sino un medicamento económico y anticuado, el ácido acetilsalicílico.

El ácido acetilsalicílico

Aunque su nombre comercial *(Aspirina®)* suena desde hace ya más de un siglo, su principio activo (ácido acetilsalicílico) se ha utilizado durante miles de años. Los antiguos asirios, egipcios y griegos utilizaban hojas de sauce para tratar la inflamación, la fiebre y el dolor. Esta práctica se popularizó en Inglaterra con el reverendo Edward Stone en 1763. Sesenta y cinco años después, el principio activo se purificó a partir de la corteza de sauce en Alemania. A finales del siglo xix, investigadores de la empresa Bayer lograron producir el compuesto derivado actual, el ácido acetilsalicílico, que se bautizó con el nombre comercial de *Aspirina®*. Desde entonces, se ha utilizado para tratar la fiebre y el dolor. En los últimos treinta años, ha cobrado más importancia en el tratamiento de las enfermedades cardíacas y el ictus, y los estudios actuales sugieren que tal vez algún día se utilice para prevenir el cáncer de colon y, posiblemente, hasta la enfermedad de Alzheimer. Y ahora que se están encontrando nuevas utilidades del ácido acetilsalicílico, los investigadores están averiguando exactamente su mecanismo de acción. Se trata de un proyecto de investigación importante que es posible que dé lugar a una nueva generación de fármacos aún mejores. Sin embargo, incluso en los albores de la época de las «superaspirinas», el medicamento original conservará, sin duda, gran parte de su valor.

El mecanismo de acción

El ácido acetilsalicílico inhibe la producción corporal de prostaglandinas. Aunque es probable que nunca haya oído hablar de ellas, las prostaglandinas tienen un efecto amplio en la salud humana. Por ejemplo, se ocupan de mantener sana la cara interna de la pared del estómago, regulan el flujo sanguíneo que va a los riñones y permiten que las plaquetas desencadenen la coagulación sanguínea. Sin embargo, también pueden ser patológicas, ya que causan fiebre y pueden provocar inflamación y dolor en las articulaciones y en otros tejidos.

El ácido acetilsalicílico no es el único fármaco que inhibe las prostaglandinas. De hecho, todos los fármacos antiinflamatorios no esteroideos (AINE) actúan de un modo semejante (véase la tabla 6.1 en la página 231). Sin embargo, aunque el paracetamol combate la fiebre y el dolor como el ácido acetilsalicílico, no inhibe las prostaglandinas. En consecuencia, no posee ni las beneficiosas propiedades antiinflamatorias del ácido acetilsalicílico y otros AINE, ni sus principales efectos secundarios.

El ácido acetilsalicílico y la aterosclerosis

El ácido acetilsalicílico no previene la aterosclerosis y ni siquiera la minimiza, pero puede ayudar a prevenir el infarto de miocardio y algunos tipos de ictus. Si bien parece una paradoja, no lo es. El ácido acetilsalicílico no puede evitar que las placas llenas de colesterol se acumulen en la pared de las arterias, pero puede hacer disminuir la inflamación que perpetúa el daño arterial (véanse el capítulo tercero y la figura 3.1). Si bien las placas estrechan las arterias, rara vez causan la obstrucción total que da lugar al infarto de miocardio. El culpable es un coágulo sanguíneo (trombo) que se forma en la superficie de una placa fragmentada. El coágulo completa el proceso de obstrucción, y el ácido acetilsalicílico ejerce su efecto protector al inhibir la formación de dicho coágulo.

En la formación de los coágulos intervienen las plaquetas, células sanguíneas que se generan en la médula ósea y pasan al torrente sanguíneo. La sangre humana contiene un total de cien millones de plaquetas, pero dado que sólo viven alrededor de diez días, la médula debe producirlas continuamente a una velocidad prodigiosa. El ácido acetilsalicílico no reduce el número de plaquetas en la sangre, pero sí inhibe su capacidad para formar coágulos.

Las plaquetas son sumamente sensibles al ácido acetilsalicílico. En algunos estudios se ha demostrado que con dosis bajas (entre 10 y 30 mg) se pueden inhibir todas las plaquetas del cuerpo humano. Una vez que el ácido acetilsalicílico las inhibe, permanecen en un estado de inhibición; sin embargo, puesto que la sangre incorpora nuevas plaquetas continuamente, la dosis de ácido acetilsalicílico debe administrarse de nuevo cada veinticuatro o cuarenta y ocho horas a fin de controlar la mayoría de las plaquetas.

La prevención primaria del infarto agudo de miocardio
A lo que la población general llama «estar sano», los médicos lo denominan «prevención primaria». Independientemente del nombre usado, se refiere a evitar un problema antes de que aparezca por primera vez. ¿El ácido acetilsalicílico puede prevenir un primer infarto de miocardio en un hombre sin enfermedad cardíaca diagnosticada?

A esta pregunta se propuso contestar el Estudio de la Salud de los Médicos en 1982. Se reunió a un total de 22 071 médicos de género masculino, que se ofrecieron voluntarios para participar en un ensayo clínico aleatorizado con dosis bajas de ácido acetilsalicílico. A la mitad de ellos se les administraron 325 miligramos cada dos días, mientras que el resto recibió un placebo en una pastilla de aspecto idéntico al fármaco activo cada dos días. A fin de eliminar el sesgo, se distribuyó al azar a los participantes y se ocultó a los investigadores quién recibía ácido acetilsalicílico y quién tomaba placebo.

Aunque los investigadores habían decidido prolongar el estudio hasta 1990, éste finalizó tres años antes de lo previsto. Esto fue debido a que un comité independiente de seguimiento de datos declaró que no sería ético proseguir con el estudio, puesto que ya resultaba evidente el claro beneficio obtenido con el ácido acetilsalicílico.

En el Estudio de la Salud de los Médicos, en los hombres que tomaban ácido acetilsalicílico descendió un 44 por ciento el riesgo de sufrir un infarto de miocardio. El efecto favorable no dependía de los antecedentes familiares de enfermedad cardíaca de los participantes, ni tampoco de su cifra de colesterol, tensión arterial, concentración de azúcar en sangre, grasa corporal, cantidad de ejercicio físico realizado, o consumo de alcohol o tabaco. Pero sí hubo un factor de riesgo que influyó en el efecto beneficioso del ácido acetilsalicílico: la edad. Este fármaco fue sumamente eficaz en los hombres mayores de cincuenta años, pero no en los jóvenes.

Los resultados del Estudio de la Salud de los Médicos se publicaron el mismo año que los del British Doctors Trial (Ensayo de los Médicos Británicos), que no demostró que el ácido acetilsalicílico ofreciera ningún beneficio. ¿Significa esto que los hombres deben tomar ácido acetilsalicílico en Estados Unidos pero no en Europa? En absoluto. El ensayo británico fue de menor envergadura que el estadounidense, ya que sólo incluyó 5 139 hombres, y el control al que se sometió fue menor. Sin embargo, la principal diferencia fue la dosis de ácido acetilsalicílico; los médicos británicos recibieron 500 miligramos diarios, mientras que los estadounidenses sólo tomaron 325 miligramos cada dos días.

Cuando tiene dolor de cabeza o fiebre, es probable que tome dos comprimidos de 325 miligramos de ácido acetilsalicílico cada cuatro o seis horas. Incluso la dosis utilizada en el estudio de los médicos británicos es minúscula en comparación, pero es posible que sea demasiado alta para conferir una protección máxima frente al infarto de miocardio. Esto se debe a que las dosis muy bajas de ácido acetilsalicílico inhiben únicamente el tromboxano A_2, la enzima trombocítica que estimula la coagulación, pero las dosis más altas también pueden inhibir la prostaciclina, una enzima de los vasos sanguíneos que inhibe la coagulación. Al menos en teoría, las dosis bajas de ácido acetilsalicílico reducen la formación de coágulos, pero incluso las dosis ligeramente superiores podrían mermar ese efecto beneficioso. Dos estudios llevados a cabo en 1998 demostraron que con 75 miligramos al día de ácido acetilsalicílico puede reducirse un tercio el riesgo de padecer un primer infarto de miocardio, y otro estudio del año 2001 reveló que con 100 miligramos al día disminuía un 44 por ciento el riesgo de muerte por causas cardiovasculares, pero en ninguna de estas investigaciones se evaluaron distintas dosis del medicamento. Sin embargo, un estudio realizado en 1999 por seis países europeos, en el que se compararon cuatro dosis de ácido acetilsalicílico, halló que las dosis bajas (81 o 325 mg al día) eran realmente más eficaces para prevenir ictus que las dosis altas (650 o 1 300 mg al día). En lo que respecta al efecto protector del ácido acetilsalicílico, menos es más.

Aunque el Estudio de la Salud de los Médicos puso de manifiesto que las dosis bajas de ácido acetilsalicílico ayudaban a prevenir el infarto de miocardio en hombres sanos de cincuenta años o mayores, su informe publicado en 1989 no asoció este fármaco con un descenso de la tasa global de muerte por causas cardiovasculares. El ensayo con ácido acetilsalicílico terminó pronto, y es posible que su duración de cinco años haya sido demasiado breve para percibir el efecto del medicamento en la mortalidad. No obstante, incluso después de finalizar el ensayo clínico aleatorizado, 11 010 participantes siguieron tomando el fármaco al menos ciento ochenta días al año, mientras que en 3 849 el consumo fue bajo o nulo. En el año 2000, los datos del estudio publicados revelaron que, durante siete años, el ácido acetilsalicílico en pequeñas dosis se asoció a un descenso del 35 por ciento de la muerte por causas cardiovasculares y a una disminución del 36 por ciento de la tasa de mortalidad total.

El Estudio de la Salud de los Médicos ha aportado más datos sobre el efecto del ácido acetilsalicílico en el corazón. Al parecer, este medicamento es más eficaz durante las primeras horas del día, cuando existe una mayor probabilidad de que las plaquetas se unan (fenómeno conocido como *agregación*) y formen coágulos. Por tanto, este efecto es positivo, ya que a primera hora de la mañana, la probabilidad de sufrir un infarto de miocardio es más alta. El ácido acetilsalicílico empieza a actuar con rapidez y mantiene su eficacia mientras se siga tomando, ya que la primera dosis inhibe todas las plaquetas de la sangre de una persona, pero el organismo no desarrolla una resistencia al fármaco. Este medicamento previno con eficacia el infarto de miocardio en los hombres que padecían angina de pecho, pero no evitó que los individuos sanos la desarrollaran. Esto se debe a que la angina de pecho está causada por placas que provocan una obstrucción parcial, pero el infarto de miocardio es fruto de los coágulos que se forman en las placas.

La prevención secundaria del infarto agudo de miocardio
El Estudio de la Salud de los Médicos fue el primero en demostrar que el ácido acetilsalicílico puede prevenir el infarto de miocardio en los hombres sanos mayores de cincuenta años, pero no fue el primero que puso de manifiesto que este medicamento puede beneficiar al corazón. De hecho, docenas de estudios que se remontan hasta 1971 han

revelado que el ácido acetilsalicílico desempeña un papel importante en la prevención secundaria, es decir en prevenir un segundo o tercer infarto en un paciente que ha sobrevivido a un primero. Así, el ácido acetilsalicílico hizo disminuir alrededor de un 25 por ciento el riesgo de padecer infartos de miocardio recurrentes. Sólo se requieren dosis bajas del fármaco (entre 75 y 325 mg al día) para conseguir este gran beneficio. En la actualidad, hasta el 25 por ciento de la población norteamericana que ha sobrevivido a un infarto no toma ácido acetilsalicílico. Es una pena, puesto que si todos aquellos que han sufrido un infarto pudieran tomarlo, se podrían prevenir veinte mil muertes más cada año.

Otros trastornos vasculares
La aterosclerosis puede afectar a cualquier arteria del organismo; además de las arterias del corazón, sus principales objetivos suelen ser las ubicadas en las piernas y en el cerebro.

El Estudio de la Salud de los Médicos demostró que las dosis bajas de ácido acetilsalicílico prevendrían la obstrucción producida por la enfermedad arterial periférica en las extremidades inferiores. Durante un período de observación de una media de cinco años, los hombres que recibieron 325 miligramos de ácido acetilsalicílico cada dos días tuvieron un 46 por ciento menos de probabilidades de precisar cirugía por una obstrucción arterial en la pierna que quienes recibieron un placebo.

El ictus es un tema más complejo, puesto que existen dos tipos (véase el capítulo tercero): el ictus hemorrágico se produce al reventar una arteria cerebral, con lo cual se produce una hemorragia en el tejido, pero el ictus isquémico se da cuando una arteria cerebral queda obstruida por un coágulo. En el Estudio de la Salud de los Médicos se puso de manifiesto que las dosis bajas de ácido acetilsalicílico aumentaban ligeramente la posibilidad de que aparezca un ictus hemorrágico, pero el incremento del riesgo no llegó a ser significativo desde el punto de vista estadístico; en otros estudios se han obtenido resultados similares. Sin embargo, al mismo tiempo, el ácido acetilsalicílico puede ayudar a prevenir el ictus isquémico, que aparece con una frecuencia cuatro veces mayor que el de tipo hemorrágico. De hecho, dos estudios realizados en 1997 en que se evaluó a más de cuarenta mil pacientes con ictus demostraron que las dosis bajas de ácido acetilsalicílico (entre 100 y 300 mg al día) ejercían un efecto beneficioso pequeño aunque significativo, ya que estimulaban la recuperación y reducían el riesgo de padecer un segundo ictus. Más recientemente, un metaanálisis de 1999, en el que se examinaron once ensayos aleatorizados y controlados con placebo, reveló que el ácido acetilsalicílico en pequeñas dosis hacía disminuir un 15 por ciento el riesgo combinado de desarrollar ambos tipos de ictus. No obstante, dado que con la hipertensión aumenta el riesgo de ictus hemorrágico, los hombres hipertensos no deberían tomar dosis bajas de ácido acetilsalicílico hasta que se controle su cifra de tensión arterial (véase el capítulo tercero).

Otros beneficios posibles
Aunque el Estudio de la Salud de los Médicos se interesó principalmente por el efecto del ácido acetilsalicílico en la aterosclerosis, también se ocupó de otras enfermedades. Por ejemplo, halló que este fármaco en pequeñas dosis hacía disminuir un 20 por ciento la aparición de cefaleas migrañosas. Asimismo, se registró un ligero descenso en la aparición de cataratas, aunque la diferencia no fue estadísticamente significativa; en otros estudios no se ha observado ningún efecto protector frente a esta patología.

Un ámbito que reviste mayor importancia es la posibilidad de que el ácido acetilsalicílico reduzca el riesgo de desarrollar cáncer de colon. Se trata de una cuestión sin resolver, además de una de las pocas discrepancias entre los estudios de Harvard sobre salud masculina. El Estudio de la Salud de los Médicos no registró ningún descenso del cáncer de colon en los hombres que tomaban 325 miligramos de ácido acetilsalicílico cada dos días. En cambio, el Estudio de los Profesionales de la Salud reveló que los hombres que tomaban el fármaco como mínimo dos veces por semana tenían un 32 por ciento menos de probabilidades de sufrir cáncer de colon que quienes lo tomaban con una frecuencia menor.

Aunque queda mucho para que esta cuestión se resuelva, en otras investigaciones se sugiere que el ácido acetilsalicílico puede ser de utilidad. En los ensayos en el laboratorio, el ácido acetilsalicílico y otros antiinflamatorios no esteroideos (AINE) pueden influir en la apoptosis, la muerte celular programada que previene el crecimiento descontrolado de células cancerígenas (véase el capítulo tercero). En los roedores expuestos a sustancias químicas cancerígenas, los AINE inhibieron el desarrollo de tumores en el colon. En los animales y seres humanos con pólipos hereditarios, los AINE pueden dar marcha atrás a la formación de los pólipos benignos a partir de los que se desarrolla el cáncer de colon. En diez de doce estudios de observación en humanos, se pusieron de manifiesto los posibles efectos protectores del ácido acetilsalicílico y otros AINE. Por ejemplo, en un estudio realizado en 1991 por la American Cancer Society (Sociedad Estadounidense del Cáncer), que contó con 662 424 participantes, el consumo de ácido acetilsalicílico se asoció a un descenso del 40 por ciento del riesgo de fallecer de cáncer de colon durante un período de seis años. De este modo, la mayoría de los estudios demuestran que con el consumo de AINE se logra una disminución del 40 al 50 por ciento del riesgo de padecer cáncer de colon.

El efecto de los AINE en la función cognitiva es también un tema interesante. En un estudio de dieciséis años de duración que incluyó 1 686 individuos de Baltimore, se relacionó el uso de varios AINE con un descenso del 50 por ciento del riesgo de desarrollar la enfermedad de Alzheimer. Aunque varios AINE resultaron, al parecer, eficaces, el ácido acetilsalicílico no ofreció efectos protectores. Otras investigaciones, también preliminares, proponen que el ácido acetilsalicílico puede hacer disminuir el riesgo de aparición de otro tipo de enfermedad neurológica, la demencia multiinfarto, tal vez al prevenir los pequeños ictus que la caracterizan (véase el capítulo octavo).

Deben llevarse a cabo más investigaciones para determinar si el ácido acetilsalicílico puede reducir el riesgo masculino de desarrollar cáncer de colon o demencia. En la actualidad, ninguno de los datos es lo suficientemente contundente como para considerarlo la única razón para tomar ácido acetilsalicílico. Sin embargo, puesto que se ha demostrado que este fármaco, en pequeñas dosis, ayuda a prevenir el infarto de miocardio y algunos tipos de ictus, por lo menos en hombres mayores de cincuenta años y en pacientes de cualquier edad que sufren episodios cardiovasculares, no es realmente necesario contar con otra razón.

Los efectos secundarios
Aunque se puede comprar sin receta médica, el ácido acetilsalicílico es un medicamento, y muy potente, por cierto. Y al igual que todos los medicamentos, puede tener efectos secundarios.

El principal efecto secundario del ácido acetilsalicílico y otros tipos de AINE es la hemorragia. Incluso en dosis bajas, el ácido acetilsalicílico puede prolongar la supuración en un corte de afeitado o convertir un pequeño hematoma en una contusión considerable. Puesto que el ácido acetilsalicílico inhibe las plaquetas, aumenta el riesgo de hemorragia tras una lesión, motivo por el que no deben tomarse AINE en los siete a diez días posteriores a una intervención quirúrgica programada. Más preocupante es la irritación estomacal y la hemorragia intestinal. De hecho, cada año ingresan en los hospitales 41 000 estadounidenses por una hemorragia intestinal provocada por los AINE. Entre otros efectos secundarios figuran el zumbido en los oídos y la elevación de la tensión arterial, especialmente preocupante en los ancianos o en los pacientes con enfermedad renal. Los AINE pueden causar una insuficiencia renal aguda, sobre todo en las personas de edad avanzada, y las dosis tóxicas de paracetamol y AINE pueden provocar una lesión permanente. No obstante, en el año 2001, el Estudio de la Salud de los Médicos no pudo hallar la relación entre la enfermedad renal y el uso de paracetamol y AINE, ni siquiera en los hombres que habían tomado más de 2 500 comprimidos durante los catorce años de observación.

Todos estos efectos secundarios del ácido acetilsalicílico se asocian a las dosis utilizadas; es decir, aparecen con mucha más frecuencia con las dosis altas que con las bajas utilizadas en el tratamiento preventivo. En el Estudio de la Salud de los Médicos se puso de manifiesto la relativa inocuidad del ácido acetilsalicílico, aunque se registró un aumento del riesgo de hemorragia, la cual era normalmente de poca importancia. Aun así, los hombres con antecedentes de trastornos hemorrágicos, úlcera, hipertensión o enfermedad renal no deberían tomar ácido acetilsalicílico sin consultar con un médico, y aquellos pocos casos alérgicos a este compuesto no deberían ni probarlo. Los pacientes a los que se administra warfarina, un anticoagulante, no deberían tomar ácido acetilsalicílico ni otros AINE a menos que el médico lo considere necesario; incluso en ese caso, es obligatorio llevar un riguroso control del paciente.

Fármacos relacionados

La población estadounidense consume aproximadamente 385 toneladas de ácido acetilsalicílico y se gasta unos dieciocho mil millones de dólares al año en fármacos antiinflamatorios no esteroideos (AINE). En la tabla 6.1 se enumeran algunos de los principales AINE.

Todos los AINE inhiben las prostaglandinas, pero no ejercen su efecto directamente en ellas, sino que inhiben la ciclooxigenasa (COX), la enzima que las genera. En investigaciones recientes se demuestra que en realidad existen dos tipos de ciclooxigenasa, COX-1 y COX-2.

Tabla 6.1
SELECCIÓN DE FÁRMACOS ANTIINFLAMATORIOS NO ESTEROIDEOS

Nombre genérico	Nombre comercial
Ácido acetilsalicílico*	*Aspirina*, etc.
Diclofenaco	*Dolotren, Voltaren*, etc.
Diflunisal	*Dolobid*
Etodolaco	*Lodine*
Fenoprofeno	*Nalfon*
Flurbiprofeno	*Froben, Neo Artrol*
Ibuprofeno*	*Algiasdin, Neobrufen, Remidol*, etc.
Indometacina	*Fiacin, Flogoter, Reusin*
Ketoprofeno	*Extraplus, Orudis*
Meloxicam	*Movalis, Parocin*
Nabumetona	*Dolsinal, Listran, Relif*
Naproxeno*	*Naprosyn, Tacron*
Oxaprozina	*Daypro*
Piroxicam	*Feldene, Improntal, Salvacam, Sasulen*
Sulindaco	*Clinoril*
Tolmetina	*Tolectin*

* Disponible sin receta médica.

La primera se encarga de producir la mayoría de las prostaglandinas «buenas» del estómago y los riñones, mientras que la última se ocupa de las prostaglandinas «malas» que provocan inflamación, fiebre y dolor.

El ácido acetilsalicílico y otros AINE ejercen gran parte de su actividad terapéutica al inhibir la COX-2, pero dado que también inhiben la COX-1, causan efectos secundarios adversos. Los nuevos tipos de «súper ácido acetilsalicílico», el celecoxib, el rofecoxib y el valdecoxib, inhiben la COX-2, pero no la COX-1. Por consiguiente, pueden combatir el dolor, la inflamación y la fiebre con un menor riesgo de irritación estomacal y hemorragia. Sin embargo, por desgracia, las recientes investigaciones ponen de manifiesto que los inhibidores de la COX-2 no son ni mucho menos perfectos. Pueden provocar hipertensión e insuficiencia renal, sobre todo en las personas de edad avanzada. Además, son mucho más caros que el ácido acetilsalicílico convencional y que otros AINE, y al haberse desarrollado hace relativamente poco tiempo, pueden tener otros efectos secundarios aún desconocidos.

En lo que respecta a la prevención, los inhibidores de la COX-2 pueden prevenir la aparición de cáncer de colon, al igual que el ácido acetilsalicílico, pero no comparten su efecto protector frente al infarto de miocardio y el ictus; para lograr este efecto debe inhibirse la COX-1, o bloquear las plaquetas de otro modo. En Estados Unidos se han comercializado varios fármacos inhibidores de las plaquetas para uso clínico. Aunque hace ya mucho tiempo que disponemos del dipiridamol en solitario, se están hallando nuevas utilidades en combinación con el ácido acetilsalicílico. Durante varios años, los cardiólogos han recetado de forma rutinaria la ticlopidina para evitar que los coágulos vuelvan a obstruir las arterias coronarias que se han dilatado hace poco tiempo mediante la angioplastia con balón; esta solución es eficaz pero cara. Aunque tiene la ventaja de que no daña el estómago, puede tener efectos secundarios graves, motivo por el que se ha visto sustituida por un medicamento más reciente, el clopidogrel, que es más inocuo pero más caro. En un estudio realizado en 1996, se demostró en 19 185 pacientes con aterosclerosis que el clopidogrel era ligeramente más eficaz que el ácido acetilsalicílico para prevenir los episodios cardiovasculares. Aún más recientemente, las autoridades sanitarias estadounidenses aprobaron el tirofibán y la eptifibatida, dos antitrombocíticos inyectables obtenidos a partir del veneno de algunas serpientes, para el tratamiento precoz del infarto de miocardio. En la actualidad, se están desarrollando formulaciones orales de estos fármacos, aunque aún no se ha demostrado su eficacia.

¿El ácido acetilsalicílico en pequeñas dosis es bueno para la salud?
Si ha padecido una angina de pecho, un ataque isquémico transitorio o un ictus isquémico (véase el capítulo tercero), debería tomar dosis bajas de ácido acetilsalicílico, a menos, por supuesto, que tenga un motivo específico para evitarlo.

Si está sano y tiene más de cincuenta años, puede ser beneficioso tomar también pequeñas dosis de ácido acetilsalicílico. La existencia de factores de riesgo cardiovascular (véase el capítulo tercero) inclinaría la balanza a favor del consumo de esta sustancia, pero los antecedentes de hemorragia, úlcera u otros problemas asociados al ácido acetilsalicílico desaconsejarían su uso habitual.

Si opta por tomar ácido acetilsalicílico, tendrá que elegir una dosis y un tipo de formulación. Aunque las dosis bajas son más aconsejables, también es razonable adoptar una pauta de 81 o 160 miligramos al día, o bien de 325 miligramos una vez al día o cada dos días. Muchos médicos recomiendan los preparados con recubrimiento entérico con el fin de hacer disminuir el riesgo de irritación estomacal, pero no es cierto que las formulaciones recubiertas o con sustancias amortiguadoras sean realmente más inocuas que el preparado estándar de ácido acetilsalicílico. En cualquier caso, preste atención a los efectos secundarios como la irritación estomacal o la hemorragia, independientemente del preparado que elija.

¿Qué ocurre si aparece fiebre o dolor cuando se consumen dosis preventivas de ácido acetilsalicílico? Puesto que lo mejor es tomar dosis bajas, lo lógico sería decantarse por el paracetamol, que no ejerce ningún efecto en las plaquetas. Otra opción, aunque más cara, sería utilizar un inhibidor de la COX-2. Sin embargo, recuerde seguir tomando pequeñas dosis de ácido acetilsalicílico mientras se encuentra en tratamiento con paracetamol o con un inhibidor de la COX-2. No obstante, si necesita recibir AINE o dosis altas de ácido acetilsalicílico para el tratamiento de la artritis u otras enfermedades, no se preocupe y tómelos mientras deba hacerlo, y vuelva después a tomar la dosis preventiva de ácido acetilsalicílico.

Si bien el ácido acetilsalicílico no es una panacea, en dosis bajas puede reducir considerablemente el riesgo de infarto de miocardio e ictus. Si le beneficia tomar ácido acetilsalicílico, tome un comprimido cada día o cada dos días, pero llame al médico en seguida si sospecha que presenta efectos secundarios. No ponga todas sus esperanzas en este medicamento; más bien utilícelo junto con la dieta y el ejercicio para mantener sano el corazón. Y siga leyendo para saber qué otros suplementos pueden ser de utilidad.

Las multivitaminas
El único modo que tienen los científicos de comprobar que un suplemento es beneficioso es realizar un ensayo clínico aleatorizado. Así es cómo el ácido acetilsalicílico en pequeñas dosis demostró su eficacia y el betacaroteno y la vitamina E perdieron su encanto (véase el apartado «Los antioxidantes», página 237). Las multivitaminas aún no se han sometido a esta prueba de fuego, pero aunque no se ha demostrado su eficacia, muchos médicos empiezan a recomendar el consumo de un complejo multivitamínico diario a casi todos los pacientes. Creo que es lo correcto. Cuestan poco, los riesgos son nulos y los posibles beneficios, considerables, y se basan principalmente en tres tipos de vitamina B y en la vitamina D.

El ácido fólico y las vitaminas B_6 (piridoxina) y B_{12} (cobalamina) pueden hacer disminuir el riesgo de padecer un infarto de miocardio. Asimismo, reducen las concentraciones sanguíneas de homocisteína, un factor de riesgo cardiovascular recientemente identificado (véase el capítulo tercero). Se dispone de más datos acerca del ácido fólico y la vitamina B_6; en 1996, el Estudio de los Profesionales de la Salud demostró que con el consumo elevado de ácido fólico se lograban disminuir los casos de infarto de miocardio un 29 por ciento, porcentaje que era del 23 por ciento con la ingesta elevada de vitamina B_6. Ese mismo año, se obtuvieron resultados similares en el Estudio de la Salud de los Médicos. Estos beneficios no se limitaron al género masculino. El Estudio de Salud de las Enfermeras de Harvard confirmó que en las mujeres que consumían ácido fólico y vitamina B_6 en grandes cantidades disminuía un 31 y 33 por ciento, respectivamente, el riesgo de padecer un infarto de miocardio, en comparación con aquellas que ingerían pequeñas cantidades; las mujeres que tomaban cantidades apropiadas de ambas vitaminas experimentaron un descenso del riesgo del 45 por ciento. Y lo mejor de todo es que no hace falta tomar megadosis de vitaminas para obtener estos beneficios. De hecho, la cantidad óptima de vitaminas parece ser de tan sólo cuatrocientos microgramos de ácido fólico y tres miligramos de vitamina B_6. Ambas vitaminas se encuentran en las verduras de hoja verde y en otros alimentos, y el ácido fólico se halla también en los cereales de desayuno enriquecidos; aun así, la población no toma la cantidad necesaria de estos suplementos (véase el capítulo cuarto).

El ácido fólico también puede hacer disminuir el riesgo de cáncer de colon. En 1993, se publicó un informe conjunto del Estudio de los Profesionales de la Salud y el Estudio de la Salud de las Enfermeras en el que se ponía de manifiesto que, tanto en hombres como en mujeres, el consumo elevado de ácido fólico reducía, al parecer, el riesgo de aparición de pólipos intestinales benignos a partir de los que se desarrolla el cáncer. En 1995, el Estudio de los Profesionales de la Salud demostró que con una ingesta elevada de ácido fólico disminuía el riesgo de cáncer de colon en los hombres que tomaban alcohol. Tres años después, el Estudio de la Salud de las Enfermeras reveló que el consumo a largo plazo de multivitaminas que contenían ácido fólico reducía de forma considerable el cáncer de colon.

Aunque la vitamina B_{12} se halla únicamente en los alimentos de origen animal, también se puede encontrar en los cereales enriquecidos. En Estados Unidos, la mayoría de las dietas incluyen cada vez más de los 2,4 microgramos recomendados, pero es posible que en aquellas estrictamente vegetarianas el aporte sea menor. Hasta el 30 por ciento de la población mayor de cincuenta años no absorbe bien la vitamina B_{12}, ya que presenta un déficit en la cantidad de ácidos gástricos segregada. Las multivitaminas pueden ayudar en este caso, puesto que aportan vitamina B_{12} en una estructura cristalina, que es fácil de absorber incluso en ausencia de ácidos gástricos.

El otro ingrediente importante de las multivitaminas es la vitamina D (calciferol), fundamental para fortalecer los huesos. Resulta difícil obtener la cantidad necesaria de vitamina D de la dieta, y aquellas personas que evitan, acertadamente, la exposición a los rayos ultravioletas solares muestran un déficit de esta vitamina (véase el capítulo cuarto).

Aunque tomar multivitaminas puede ser muy beneficioso, deberán consumirse a largo plazo si se quiere reducir el riesgo de enfermedad. Si el Estudio de la Salud de los Médicos está en lo cierto, es posible que se consiga disminuir el riesgo de padecer cataratas, así como de enfermedad cardíaca y cáncer de colon. Sin embargo, a corto plazo no puede esperar gozar de una mayor energía, de una mejoría de la sexualidad y del sueño, de una disminución del grado de estrés o de cualquiera de los «beneficios» que ha enfatizado la industria de los complementos dietéticos. Busque una multivitamina que tenga como mínimo 400 microgramos de ácido fólico, entre dos y seis miligramos de vitamina B_6, al menos 2,4 microgramos de B_{12} y 400 unidades internacionales (UI) de vitamina D. No se fije en otras vitaminas o minerales; la mayoría de los comprimidos multivitamínicos contienen entre un cincuenta por ciento y cien por cien de la cantidad diaria recomendada de estas sustancias químicas, lo cual es suficiente (véanse las tablas 4.8 y 4.9). No tire el dinero en vitaminas de diseño con hierbas u otras sustancias innecesarias, megadosis, preparados «cien por cien naturales» ni productos de marcas caras; las multivitaminas genéricas que contienen las cantidades adecuadas de vitaminas B y D ya son suficiente. Para garantizar la calidad, decántese por una formulación que cumpla las normas de la farmacopea de su país, un documento oficial que regula la preparación, la prescripción, etc., de los medicamentos; además, elija un producto con un prospecto exhaustivo acerca del contenido, la pauta de dosificación y la fecha de caducidad. Recuerde que los alimentos son la mejor fuente de vitaminas, minerales y otros nutrientes. En concreto, la verdura, la fruta y las gramíneas aportan fibra alimentaria y otros muchos nutrientes importantes, así como vitaminas.

Los antioxidantes

Hace pocos años, los complejos multivitamínicos estaban eclipsados y las vitaminas antioxidantes, en auge. La reciente investigación sobre las vitaminas B, la homocisteína y la vitamina D ha dado protagonismo a las multivitaminas, mientras que los estudios del betacaroteno y la vitamina E han mitigado el entusiasmo por los antioxidantes.

¿Qué son los antioxidantes?

Los antioxidantes protegen al organismo de los radicales libres, que no son los enérgicos jóvenes de la generación *hippie*, sino moléculas de gran energía que genera el metabolismo corporal cuando quema carbohidratos para obtener energía. Los radicales libres son moléculas con electrones de más que no están enlazados; en consecuencia, son sumamente inestables. Los radicales libres del oxígeno son los más potentes. En algunas circunstancias, este tipo de radicales libres puede ser beneficioso para la salud, ya que por ejemplo, cuando encuentran bacterias que han invadido el organismo, pueden utilizar su exceso de energía para acabar con los microbios. Sin embargo, en otras ocasiones, los radicales libres del oxígeno pueden ser perjudiciales, puesto que al entrar en contacto con el colesterol LDL se convierten en las lipoproteínas de baja densidad oxidadas que causan la lesión inflamatoria en la aterosclerosis; asimismo, cuando estos radicales libres atacan el ADN, pueden ayudar a que aparezcan los defectos que llevan a un crecimiento celular incontrolado, el cáncer (véase el capítulo tercero). La lesión provocada por los radicales libres de oxígeno también puede contribuir al desarrollo de cataratas, demencia y otros trastornos neurológicos, artritis e incluso al propio proceso de envejecimiento.

El organismo genera radicales libres de oxígeno continuamente, pero también dispone de una sofisticada serie de mecanismos para controlarlos. Los alimentos que consumimos pueden desempeñar un papel en la lucha entre los radicales libres de oxígeno y los antioxidantes que los neutralizan. Aunque los radicales libres de oxígeno no se hallan en los alimentos naturales, pueden producirse cuando éstos se preparan o se cocinan. En concreto, al calentar y freír alimentos, se pueden generar productos de oxidación tóxicos a partir de los ácidos grasos poliinsaturados. En la otra cara de la moneda están los antioxidantes naturales de los alimentos, como las vitaminas C, E y A y sus precursores de la familia de los carotinoides.

Los antioxidantes contenidos en los alimentos
Uno de los resultados más importantes y sólidos de la investigación en nutrición es que en los individuos que consumen la mayor cantidad de fruta, verdura y gramíneas se registra el menor riesgo de padecer infarto de miocardio, ictus, cáncer y muerte prematura. Resulta tentador pensar que las vitaminas contenidas en estos alimentos desempeñan un papel destacado en la protección que ofrecen éstos. De hecho, en varios estudios se ha puesto de manifiesto que las personas con concentraciones bajas de vitaminas C, E o carotinoides en la sangre o en los tejidos tienen un alto riesgo de sufrir aterosclerosis. Sin embargo, la nutrición es muy compleja, puesto que los mismos alimentos que aportan vitaminas antioxidantes también son ricos en vitaminas B, fibra alimentaria y varios minerales. Cualquiera de estos ingredientes es necesario para la protección frente a la enfermedad. Para profundizar aún más en este razonamiento, la protección que ofrece una dieta saludable puede depender tanto de la ausencia de grasa animal como de la presencia de alimentos vegetales ricos en vitaminas.

Por supuesto, lo mejor es consumir gran cantidad de verdura, fruta y gramíneas. Los complementos multivitamínicos que también propongo aportan cantidades moderadas de vitaminas antioxidantes, que son suficientes para prevenir las enfermedades producidas por su déficit, pero muy inferiores a las cantidades que algunos investigadores consideran adecuadas para combatir la enfermedad cardíaca y el cáncer. ¿Debería tomar más complementos antioxidantes? En el caso del betacaroteno, la respuesta es negativa, pero en el de las vitaminas E y C, la respuesta es dudosa.

Los carotinoides y la vitamina A
Los carotinoides forman una familia de más de seiscientas sustancias químicas. Se hallan solamente en las plantas y son los tejidos de los animales herbívoros los que los convierten en vitamina A. Descubierta

por primera vez en 1909, la vitamina A es fundamental para la visión nocturna y para la salud de la piel, el pelo, los huesos y los dientes. Además, es un antioxidante. La población estadounidense estándar obtiene aproximadamente dos tercios de esta vitamina A de la carne y los productos lácteos, y el resto, de los carotinoides de los alimentos vegetales que se transforman en vitamina A.

El consumo alimentario de vitamina A recomendado en Estados Unidos es de 5 000 unidades internacionales (UI) al día. Puesto que esta vitamina es liposoluble, se almacena en los tejidos corporales. Con el tiempo, las dosis diarias de 10 000 unidades internacionales o más pueden acumularse hasta alcanzar concentraciones tóxicas capaces de provocar lesión hepática, edema cerebral, problemas oculares y cutáneos, y un aumento del riesgo de fracturas.

En cambio, los carotinoides no parecen ser tóxicos, ni siquiera en dosis muy altas. Aunque los investigadores creyeron durante años que los carotinoides tenían importancia únicamente como precursores de la vitamina A, ahora se sabe que poseen propiedades relevantes, incluida una potente actividad antioxidante. Los carotinoides están presentes en las frutas y verduras de color verde intenso y amarillo-anaranjado como las zanahorias, la calabaza, la cidra, los boniatos, los albaricoques, los melones, las espinacas, el brécol, el nabo y las coles de Bruselas. El betacaroteno es el miembro más conocido de la familia, pero el licopeno, que se halla sobre todo en los tomates, es un antioxidante aún más potente.

Poca duda cabe de que consumir alimentos ricos en carotinoides es bueno para la salud (véase el capítulo cuarto). El Estudio de los Profesionales de la Salud supone un ejemplo importante: la ingesta elevada de licopeno procedente de los tomates (sobre todo cocidos) se asoció a un descenso del 20 al 30 por ciento del riesgo de padecer cáncer de próstata y redujo un 50 por ciento el riesgo de desarrollar las formas más graves de este tipo de cáncer. Sin embargo, ¿un comprimido de betacaroteno puede aportar los mismos beneficios que las zanahorias, el melón y el brécol?

Para aclarar esta cuestión, en el marco del Estudio de la Salud de los Médicos se realizó un ensayo clínico aleatorizado acorde con su estudio con dosis bajas de ácido acetilsalicílico. Iniciado en 1982, 11 036 hombres de edades comprendidas entre los cuarenta y ochenta y cuatro años recibieron 50 miligramos de betacaroteno cada dos días, mientras que 11 035 tomaron un placebo. Los hombres se distribuyeron al azar en los grupos, y ni ellos ni los investigadores sabían quién tomaba betacaroteno y quién el comprimido inactivo. Al finalizar el estudio en 1995, no se hallaron diferencias entre ambos grupos en cuanto a enfermedad cardíaca, ictus, cáncer o mortalidad total; en concreto, la tasa de cáncer de pulmón y de próstata no se vio influida por el consumo de betacaroteno. En 1999, el Estudio de la Salud de los Médicos reveló que con los suplementos de betacaroteno no se había logrado disminuir el riesgo de diabetes.

El doctor Charles Hennekens, director del estudio, lo calificó como la mayor decepción de toda su trayectoria profesional, pero no fue el único investigador desengañado por el efecto del betacaroteno. Esta vitamina se ha evaluado en otros cuatro ensayos clínicos aleatorizados. En el Beta-carotene and Retinol Efficacy Trial (CARET, Ensayo sobre la Eficacia del Betacaroteno y el Retinol) se administraron 30 miligramos de betacaroteno y 25 000 unidades internacionales de vitamina A o un placebo a 18 314 hombres y mujeres con un alto riesgo de padecer cáncer de pulmón por tabaquismo o por exposición al asbesto. Aunque se tenía previsto prolongar el ensayo, iniciado en 1985, hasta 1997, finalizó antes de tiempo al vislumbrarse una tendencia. Por desgracia, la tendencia iba en la dirección «equivocada», ya que se registraron más casos de cáncer de pulmón y enfermedad cardiovascular, así como más muertes, en el grupo que recibió vitaminas. Al igual que el Estudio de la Salud de los Médicos, los suplementos de betacaroteno no ejercieron ningún efecto en el cáncer de próstata.

En el Alpha-Tocopherol, Beta-Carotene Cancer Prevention Trial (ATBC, Ensayo sobre la Prevención del Cáncer con Alfa-Tocoferol y Betacaroteno), se comparó un placebo con el alfa-tocoferol (vitamina E, 50 mg) y el betacaroteno (20 mg), por separado o combinados. Participaron 29 133 fumadores finlandeses. Como en el estudio CARET, en los que recibieron betacaroteno aumentó la incidencia de cáncer de pulmón y se incrementó ligeramente la tasa de mortalidad por enfermedad cardíaca. No obstante, a diferencia del Estudio de la Salud de los Médicos y del estudio CARET, el ensayo ATBC registró un ligero aumento del riesgo de desarrollar cáncer de próstata en el grupo que tomó betacaroteno. En cambio, con la vitamina E disminuía, al parecer, el riesgo de padecer cáncer de próstata (véase el apartado «La vitamina E», en la página siguiente), pero no se modificaba el riesgo de cáncer de pulmón o de muerte por causas cardíacas.

Otro ensayo que evaluó el betacaroteno se diferenciaba en dos aspectos. En primer lugar, no estudió esta vitamina (15 mg) sola, sino en un tratamiento combinado que también contenía vitamina E (130 mg) y selenio (50 mg). En segundo lugar, los participantes no eran norteamericanos ni finlandeses con una buena nutrición, sino 29 584 residentes de Linxian (China) con una alimentación deficiente. En esta población, se observó que con esta triple combinación descendía la tasa de mortalidad total, principalmente por el descenso de los casos de cáncer de estómago y otros tipos de cáncer.

El ensayo final incluyó un número de participantes mucho menor (sólo 1 720 estadounidenses), pero sirve para argumentar el dilema del betacaroteno. Al determinar las concentraciones sanguíneas de betacaroteno antes de administrar la vitamina, los investigadores observaron que aquellos individuos con las concentraciones más bajas presentaban el mayor riesgo de fallecer por una enfermedad cardiovascular o por todas las demás causas. Sin embargo, el consumo diario de complementos de 50 miligramos de betacaroteno durante más de cuatro años no modificó la situación, ni siquiera en las personas con concentraciones sanguíneas iniciales bajas.

Todavía desconocemos por qué los suplementos de betacaroteno aumentan, al parecer, el riesgo de contraer cáncer de pulmón en los fumadores; parte de la explicación puede depender del hecho de que el consumo de tabaco reduce las concentraciones de vitamina C. A pesar de que el betacaroteno parece inocuo en los no fumadores, no es beneficioso.

Estas conclusiones a las que se ha llegado respecto al betacaroteno son importantes y nos llevan a tomar precauciones en lo que concierne a otros suplementos. Los alimentos ricos en vitaminas ayudan a mejorar la salud, pero por lo menos en el caso del betacaroteno, los suplementos no son beneficiosos.

La vitamina E

La vitamina E no es un único compuesto, sino una familia de sustancias químicas denominadas tocoferoles. El más conocido de ellos es el alfa-tocoferol, la forma en que se encuentra la vitamina E en la mayoría de los suplementos dietéticos. El alfa-tocoferol se descubrió en 1922; sin embargo, a pesar de estar tan familiarizados con la vitamina E, es misteriosa en muchos aspectos. Se desconoce su función exacta en el metabolismo humano, y no se ha definido claramente ninguna enfermedad provocada por el déficit de esta vitamina. Sin embargo, es evidente que la vitamina E es un potente antioxidante, y parece actuar como primera línea de defensa frente a otros radicales libres del oxígeno. Al ser liposoluble, se desplaza en el mismo grupo de sustancias en el que se transporta el colesterol LDL, e incluso atraviesa la pared arterial junto con las lipoproteínas de baja densidad. Asimismo, la vitamina E se puede acumular en los depósitos grasos del organismo. Se teme que, en dosis elevadas, podría obstaculizar la coagulación sanguínea o la capacidad del organismo para combatir las infecciones, pero no se han confirmado sus efectos tóxicos reales.

En el hombre, la ingesta de vitamina E recomendada en la dieta es de 15 miligramos (aproximadamente 22 UI) al día. Esta vitamina se encuentra en muchos alimentos, como los aceites vegetales, el germen de trigo, los frutos secos, la mantequilla, los huevos y la margarina. Además, la mayoría de los cereales de desayuno están enriquecidos con vitamina E. No es difícil obtenerla de los alimentos (por ejemplo, una cucharada de aceite de colza contiene 12 UI), pero resulta muy difícil consumir mayores cantidades, que ayudan a proteger el corazón, sin tomar complementos dietéticos.

En 1996, el Estudio de los Profesionales de la Salud proporcionó datos optimistas sobre la vitamina E; los hombres que consumieron como mínimo 100 unidades internacionales de vitamina E al día durante dos años o más se beneficiaron de una reducción del 37 por ciento del riesgo de desarrollar enfermedad cardíaca, en comparación con quienes no tomaron complementos. Ese mismo año se obtuvieron resultados similares referidos al sexo femenino en el Estudio de la Salud de las Enfermeras.

A pesar de sus esperanzadores resultados, estos estudios de observación no pueden establecer una relación de causa-efecto. Los ensayos clínicos aleatorizados son el mejor método para conseguirlo, pero en lo que concierne a la vitamina E y las enfermedades cardiovasculares, los datos más recientes son desalentadores. En el ensayo ATBC no se halló ninguna protección frente a la enfermedad cardíaca en los hombres fumadores, pero la dosis de cincuenta miligramos (aproximadamente 75 UI) fue baja. No obstante, un estudio italiano de dos años de duración, en el que se incluyeron 11 324 individuos que habían sobrevivido a un infarto de miocardio, demostró que ingerir 300 miligramos de vitamina E no prevenía la enfermedad cardíaca. De forma similar, en el ensayo HOPE, en el que participaron diecinueve países y 9 541 personas, no se observó ningún beneficio con el consumo de 400 unidades internacionales de vitamina E, durante un período de cuatro años y medio. En el año 2001, el estudio Primary Prevention Project (Proyecto de Prevención Primaria), en el que se evaluó a 4 495 participantes con factores de riesgo cardiovascular, no se observó ningún efecto beneficioso con la administración diaria de 300 miligramos de vitamina E durante casi cuatro años. El único estudio que halló datos positivos es el Cambridge Heart Antioxidant Study (CHAOS, Estudio de Cambridge sobre el Efecto de los Antioxidantes en el Corazón), que reveló que con la administración durante un año de una dosis diaria de 400 u 800 unidades internacionales de vitamina E disminuía el riesgo de padecer un infarto en los pacientes con enfermedad coronaria diagnosticada. Sin embargo, incluso en este estudio, la vitamina E no hizo descender la tasa de mortalidad por causas cardiovasculares.

Aunque los investigadores se han interesado sobre todo por la posibilidad de que la vitamina E pudiera hacer disminuir el riesgo de desarrollar una enfermedad cardíaca, han analizado otras posibles funciones de la vitamina. El Estudio de los Profesionales de la Salud puso de manifiesto que la vitamina E reducía, al parecer, el riesgo de desarrollar cáncer de vejiga en el hombre, pero no halló ningún tipo de protección frente al ictus. Sin embargo, en un pequeño estudio realizado en Rhode Island (EE. UU.) con cien pacientes que experimentaban ataques isquémicos transitorios («mini-ictus») se propuso que una dosis de 400 unidades internacionales de vitamina E podría sumarse a la protección que ofrece el ácido acetilsalicílico. En un estudio de 1994 se puso de manifiesto que una dosis muy alta de vitamina E (2 000 UI al día) podría retrasar la evolución de la enfermedad de Alzheimer, pero no se dispone de datos que demuestren que esta vitamina previene el desarrollo de la enfermedad en los hombres sanos. A pesar de que los resultados obtenidos recientemente indican que un complemento que contenga zinc y varios antioxidantes puede hacer disminuir el riesgo de sufrir una pérdida de visión por degeneración macular, el Estudio de la Salud de los Médicos no logró demostrar el efecto protector de las vitaminas C y E, ni de los complejos multivitamínicos.

El cáncer de próstata constituye una preocupación especial para el hombre. De nuevo, en este ámbito, la vitamina E tiene sus altibajos. El ensayo ATBC nos dio esperanzas al revelar que los suplementos de vitamina E parecían reducir un 41 por ciento el riesgo de fallecer de cáncer de próstata. No obstante, los 29 133 finlandeses que participaron en el estudio fumaban. Cuando el Estudio de los Profesionales de la Salud evaluó el efecto de la vitamina E en el cáncer de próstata, halló que la supuesta protección se limitaba a los hombres fumadores o a aquellos que habían dejado de fumar recientemente; en quienes no fumaban no se observaron efectos beneficiosos con los suplementos de vitamina E.

La historia de la vitamina E es compleja, y sus beneficios para la próstata distan de ser ciertos. Pero incluso antes de que se escriba el último capítulo, la investigación reciente nos confirma que la situación es aún más complicada de lo que parecía.

El último personaje en aparecer ha sido el gamma-tocoferol, un tipo de vitamina E que se encuentra en los alimentos como el aceite de soja y el de maíz, si bien no en la mayoría de los complementos dietéticos. Un estudio realizado en el año 2001 con 10 456 residentes de Maryland (EE. UU.) reveló que los hombres con las concentraciones sanguíneas más elevadas de gamma-tocoferol tenían un 20 por ciento menos de probabilidades de desarrollar cáncer de próstata que quienes presentaban los valores en sangre más bajos. Asimismo, influyeron, al parecer, las concentraciones elevadas de selenio y alfa-tocoferol, al menos en los hombres que también tenían concentraciones elevadas de gamma-tocoferol. Y por si esto no fuera ya complicado, resulta que los complementos de vitamina E que contienen alfa-tocoferol (sobre todo más de 400 UI) pueden hacer disminuir las concentraciones sanguíneas de gamma-tocoferol.

Pasará tiempo hasta que los científicos resuelvan esta cuestión. Para intentar solventar aquellos aspectos dudosos se ha iniciado un ensayo clínico aleatorizado sobre la vitamina E, enmarcado en el Estudio de la Salud de los Médicos. Sin embargo, hasta que se disponga de resultados, la soja nos ofrece buenas expectativas (véase el capítulo duodécimo).

La vitamina C
La vitamina C es uno de los suplementos dietéticos más populares en Estados Unidos. El doctor Linus Pauling fue el responsable de gran parte de este éxito; su importancia como ganador de dos premios Nobel, uno de química y otro de la paz, ayudó a difundir su teoría de que las megadosis de vitamina C previenen los resfriados. Aunque se ha refutado esta teoría en ensayos clínicos controlados, la vitamina C sigue siendo un bestseller. Los planteamientos más recientes proponen que puede reducir el riesgo de padecer una enfermedad cardíaca y cáncer, pero los datos son dispares en el mejor de los casos.

La vitamina C (ácido ascórbico) desempeña un importante papel en el metabolismo corporal. Ejerce de cofactor de un mínimo de ocho enzimas que intervienen en la formación de proteínas a partir de aminoácidos, así como en la producción de una hormona de estrés de la familia de la adrenalina. También es antioxidante. Las investigaciones indican que sus funciones principales son eliminar los radicales libres que se han escapado de la vitamina E y el betacaroteno, así como regenerar la vitamina E. El consumo recomendado de vitamina C en la dieta es de 90 miligramos al día. Esta vitamina se encuentra en numerosas frutas y verduras, como los cítricos, las patatas, el brécol, el melón, los tomates, las espinacas y la col; un vaso de zumo de naranja contiene 120 miligramos. El déficit alimentario de vitamina C causa escorbuto, una enfermedad que en la actualidad es muy poco habitual en Estados Unidos.

En varios estudios se propone que en quienes consumen grandes cantidades de alimentos ricos en vitamina C se reduce el riesgo de desarrollar una enfermedad cardíaca y cáncer. Sin embargo, no se sabe con certeza si el beneficio depende de la propia vitamina C o de otras sustancias que contienen las frutas y verduras. En el Estudio de los Profesionales de la Salud no se demostró que la ingesta elevada de vitamina C hiciera disminuir el riesgo de padecer un infarto de miocardio o un ictus, resultados que fueron similares en el Estudio de la Salud de las Enfermeras. Hasta este momento, en ningún estudio se ha mostrado el efecto beneficioso de los suplementos de vitamina C. Para esclarecer la cuestión, se ha puesto en marcha un ensayo clínico aleatorizado en el marco del Estudio de la Salud de los Médicos a fin de evaluar el consumo de comprimidos de vitamina C en la población masculina.

El hombre debería ingerir como mínimo cinco raciones de frutas y verduras cada día (véase el capítulo cuarto); si se cumpliera este objetivo, se obtendrían entre 200 y 300 miligramos de vitamina C al día. No existen datos que demuestren la utilidad de dosis mayores, pero aquellos hombres que deseen tomar más vitamina C no deberían sobrepasar los 250-500 miligramos diarios, puesto que las dosis más altas pueden ser contraproducentes.

La niacina (vitamina B_3)

La niacina es una vitamina que se conoce con diferentes nombres: ácido nicotínico, niacinamida y vitamina B_3. Independientemente de cómo se denomine, se trata de una vitamina hidrosoluble que desempeña un importante papel, puesto que permite que el organismo obtenga energía de los hidratos de carbono, las grasas y las proteínas. En las personas que presentan un déficit de niacina aparece pelagra, una enfermedad caracterizada por diarrea, fatiga, confusión y erupción cutánea. El déficit de niacina es muy poco habitual en los países desarrollados, puesto que basta con ingerir 20 miligramos al día para estar sano. La vitamina se encuentra en numerosos alimentos, como las legumbres, los cacahuetes, el pescado, las aves, la carne, los huevos y los productos elaborados con cereales enriquecidos.

Aunque los hombres sanos no necesitan ingerir una cantidad adicional de niacina, ésta se incluye en los complejos multivitamínicos. No obstante, se ha fomentado enormemente el consumo de suplementos de niacina para bajar el colesterol. Lo cierto es que funciona, ya que la niacina puede hacer disminuir entre un 20 y un 40 por ciento las cifras de colesterol LDL («malo»), lo cual la iguala en cuanto a eficacia a muchas estatinas. Asimismo, la niacina hace disminuir entre un 40 y 60 por ciento las cifras de triglicéridos, un efecto que no tienen muchas estatinas. Y lo mejor es que la niacina no tiene parangón en cuanto a su capacidad para elevar las cifras de colesterol HDL («bueno»), a menudo entre el 10 y 30 por ciento.

Se trata de una vitamina totalmente natural y económica que ejerce fabulosos efectos en las concentraciones de colesterol en sangre; parece demasiado bonito para ser cierto. Es verdad, pero hay trampa: para mejorar las cifras sanguíneas de colesterol, deben consumirse cantidades de niacina entre 25 y 150 veces superiores a las recomendadas oficialmente, es decir de 500 a 3 000 miligramos al día. En estas dosis, la niacina puede tener efectos secundarios importantes, como inflamación hepática, cefalea, prurito y rubor en la piel, gota, hemorragia interna, aumento de las concentraciones sanguíneas de azúcar y disfunción sexual.

Aun así, la niacina es la abanderada en el caso contra los complementos dietéticos no regulados. En realidad es un nutriente y funciona, dos características que ya les gustaría tener a muchos suplementos. Sin embargo, los preparados varían de forma considerable en lo que respecta a su capacidad y pureza, por lo que un hombre no puede estar seguro de lo que ingiere al tomarse un comprimido de niacina. Además, en las dosis en que resulta eficaz, la niacina puede tener efectos secundarios importantes.

No tome niacina por iniciativa propia. Pero si presenta cifras elevadas de colesterol LDL y bajas de colesterol HDL que no responden a la dieta y el ejercicio, plantee al médico la posibilidad de que incluya la niacina entre las opciones farmacológicas. Si el médico le recomienda que tome niacina, hágalo con precaución. Utilice siempre el mismo preparado de niacina, aumente la dosis de forma gradual, esté alerta a cualquier señal de su organismo que pueda indicar la existencia de un problema y hágase revisiones médicas con regularidad para detectar posibles efectos secundarios.

Aunque la niacina se vende sin receta médica en forma de suplementos, en dosis terapéuticas es realmente un potente medicamento. Considérelo como tal, utilícelo sólo bajo supervisión médica.

El selenio

El selenio es un oligoelemento fundamental para la salud. Sólo se necesita en pequeñas cantidades, ya que el consumo diario recomendado es de sólo 55 microgramos. Se encuentra en muchos alimentos, como los tomates, el marisco, las aves, el ajo, la carne y las gramíneas y verduras cultivadas en campos ricos en selenio.

Los investigadores se han interesado por el selenio debido a sus propiedades antioxidantes. De este modo, los médicos se han planteado si este oligoelemento podría prevenir el infarto de miocardio o el cáncer. Hasta este momento, no se dispone de datos sólidos que lo confirmen o descarten.

En 1982, un estudio finlandés puso de manifiesto que las personas con concentraciones bajas de selenio en sangre tenían un riesgo más alto de desarrollar una enfermedad coronaria, y en un estudio realizado en una población masculina finlandesa en 1991 se asociaron las concentraciones bajas de selenio con la aterosclerosis de la arteria carótida. Sin embargo, en 1995, el Estudio de la Salud de los Médicos puso en tela de juicio la hipótesis de que el selenio protege el corazón. De hecho, en los hombres estadounidenses, por presentar concentraciones elevadas de selenio aumentaba ligeramente el riesgo de padecer un infarto de miocardio.

A fin de averiguar si los suplementos de selenio pueden hacer disminuir el riesgo de desarrollar cáncer de piel recurrente, un equipo de investigadores de Arizona (EE. UU.) administró 200 microgramos de selenio o bien un placebo a 1 312 voluntarios con una edad media de sesenta y tres años; los participantes tomaron los comprimidos cada día durante una media de cuatro años y medio. Al finalizar el estudio en 1996, los investigadores se dieron cuenta, muy a su pesar, de que no existían diferencias en el desarrollo de cáncer de piel entre ambos grupos, pero les sorprendió que la cifra de muerte por cáncer en el grupo que recibió selenio fue un 50 por ciento inferior. El tratamiento con selenio redujo de forma considerable el número de muertes debidas a cáncer de pulmón, colon, esófago y próstata; la mayor protección se observó, al parecer, en el cáncer de próstata, puesto que la tasa de mortalidad se redujo un 63 por ciento en el grupo que tomó selenio. Estos resultados se recibieron con gran interés pero también con cautela; algunos médicos consideraron que era demasiado bueno para ser verdad y la mayoría destacó la necesidad de realizar más investigaciones.

En 1998, el Estudio de los Profesionales de la Salud aportó más datos. En vez de administrar suplementos, los investigadores evaluaron la ingesta de minerales, analizando el contenido de selenio de los fragmentos de uñas del pie facilitadas por 33 737 hombres. Quienes presentaban las concentraciones más elevadas de selenio tenían un tercio menos de probabilidades de desarrollar cáncer de próstata avanzado que aquéllos con las cifras más bajas. El equipo científico de Harvard calculó que un consumo diario de 159 microgramos de selenio ofrecería efectos protectores.

A pesar de estos dos prometedores estudios, es demasiado pronto como para establecer una recomendación general sobre la ingesta de selenio. Sin embargo, hasta que se disponga de más datos, parece razonable que la población masculina consuma 200 microgramos diarios, sobre todo quienes tienen un alto riesgo de padecer cáncer de próstata (véanse los capítulos tercero y duodécimo). No obstante, recuerde que consumirlo en exceso puede ser tóxico, ya que cuando se superan los 400 microgramos diarios, empieza a observarse caída del cabello y trastornos cutáneos.

El cromo

El cromo es otro oligoelemento importante para el metabolismo de los hidratos de carbono; aunque se desconoce cuál es la cantidad diaria precisa, el Comité de Alimentación y Nutrición de la National Academy of Sciences (Academia Nacional de Ciencias) propone una ingesta diaria de 35 microgramos. El cromo se puede encontrar en la levadura de cerveza, los cacahuetes, las legumbres y las gramíneas, así como en la carne y el queso.

No se crea la mayoría de lo que se dice sobre el cromo. Existe un compuesto denominado picolinato de cromo al que se ha dado una gran difusión por sus efectos en la pérdida de peso, el aumento de la energía y otros «beneficios». Por desgracia, no se ha demostrado que esto sea cierto, y en los experimentos realizados en tubos de ensayo se ha puesto de manifiesto que el picolinato de cromo, en grandes cantidades, puede provocar una lesión celular.

Aunque el cromo no está a la altura de todo lo que se ha dicho de él, puede ejercer un efecto beneficioso en algunos hombres. Entre 1968 y 1982, seis ensayos independientes revelaron que el cromo podía elevar las concentraciones de colesterol HDL, pero se trataba de estudios en pequeña escala y no exentos de imperfecciones. Sin embargo, en 1991, un grupo de médicos de Carolina del Norte (EE. UU.) comparó una forma orgánica de cromo con un placebo en 63 hombres con cifras bajas de colesterol HDL. Durante dos meses, este mineral hizo aumentar un 16 por ciento las cifras medias de este tipo de colesterol sin observarse ningún efecto secundario evidente. No obstante, se trata de un único ensayo y duró sólo dos meses. Deben llevarse a cabo más investigaciones para determinar si el cromo puede aumentar de forma continua las lipoproteínas de alta densidad (HDL). Hasta que dispongamos de más datos, aquellos hombres con una cifra baja de colesterol HDL pueden probar la pauta establecida por los médicos de Carolina del Norte, que consiste en tomar tres veces al día una dosis de 200 microgramos de un tipo de cromo denominado factor de tolerancia a la glucosa (GTF). Huelga decir que no debería recurrirse al GTF sin intentar primero elevar la cifra de colesterol HDL dejando de fumar (capítulo octavo), practicando ejercicio físico (capítulo quinto), adelgazando y siguiendo una dieta saludable (capítulo cuarto) y, posiblemente, tomando alcohol en pequeñas dosis (capítulo séptimo).

Otros suplementos

Si no se cree que los suplementos son un gran negocio, paséese por algunas farmacias o parafarmacias, supermercados o tiendas naturistas. La gama de productos es asombrosa y no menos sorprendentes son los beneficios que se les atribuyen. Aparte de los suplementos que hemos analizado en este libro y, posiblemente, del calcio (véase el capítulo cuarto), no existe ninguna razón que deba llevar a un hombre sano a plantearse tomar ninguno de estos productos. Es posible que algunos sean de utilidad para aquellos hombres con problemas de salud específicos, pero puesto que estas sustancias no están controladas oficialmente, no se puede garantizar su eficacia o inocuidad, ni tampoco su capacidad ni pureza. A continuación, se describen someramente algunos de los suplementos más conocidos.

El palmito *(Serenoa repens)*
Se trata de un extracto de hierbas que se comercializa con diferentes nombres para el tratamiento de los trastornos prostáticos. Los estudios realizados en Europa han puesto de manifiesto que puede aliviar los síntomas de la hiperplasia prostática benigna, pero no se ha demostrado que la prevenga, y mucho menos que proteja frente al cáncer de próstata. Esta sustancia no ejerce ningún efecto en la función sexual. A pesar de la incertidumbre científica, los hombres con hiperplasia prostática benigna que no responden bien a los medicamentos con receta médica podrían plantearse la posibilidad de tomar palmito, siempre y cuando lo consulten primero con su médico, claro (véase el capítulo undécimo).

El aceite de pescado
Los médicos empezaron a darse cuenta de los posibles beneficios del aceite de pescado en 1971, cuando un grupo de investigadores suecos comunicó que la tasa de infarto de miocardio en los esquimales de Groenlandia era muy baja, a pesar de consumir grandes cantidades de grasa. Postularon que la protección venía dada por el ácido eicosapentaenoico y el docosahexaenoico, dos ácidos grasos omega-3 presentes en el aceite de pescado.

En los últimos treinta años, los investigadores han ido recopilando una considerable cantidad de datos que demuestran que el consumo de pescado es beneficioso. En un estudio, los individuos que ingerían como mínimo 248 gramos de pescado por semana se beneficiaban de un descenso del 38 por ciento de la tasa de infarto de miocardio mortal y, en otro estudio, las personas que habían sobrevivido a un infarto y que consumían pescado dos veces por semana tenían un 29 por ciento menos de probabilidades de sufrir infartos recurrentes que los pacientes con las mismas características que no comían pescado. Aunque no todos los estudios coinciden en que comer pescado previene el infarto, su consumo se ha asociado a un descenso del riesgo de muerte súbita, hipertensión e ictus (véase el capítulo cuarto).

Si comer pescado es beneficioso, quizá sería conveniente saltarse la compra, no entrar en la cocina y tomar el aceite de pescado directamente. De hecho, el aceite de pescado era un suplemento de gran popularidad en la década de 1980, pero empezó a entrar en decadencia cuando se demostró en algunos estudios que su efecto beneficioso sostenido era de poca envergadura.

Dos estudios realizados en 1999 han hecho resurgir el interés por los suplementos de aceite de pescado. Médicos alemanes administraron cápsulas con aceite de pescado o aceite vegetal a 223 enfermos de corazón. Al cabo de dos años, quienes recibieron aceite de pescado (6 gm diarios durante tres meses y, después, 3 gm al día) padecieron menos episodios cardíacos y los resultados de sus angiogramas fueron más satisfactorios que los de sus compañeros de estudio, pero el efecto protector fue moderado. Un estudio italiano de mayor escala, con 11 324 individuos que habían sobrevivido a un infarto de miocardio, obtuvo resultados más positivos, ya que reveló que con sólo 882 miligramos de ácido eicosapentaenoico y ácido docosahexanoico al día parecía disminuir un 10 por ciento el riesgo de padecer trastornos cardíacos.

Es demasiado pronto para recomendar el consumo de suplementos de aceite de pescado en toda la población, o incluso en todos los enfermos de corazón. Por el momento, es mejor que siga comiendo pescado y que esté atento a los resultados de futuras investigaciones.

El ajo

El ajo *(Allium sativum)* ahonda sus raíces en Asia central. Aunque fue una planta silvestre durante siglos, en la actualidad sólo crece en superficies de cultivo. Cada año se recolectan aproximadamente dos millones de toneladas, de las que la mayor parte pasa por un proceso de elaboración y se convierte en un polvo seco; sin embargo, algunas formulaciones medicinales utilizan el aceite extraído de los dientes de ajo. El ajo también puede dejarse añejar y fermentar a fin de quitarle su hedor.

El polvo de ajo se considera el preparado más activo desde el punto de vista médico, mientras que el ajo desodorizado es el menos activo.

De las casi cien sustancias químicas incluidas en el ajo, la más importante parecer ser la alicina, un aminoácido que contiene azufre. La alicina no se encuentra en el ajo fresco, sino que se forma instantáneamente a partir de una sustancia química progenitora al machacar o cortar los dientes de ajo. Los científicos creen que la alicina es el ingrediente activo del ajo; los cocineros saben que es el ingrediente que le da el característico olor que la población ha asociado al «mal aliento». Se ha estandarizado la mayor parte de los preparados con polvo de ajo de forma que contengan una cantidad determinada de alicina. En los experimentos en el laboratorio se han analizado el ajo entero y los extractos purificados, pero en la mayoría de los ensayos clínicos se ha utilizado polvo de ajo.

Se ha difundido ampliamente la utilidad del ajo para combatir las enfermedades cardíacas. Los experimentos realizados con animales y en el laboratorio indican que esta planta puede tener diversos efectos beneficiosos, ya que hace disminuir las cifras de colesterol, reduce la tensión arterial, mantiene la elasticidad de las arterias e impide la formación de coágulos. Pero los resultados favorables de los experimentos en tubos de ensayo y en ratas no se trasladan necesariamente al ser humano. Sin embargo, en los últimos diez años, se han realizado estudios en que se analizaba la relación entre el ajo y la salud en el ser humano, aunque los resultados son dispares.

La posibilidad de que el ajo pudiera reducir las concentraciones de colesterol en el ser humano cobró una gran importancia a principios de la década de 1990. Primero, los estudios llevados a cabo en Alemania demostraron que con un conocido polvo de ajo *(Kwai)* se podían disminuir un 12 por ciento las cifras de colesterol. En 1993, investigadores de Nueva Orleans (EE. UU.) comunicaron que las cápsulas con 900 miligramos de polvo de ajo podían hacer descender un 11 por ciento las cifras de colesterol LDL («malo»); el ajo resultó ser especialmente eficaz en los individuos con valores de colesterol elevados. Un metaanálisis británico del año 1994 en el que se evaluaron los datos de dieciséis estudios llegó a una conclusión favorable, dado que puso de manifiesto un descenso del 12 por ciento de la cifra de colesterol.

Por desgracia, en las investigaciones posteriores no se han obtenido datos tan prometedores. Dos grupos de científicos australianos fueron los encargados de dar la mala noticia. Un estudio realizado en 1995 con 28 individuos y otro de 1996 con 115 participantes que presentaban cifras altas de colesterol revelaron que no se halló ningún beneficio con el consumo de ajo, a pesar de utilizarse en ambos casos las mismas cápsulas que fueron eficaces en Alemania. Un estudio norteamericano de 1996, en el que se utilizó un preparado diferente, el extracto de ajo añejo, fue más optimista, aunque la tasa de descenso del colesterol sólo fue del 6 por ciento. Incluso estos resultados parecen positivos si se comparan con los más recientes; en un estudio alemán que evaluó el extracto de aceite de ajo y en dos estudios en que se utilizó polvo de ajo, uno canadiense y el otro estadounidense, no se observó ningún efecto beneficioso.

El ajo es un remedio tan popular para la hipertensión como para el colesterol alto. En lo que concierne al colesterol, existe una pequeña cantidad de datos que indican su posible eficacia. Un metaanálisis británico en que se tomaron en consideración ocho ensayos con polvo de ajo reveló un descenso de 7 milímetros de la tensión arterial sistólica (la cifra más alta de tensión arterial, determinada cuando el corazón bombea sangre a las arterias) y una disminución de 5 milímetros de la tensión arterial diastólica (la cifra más baja, determinada cuando el corazón se vuelve a llenar de sangre entre latido y latido).

Aunque se ha dado menos difusión a la investigación acerca de los efectos del ajo directamente en las arterias, es posible que sea más relevante a largo plazo. Un estudio realizado en 1997 en Alemania evaluó la elasticidad (flexibilidad) de la principal arteria del organismo, la aorta. Para ello, los investigadores compararon 202 adultos repartidos en dos grupos: 101 habían consumido polvo de ajo durante un mínimo de dos años y el resto, no. Todos los participantes tenían entre cincuenta y ochenta años, y ninguno de ellos recibía tratamiento farmacológico cardiovascular. A pesar de que los vasos sanguíneos se endurecieron en ambos grupos con el paso de los años, las ecografías demostraron que en aquellos individuos de todos los grupos de edad que ingerían ajo las arterias se mantenían más flexibles.

Si bien el estudio sobre la elasticidad arterial de 1997 es interesante, no se trata de un ensayo clínico aleatorizado. No obstante, en un estudio de 1999 en el que se evaluaron las arterias carótida (cuello) y femoral (pierna) de 152 pacientes con aterosclerosis que se asignaron al azar para recibir polvo de ajo o un placebo durante dos años, el ajo retrasó, al parecer, la evolución de las placas llenas de colesterol, que llegaron a experimentar una regresión en algunos pacientes.

El principal efecto secundario del ajo es evidente. En el *Sueño de una noche de verano*, de Shakespeare, Bottom advierte a sus compañeros actores que no prueben la cebolla ni el ajo, pues deben desprender un aliento agradable. Además del mal aliento, el ajo puede provocar enfermedad por reflujo esofágico (ERGE) y pirosis. Entre los efectos menos frecuentes figuran la flatulencia y la erupción cutánea. Puesto que el ajo puede hacer disminuir la coagulación sanguínea, deben consumirlo con precaución aquellas personas que toman ácido acetilsalicílico, warfarina u otros anticoagulantes (sustancias que evitan la coagulación de la sangre).

¿El ajo es bueno para usted? Eso depende de sus objetivos. Si tiene la intención de preparar una rica salsa para la pasta, la respuesta es afirmativa. Pero si le interesa el ajo solamente por sus efectos en la salud, la única respuesta realista es «tal vez».

El ajo puede ayudar a reducir las cifras de colesterol y de tensión arterial, y protege los vasos sanguíneos, pero se han obtenido resultados dispares, incluso contradictorios, en lo que respecta a sus efectos beneficiosos. En los estudios preliminares se insinúa que el ajo puede ayudar a reducir el riesgo de desarrollar cáncer gastrointestinal, pero este posible efecto favorable es aún más especulativo. Si se decide a probarlo, recuerde que las cápsulas que contienen polvo de ajo son las más eficaces. Lo sensato es ingerir una dosis de 300 miligramos de polvo de ajo tres veces al día. No obstante, al igual que todos los complementos dietéticos, las cápsulas de ajo no están reguladas por las autoridades sanitarias en lo que concierne a su pureza y contenido. Decántese por una marca que afirme ofrecer entre un 1 y 1,5 por ciento de alicina, aunque no se puede garantizar que sea cierto. Por desgracia, es menos probable que los preparados desodorizados aporten el principio activo.

Sobre todo, no dependa del ajo. Si siente interés por este bulbo, y ni a usted ni a quienes le rodean les importa el hedor, utilícelo como complemento de otras medidas de beneficio probado. Para el colesterol y la tensión arterial, lo mejor es practicar ejercicio físico con regularidad, controlar el peso, evitar el tabaco y seguir una dieta con pocas grasas saturadas, colesterol y sal, pero con un alto contenido de frutas, verduras y fibra.

Sulfato de glucosamina/chondroitina
La glucosamina es un compuesto natural que se encuentra en la mayoría de los tejidos humanos, incluidas las articulaciones, donde desempeña un importante papel en el metabolismo de varias proteínas en el cartílago. La chondroitina es una sustancia de mayor tamaño que consta de varias moléculas de glucosamina unidas a moléculas de azúcar.

A pesar de que los bestseller afirmen lo contrario, el sulfato de glucosamina/chondroitina no es un «remedio para curar la artritis». Sin embargo, diversos ensayos clínicos aleatorizados proponen que puede ser ligeramente eficaz para aliviar el dolor producido por la artrosis; además, un estudio realizado en 2001 indicó que puede retrasar el proceso de degeneración de las articulaciones. En un reciente metaanálisis que incluyó todos los ensayos existentes, se determinó que a pesar de que en todos ellos se demuestra la eficacia de esta sustancia, casi todos poseen defectos técnicos que les impiden extraer conclusiones sólidas.

Tal vez valga la pena probar el sulfato de glucosamina/chondroitina en el caso de los hombres con dolor artrítico que no responde de forma satisfactoria a los tratamientos estándar, como la pérdida de peso, el ejercicio, la protección articular, la aplicación de calor y frío, y los fármacos analgésicos o antiinflamatorios. Los pacientes diabéticos deben ser precavidos, puesto que la glucosamina puede aumentar las concentraciones sanguíneas de azúcar. El suplemento de glucosamina/chondroitina puede tener interacciones con los anticoagulantes, y se desconoce cuál es su seguridad y eficacia a largo plazo.

La hierba de San Juan
Aunque en botánica se denomina *Hypericum perforathum*, se conoce popularmente desde hace siglos como «hierba de San Juan» porque

sus brotes de flores amarillas florecen en junio, aproximadamente el día de San Juan Bautista. Sea cual sea el nombre utilizado, se ha convertido en un remedio herbario muy vendido para la depresión, y en países como Estados Unidos ha superado en ventas a la fluoxetina *(Prozac)*, un medicamento antidepresivo, en una proporción de cuatro a uno.

La hierba de San Juan está disponible en Estados Unidos sin receta médica. En Alemania está indicada para el tratamiento de la depresión, la ansiedad y el insomnio, y en Europa su uso está muy extendido. En un metaanálisis de veintitrés ensayos que incluían 1 757 pacientes con depresión de leve a moderada se llegó a la conclusión de que la hierba de San Juan es tan eficaz como los antidepresivos tricíclicos. Sin embargo, en la mayor parte de estos estudios, la depresión no se había diagnosticado con certeza, la dosis de antidepresivos recetados era baja y el período de observación era breve.

La hierba de San Juan es más económica que los antidepresivos que se venden con receta médica, además de tener menos efectos secundarios, aunque algunos pacientes han experimentado sequedad bucal, mareo, estreñimiento y otros trastornos leves. Sin embargo, deben llevarse a cabo más estudios para confirmar su eficacia y para comparar este remedio con los fármacos antidepresivos desarrollados recientemente.

El principio activo de la hierba de San Juan parece ser la hipericina, una sustancia química que inhibe la captación de serotonina y otros neurotransmisores. En consecuencia, tal vez no sea seguro tomar este remedio junto con antidepresivos que se venden con receta médica. La dosis de hipericina difiere en función de la marca. El contenido, la eficacia y la pureza de los preparados que se venden en Estados Unidos no han sido evaluados por las autoridades sanitarias ni por otros organismos fiables.

Al igual que numerosos productos herbarios, la hierba de San Juan ha sido objeto de una gran promoción. Si bien puede tener efectos beneficiosos, no es un remedio milagroso para la depresión y nunca debe sustituir al tratamiento estándar. Deben realizarse más estudios para profundizar en su función.

Gingko biloba

El árbol gingko biloba, cuyos orígenes se remontan a hace doscientos millones de años, es la especie arbórea más antigua que aún existe hoy en día. Los extractos de hojas de gingko se han utilizado en Asia durante siglos, y en la actualidad es uno de los medicamentos más usados en Alemania. El extracto de gingko contiene varias sustancias químicas, entre las que se encuentran algunos flavonoides, unos de los ingredientes más activos. En experimentos realizados en animales y en el laboratorio, los extractos de gingko hicieron aumentar, al parecer, el flujo sanguíneo, inhibieron el factor activador de las plaquetas y neutralizaron los radicales libres de oxígeno.

El gingko se ha dado a conocer principalmente como estimulador de la memoria y de la circulación. En un conocido estudio norteamericano realizado en 1997 con 203 individuos, se demostró que un extracto concreto del gingko, EGb761, estabilizó o mejoró el rendimiento cognitivo y la interacción social en los pacientes con enfermedad de Alzheimer o demencia multiinfarto, otra causa frecuente de deterioro cognitivo en las personas de edad avanzada. Sin embargo, esta mejoría se observó únicamente en el 27 por ciento de los pacientes y fue moderada. Por desgracia, un estudio del año 2000 que incluyó 123 pacientes con demencia no halló que el gingko ejerciera ningún beneficio, y no disponemos de datos sólidos que respalden que esta sustancia previene el deterioro mental o estimula la función cognitiva en las personas sanas (véase el capítulo octavo). Los resultados de los estudios europeos indican que el gingko puede aliviar el dolor al caminar en los pacientes con claudicación intermitente causada por una enfermedad vascular periférica (véase el capítulo decimocuarto). Se han detectado pocos efectos secundarios.

Dadas las limitadas opciones, puede ser sensato que los facultativos administren gingko a los pacientes con deterioro cognitivo. También es posible que mejore la situación de aquellas personas con claudicación intermitente. Se ha evaluado en estudios la formulación de EGb761; la dosis habitual es de 40 miligramos tres veces al día u 80 miligramos dos veces al día.

A pesar de la escasez de datos que demuestren que el gingko puede ser beneficioso para las personas sanas, se ha convertido en un suplemento herbario líder de ventas en Estados Unidos, ya que mueve 270 millones de dólares al año.

La equinácea
Aunque los orígenes de muchos remedios herbarios se remontan a Asia, la equinácea es autóctona de Estados Unidos, la aciana púrpura. En Alemania se utiliza para tratar infecciones del aparato respiratorio y urogenital, así como para favorecer la curación de heridas. En Estados Unidos, donde es la planta medicinal más vendida, se conoce ampliamente por su capacidad para prevenir y tratar los resfriados. En los estudios con esta planta se han obtenido resultados dispares, aunque la mayoría de ellos adolecen de ser defectuosos en cuanto a la metodología. En aquellos más optimistas se ha sugerido que la equinácea puede acortar en un tercio la duración de los síntomas del resfriado. Se han registrado pocos efectos adversos, pero a pesar de esta supuesta inocuidad, existen pocos motivos para recomendar su consumo.

El ginseng
Los extractos de la raíz de ginseng se han utilizado en Asia durante más de dos mil años. En la actualidad, se ha convertido en uno de los productos herbarios más conocidos en todo el mundo, y también en uno de los más caros. Quizá porque esta planta perenne, de crecimiento lento, tiene una forma que recuerda a la silueta humana, en Estados Unidos se conoce popularmente como la «raíz masculina» y se afirma que estimula todas las partes del cuerpo. Se conoce en general por su capacidad para aumentar la energía, liberar el estrés, retrasar el envejecimiento, mejorar el rendimiento sexual y estimular la vitalidad.

A pesar de la popularidad del ginseng, apenas se conocen sus ingredientes químicos. La mayoría de los productos contienen únicamente entre el 2 y 3 por ciento de los supuestos componentes activos denominados *ginsenosidos*. Los estudios en humanos escasean, son contradictorios y son deficientes en cuanto a metodología. Se han detectado pocos efectos secundarios; quizá el más frecuente es la decepción.

El zinc

La afirmación de que el zinc es beneficioso para la próstata es infundada y aquella de que las cápsulas de zinc pueden aliviar los síntomas del resfriado se basa en datos contradictorios. El zinc suele recomendarse en caso de degeneración macular, y un estudio demuestra que parece ejercer efectos beneficiosos, al menos cuando se combina con vitaminas antioxidantes.

La melatonina

Para respaldar el uso de melatonina para el desfase horario (*jet lag*) o el insomnio se suele recurrir a datos anecdóticos. La extravagante afirmación de que la melatonina ayuda a combatir el envejecimiento, el cáncer y otros trastornos es infundada. Se desconoce cuál es el grado de seguridad a largo plazo de esta hormona.

La creatina

La creatina, uno de los veinte aminoácidos naturales que el organismo utiliza para generar proteínas, se encuentra en muchos de los tejidos corporales. Se concentra especialmente en el músculo, donde desempeña la importante función de generar energía. El organismo puede producir entre uno y dos gramos de creatina al día por sí solo, y la dieta estándar aporta otro gramo o dos, principalmente a través de la carne, el pescado y la leche.

Las dosis muy altas de creatina (20 gr al día, aproximadamente la cantidad que contienen 4,5 kg de carne) pueden aumentar el rendimiento muscular, pero sólo para realizar tareas repetitivas muy breves y de alta intensidad como levantar pesas, y sólo en un grado moderado (quizá un 4 %). Lejos del laboratorio, los ensayos de campo con creatina han hallado escasos efectos beneficiosos (y en algunos casos, ninguno) en el rendimiento atlético real. Los estudios preliminares indican que la creatina puede ser de utilidad en determinados pacientes con enfermedad neuromuscular grave. Se desconoce qué seguridad ofrece esta sustancia a largo plazo. Por tanto, no puede recomendarse como suplemento dietético.

La androstenediona

Desde que algunos deportistas de élite confesaran que tomaron androstenediona en su época de esplendor, esta sustancia se ha vuelvo enormemente popular como suplemento dietético para mejorar el rendimiento. Aunque se vende como suplemento nutritivo, no desempeña ningún papel en la nutrición humana, sino que se trata de un andrógeno, es decir, una hormona masculina (véanse los capítulos primero y décimo). En los estudios recientes se propone que no aumenta el rendimiento pero que puede tener efectos secundarios graves. Por tanto, no lo tome.

La deshidroepiandrosterona

Al igual que la androstenediona, la deshidroepiandrosterona no es un nutriente sino una hormona esteroidea que se forma en la glándula suprarrenal; si bien su función es un misterio, se sabe que se convierte en andrógenos y estrógenos, las hormonas masculinas y femeninas.

Puesto que las concentraciones de deshidroepiandrosterona son elevadas en la juventud, aunque bajas a una edad avanzada, se ha defendido inexorablemente como suplemento antienvejecimiento que quema la grasa corporal, aumenta el tamaño del músculo, aumenta el rendimiento sexual, retrasa la pérdida de memoria, potencia el sistema inmunológico y combate la enfermedad cardíaca y el cáncer, entre otros aspectos. No existen datos sólidos que demuestren su eficacia, y existen algunas razones que nos llevan a temer que su administración a largo plazo tenga efectos adversos graves, como la hiperplasia prostática benigna y el cáncer de próstata. Por tanto, se recomienda no tomarla.

Otros suplementos que se deben evitar

Entre los demás suplementos que deben evitarse figuran la yohimbina, vendida por sus efectos afrodisíacos; la lecitina, para el colesterol; la coenzima Q, para la enfermedad cardíaca; y la efedrina, para adelgazar, aunque también suele usarse para «descongestionar la mucosa nasal», es decir para colocarse. De hecho, es buena idea no tomar ningún producto que no haya sido evaluado por científicos competentes e imparciales.

Las perspectivas
Cuando se trata de suplementos, existe un gran interés, tanto en lo que concierne al dinero como a la salud. Puede ser perfectamente razonable que tome un suplemento, pero antes de hacerlo, tenga en cuenta los siguientes factores:

- La ley estadounidense de educación y salud en materia de suplementos dietéticos de 1994 dejó estas sustancias fuera del ámbito de jurisdicción de la FDA, dado que se consideran un apoyo a la alimentación, aunque en realidad se vendan como tratamientos para mejorar la salud. Puesto que no se rigen por las estrictas normas de la FDA que regulan los fármacos vendidos con receta médica y los medicamentos de venta libre, los complementos dietéticos pueden fabricarse, distribuirse y ser objeto de publicidad sin que deba demostrarse su eficacia e inocuidad. De hecho, no se puede garantizar que un producto contenga los principios activos que afirma tener, ni que esté exento de impurezas.
- Las anécdotas y los testimonios no pueden admitirse nunca en sustitución de los datos científicos sobre la eficacia del producto, incluso si el testimonio procede de alguien que no tiene un interés económico en él. Sólo en ensayos controlados en que se compara un medicamento, herbario o convencional, con un placebo inerte se puede demostrar la eficacia e inocuidad del producto.
- La mayor parte de la investigación sobre productos herbarios se ha llevado a cabo en Europa, especialmente en Alemania y Francia, países en que estos productos gozan de gran popularidad. Muchos de los ensayos carecen de los controles y la metodología que exigen los principios científicos actuales en Estados Unidos.
- Los suplementos suelen ser muy caros, y pocas veces se incluyen en las listas de medicamentos subvencionados por la Seguridad Social.
- Porque un producto sea «cien por cien natural» no debemos pensar automáticamente que es inocuo. El síndrome de eosinofilia-

mialgia es un ejemplo. Se trata de un trastorno causado por los suplementos «cien por cien naturales» de triptófano, un aminoácido, que se cobró 36 víctimas en Estados Unidos, además de dejar a 1 500 personas en estado grave, antes de poder identificarse en 1990.
- Los suplementos pueden tener interacciones con los medicamentos convencionales. Si consume remedios herbarios, asegúrese de que su médico y farmacéutico sepan qué está tomando.
- Las vitaminas, los minerales y las hierbas medicinales nunca deben reemplazar una correcta alimentación ni al tratamiento médico estándar. Si opta por tomar remedios herbarios, tómelos como suplemento al tratamiento convencional en vez de como sustituto de éste.

Por fin la medicina está empezando a dedicarse al estudio de los suplementos que tanta falta hacía. Junto con otras investigaciones, los estudios de Harvard sobre salud masculina proponen que el ácido acetilsalicílico en pequeñas dosis puede tener una importante función preventiva, al menos en los hombres mayores de cincuenta años, así como en todas aquellas personas que presentan aterosclerosis y que pueden tomar este fármaco. Dado que aportan folato y vitaminas B_6, B_{12} y D, los complejos multivitamínicos pueden ser útiles en casi toda la población. Sin embargo, los resultados obtenidos con la vitamina E han sido decepcionantes, no se ha demostrado la eficacia de la vitamina C y el betacaroteno puede perjudicar más que beneficiar. En cambio, el selenio puede ejercer efectos favorables. En los hombres con cifras bajas de colesterol HDL puede ser útil el cromo o la niacina, pero sólo deben consumirse en el marco de un exhaustivo programa supervisado por un médico. Es posible que algunas hierbas medicinales merezcan ser considerados en circunstancias especiales, pero no se debería depender de ellas como si fueran la panacea, y cabe recordar que no se ha demostrado que los productos no regulados por las autoridades sanitarias sean inocuos o eficaces.

¡Tenga cuidado de que no le den gato por liebre!

7. Una respuesta para unos, un peligro para otros: el alcohol

¿Es un nutriente que puede ejercer un efecto favorable en el metabolismo corporal o es simplemente una fuente de calorías que puede contribuir a la aparición de la obesidad y la desnutrición? ¿Esta sustancia reduce el riesgo de desarrollar una enfermedad cardíaca o eleva la tensión arterial y daña el músculo cardíaco? ¿Es un lubricante social relajante o una droga sumamente adictiva que puede destrozar a una persona y desunir familias? ¿Es un riesgo principalmente para el hombre o tiene efectos más perjudiciales en la mujer? ¿Es un suplemento que puede prolongar la vida o una toxina que provoca enfermedad, roba años de vida y priva a la economía de 185 000 millones de dólares al año?

A pesar de que estas preguntas son importantes, no necesita pasarse muchas horas buscando las respuestas. De hecho, la respuesta a cada una de ellas es afirmativa. Esto se debe a que el sujeto de las oraciones es el alcohol, el doctor Jekyll y mister Hyde de la medicina preventiva.

En el ámbito de la salud, el alcohol no es ni bueno ni malo, sino ambas cosas a la vez. Puede sonar a paradoja, pero no lo es. Lo cierto es que el alcohol puede ser saludable o destructivo, dependiendo de quién alce la copa, del momento en que beba y, sobre todo, de cuánto beba. En los últimos veinte años, la investigación médica ha puesto de manifiesto que el alcohol es una arma de doble filo; esta importante afirmación confirma lo que John Seldon escribió hace más de trescientos años, que no se debe culpar a la bebida, sino a los excesos.

Todo empezó hace unos diez mil años, cuando el hombre aprendió a cultivar. Aunque quizá la cebada no fuera el primer cultivo, probablemente no tardó mucho en aparecer; el hombre aprendió a preparar cerveza casi a la par que a labrar la tierra. Asimismo, el hombre (o, muy posiblemente, la mujer) tardó otros cinco mil años en aprender a fermentar frutas, pero desde entonces no ha cesado el consumo de vino. Y si el placer del vino se remonta a la antigüedad, también viene de antaño la conciencia de que el alcohol puede ser destructivo. En el 850 a. J.C., Homero ya advirtió que el excitante vino era pernicioso para la humanidad, pues destensaba las extremidades y aturdía la mente noble.

Al igual que en muchos problemas de salud actuales, los peligros del alcohol se intensificaron cuando, gracias a un avance tecnológico, se pudo distribuir licor destilado a gran escala y a bajo precio. La «epidemia de la ginebra» azotó Inglaterra a principios del siglo XVIII, lo cual llevó al Colegio de Médicos de Londres a advertir a la población que beber alcohol era «un terrible mal cada vez mayor».

El alcohol ha formado parte de la vida de los norteamericanos desde la época colonial. La decimoctava enmienda de la Constitución estadounidense intentó prohibir la venta de alcohol, pero fracasó miserablemente y se rescindió en 1933, después de sólo trece años. Desde entonces, el alcohol ha sido legal, aunque en la década de 1980, en casi todos los estados de Estados Unidos se aumentó la edad mínima para consumir alcohol de dieciocho a veintiún años.

En los albores del siglo XXI, el 61 por ciento de todos los adultos estadounidenses y el 72 por ciento de toda la población masculina norteamericana consumen alcohol. Esto lo convierte en la droga más utilizada y en la toxina más difundida de Estados Unidos. Según un análisis de los datos tributarios realizado en 1997, el adulto estadounidense medio bebe 116 cervezas, 23 vasos de vino y 51 tragos cortos de licor al año. Si bien esta cantidad es muy elevada (casi tres litros de alcohol puro), las estadísticas son engañosas. Si toda la población estadounidense consumiera esta cantidad media, el alcohol sería un activo para la salud del país; dado que muchas personas beben mucho y otras poco, el alcohol es la segunda causa prevenible de muerte, por detrás del consumo de tabaco, en Estados Unidos.

Los hombres beben por numerosos motivos, algunos por disfrute personal, otros para facilitar las relaciones sociales o para integrarse en un grupo, y otros para tranquilizarse o animarse. Puesto que el alcohol es un gran negocio, muchas personas se ven arrastradas a él por el poder de persuasión empresarial; cada año, la industria del alcohol destina más de 1 500 millones de dólares a la publicidad de sus productos en Estados Unidos. Al ser adictivo, hasta diecinueve millones de norteamericanos se vuelven dependientes del alcohol; la mayoría de ellos son hombres.

Los hombres beben por numerosos motivos, pero pocos lo hacen para mejorar su estado de salud; sin embargo, si se consume correctamente, el alcohol puede ser beneficioso. Pero antes de decidir si es bueno para usted, plantéese los argumentos a favor y en contra de esta sustancia. Se trata de una decisión importante que cada uno ha de tomar por sí mismo.

Posibles beneficios
El alcohol puede mejorar el estado de salud si lo consume la persona adecuada, en el momento adecuado y en la cantidad adecuada. Junto con otras investigaciones, los estudios de Harvard sobre salud masculina han establecido que la mayor parte del beneficio se deriva del descenso del riesgo de desarrollar una enfermedad cardíaca. No obstante, el Estudio de los Profesionales de la Salud y el Estudio de la Salud de los Médicos también han puesto de manifiesto otros efectos favorables del alcohol.

El alcohol y la aterosclerosis
Hace más de 2 400 años, Sócrates afirmó que «los malos hombres viven para comer, pero los buenos comen y beben para vivir». Desde entonces, los médicos han recomendado adoptar una dieta saludable, pero no fue hasta 1786 cuanto el doctor William Heberden, un importante médico inglés, recetó alcohol a los pacientes con angina de pecho. Aun así, los investigadores tardaron aproximadamente doscientos años más en empezar a desentramar la compleja relación entre el alcohol y el corazón.

En 1991, en el marco del Estudio de los Profesionales de la Salud se realizó una evaluación exhaustiva de la relación entre el consumo de alcohol y el riesgo de enfermedad coronaria. Se observó que beber ejercía efectos protectores. En comparación con los abstemios, en quienes bebían poca cantidad de alcohol (entre un tercio de copa y dos copas al día) la probabilidad de infarto de miocardio, cirugía de revascularización coronaria y angioplastia, y muerte súbita era un 28 por ciento inferior. En los consumidores moderados (entre dos y tres copas al día) la disminución del riesgo fue del 48 por ciento. Dado que un porcentaje muy bajo de los 51 529 participantes del estudio tomaba más de tres copas al día, no se pudieron evaluar los efectos que tiene el consumo excesivo de alcohol.

Empezando con el Honolulu Heart Study (Estudio del Corazón de Honolulu) de 1980, otras investigaciones en hombres han revelado también que con el consumo leve o moderado de alcohol se reduce el riesgo de padecer enfermedad coronaria. Sin embargo, los escépticos argumentaron que estos estudios eran deficientes porque se había incluido en el grupo de los abstemios a personas que se habían visto obligadas a dejar la bebida por una enfermedad y porque no tomaron en consideración el efecto de la dieta. El Estudio de los Profesionales de la Salud rebatió estos argumentos, al demostrar que el alcohol tenía el mismo efecto protector incluso si se excluían del análisis los ex bebedores. Además, puesto que los bebedores consumían realmente más grasas y menos fibra que los abstemios, la dieta no influyó en el supuesto efecto protector del alcohol. Finalmente, se confirmaron los beneficios del alcohol incluso después de tomar en consideración otros factores de riesgo cardiovascular como el consumo de tabaco, la tensión arterial y el colesterol.

El Estudio de los Profesionales de la Salud ha aportado más datos sobre el alcohol y el riesgo cardiovascular. Demostró que los hombres que beben tres o cuatro días por semana tienen un 34 por ciento menos de probabilidades de desarrollar una enfermedad cardíaca que quienes sólo lo hacen una vez a la semana o menos. Asimismo, puso de manifiesto que la cerveza, el vino y el licor destilado ejercen efectos protectores, si bien este último llevaba una mínima ventaja respecto a las demás bebidas. Finalmente, se reveló que el consumo de alcohol se asociaba a un incremento de las cifras de colesterol HDL («bueno»).

En 1997, el Estudio de la Salud de los Médicos confirmó que el consumo de alcohol hace disminuir el riesgo de padecer un infarto de miocardio, y añadió que reduce el riesgo masculino de desarrollar angina de pecho. En comparación con los abstemios, los hombres que ingerían por término medio una copa al día se beneficiaban de una disminución del riesgo de padecer angina de pecho e infarto de miocardio del 31 y 35 por ciento respectivamente; en los que tomaban una media de una o dos copas al día, el beneficio fue aún mayor, ya que el riesgo se redujo un 56 y 47 por ciento respectivamente. Al igual que en el Estudio de los Profesionales de la Salud, el supuesto efecto favorable del alcohol se mantuvo después de considerarse la obesidad, la diabetes, el ejercicio físico, los antecedentes familiares y otros factores de riesgo cardiovascular. Asimismo, se comprobó que el tratamiento con ácido acetilsalicílico no influyó en los resultados.

En 1998, en el Estudio de la Salud de los Médicos se solventó otra duda sobre la relación entre el alcohol y el corazón, ya que se reveló que esta sustancia ejerce efectos protectores tanto en los hombres que ya han padecido un infarto de miocardio como en aquéllos con un corazón sano. En los cardiópatas, las dosis bajas de alcohol fueron las más eficaces, ya que se demostró que tomar entre dos y cuatro copas por semana hacía disminuir un 28 por ciento el riesgo de infarto de miocardio recurrente. El estudio estableció en 1999 que el alcohol en pequeñas dosis también reduce el riesgo de muerte cardíaca súbita, provocada a menudo por una arritmia (ritmo cardíaco anormal). En un informe publicado en el año 2001 por otro grupo de científicos de Harvard se observó un descenso del riesgo de insuficiencia cardíaca congestiva con el consumo de dosis bajas de alcohol.

Más recientemente, el estudio añadió que los hombres que metabolizan lentamente el alcohol se benefician más del consumo de pequeñas dosis de esta sustancia que quienes lo metabolizan rápidamente, probablemente porque en ellos el efecto favorable se refuerza un poco más con una cantidad menor de alcohol. Pero dado que uno mismo no puede conocer la velocidad a la que metaboliza el alcohol a no ser que se someta a pruebas sofisticadas, aquellos hombres que opten por beber deberían curarse en salud y consumir entre una y dos copas al día. Cabe destacar como dato importante que el estudio reveló que en los que consumen poco o nada de alcohol en los primeros años de la edad adulta se observa un efecto protector en el corazón si empiezan a beber de forma moderada en años posteriores.

Tanto el Estudio de la Salud de los Médicos como el Estudio de los Profesionales de la Salud se han ocupado de analizar la relación entre el alcohol y la diabetes. Aunque con la ingesta excesiva de alcohol aumenta el riesgo de desarrollar diabetes, consumirlo de forma leve o moderada hace disminuir, en realidad, la incidencia de la enfermedad. Finalmente, el consumo leve de alcohol ejerce los mismos efectos beneficiosos en el corazón de los hombres diabéticos que en el de los no diabéticos.

La enfermedad arterial periférica es otra manifestación de la aterosclerosis. En este caso, las placas rebosantes de colesterol obstruyen las arterias que llevan la sangre a las extremidades inferiores. En el Estudio de la Salud de los Médicos se demostró que el efecto beneficioso del consumo de alcohol se percibe tanto en las piernas como en el corazón; aquellos hombres que tomaban, por término medio, una o más copas por día tenían un 26 por ciento menos de probabilidades de desarrollar enfermedad arterial periférica que los abstemios, incluso tras considerar otros factores de riesgo para desarrollar aterosclerosis.

La tercera de las principales manifestaciones de la aterosclerosis es el ictus isquémico (véase el capítulo tercero). Durante años, los médicos han creído que el consumo de grandes cantidades de alcohol es un factor de riesgo para desarrollar ictus, puesto que eleva la tensión arterial y aumenta el riesgo de padecer ictus hemorrágico; éste aparece cuando revientan pequeñas arterias cerebrales, lo cual provoca que se derrame sangre en el interior de este centro nervioso (véase el capítulo tercero, figura 3.2). Sin embargo, el ictus isquémico aparece con una frecuencia cuatro veces mayor que el hemorrágico, y puesto que se produce por la obstrucción de las arterias que llevan sangre al cerebro, es una manifestación de la aterosclerosis. En dos estudios de 1999 se proponen los beneficios del consumo de alcohol en pequeñas dosis. En el Estudio de la Salud de los Médicos se puso de manifiesto que los hombres que toman entre una y siete copas por semana, la probabilidad de padecer un ictus es un 20 por ciento menor que en abstemios. Algunos investigadores de Nueva York obtuvieron datos similares, al observar que el consumo de hasta dos copas de alcohol al día reducía un 50 por ciento el riesgo de desarrollar un ictus isquémico tanto en hombres como en mujeres, incluso después de realizar ajustes por enfermedad cardíaca, hipertensión, diabetes, consumo de tabaco y obesidad. De hecho, en las pautas de actuación para la prevención del ictus de la National Stroke Association (Sociedad Nacional del Ictus) consta que con la ingesta de alcohol leve o moderada se logra disminuir el riesgo de ictus. Sin embargo, el estudio realizado en Nueva York hace una advertencia importante: mientras que el consumo de pequeñas cantidades parecía ejercer efectos protectores, con la ingesta excesiva (cuatro copas o más al día) aumentaba el riesgo de padecer ictus isquémico.

El alcohol y la tasa de mortalidad
Incluso los abstemios estrictos que revisen estos datos tendrán que admitir que el consumo leve o moderado de alcohol reduce, al parecer, el riesgo masculino de padecer angina de pecho, infarto de miocardio, muerte súbita cardíaca e ictus isquémico. Puesto que los infartos e ictus son la causa del 40 por ciento de las muertes acaecidas en Estados Unidos, parece posible que la ingesta de pequeñas cantidades de alcohol también haga disminuir el riesgo global de muerte en el hombre. Aunque se trata de una posibilidad esperanzadora, ¿es una realidad?

Para resolver esta cuestión, un grupo de investigadores australianos revisaron más de 2 700 estudios que analizaban la relación entre el alcohol y la salud. De entre todos ellos, identificaron dieciséis que cumplían criterios científicos y en los que se analizaba la asociación entre la cantidad de alcohol consumida y el riesgo de muerte. Así se demostró que en los hombres que ingerían entre 10 y 19 gramos de alcohol al día (aproximadamente una copa diaria), la tasa de mortalidad era un 16 por ciento inferior a la de los abstemios. Sin embargo, con una ingesta ligeramente superior se redujeron los efectos favorables, y el consumo de moderado a excesivo resultó ser claramente perjudicial. En los hombres que ingerían 40 gramos de alcohol al día (aproximadamente tres copas), la tasa de mortalidad era igual a la de los abstemios, pero si se aumentaba a 60 gramos (unas cinco copas al día), la tasa de mortalidad era un tercio mayor que la de los abstemios. Curiosamente, en la mujer, el beneficio máximo se registró con 9 gramos de alcohol al día (tres cuartos de copa), y la tasa de mortalidad empezó a elevarse con una ingesta superior a 20 gramos al día (una copa y media).

Los epidemiólogos afirman que con estos resultados se dibuja una curva de mortalidad en forma de «J», donde la tasa de mortalidad disminuye con la ingesta leve de alcohol y aumenta de forma acusada a medida que se incrementa su consumo. Varios estudios finalizados después del metaanálisis australiano de 1996 respaldan esta observación. En 1997, el Estudio de la Salud de los Médicos confirmó la existencia de una relación en «J» entre el consumo de alcohol y la mortalidad, pero la dosis óptima establecida fue inferior que en el metaanálisis. De 22 071 hombres, aquellos que tomaban una media de entre dos y cuatro copas por semana se beneficiaban de un descenso del 28 por ciento del riesgo de muerte, en comparación con los abstemios; en quienes tomaban más de dos copas al día, la tasa de mortalidad era 1,5 veces superior a la de los abstemios. Un estudio de 1997 en que participaron 18 244 chinos reveló que quienes consumían hasta un máximo de dos copas al día presentaban una tasa de mortalidad un 19 por ciento inferior a la de los abstemios. Asimismo, un estudio realizado en 1997 con una población de 490 000 hombres y mujeres estadounidenses demostró que la tasa de mortalidad era más baja en quienes tomaban una media de una copa por día.

¿Cómo nos beneficia el alcohol?

El principal efecto favorable del alcohol es su capacidad para elevar el colesterol HDL («bueno»). No se necesita una gran cantidad de alcohol para lograrlo, pues basta con una o dos copas al día para lograr un incremento del 5 al 10 por ciento. Un aumento de diez puntos en el colesterol HDL, ya sea por el ejercicio físico, la pérdida de peso, el abandono del tabaco, la dieta o el alcohol, se asocia a un descenso del 40 por ciento del riesgo cardiovascular. No es una mera coincidencia que en la mayoría de los estudios en que se ha evaluado una dosis baja de alcohol se haya observado una reducción del riesgo cardiovascular de aproximadamente un 40 por ciento.

El alcohol también puede ser beneficioso de otros modos. La mayoría de los casos de infarto de miocardio están producidos por los coágulos sanguíneos que se forman en las placas arteriales repletas de colesterol. Incluso en pequeñas dosis, esta sustancia inhibe, al parecer, la actividad de las plaquetas, las células sanguíneas que permiten la coagulación sanguínea. Además, el alcohol puede ayudar a disolver los coágulos una vez que se forman; en 1994, el Estudio de la Salud de los Médicos puso de manifiesto que beber alcohol aumenta las concentraciones del activador tisular del plasminógeno (tPA), el mismo anticoagulante que los médicos utilizan en la actualidad para tratar a los pacientes con infarto de miocardio. En tres recientes estudios europeos se revela que los bebedores presentan concentraciones inferiores de fibrinógeno, la proteína de la coagulación, y de otros factores de riesgo cardiovascular identificados hace relativamente poco tiempo, la proteína C reactiva y la homocisteína (véase el capítulo tercero). Finalmente, la resistencia a la insulina y las concentraciones elevadas de esta hormona constituyen factores de riesgo cardiovascular tanto en diabéticos como en no diabéticos. Al parecer, el consumo leve de alcohol mejora la sensibilidad a la insulina de los tejidos, con lo cual se reducen las concentraciones de esta hormona.

Otros posibles efectos beneficiosos
En el plano personal, un hombre puede considerar que tomarse una copa o dos es relajante y placentero. En el plano médico, el principal beneficio obtenido con el bajo consumo de alcohol es la disminución del riesgo de padecer una enfermedad cardíaca, lo cual se traduce a su vez en un descenso de la tasa de mortalidad global. Sin duda, se trata de un efecto favorable importante, pero no es el único. De hecho, los estudios de Harvard sobre salud masculina han determinado que el consumo leve o moderado de alcohol ofrece otros posibles beneficios.

Uno de los efectos favorables del bajo consumo de alcohol que reviste más importancia es el descenso del riesgo de desarrollar diabetes. Al igual que el Estudio de la Salud de los Médicos, el Estudio de los Profesionales de la Salud demostró que los hombres con un consumo moderado de alcohol (entre dos y tres copas al día) tienen un 39 por ciento menos de probabilidades de desarrollar diabetes que los abstemios. Los médicos no saben con certeza por qué esta sustancia se asocia a un mejor control de la cifra de azúcar en sangre, aunque la explicación puede ser el aumento de la sensibilidad a la insulina de los tejidos.

En el Estudio de los Profesionales de la Salud se identificaron otros dos posibles efectos beneficiosos, como son la menor probabilidad de presentar dolorosos cálculos biliares y el descenso del riesgo de padecer los molestos síntomas de la hiperplasia prostática benigna. Los científicos ignoran por qué el alcohol reduce el riesgo de desarrollar cálculos biliares, pero en el estudio, aquellos hombres que tomaban una o dos copas la mayoría de los días tenían entre un 15 y 30 por ciento menos de probabilidades de desarrollar este trastorno que los abstemios. Los datos acerca de la hiperplasia prostática benigna revisten especial interés, pues muchos médicos aconsejan a los hombres que la padecen que eviten beber alcohol, sobre todo a última hora del día. Esto se debe a las demostradas propiedades diuréticas de esta sustancia, que hace disminuir la producción cerebral de ADH, la hormona que regula el volumen urinario, por lo que incluso una copa o dos pueden aumentar el flujo de orina (un hecho poco agradable para el hombre que presenta un aumento de tamaño de la próstata). Curiosamente, el estudio de Harvard puso de manifiesto que los hombres que toman una media de dos a tres copas al día tienen un 41 por ciento menos de probabilidades de desarrollar los síntomas de la hiperplasia prostática benigna que los abstemios. Aunque se desconoce cuál es el mecanismo que explica este efecto protector, se cree que puede intervenir la menor actividad de la testosterona en los bebedores. En cualquier caso, el Estudio de los Profesionales de la Salud demostró que la ingesta de alcohol en pequeñas cantidades se asocia con otro efecto beneficioso, la reducción del riesgo de padecer disfunción eréctil. Los hombres que toman entre una y dos copas al día tienen un 33 por ciento menos de probabilidades de sufrir impotencia que los abstemios o los que consumen cantidades excesivas de alcohol; sin embargo, el estudio también reveló que en aquellos hombres que ingieren grandes cantidades de alcohol aumenta el riesgo de impotencia.

¿Es verdad que el vino tinto es mejor?
En teoría, sí, ya que el vino tinto contiene sustancias procedentes de la piel de la uva que no se encuentran en el vino blanco, la cerveza y

el licor. Entre estos ingredientes que pueden ejercer efectos protectores figuran los flavonoides y otros fenoles con propiedades antioxidantes, así como el resveratrol, una sustancia química que puede ayudar a reducir las cifras de colesterol.

Sin embargo, una cosa es la teoría y otra, la práctica. ¿Los bebedores de vino gozan de un mejor estado de salud? En 1991, el Estudio de los Profesionales de la Salud no halló ninguna diferencia significativa entre el vino, la cerveza y el licor. Ocho años después, llegó la confirmación de manos del Estudio de la Salud de los Médicos, que añadió que las tres bebidas elevan de forma similar el colesterol HDL. Para zanjar el asunto, los investigadores de los dos estudios de Harvard se unieron a científicos californianos y holandeses para analizar veinticinco estudios de todo el mundo que permitieron establecer una comparación directa entre estas bebidas alcohólicas. El resultado de este metaanálisis acabó en empate, puesto que todos los tipos de alcohol resultaron ser igual de beneficiosos, siempre y cuando la dosis fuera la correcta.

La mejor dosis

¿El alcohol mejora la salud o la perjudica? La respuesta depende de la cantidad consumida, del momento en que se bebe, y de la existencia de problemas que aumenten el riesgo de una determinada persona.

La dosis es el factor más importante. La mayoría de los estudios proponen que la dosis óptima de alcohol para un hombre oscila entre 15 y 30 gramos al día; en la mujer, la mejor dosis es la mitad de la del hombre. Existen dos razones que explican la diferencia entre géneros. La mujer metaboliza el alcohol de forma más lenta que el hombre, e incluso el consumo de pequeñas cantidades de alcohol aumenta el riesgo femenino de padecer cáncer de mama, probablemente por un incremento de las concentraciones de estrógenos.

Seguramente, nunca iría a un restaurante a cenar y pediría 15 gramos de alcohol para beber. ¿Cómo se convierte esta cantidad en nuestras unidades de medida habituales de volumen? En cierto sentido, depende del lugar donde resida. Por ejemplo, en Austria se considera que una copa contiene 6,3 gramos de alcohol. En Gran Bretaña, esta cantidad es de 8 gramos, pero en Japón asciende hasta los 19,75 gramos. En Estados Unidos, aunque existe una cierta variación en las cifras estándar, la mayoría de las instituciones sanitarias establecen que una copa estándar contiene entre 13 y 15 gramos. Esta cantidad equivale a 360 mililitros de cerveza, 150 mililitros de vino y 1 mililitro de licor destilado.

En un hombre que toma entre siete y catorce copas a la semana, pueden observarse beneficios derivados del consumo de alcohol, pero como ocurre en tantas otras situaciones, sólo si lo toma en el momento adecuado. Si este hombre toma todas esas copas en sólo uno o dos días de la semana, sin duda esto le va a perjudicar. Concentrar el consumo de alcohol en el fin de semana, por ejemplo, aumenta el riesgo de muerte, incluso si la dosis semanal total es moderada. Y sólo una copa o dos pueden ser letales para quien bebe alcohol antes de conducir o de llevar maquinaria pesada. Incluso en pequeñas dosis, el alcohol puede hacer disminuir los reflejos y perjudicar al razonamiento lógico.

Si se toman con una frecuencia correcta, una o dos copas al día ayudan a prevenir la aterosclerosis en el hombre, lo cual no significa que todos los hombres deban beber alcohol. Incluso las dosis pequeñas de alcohol pueden tener interacciones adversas con algunos medicamentos, sobre todo con los sedantes y tranquilizantes; si recibe algún tratamiento farmacológico, pregunte a su médico o farmacéutico si puede beber alcohol. Del mismo modo, hasta el consumo de pequeñas dosis de alcohol puede ser muy peligroso en aquellas personas con determinados problemas de salud que se agravan con esta sustancia; la enfermedad hepática y la tensión arterial alta no controlada encabezan la lista. Las calorías que contiene el alcohol puede influir en la aparición de obesidad; con siete calorías por gramo, se considera una sustancia con densidad calórica, por lo que una bebida estándar le aportará aproximadamente cien calorías, sin contar las mezclas.

La edad es otro factor incluido en la ecuación del alcohol; la mayor parte de los efectos beneficiosos del alcohol se observan en hombres mayores de cuarenta y cinco años, pero muchos de los riesgos se dan en individuos más jóvenes. También es cierto que las dosis sorprendentemente bajas de alcohol pueden provocar notables problemas de conducta en los individuos vulnerables. En último lugar, pero no por ello menos importante, las dosis bajas de alcohol pueden llevar a dosis mayores; el problema con el alcohol empieza cuando una copa lleva a otra. Por eso debe plantearse los efectos adversos del consumo excesivo de alcohol antes de decidir si esta sustancia es beneficiosa para usted.

Posibles riesgos

Con una pequeña cantidad de alcohol se puede combatir la aterosclerosis y estimular la longevidad, al menos en quienes hacen un consumo responsable. Pero que el alcohol sea beneficioso en pequeñas cantidades no significa que las dosis mayores lo sean también. De hecho, cada año fallecen cien mil estadounidenses por los efectos del consumo excesivo de esta sustancia, en su mayoría hombres.

En exceso, el alcohol puede dañar prácticamente cualquier órgano del cuerpo. Aunque el grado de tolerancia varía según las personas, los riesgos del alcohol aumentan de forma acusada en quienes toman más de tres copas al día.

Aunque en dosis bajas puede proteger al corazón, en cantidades mayores puede ser tóxico para el sistema cardiovascular. En el Estudio de los Profesionales de la Salud se demostró que tomando dos copas al día no se eleva la tensión arterial, pero un gran *corpus* de datos indica que el consumo de alcohol en exceso aumenta el riesgo de desarrollar hipertensión y, a su vez, de ictus. En los individuos sensibles a los efectos del alcohol, una cantidad moderada puede provocar latidos cardíacos rápidos o erráticos, el denominado «síndrome del corazón del día de fiesta». La ingesta de dosis altas de alcohol puede dañar directamente el músculo cardíaco, lo cual provoca miocardiopatía alcohólica e insuficiencia cardíaca congestiva. Cuando el consumo abusivo de alcohol se acompaña de una deficiencia nutricional, como suele ocurrir a menudo, puede causar otro tipo de insuficiencia cardíaca congestiva, el beriberi.

Aunque las dosis bajas de alcohol hacen disminuir el riesgo de enfermedad cardíaca, la principal causa de muerte en Estados Unidos, las cantidades más altas aumentan el riesgo de cáncer, la segunda causa de muerte. En la mujer, incluso el consumo leve de alcohol puede incrementar el riesgo de cáncer de mama; en el hombre, el consumo en exceso puede aumentar el riesgo de padecer cáncer de próstata. En ambos géneros, con la ingesta de cantidades excesivas aumenta el riesgo de desarrollar cáncer de boca y faringe, de esófago, de estómago, de hígado y de páncreas. Además, en el Estudio de los Profesionales de la Salud se demostró que aquellos hombres que comían mal y bebían en exceso presentaban un mayor riesgo de cáncer de colon.

La enfermedad hepática es una de las principales complicaciones del abuso del alcohol. Éste puede hacer que el hígado aumente de tamaño, que se formen depósitos anormales de grasa en este órgano y que se inflame (hepatitis alcohólica). Aún peor es la cirrosis, una enfermedad hepática en la que se produce una cicatrización irreversible del hígado que puede provocar fatiga, ictericia (coloración amarilla en los ojos y la piel), una acumulación notable de líquido en el abdomen y en las piernas, un aumento de las mamas, una hemorragia que puede causar la muerte, e infecciones, confusión, coma y muerte. El alcohol nos permite explicar por qué la combinación de enfermedad hepática crónica y cirrosis es la décima causa de muerte en Estados Unidos; cabe mencionar que la cirrosis es 2,3 veces más frecuente en el hombre que en la mujer.

El alcohol también puede ser una sustancia muy tóxica para el sistema orgánico al que ataca primero, el aparato gastrointestinal. Beber alcohol puede provocar inflamación y hemorragia en el esófago y en el estómago, así como agravar las úlceras y evitar que se curen. También es una de las principales causas de pancreatitis, una inflamación sumamente dolorosa que puede ser mortal en su fase aguda o bien provocar dolor y deficiencia nutricional durante toda la vida, a menudo acompañada de diabetes.

El alcohol también puede perjudicar el metabolismo corporal. En 1991, el Estudio de los Profesionales de la Salud reveló que en los hombres bebedores se añadían las calorías procedentes del alcohol sin reducirse el aporte de calorías de otras fuentes alimentarias. Asimismo, un reciente estudio realizado en los Países Bajos demostró que los aperitivos sin duda estimulan el apetito; los bebedores consumen más calorías en forma de alimentos que los abstemios. Además, un nuevo estudio francés ha puesto de manifiesto que las calorías del alcohol son relevantes, ya que se observó que los bebedores presentaban una mayor circunferencia de cintura e índice cintura-cadera que los abstemios. Pero si bien el alcohol puede influir en la aparición de obesidad, también puede provocar una deficiencia nutricional, puesto que quienes abusan del alcohol durante mucho tiempo suelen comer mal. En consecuencia, pueden sufrir desgaste y debilidad muscular, y presentar bajas concentraciones sanguíneas de vitaminas, proteínas, azúcar, magnesio, calcio y fósforo.

El consumo excesivo de alcohol también puede perjudicar el sistema musculoesquelético, ya que provoca lesiones musculares y osteoporosis. La piel tampoco se salva, dado que el alcohol es una causa de rosácea. Por si esto no fuera poco, el Estudio de la Salud de los Médicos demostró que beber alcohol aumenta, al parecer, el riesgo de aparición de cataratas. Los trastornos sanguíneos son aún más graves; entre ellos figuran la anemia, los recuentos bajos de glóbulos blancos, los recuentos bajos de plaquetas, una hemorragia anormal y la supresión de la función inmunológica. Las personas que beben en exceso son vulnerables a contraer diversas infecciones, como la neumonía.

Algunos hombres beben creyendo que el alcohol aumentará su libido, lo cual es un grave error. De hecho, el alcohol reduce el deseo sexual y su consumo excesivo puede provocar impotencia. Una vez más, Shakespeare acertó: en el segundo acto de *Macbeth*, nos recuerda que el alcohol «provoca el deseo, pero dificulta la ejecución». Esta sustancia también hace disminuir el recuento de espermatozoides, lo cual influye en la aparición de infertilidad. En los hombres que beben alcohol puede producirse una ginecomastia, es decir un desarrollo excesivo de las glándulas mamarias masculinas. Esto es negativo para el aparato reproductor, y es aún peor para la mujer, que se enfrenta a un aumento del cáncer de mama, así como a dificultades en el embarazo y a la lesión del feto.

El alcohol es una causa importante de lesiones y muertes por traumatismo, tanto debido a un accidente como a la violencia física. De las cien mil muertes que se atribuyen cada año al consumo de alcohol, casi la mitad son consecuencia de un traumatismo, incluyendo el 44 por ciento de todas las muertes en accidentes de tráfico y un porcentaje notable de muertes por ahogo, incendio, homicidio y suicidio.

No nos extraña entonces que los accidentes sean la quinta causa de muerte en Estados Unidos, o que los hombres tengan muchas más probabilidades que el sexo opuesto de fallecer en accidentes, homicidios y suicidios.

El sistema nervioso es especialmente vulnerable a los efectos del alcohol. A largo plazo, el consumo de alcohol en exceso puede causar muchos tipos de lesión neurológica; puede dañar los nervios periféricos, impedir la sensibilidad y lesionar el cerebro de forma permanente, al provocar falta de coordinación, pérdida de memoria, confusión y demencia. A corto plazo, puede provocar una intoxicación aguda. En términos legales, la intoxicación se produce cuando las concentraciones sanguíneas ascienden a entre 80 y 100 miligramos por decilitro, pero el razonamiento, la coordinación y la función cognitiva pueden quedar alterados negativamente con sólo de 20 a 30 miligramos por decilitro; el hombre estándar sólo necesita dos copas para alcanzar estas cifras en treinta minutos. Una concentración de alcohol de 200 miligramos por decilitro deja inconsciente, y si ésta oscila entre 300 y 400 miligramos por decilitro, sobreviene la muerte. En grandes dosis, el alcohol es un veneno.

En último lugar, también muy importante, la bebida puede desembocar en un amplio abanico de problemas psicosociales y económicos. Por ello, cualquier hombre que consume alcohol, o que está planteándose la posibilidad, debería pararse a pensar en los peligros que conlleva la bebida.

Los problemas con las bebidas alcohólicas

En 1633, George Herbert advirtió que hay que abstenerse de tomar la tercera copa, ya que no se puede controlar una vez está dentro. Es un buen consejo, aunque difícil de aplicar; por este motivo, las encuestas establecen que la bebida trae consigo problemas en una de cada tres familias norteamericanas.

Resulta inquietante que el problema de la bebida sea habitual en Estados Unidos. Varias encuestas en diversas comunidades han revelado que la prevalencia del abuso del alcohol y la dependencia de esta sustancia en el transcurso de un año varían en función de la edad y el sexo (tabla 7.1).

Tabla 7.1
Prevalencia del abuso del alcohol

Edad	Hombres	Mujeres
18-29	17 %-24 %	4 %-10 %
30-44	11 %-14 %	2 %-4 %
45-64	6 %-8 %	1 %-2 %
65 y más	1 %-3 %	Menos del 1 %

El consumo excesivo de alcohol perjudica terriblemente la salud de una nación. Es la causa de aproximadamente el veinte por ciento de todos los ingresos hospitalarios y de casi el cinco por ciento de todas las muertes. La bebida también merma la riqueza del país, ya que es responsable del 12 por ciento al 15 por ciento de todos los gastos en atención sanitaria en adultos, lo cual equivale aproximadamente a 185 000 millones de dólares al año. Asimismo, provoca un sinfín de dificultades sociales y psicológicas; se calcula que 27 millones de niños estadounidenses tienen riesgo de padecer un trauma emocional debido al consumo excesivo de alcohol por parte de alguno de sus progenitores.

¿Cuánto es demasiado?

La Organización Mundial de la Salud (OMS) ofrece una respuesta simple pero precisa. Cualquier hombre que consuma una media de más de dos copas al día o que beba más de cuatro copas en un solo día es un bebedor de riesgo. Aunque se trata de una definición amplia, nos hace comprender que existe una fina línea entre el consumo saludable de alcohol y el consumo peligroso.

La American Psychiatric Association (APA, Sociedad Estadounidense de Psiquiatría) ha elaborado un sistema de clasificación basado en los efectos biológicos y en la conducta del consumo excesivo de alcohol.

El «abuso del alcohol» se define como un patrón de maladaptación derivado del consumo continuado de alcohol que provoca un considerable deterioro o un trastorno que se manifiesta con uno o más de los siguientes factores en un período de un año: incapacidad para cumplir con las obligaciones laborales, escolares o domésticas; el consumo recurrente de alcohol en situaciones de peligro; problemas legales asociados con el alcohol; y continuación del hábito alcohólico a pesar de los problemas sociales relacionados con esta sustancia.

La «dependencia del alcohol» se define como un patrón de maladaptación derivado del consumo continuado de alcohol que incluye tres o más de los siguientes factores durante un período de doce meses: tolerancia al alcohol, caracterizada por un aumento de la cantidad de alcohol ingerido o un descenso de los efectos de una determinada dosis de esta sustancia; trastornos físicos o emocionales provocados por el abandono del hábito; consumo de cantidades mayores de alcohol durante un período más prolongado del previsto; deseo constante de controlar el consumo de alcohol o incapacidad para controlarlo; dedicación de gran cantidad de tiempo a conseguir alcohol, beber o recuperarse del consumo de esta sustancia; reducción de las actividades sociales, de trabajo o de ocio; y continuación del hábito alcohólico a pesar de los problemas físicos o psicológicos.

«El alcoholismo» está definido por el National Council on Alcoholism and Drug Dependence (Comité Nacional de Alcoholismo y Drogodependencia) y la American Society of Addiction Medicine (Asociación Estadounidense de Medicina de Hábitos Adictivos) como «una enfermedad crónica primaria con factores genéticos, psicosociales y ambientales [...], a menudo evolutiva y mortal [...], caracterizada por un deterioro del control de la bebida, la preocupación por la adicción al alcohol, el consumo de esta sustancia a pesar de los efectos adversos, y distorsión del pensamiento, como por ejemplo la negación».

¿Se encuentra usted en situación de riesgo?
Aunque resulta difícil definir el abuso del alcohol, más lo es reconocerlo. Más de setecientos mil norteamericanos reciben tratamiento por ser alcohólicos, pero son sólo la punta del iceberg. Según los cálculos actuales, 15 millones de estadounidenses abusan del alcohol, es decir, un dos por ciento de los hombres adultos y un cuatro por ciento de las mujeres.

Los médicos han creado una serie de cuestionarios para identificar el alcoholismo. El CAGE es uno de ellos, simple pero preciso. Para comprobar si es un individuo de riesgo, responda a estas cuatro preguntas:

1. ¿Ha intentado alguna vez reducir su consumo de alcohol?
2. ¿Se ha sentido alguna vez molesto porque le hayan criticado por su consumo de alcohol?
3. ¿Se ha sentido alguna vez culpable por beber alcohol?
4. ¿Se ha tomado alguna vez un trago para despertarse?

Si responde afirmativamente a una o más de estas preguntas, eso no significa que sea alcohólico, pero sugiere que puede hallarse en una situación de riesgo y que es posible que incluso las dosis bajas de alcohol sean perjudiciales para usted, a pesar de sus posibles efectos beneficiosos en el corazón.

La dependencia del alcohol, con la gravedad que reviste, ocupa solamente un polo del ancho espectro del consumo peligroso y perjudicial de esta sustancia. Para determinar su posible riesgo de verse afectado por los problemas causados por el alcohol, conteste a las diez preguntas del Alcohol Use Disorders Identification Test (AUDIT, test de identificación de los trastornos derivados del consumo de alcohol).

1. ¿Con qué frecuencia toma una bebida alcohólica?
   (0) Nunca
   (1) Cada mes o menos
   (2) Entre dos y cuatro veces al mes
   (3) Entre dos y tres veces por semana
   (4) Cuatro o más veces por semana

2. ¿Cuántas copas se toma en un día cualquiera en que bebe?
   (0) Ninguna
   (1) Una o dos
   (2) Tres o cuatro
   (3) Cinco o seis
   (4) Entre siete y nueve

3. ¿Con qué frecuencia se toma seis o más copas en un día?
   (0) Nunca
   (1) No llega a cada mes
   (2) Cada mes
   (3) Cada semana
   (4) Cada día o casi a diario

4. ¿Con qué frecuencia ha notado en el último año que no podía dejar de beber una vez que había empezado?
   (0) Nunca
   (1) No llega a cada mes
   (2) Cada mes
   (3) Cada semana
   (4) Cada día o casi a diario

5. ¿Con qué frecuencia ha notado en el último año que por la bebida ha dejado de hacer lo que se esperaba de usted?
   (0) Nunca
   (1) No llega a cada mes
   (2) Cada mes
   (3) Cada semana
   (4) Cada día o casi a diario

6. ¿Con qué frecuencia ha necesitado en el último año tomarse una copa al despertarse para ponerse en marcha tras un consumo excesivo de alcohol?
   (0) Nunca
   (1) No llega a cada mes
   (2) Cada mes
   (3) Cada semana
   (4) Cada día o casi a diario

7. ¿Con qué frecuencia en el último año se ha sentido culpable o ha tenido remordimientos tras beber alcohol?
   (0) Nunca
   (1) No llega a cada mes
   (2) Cada mes
   (3) Cada semana
   (4) Cada día o casi a diario

8. ¿Con qué frecuencia en el último año no ha podido recordar lo que pasó la noche anterior porque estaba bajo los efectos del alcohol?
   (0) Nunca
   (1) No llega a cada mes
   (2) Cada mes
   (3) Cada semana
   (4) Cada día o casi a diario

9. ¿Usted o alguien ha resultado herido por culpa de que ha bebido alcohol?
   (0) Nunca
   (1) Sí, pero no en el último año
   (2) Sí, durante el último año

10. ¿Algún pariente o amigo, o algún médico u otro profesional de la salud, se ha preocupado por su consumo de alcohol y le ha aconsejado que lo reduzca?
(0) Nunca
(1) Sí, pero no en el último año
(2) Sí, durante el último año

Una puntuación de ocho o superior en el AUDIT se considera positiva. Esto no significa que tenga un problema con la bebida, pero indica su riesgo y le anima a que se plantee solicitar ayuda antes de entrar en el lado oscuro del alcohol.

Solicitar ayuda
Los médicos no conocen totalmente las causas de la dependencia del alcohol; en la mayoría de los casos intervienen factores genéticos, diferencias bioquímicas y la influencia psicológica, aunque hasta cierto grado. Al no entenderse las causas del problema, no se ha podido elaborar una pauta de tratamiento completamente eficaz. Sin embargo, puede solicitarse ayuda. El primer paso es dejar de tomar alcohol, a menudo con la ayuda de sedantes y a veces con un breve ingreso hospitalario. El siguiente paso, más arduo, es alejarse del alcohol. Para muchos hombres lo más eficaz son los grupos de autoayuda como Alcohólicos Anónimos. A otros les funciona la psicoterapia, ya sea en sesiones individuales o en grupo. Asimismo, también se puede recurrir a la terapia familiar, las intervenciones en el puesto de trabajo y varios tipos de ayuda psicosocial y religiosa. Los investigadores se están esforzando por desarrollar medicamentos que permitan tratar la dependencia del alcohol; el disulfiram y la naltrexona han ayudado a muchas personas a superar esta adicción, pero deben proseguir las investigaciones a fin de desarrollar mejores métodos terapéuticos, tanto farmacológicos como basados en la conducta.

La dependencia del alcohol es un problema crónico, pero aunque no exista «cura», el tratamiento puede ser eficaz. La mayoría de quienes tienen un problema con el alcohol guardan poco parecido con el estereotipo de bebedor arruinado. Un hombre puede estar en la cima de su trayectoria profesional y aun así presentar un riesgo. Puede parecer sano y tener una tranquila vida familiar a la vez que bebe más de lo que debería. Antes de brindar por los beneficios para la salud de las dosis bajas de alcohol, pregúntese si es vulnerable a los problemas derivados del consumo de alcohol; si lo es, tome medidas antes de que éstos le afecten.

El alcohol y la salud: bueno o malo

Los franceses dicen: «*A votre santé*»; los italianos: «*Salute*»; los alemanes: «*Prost*». En ruso es: «*Na Zdorovya*»; en yiddish: «*L'Chaim*». Parece ser que, en todo el mundo, se brinda por la salud con alcohol. Sin embargo, ¿es posible realmente? ¿El alcohol puede mejorar la salud masculina de verdad?

Cuesta de creer, pero es cierto. Al alcohol es bueno para la salud si se toma en una cantidad apropiada y en el momento adecuado, y si la persona está en perfectas condiciones. Hasta ahora, existe un ingente volumen de datos médicos que respaldan esta afirmación, pero dado que se obtuvieron en las décadas de 1980 y 1990, la mayoría de los médicos se mostraban reacios a recomendar el consumo de alcohol para mejorar el estado de salud. Puesto que muchos médicos pasan una parte considerable de su trayectoria profesional enfrentándose a bebedores que tienen problemas con el alcohol y a enfermedades causadas por esta sustancia, apenas se les puede culpar.

La American Heart Association (Sociedad Estadounidense de Cardiología) apunta que cada año se pueden atribuir cien mil muertes acaecidas en Estados Unidos debidas a enfermedades causadas por el alcohol. No obstante, si todas las personas que beben en la actualidad tuvieran que abstenerse de hacerlo, se producirían aproximadamente ochenta mil muertes más al año debido a una enfermedad cardíaca. Si bebe poco, puede reducir el riesgo de fallecer por una enfermedad cardíaca, pero si bebe demasiado, aumentará el riesgo de fallecer por numerosas causas, como el cáncer, la enfermedad hepática, un traumatismo e incluso una enfermedad cardíaca.

¿El alcohol es beneficioso para usted? Se trata de una decisión personal. Los hombres son mejores candidatos que las mujeres para tomar alcohol en pequeñas dosis. Los hombres de edad avanzada son mejores candidatos que las mujeres jóvenes, y aquellos que presentan factores de riesgo para desarrollar una enfermedad cardíaca, sobre todo cifras bajas de colesterol HDL, son los mejores candidatos de todos, siempre y cuando no exista un motivo específico para que se abstengan de consumir alcohol.

Si opta por beber, limítese a tomar una o dos copas al día, considerando que una copa equivale a 360 mililitros de cerveza, 150 mililitros de vino y 1 mililitro de licor destilado. Sin embargo, no beba si va a conducir o utilizar máquinas peligrosas.

No se le ocurra beber si padece enfermedad hepática u otros problemas derivados del consumo de alcohol, como hipertensión incontrolada o insuficiencia cardíaca congestiva, pancreatitis o una cifra elevada de triglicéridos. No debe beber si toma medicamentos que puedan tener interacciones con el alcohol. Consulte con el médico si puede tomar alcohol con seguridad.

Beba con mucha cautela, o no lo haga si tiene antecedentes familiares de adicción al alcohol. No se obligue a beber si el alcohol le provoca síntomas desagradables como pirosis, palpitaciones, dolor de cabeza o somnolencia intempestiva.

A pesar de todas estas precauciones, no se abstenga de pensar en el alcohol. La mayoría de los hombres pueden beber con tranquilidad y realizar un consumo responsable; si éste es el caso, pueden beneficiarse con un máximo de dos copas al día. Si es uno de estos hombres y le gusta beber una o dos copas, ¡hágalo!

¡A su salud!

8. Las respuestas: la modificación de la conducta y el control del estrés

La mayoría de los hombres no piensan en la salud ni con la suficiente frecuencia ni con el suficiente detenimiento; éste es uno de los motivos por el que no viven tanto como las mujeres. Además, cuando se ponen a pensar en su salud, suelen centrarse más en las enfermedades físicas que en las cuestiones psicosociales. Se trata de una respuesta típica masculina, encaminada a la acción, otra razón por la que los hombres tienen más problemas de salud que el «sexo débil».

Si se fija en las diez principales causas de muerte en Estados Unidos, se convencerá de que el hombre debería prestar realmente atención a los aspectos psicológicos y conductuales de la salud. En el caso del hombre, los accidentes, suicidios y homicidios se encuentran en la tercera, octava y décima posición en la lista de las principales causas de muerte; pero sólo uno de estos factores psicosociales, los accidentes, se halla entre las diez causas de muerte más importantes entre las mujeres. Aunque ocupan la sexta posición de la lista en el caso de la mujer, las muertes por accidente se dan con una frecuencia 2,4 veces mayor en el hombre.

Los accidentes y la violencia son los ejemplos más excepcionales del modo en que la conducta afecta a la salud, pero los factores psicológicos también influyen de forma notable hasta en el hombre más precavido y pacífico. La enfermedad cardíaca es la principal causa de muerte en los hombres estadounidenses, y las emociones profundas se hallan entre los factores de riesgo más importantes para esta población. Además, dos hábitos asociados a la conducta, el consumo de tabaco y alcohol, ayudan a explicar que el cáncer, la enfermedad pulmonar crónica y la enfermedad hepática figuren como la segunda, cuarta y décima causas de muerte en Estados Unidos; cada una de estas enfermedades aparece con una frecuencia 1,5 veces mayor en el hombre que en la mujer.

En mayor o menor grado, los factores psicosociales influyen directamente en seis de las diez causas de muerte más importantes en la población masculina. Se trata de un ejemplo impresionante de la importancia de la mente, pero sólo es la punta del iceberg. Las emociones desempeñan un papel en muchas otras dolencias «corporales». En la lista figuran el dolor de cabeza, los trastornos tiroideos, el asma, las palpitaciones, la gastritis, la diarrea, el dolor de espalda, la fatiga crónica, el prurito y la erupción cutánea. Los factores psicológicos también pueden intervenir en la disfunción sexual. Asimismo, las emociones fuertes pueden afectar al sistema inmunológico, tal vez deteriorando su capacidad para protegernos del cáncer y las infecciones.

Los trastornos psicológicos no son menos relevantes por derecho propio. Según el secretario de Salud de Estados Unidos, uno de cada cinco estadounidense presentará un trastorno mental significativo este año, pero sólo una parte identificará la causa y solicitará ayuda. Así, las aflicciones psicológicas asediarán a la mitad de los estadounidenses en el curso de sus vidas. La ansiedad encabeza la lista, puesto que aparece en alrededor del quince por ciento de todos los adultos, y la sigue la depresión en segundo puesto, con una prevalencia de más del siete por ciento. La angustia y el sufrimiento que comportan son considerables, tanto para el paciente como para su familia, y los costes económicos también son notables. En 1996, el último año del que disponemos de cifras completas, el tratamiento de los trastornos mentales hizo mermar en 69 000 millones de dólares la economía norteamericana. Si a esto le suma los 17,700 millones de dólares empleados en el tratamiento de la enfermedad de Alzheimer y los 12 600 millones gastados en la terapia para curar la adicción a drogas y alcohol, entenderá por qué las enfermedades mentales consumen más del siete por ciento de la partida presupuestaria destinada a la atención sanitaria, sin contar los costes indirectos como los días de trabajo perdidos.

En última instancia, cuerpo y mente no son independientes, sino que constituyen dos elementos de un único ser humano. Hace casi dos mil cuatrocientos años, Hipócrates, gran médico griego, reconoció que una mente sana y un cuerpo sano son factores que determinan con la misma importancia la salud y el bienestar humano. Aunque se trata de un mensaje importante, se ha perdido en muchos de los hombres de hoy en día. T. S. Eliot afirmó que los hombres atan nudos de confusión en forma de perfectos malentendidos. Ha llegado la hora de deshacer esos nudos; si el hombre se ocupa de su salud psicológica y física, puede seguir el precepto de Platón de que deben afinarse las cuerdas del cuerpo y la mente para alcanzar una armonía espiritual perfecta.

Conducta de riesgo

¿Se debe culpar a la naturaleza o a la educación, a la testosterona y al cromosoma Y o bien a los modelos de conducta y a las normas sociales? Nadie lo sabe, pero como ocurre en la mayoría de las preguntas complejas, la respuesta probable no es ni una ni otra, sino ambas. Independientemente de cuál sea la explicación, los hechos son evidentes: al hombre le gusta arriesgarse, y la conducta masculina agresiva o de riesgo ejerce un efecto negativo en la salud tanto de hombres, como de mujeres. Por este motivo, en parte, los hombres asumen un riesgo mucho mayor de fallecer por una lesión, homicidio, suicidio y Sida, mientras que en el caso de la mujer existe un mayor riesgo de lesión por violencia doméstica.

Accidentes y violencia

Los accidentes son la tercera causa de muerte en la población masculina estadounidense y pasa a ser la principal en los hombres menores de cuarenta y cuatro años. Los accidentes con vehículos de motor causan cerca de cuarenta y dos mil de las casi noventa y cuatro mil muertes fortuitas que se producen cada año; en segundo lugar aparecen las caídas, que representan el 17 por ciento, seguidas del envenenamiento (10 %), los ahogos (4 %), los incendios (4 %) y los accidentes con armas de fuego (1 %). Por muy indeseables que sean, las muertes en accidentes son sólo la punta del iceberg de las lesiones. En Estados Unidos se producen cada año 68 millones de accidentes que revisten la suficiente gravedad como para limitar las funciones de una persona o requerir asistencia médica. De este modo, la atención médica y la falta de productividad atribuidas a los accidentes consumen aproximadamente el uno por ciento del producto interior bruto estadounidense.

Los accidentes ocurren, pero sólo si lo permitimos. Algunos son realmente fortuitos, casuales e impredecibles. Sin embargo, la mayoría empieza con una conducta de riesgo o despreocupada, motivo por el que la revista *British Medical Journal* prohibió utilizar la palabra «accidente» en sus páginas en el año 2001, excepto para «actos debidos supuestamente a la voluntad de Dios» y otros acontecimientos verdaderamente casuales. Con independencia de cómo se denominen, la mayoría de los accidentes son consecuencia de la mala conducta humana, justo en lo que destacan los hombres jóvenes. Cuando los Centers for Disease Control and Prevention (Centros de Control y Prevención de Enfermedades) realizaron una encuesta sobre la juventud estadounidense en 1999, hallaron que los hombres eran más propensos que las mujeres a asumir conductas de riesgo, como no llevar el cinturón de seguridad, conducir motocicletas (sin casco), beber antes de conducir o consumir alcohol en exceso, tomar drogas, llevar armas, pelearse y mantener relaciones sexuales sin protección. Aunque no tan excepcional, pero igual de perjudicial, un pasamano de escalera roto, una alfombra que se desliza o un cable eléctrico colocado en un mal lugar pueden provocar una lesión o la muerte debido a una caída; el riesgo es mayor en las personas de edad avanzada.

Al igual que los accidentes, la violencia es preferentemente un problema masculino. Los hombres son los principales perpetradores y víctimas de los homicidios y suicidios, y son culpables en la mayoría de los casos de violencia doméstica.

Las lesiones traumáticas y la muerte pueden prevenirse. A ello contribuirían enormemente las medidas como llevar el cinturón de seguridad, evitar el consumo excesivo o peligroso de alcohol, llevar el casco al ir en bicicleta, utilizar chalecos salvavidas al navegar, colocar vallas alrededor de las piscinas, instalar detectores de incendios, detectores de monóxido de carbono y extintores, limitar el acceso a las armas de fuego y comprobar periódicamente la seguridad de los elementos del hogar. Aunque la conducta (o la mala conducta) humana es la raíz de muchas lesiones, y resulta muy difícil de cambiar, el hombre debería adoptar medidas sencillas para protegerse a sí mismo y a su familia.

El consumo de tabaco

Hasta hace poco, fumar era principalmente una cuestión masculina, pero esa situación empezó a cambiar con el informe sobre el consumo de tabaco y la salud redactado en 1964 por el secretario de Salud de Estados Unidos. A mediados del siglo XX, casi el cincuenta y cinco por ciento de la población masculina estadounidense fumaba, un porcentaje que duplicaba el registrado en la población femenina. En la actualidad, sólo un cuarto de los adultos norteamericanos fuma, y el porcentaje es ligeramente mayor en la población masculina (25,7 %) que en la femenina (21,5 %). Aunque se trata de un gran avance, no deberíamos sentirnos complacidos. De hecho, el porcentaje de abandono de este hábito se ha igualado y los hombres se ven amenazados por el resurgimiento de la popularidad del tabaco. Aún peor, unos tres mil niños estadounidenses, chicos y chicas, empiezan a fumar todos los días.

El consumo de tabaco, que se cobra aproximadamente 43 000 víctimas cada año, es la principal causa de muerte prevenible en Estados Unidos. En la tabla 8.1 se resumen las enfermedades causadas por el tabaco en la población masculina. Si bien es una lista larga, seguirá aumentando con el tiempo. En el año 2000, por ejemplo, el Estudio de la Salud de los Médicos añadió el cáncer de colon y la diabetes de tipo II a esta lista y el Estudio de los Profesionales de la Salud agregó la neumonía adquirida en la comunidad. De este modo, el hábito de fumar causa una de cada cinco muertes en Estados Unidos.

El Estudio de los Alumnos de Harvard demostró que fumar es el factor de riesgo asociado al modo de vida más peligroso, puesto que aumentó un 76 por ciento el riesgo de fallecer durante el estudio. Ésta fue la mala noticia. Sin embargo, en esta investigación también se dieron buenas noticias, como el hecho de que dejar de fumar reducía un 41 por ciento la tasa de mortalidad.

Dejar de fumar es difícil, aunque posible; de hecho, desde 1964, más de 46 millones de norteamericanos han abandonado el hábito, y en la actualidad existen más ayudas que nunca para lograrlo. El clásico enfoque de dejar de fumar de golpe y sin más sigue siendo el punto de partida. Los grupos de apoyo, el asesoramiento médico y la hipnosis también pueden ser de utilidad para muchos hombres fuma-

Tabla 8.1
Consecuencias del consumo de tabaco para la salud masculina

Corazón	Enfermedad coronaria
	Angina de pecho
	Infarto agudo de miocardio
	Muerte cardíaca súbita
	Arritmia (latidos cardíacos irregulares)
Circulación	Hipertensión
	Obstrucción de las arterias
	Aneurisma aórtico
Sistema nervioso central	Ictus (accidente vascular cerebral)
	Hemorragia cerebral
Pulmones	Cáncer de pulmón
	Mesoteliomas (tumor maligno de la pleura) junto con exposición al asbesto
	Bronquitis
	Enfisema
	Neumonía
	Asma
Cabeza y cuello	Cáncer de boca, lengua y laringe
	Alergia
	Sinusitis
	Enfermedad periodontal
	Caída de dientes
	Degeneración macular
	Cataratas
	Pérdida de audición
Aparato digestivo	Cáncer de esófago, estómago, colon y páncreas
	Gastritis
	Úlcera
Aparato urinario	Cáncer de riñón y vejiga
Sistema reproductor masculino	Impotencia
Sistema esquelético	Osteoporosis
	Fracturas
Piel	Arrugas prematuras
Mente (psiquiatría)	Adicción
	Depresión
Traumatismo	Quemaduras e inhalación de humo
Sangre	Descenso de la capacidad de transportar oxígeno
	Aumento de los recuentos de glóbulos blancos y rojos
	Leucemia
	Mieloma múltiple
Metabolismo	Descenso del colesterol HDL
	Aumento del índice cintura-cadera (obesidad troncal)
	Alteración del metabolismo de varios medicamentos
	Diabetes de tipo II

dores. Asimismo, se dispone de un amplio abanico de medicamentos que pueden ayudar en el proceso, como el bupropion (vendido con receta médica), así como nebulizadores nasales, inhaladores, parches y chicles de nicotina.

Los fumadores deberían abandonar este hábito y quienes no fuman no deberían empezar a hacerlo nunca. Asimismo, todos los hombres deberían evitar ser fumadores pasivos y evitar la exposición al humo del tabaco.

El abuso del alcohol y las drogas

Aunque fumar ya no es una preocupación principalmente masculina, el alcohol y las drogas lo siguen siendo. Del alcohol, la principal droga consumida en el mundo, se habla en el capítulo séptimo. Se trata de un caso complejo, puesto que en realidad las dosis bajas de esta sustancia pueden ayudar a prevenir diversas enfermedades en el hombre, mientras que ingerido en grandes cantidades (y, consumido de un modo inapropiado, en cantidades incluso moderadas) es perjudicial. Sin embargo, en lo que se refiere a las drogas, el principio es simple: la única dosis segura es cero. Aunque el objetivo sea simple, cumplirlo puede ser muy difícil.

El abuso de estas sustancias no distingue entre géneros, y la prevalencia del consumo de drogas y la dependencia varían en función de la edad, la etnia y la sustancia en concreto. Sin embargo, en todas las categorías los hombres superan en número a las mujeres en una relación que oscila entre 2:1 y 7:1.

Al igual que el consumo de tabaco y alcohol, el abuso de las drogas provoca una gran variedad de problemas médicos que abarcan desde infecciones (VIH y Sida, hepatitis B y C, y neumonía), infartos de miocardio e insuficiencia respiratoria, hasta sobredosis de drogas y síndromes de abstinencia. Además del sinfín de casos de enfermedad, el consumo excesivo de drogas se cobra entre cinco mil y diez mil víctimas cada año y resta a la economía cerca de 3 200 millones de dólares solamente por gastos en atención médica.

Las consecuencias médicas, personales y sociales del consumo abusivo de drogas son considerables. Las soluciones a los problemas que comporta son complejas, y en el mejor de los casos se ha avanzado ligeramente. Al igual que quienes toman alcohol en exceso, quienes abusan de las drogas, tanto las drogas ilegales que se venden en la calle como los medicamentos con receta médica, requieren la ayuda de un profesional. La sociedad también necesita ayuda, tanto en los países en desarrollo que producen la droga como en los industrializados que la consumen.

Los hombres se ven estimulados a abusar del tabaco, el alcohol y las drogas por complejas presiones sociales, factores biológicos y problemas psicológicos que van desde los trastornos de ansiedad a la depresión y al aislamiento. A su vez, el alcohol y las drogas pueden agravar las enfermedades mentales. Independientemente de si adoptan una conducta arriesgada o abusiva, todos los hombres deberían saber identificar, prevenir y tratar estos problemas psicosociales relevantes y habituales.

El estrés y la ansiedad

El estrés es una respuesta humana fundamental, y normal, a una amenaza. A principios del siglo xx, el doctor Walter B. Cannon de la Facultad de Medicina de la Universidad Harvard fue el pionero del estudio médico de la reacción de «combatir o huir». El estrés crea un estado de excitación. La mente se pone alerta y las pupilas se dilatan para recibir más luz. La respiración se acelera y los bronquios se dilatan para admitir más oxígeno. El corazón late más rápido y bombea más sangre, con lo cual se eleva la tensión arterial. La sangre se desvía, alejándose del tubo intestinal y la piel, que se queda fría y húmeda. Se envía más sangre a los músculos, que se tensan y se preparan para entrar en acción.

El estrés también afecta al metabolismo corporal. La adrenalina y la cortisona se bombean y entran en la sangre. En cambio, bajan las concentraciones de insulina, y las de azúcar en sangre aumentan a fin de proporcionar energía instantáneamente al cerebro, el corazón y los músculos. Y la propia sangre se altera, ya que se activa el sistema de coagulación para taponar cualquier herida.

El estrés y la salud

El estrés es una respuesta humana esencial que servía de gran ayuda al hombre cuando se veía provocado por una amenaza física como un tigre de dientes de sable. Incluso hoy en día, ayuda a los hombres a movilizar sus recursos físicos máximos para extinguir un incendio o para interceptar la pelota y meter un gol. Sin embargo, el estrés puede desencadenar una reacción semejante en la sala de juntas y en la autopista, donde puede cruzarse en el camino e impedir una respuesta calmada al airado presidente de una compañía o a una desagradable caravana.

El estrés puede ser beneficioso o perjudicial para la salud. Si ayuda a alguien a sacar lo mejor de sí mismo para cumplir un objetivo, es bueno, pero si se provoca de forma inadecuada y es demasiado severo o excesivamente prolongado, es malo. El exceso de estrés causa agotamiento y enfermedad. Las reacciones de estrés agudas desencadenadas por episodios traumáticos, como los accidentes, y las reacciones de ajuste, causadas por acontecimientos de la vida cotidiana de mayor duración, como las dificultades económicas o la aflicción por problemas conyugales, son ejemplos de estrés perjudicial. Por fortuna, muchas de las reacciones de estrés responden a medidas sencillas, como el respirar hondo, el asesoramiento psicológico, el tratamiento farmacológico temporal con tranquilizantes y, sobre todo, el paso del tiempo.

La ansiedad
La ansiedad es diferente. El estrés es la respuesta corporal a una amenaza externa, pero la ansiedad es la reacción a un estímulo interno. Mientras que el estrés puede ser beneficioso o perjudicial, la ansiedad siempre es desagradable e indeseable.

Aproximadamente el ocho por ciento de los hombres adultos se ven afectados por una ansiedad persistente y destructiva en algún momento de su vida. En la mayor parte de los casos, dura seis meses o más. La forma más habitual es el trastorno de ansiedad generalizada, que suele iniciarse de forma gradual en la edad adulta o hacia los cuarenta y cinco años. Se caracteriza por una preocupación excesiva que dura como mínimo seis meses y se acompaña de síntomas físicos, como tensión y dolor muscular, hipervigilancia, irritabilidad, inestabilidad, sequedad bucal, aturdimiento, transpiración excesiva y molestias intestinales. Entre los demás trastornos de ansiedad se distinguen el trastorno de estrés postraumático, los ataques de pánico, el trastorno de ansiedad social, varias fobias y el trastorno obsesivo-compulsivo.

La ansiedad puede desestabilizar la vida laboral y familiar. Además, puede llevar al consumo excesivo de alcohol, tabaco y otras sustancias. También puede dar lugar a una enfermedad física; en concreto, numerosos estudios proponen que la ansiedad aumenta el riesgo masculino de desarrollar enfermedad cardíaca.

Cómo identificar la ansiedad

Al igual que otras enfermedades, los trastornos de ansiedad pueden tratarse. El primer paso consiste en identificar el problema al que se debe. Para comprobar si padece ansiedad, responda a las sencillas preguntas de la tabla 8.2. Sume las puntuaciones obtenidas; un total mayor de 61 indica la existencia de ansiedad grave; una puntuación comprendida entre 46 y 60, ansiedad moderada; las cifras entre 31 y 45, ansiedad leve; finalmente, las puntuaciones inferiores a 30 no sugieren la existencia de ansiedad.

El tratamiento

Lo primero para tratar la ansiedad es buscar factores médicos o del estilo de vida corregibles que puedan simular o agravar la ansiedad; la enfermedad tiroidea es un ejemplo de lo primero, mientras que el consumo excesivo de cafeína es un ejemplo de lo último. Después debe procurarse simplificar el modo de vida, eliminando o reduciendo al mínimo el estrés siempre que sea posible. Recuerde que el ejercicio físico es un modo excelente de eliminar la tensión (véase el capítulo quinto). Plantéese la posibilidad de aprender técnicas autorreguladoras, como la respiración honda, la relajación muscular progresiva y la medicación. Lo más importante es que solicite la ayuda de un experto. La terapia verbal es eficaz para tratar la ansiedad. Existen muchas variedades, desde el asesoramiento psicológico hasta la psicoterapia tradicional o la terapia cognitiva-conductual. Finalmente, el tratamiento farmacológico puede ser sumamente útil. Contamos con una lista cada vez mayor de ansiolíticos y antidepresivos que se venden con receta médica.

Tabla 8.2
Test de ansiedad

	Casi nunca	A veces	A menudo	Casi siempre
1. Soy «tranquilo, sereno y sosegado».	4	3	2	1
2. Siento que los problemas se están acumulando y que no puedo superarlos.	1	2	3	4
3. Siento que mi corazón se acelera o late con fuerza sin practicar ejercicio físico.	1	2	3	4
4. Doy vueltas en la cabeza a alguna idea poco importante que me inquieta.	1	2	3	4
5. Me siento seguro y tranquilo.	4	3	2	1
6. Me siento mareado, aturdido o desfallecido.	1	2	3	4
7. Me gustaría ser tan feliz como parecen los demás.	1	2	3	4
8. Estoy alegre y seguro de mí mismo.	4	3	2	1
9. Estoy preocupado y tenso.	1	2	3	4
10. Me dan miedo la gente y las cosas.	1	2	3	4
11. Tengo dolor de estómago o indigestión.	1	2	3	4
12. Suelo tomarme las cosas muy en serio.	1	2	3	4
13. Duermo mal o tengo pesadillas.	1	2	3	4
14. Me gusta estar sentado en silencio.	4	3	2	1
15. Me siento apremiado o acelerado.	1	2	3	4
16. Me duele la cabeza o el cuello.	1	2	3	4
17. Me sofoco o sudo sin practicar ejercicio o me sale urticaria.	1	2	3	4
18. Estoy deseando emprender nuevos retos y labores.	4	3	2	1

Fuente: C. D. Spielberger, *Manual for the State-Trait Anxiety Inventory*, Palo Alto, California, Consulting Psychologists Press.

La ira y la hostilidad

¿Los hombres de verdad expresan sus sentimientos y emociones? En nuestra cultura, como prácticamente en todo el resto, se ejerce una gran cantidad de presión, manifiesta y sutil, contra la expresividad masculina. Sin embargo, existe una excepción, puesto que se toleran los arranques de ira, e incluso se fomentan. Se trata de una excepción desafortunada. Aunque expresar la mayoría de las emociones es beneficioso, los hombres que destapan su ira con demasiada facilidad pueden acabar destrozados.

La ira y la hostilidad pueden perjudicar las relaciones y el trabajo. La furia en la carretera y el abuso doméstico son dos ejemplos del modo en que la ira puede llevar a la violencia. Asimismo, puede causar un daño interno; en concreto, dos recientes estudios realizados en Harvard ponen de manifiesto que puede provocar angustia.

El corazón hostil
Desde 1961, los científicos de la Facultad de Medicina y la Facultad de Salud Pública de la Universidad Harvard han observado 2 280 hombres en el marco del Normative Aging Study (Estudio Normativo del Envejecimiento). En 1986, 1 305 hombres con una edad media de sesenta y un años completaron el Minnesota Multiphasic Personality Inventory, un test que puede cuantificar la ira. Cada participante recibió una puntuación que indicó su grado de ira y hostilidad. Los hombres volvieron a someterse a exámenes médicos exhaustivos cada tres o cinco años, momento en que se comprobaba la existencia de enfermedad cardíaca y factores de riesgo cardiovascular como el consumo de tabaco, la hipertensión y las cifras altas de colesterol. Al inicio del estudio, ninguno de los participantes presentaba enfermedad coronaria, pero durante los siete años de observación, 110 de ellos desarrollaron una enfermedad cardíaca. Los hombres con las puntuaciones de ira más elevadas tenían un mayor riesgo de padecer una enfermedad cardíaca. El riesgo era considerable; la enfermedad coronaria se diagnosticaba con una frecuencia tres veces mayor en los hombres con más tendencia a la ira que en aquellos menos airados. La relación entre la ira y la enfermedad cardíaca no se explicaba por las diferencias en la tensión arterial, el consumo de tabaco u otros factores de riesgo cardíacos; la hostilidad afectaba al corazón por sí misma.

En otro estudio de Harvard se analizaron los factores que podrían modificar los efectos de la ira. Los médicos entrevistaron a 1 623 pacientes cuatro días después de sufrir un infarto de miocardio; el 69 por ciento de los pacientes eran hombres. Los participantes utilizaron un test estándar para evaluar la intensidad de cualquier episodio de ira que experimentasen en las dos horas posteriores al ataque de ira. Tal como se comunicó en un estudio previo, la ira ponía claramente en peligro la actividad cardíaca, ya que duplicaba la incidencia del infarto de miocardio. Sin embargo, era mucho menos probable que la ira provocase un infarto en las personas cultas. En los individuos que no habían acabado el instituto, un arrebato de ira aumentó 3,3 veces el riesgo de padecer un infarto, pero en quienes tenían alguna carrera universitaria o habían asistido a la universidad, el riesgo sólo aumentó 1,6 veces. La diferencia no se debía a los diversos grados de ira o a otros factores asociados a la conducta, sino al hecho de que, al parecer, la mente culta protegía al corazón airado. En un estudio relacionado, investigadores de Harvard pusieron de manifiesto que tomar un único comprimido de ácido acetilsalicílico previene aproximadamente el 40 por ciento de los infartos provocados por la ira, lo cual sugiere que la hostilidad perjudica al corazón ya que, en parte, activa el sistema de coagulación sanguínea (véanse los capítulos tercero y sexto).

La hostilidad que perjudica tanto al corazón no sólo la padecen quienes acuden a los médicos de Harvard. De hecho, los estudios de todo el mundo han confirmado la relación entre la ira y la enfermedad coronaria. Por ejemplo, en un ensayo en que participaron 3 750 hombres finlandeses de mediana edad, el alto índice de hostilidad se asoció con un riesgo elevado de fallecer de una enfermedad cardíaca. En el memorable estudio American Multiple Risk Factor Intervention Trial (MRFIT), el porcentaje de aparición de un infarto de miocardio en los hombres con gran propensión a mostrar expresiones verbales o físicas de ira era un 50 por ciento superior al de sus compañeros de estudio más dóciles. El riesgo fue aún mayor en los médicos hombres observados durante veinticinco años por los investigadores de la Universidad Duke; aquéllos con propensión a la ira tenían un cinco por ciento más de probabilidades de sufrir un infarto de miocardio que aquellos de carácter más apacible.

La relajación
Al igual que el estrés y la ansiedad, la hostilidad excesiva puede tratarse. De hecho, responde a muchas de las medidas que se adoptan en el tratamiento de la ansiedad. Pero si tiene un pronto, también puede

ayudarse a sí mismo. Plantéese aprender a meditar. También puede practicar estos ejercicios de respiración:

- Inspire por la nariz lenta y profundamente, sacando el abdomen hacia fuera de forma que el diafragma se contraiga al máximo.
- Contenga la respiración durante algunos segundos.
- Saque el aire lentamente por la boca mientras piensa en que debe relajarse.
- Repita el ejercicio entre cinco y diez veces, centrándose en respirar lenta y profundamente.

Para calmarse también puede utilizar técnicas asociadas a la conducta. Practique estos ejercicios en su vida cotidiana a fin de que pueda estar sosegado en los momentos de estrés:

- Conduzca por el carril lento.
- Utilice la bocina del vehículo sólo para evitar un accidente, no para dar rienda suelta a su frustración.
- Cuando llegue a un peaje, póngase en la cola más larga, incluso si tiene el importe exacto.
- Coma despacio.
- Hable despacio, procurando no interrumpir.
- No diga la última palabra en una discusión, incluso si piensa que tiene razón.
- No grite o levante la voz airado.
- No reniegue; sustituya las palabras malsonantes por expresiones menos hostiles como «ostras» o «mecachis».
- No permita que aparezcan arrebatos de ira. Espere unos segundos, respire profundamente unas cuantas veces y adopte un tono calmado.
- Evite hacer muecas o apretar los dientes; practique la sonrisa.

También es muy importante que estructure su vida para reducir el grado de estrés. Determine qué es lo que le molesta más e intente cambiarlo. Aprenda a identificar las señales que le avisan de que está acumulando tensión, como la rapidez del pulso o de la respiración, o una sensación de agitación e inquietud. Cuando identifique las señales de ira, tome medidas para aliviar la tensión antes de que se acumule hasta el punto de ebullición. A menudo basta con algo tan simple como un corto paseo o un tentempié para calmar la situación de un modo agradable. Entable relaciones sólidas y manifieste sus sentimientos en vez de quedárselos dentro. Si le resulta difícil expresar con palabras la ira que siente, intente escribir una carta en la que exponga sus sentimientos. Establezca prioridades; fije expectativas realistas y marque usted el ritmo, dándose tiempo para relajarse. Duerma las horas necesarias. Evite tranquilizarse con nicotina, alcohol o drogas. Piense en positivo y dedique tiempo a actividades estimulantes y agradables.

La depresión y la aflicción

Dado que aparece con más frecuencia en las mujeres, la depresión suele considerarse una «enfermedad femenina». Se trata de una falsa concepción que ha tenido el desafortunado efecto de dificultar aún más la identificación de los síntomas de la depresión en el hombre, e incluso ha impedido que los médicos diagnostiquen de un modo adecuado la depresión en el género masculino. De hecho, la depresión no distingue entre géneros. Si duda de las estadísticas, recuerde el caso de Winston Churchill, que identificó su propia depresión reiterativa como un «perro negro» que aparecía sin previo aviso. De forma similar, un presentador de televisión estadounidense, Mike Wallace, consideró que su depresión era una «oscuridad infinita». También está el caso del jugador de béisbol Pete Harnisch, que no pudo acabar de jugar el primer partido de la temporada de 1997 con los Mets de Nueva York debido al agotamiento: «Me siento aislado, me siento muy solo; los problemas de sueño han vuelto [...]; tenía mucha ansiedad [...], no comía nada. Se me juntaron muchas cosas.» Los médicos del equipo lo incluyeron en la lista de bajas y le hicieron pruebas para diversos trastornos antes de diagnosticarle una depresión. Gracias al tratamiento pudo volver a pisar el campo de béisbol en cuatro meses.

¿Qué es la depresión?

Todos nos sentimos tristes y tocamos fondo de vez en cuando. Se trata de una reacción emocional normal frente a una pérdida o decepción. Sin embargo, la depresión verdadera va más allá de la pena o el dolor normal. Es una respuesta excesiva y desproporcionada a una pérdida o derrota, y la pérdida en sí misma puede ser una percepción personal en vez de un hecho real.

La característica más habitual de la depresión clínica es la baja autoestima, puesto que hace sentirse desesperanzado, desvalido e inútil a quien la padece. La persona deprimida suele considerarse una carga para los demás. El pesimismo es universal y el sentimiento de culpabilidad, frecuente. La falta de interés en el mundo que les rodea provoca que quienes están deprimidos se aíslen y eviten las relaciones sociales y profesionales. No pueden recordar cosas, concentrarse o centrarse con normalidad. En vez de enfrascarse en tareas productivas, se muestran indecisos y se preocupan por sí mismos, a menudo abrumados por ideas repetitivas de enfermedad y muerte. A pesar de toda esta preocupación por uno mismo, las personas deprimidas suelen descuidarse, sobre todo en lo que concierne a su aspecto, higiene, nutrición y ejercicio. Los síntomas físicos son casi universales, y entre ellos figuran a menudo las alteraciones del sueño y el apetito, el descenso del deseo sexual, dolor y una función intestinal anómala. Muchos individuos con depresión son sedentarios y letárgicos, mientras que otros son ansiosos e inquietos.

En su versión completa, la depresión se identifica fácilmente. Sin embargo, los síntomas pueden ser casi imperceptibles, y a menudo se confunden con los de una enfermedad física. Para ayudar a establecer un diagnóstico correcto, la American Psychiatric Association (Sociedad Estadounidense de Psiquiatría) ha establecido una serie de criterios para diagnosticar una depresión mayor (véase la tabla 8.3).

Los criterios de la Sociedad Estadounidense de Psiquiatría se refieren a uno de los tipos más graves de depresión, la depresión mayor. Sin embargo, existen otras variantes: la distimia es menos grave que la depresión mayor y se trata de un trastorno de poca envergadura que dura años. Dada su cronicidad, muchos confunden la distimia con una personalidad pesimista, con lo cual se privan de la posibilidad de recibir un tratamiento eficaz. El trastorno depresivo por adaptación (denominado previamente «depresión reactiva») es un episodio depresivo claramente provocado por un episodio vital extremo y estresante. El

Tabla 8.3
CRITERIOS PARA DIAGNOSTICAR UNA DEPRESIÓN MAYOR

Para cumplir los criterios de depresión mayor, el paciente debe mostrar síntomas que no se expliquen por ninguna enfermedad, por el consumo de drogas ni por una desgracia reciente casi todos los días durante al menos dos semanas.

El paciente debe presentar como mínimo uno de estos dos síntomas:
- Estado de ánimo deprimido
- Grave falta de interés o motivación por actividades que suelen ser agradables

Además, debe presentar como mínimo cuatro de estos siete síntomas:
- Alteración considerable del apetito o pérdida de peso o aumento de peso (menos frecuente) que llega a cerca del 5 % del peso corporal en un mes
- Insomnio o sueño excesivo (menos frecuente)
- Fatiga o pérdida de energía
- Reducción de la actividad física o perturbación (menos frecuente)
- Deterioro de la capacidad para pensar, concentrarse o tomar decisiones
- Merma de la autoestima, con sentimientos de insignificancia o de culpa inapropiada
- Pensamiento repetitivo de muerte o suicidio

Adaptado de: *Diagnostic and Statistical Manual of Mental Disorders*, American Psychiatric Association, cuarta edición, 1994.

trastorno estacional del estado de ánimo aparece por temporadas, y normalmente aparece en otoño y desaparece en primavera. Como en todas las formas de la depresión, la tristeza y el agotamiento son los dos síntomas principales, pero a diferencia de otros tipos de depresión, el trastorno estacional del estado de ánimo suele acompañarse de una sobrealimentación, un aumento de peso y un sueño excesivo. Aparece con más frecuencia en las latitudes septentrionales y se ha atribuido a la falta de luz solar. El trastorno bipolar o enfermedad maníaco-depresiva es una patología muy grave en la que se alternan períodos de depresión con episodios de manía, períodos de júbilo inapropiado, un aumento de la energía y la actividad, y una menor necesidad de dormir, una autoestima subida y planes efusivos con una preocupación mínima por las consecuencias. Finalmente, la depresión psicótica es otra enfermedad grave en que se observa una depresión profunda acompañada de un importante trastorno mental, la psicosis.

Cómo identificar la depresión

La depresión tiene muchas caras. Shakespeare la definió como «la compañera triste, la melancolía de ojos apagados», pero a muchas personas les resulta mucho más difícil reconocer su propia depresión. Para comprobar si padece depresión, responda a las preguntas enumeradas en la tabla 8.4 y sume las respuestas. Una puntuación inferior

Tabla 8.4
TEST DE DEPRESIÓN

	Casi nunca	A veces	A menudo	Casi siempre
1. Me siento triste o melancólico.	1	2	3	4
2. Me siento seguro de mí mismo y confiado.	4	3	2	1
3. Me considero un fracasado.	1	2	3	4
4. No disfruto de aquello que solía gustarme.	1	2	3	4
5. Me siento culpable.	1	2	3	4
6. Tengo la sensación de que puede pasar algo malo.	1	2	3	4
7. Estoy a gusto conmigo mismo.	4	3	2	1
8. Me culpo de todo lo que va mal.	1	2	3	4
9. Tengo arrebatos de llanto.	1	2	3	4
10. Me irrito o enfado.	1	2	3	4
11. Me interesa la gente y disfruto estando acompañado.	4	3	2	1
12. No estoy seguro de mí mismo y evito tomar decisiones.	1	2	3	4
13. Creo que soy atractivo y que estoy sano.	4	3	2	1
14. Duermo mal y estoy cansado por la mañana.	1	2	3	4
15. Soy enérgico y estoy dispuesto a emprender nuevas tareas.	4	3	2	1
16. No tengo tanta hambre como antes.	1	2	3	4
17. Me interesa el sexo tanto como antes.	4	3	2	1
18. Me preocupan mi estómago e intestinos.	1	2	3	4
19. Me siento sano.	4	3	2	1
20. Me cuesta hacer mi trabajo.	1	2	3	4

Fuente: A. T. Beck y cols., *An inventory for measuring depression*, Archives of General Psychiatry 4 (1961), pp. 561-565.

a 30 es tranquilizadora; las puntuaciones entre 31 y 45 indican depresión leve, las comprendidas entre 46 y 60, depresión moderada, y las superiores a 61, depresión grave. Recuerde que estos resultados son una orientación, pero no constituyen un diagnóstico. Si los resultados indican que existe depresión, plantéese la posibilidad de realizar un seguimiento de su estado con una evaluación profesional.

La unión de cuerpo y mente
Casi todos los pacientes con depresión presentan síntomas físicos, y muchos se someten a una revisión médica en vez de solicitar ayuda psicológica. Puede ser difícil para el médico determinar si las quejas del paciente se deben a una depresión o a una enfermedad física. Para complicar la situación, las enfermedades físicas provocan a menudo depresión. De hecho, aproximadamente el diez por ciento de todos los casos de depresión se originan a partir de una enfermedad y alrededor del veinticinco por ciento de los pacientes con problemas médicos crónicos y graves se deprimen debido a su enfermedad. En la tabla 8.5 se enumeran algunas causas médicas importantes de depresión.

La diversidad de los problemas médicos que pueden ser la causa de una depresión da fe de la estrecha relación entre cuerpo y mente. Del mismo modo que los problemas médicos pueden provocar síntomas mentales, los trastornos emocionales pueden causar dolencias físicas. El suicidio es la complicación más evidente y letal de la depresión, ya que en Estados Unidos se cobra aproximadamente treinta mil víctimas cada año. La relación entre la depresión y la enfermedad cardiovascular no es tan evidente. En muchos estudios se ha asociado la depresión a un aumento del riesgo de padecer infarto de miocardio, insuficiencia cardíaca congestiva y muerte cardíaca, y la mayoría de ellos ponen de manifiesto que el hombre es mucho más vulnerable que la mujer a estos efectos nocivos de la depresión. Las alteraciones cardíacas no son la única consecuencia médica posible de la depresión. De hecho, hace aumentar el riesgo de padecer hipertensión y predice un mal desenlace funcional de la mayoría de las principales enfermedades físicas.

Tabla 8.5
Algunas causas médicas de depresión

Medicamentos	Betabloqueantes, los antihipertensivos más antiguos, corticosteroides, tranquilizantes y somníferos, antihistamínicos, fármacos que inhiben los ácidos estomacales, digital, medicamentos para las arritmias, levodopa y analgésicos.
Problemas causados por el consumo de sustancias	Alcohol, cocaína, abandono de sustancias estimulantes (incluidas la nicotina y la cafeína).
Trastornos endocrinos y metabólicos	Enfermedad tiroidea, enfermedad suprarrenal, diabetes, concentración sanguínea alta de calcio, concentración sanguínea baja de sodio e intoxicación por plomo.
Trastornos neurológicos	Enfermedad de Alzheimer y otras demencias, ictus, traumatismo craneal, enfermedad de Parkinson, tumor cerebral, esclerosis múltiple y crisis epilépticas.
Infecciones	Gripe, mononucleosis, VIH y otras infecciones víricas, enfermedad de Lyme.
Trastornos de la nutrición	Déficit de vitaminas B_3 o B_{12}
Cáncer	Cáncer de páncreas y la mayoría de los tipos de cáncer.
Enfermedad cardiovascular	Insuficiencia cardíaca congestiva.
Otros trastornos	Dolor crónico por cualquier causa, lupus, polimialgia, fibromialgia, síndrome de fatiga crónica, apnea del sueño, enfermedad pulmonar o renal en fase terminal.

El tratamiento

Al igual que otros trastornos psicológicos, la depresión puede responder a la «terapia de diálogo», al tratamiento farmacológico o a ambos. Entre las numerosas variedades de psicoterapia, se han desarrollado específicamente dos para tratar la depresión, la psicoterapia interpersonal y la terapia cognitiva-conductual. Los estudios indican que pueden ser tan eficaces como los fármacos en la depresión de grado leve a moderado. Los individuos con casos más leves de depresión pueden optar por la psicoterapia primero, pero en los individuos con una depresión grave debería incluirse medicación en su pauta de tratamiento inicial.

Se han comercializado gran cantidad de antidepresivos; éstos parecen tener la misma eficacia si se administran en las dosis correctas durante un período de tiempo adecuado. La mayoría de los médicos se decantan por los nuevos antidepresivos porque actúan con más rapidez y provocan menos efectos secundarios. La hierba de San Juan es un producto herbario que se vende sin receta médica y cuyo uso se ha extendido ampliamente para el tratamiento de la depresión (véase el capítulo sexto); los estudios médicos proponen que ésta puede ser de utilidad, por lo menos en la depresión leve, pero debe seguirse investigando. El tratamiento personal nunca debe sustituir a un programa amplio y supervisado por un médico. La depresión es un problema complejo que requiere un tratamiento adecuado y exhaustivo.

La terapia de diálogo y de los medicamentos son los principales tratamientos para la depresión, y la combinación de ambos es aún mejor que los dos por separado. Sin embargo, existen otros aspectos que pueden ser de utilidad. El ejercicio físico puede levantar el ánimo. De hecho, el Estudio de los Alumnos de Harvard demostró que los hombres que practicaban ejercicio físico con regularidad tenían menos probabilidades de padecer depresión que sus homólogos sedentarios. Junto con una nutrición apropiada, la actividad física nos permite disfrutar del buen estado de salud general que tan importante es para gozar de una buena salud mental; *mens sana in corpore sano*.

La aflicción
Al igual que la depresión, la aflicción suele clasificarse desacertadamente como un problema femenino. De hecho, puesto que la mujer vive más que el hombre, las viudas superan en número a los viudos; once de cada doce mujeres norteamericanas viven más que sus maridos. Puesto que la mujer expresa sus sentimientos con mucha más libertad que el hombre, la congoja es más evidente y perceptible.

La pérdida del cónyuge se da con más frecuencia en la mujer. A los sesenta y cinco años, más de la mitad de las mujeres han perdido al menos a un marido. Sin embargo, la aflicción es también un problema masculino, ya que a esa misma edad, el 10 por ciento de los hombres norteamericanos ha enviudado. La aflicción conyugal es, en realidad, más grave en el hombre. Un estudio de 1995 realizado en California muestra su gravedad. En el estudio no se determinó la carga psicológica y socioeconómica de la aflicción, aunque sin duda es ingente. Los investigadores se centraron en otro efecto de la aflicción conyugal, la mortalidad del cónyuge que sobrevive.

En el estudio se siguió a 12 522 parejas casadas desde 1964 hasta 1987. Durante ese período, 1 453 hombres y 3 294 mujeres perdieron a su cónyuge. Posteriormente, el 30 por ciento de los viudos falleció, porcentaje que sólo fue del 15 por ciento en el caso de las viudas. Los hombres sanos que perdían a su mujer tenían el doble de posibilidades de fallecer que los hombres sanos que no estaban de luto, incluso después de realizar ajustes por edad, educación y otros factores de predicción de mortalidad. En los hombres con problemas médicos previos, la pérdida del cónyuge aumentó 1,6 veces el riesgo de muerte. El riesgo alcanzó su punto álgido entre los siete y doce meses posteriores a la pérdida, pero la tasa de mortalidad se mantuvo elevada durante más de dos años. Shakespeare tenía razón al hablar de la «pena mortal».

¿Por qué los hombres que enviudan se enfrentan a un aumento del riesgo de fallecer? A pesar de que los médicos ignoran la respuesta, pueden proponer varias explicaciones posibles. Podría tener algo que ver la pérdida de la persona que ha atendido al cónyuge, pero dado que la repercusión es considerablemente mayor en los hombres sanos que en los enfermos, que dependen más de los cuidados de su cónyuge, la respuesta no puede ser estrictamente ésta. Lo más probable es que la intensa aflicción afecte negativamente a las hormonas de estrés del organismo, así como a los sistemas nervioso e inmunológico. Es el mismo principio por el que un susto extremo y los desastres naturales pueden provocar la muerte cardíaca súbita.

La pena es una reacción normal, pero puede tener muchas características en común con la depresión, como una tristeza excesiva, alteraciones del sueño y el apetito, sentimiento de culpa, ansiedad, aislamiento social, soledad, mala memoria e ira. Los individuos en fase de luto están preocupados por una pérdida reciente y sienten un deseo incesante de que la persona querida regrese. Las reacciones de duelo empiezan bruscamente a raíz de una pérdida evidente. Normalmente, se trata de la muerte de un pariente cercano o amigo, aunque también puede ser la pérdida de un trabajo o el deterioro de la salud.

Aunque las reacciones de duelo son terriblemente dolorosas, son normales. Y aún más: en realidad sientan las bases de una recuperación o curación. No obstante, la aflicción puede ser muy intensa y prolongada, lo cual no es normal. La aflicción patológica precisa de la ayuda de un profesional; la aflicción normal, no, aunque para la persona que guarda luto puede ser bueno recibir atención y apoyo. A continuación se enumeran algunas formas de ayudar a aliviar el dolor de un pariente o amigo que está de luto:

- Ayúdele a anticipar la pérdida. A menudo existen numerosas señales de aviso antes de producirse la pérdida, pero suelen negarse o pasarse por alto. Los pronósticos terribles y las advertencias entrometidas no sirven de ayuda, pero las conversaciones amables y el realismo sensato pueden preparar a una persona para lo inevitable.
- Anime a la persona de luto a expresar sus sentimientos, incluso —o sobre todo— si van acompañados de lágrimas.
- Esté a su lado durante la primera fase de ira y negación de lo ocurrido, pero adopte una postura neutral. No irrumpa bruscamente en las manifestaciones de negación de los hechos ni se ponga a la defensiva expresando su ira, incluso si no la siente de verdad. Considere que el sentimiento de culpa es una emoción válida y no refuerce las nociones imprecisas de culpabilidad.
- Tenga empatía, sea paciente y compasivo, y no emita juicios de valor. Entienda que el duelo es una emoción intensa imposible de mitigar con consejos simples como «anímate», y mucho menos con frases bienintencionadas como «podría ser peor». Tal vez le resulte fácil superar una pérdida, pero es difícil y lento en el caso de quien ha enviudado. Shakespeare acertó de nuevo al afirmar que todos podemos dominar el duelo, excepto quien lo sufre.
- Ofrezca su ayuda. Es especialmente importante «estar allí» en el momento más duro, cuando la persona que ha enviudado está desorientada y sola. No imponga su presencia ni fuerce a la persona de luto con engaños para que entable relaciones sociales antes de sentirse preparada. Sin embargo, no pierda el contacto con ella ni

deje de invitarla a pesar de haber recibido varias negativas, ya que tarde o temprano, se agradecerá su compañía.

- Cuando el duelo entre en su fase final de reorganización y aceptación, dígale a la persona de luto que es conveniente que se recupere y que volver al trabajo y a llevar una vida normal no es una falta de lealtad ni de respeto. Comparta la felicidad de la persona afligida cuando vuelva a sentirla, incluso si compartió el dolor en su peor expresión.

Relaciones sociales y aislamiento

El luto resulta especialmente duro para el hombre porque la pérdida del cónyuge suele privarle de su principal vínculo con los amigos y con la comunidad. Se trata de un ejemplo destacado de la importancia de las relaciones sociales y de los peligros del aislamiento.

Lazos que unen

«Ningún hombre es una isla», escribió John Donne hace unos cuatrocientos años. Sin embargo, en la sociedad del siglo XXI, muchos hombres parecen ser muy insulares. En una encuesta realizada por el New England Research Institute, en la que se analizaron los tipos de apoyo social principales de ambos géneros, se halló una diferencia sorprendente.

La situación del hombre es más favorable en el marco de un matrimonio intacto y comprensivo. La reducción del riesgo de desarrollar una enfermedad cardiovascular es un avance médico importante (véase más adelante), pero hay más. Por ejemplo, aunque en las investigaciones no se suelen implicar factores psicológicos en el cáncer, un estu-

Tabla 8.6
El apoyo social de ambos géneros

Apoyo principal	Hombres	Mujeres
Cónyuge	66 %	26 %
Parientes	10 %	40 %
Amigos	9 %	28 %
Compañeros de trabajo	2 %	1 %
Ninguno	10 %	4 %

dio de la Universidad de Miami puso de manifiesto que el pronóstico de un hombre con cáncer de próstata es mejor si su matrimonio está intacto. Los investigadores siguieron a 143 063 hombres diagnosticados de esta enfermedad entre 1973 y 1990, y observaron que el matrimonio ejercía un efecto protector sorprendentemente sólido. La supervivencia media de los hombres casados era de 69 meses; en los divorciados, 55; en los solteros, 49; y en los hombres separados y viudos, 38 meses. Esto significa que el hombre casado vivía casi el doble que el viudo una vez establecido el diagnóstico. Las diferencias no se debían a la edad, a la fase en la que se hallaba la enfermedad en el momento del diagnóstico, ni al tipo de tratamiento administrado. De este modo, los hombres que no estaban casados tenían un 30 por ciento más de probabilidades de fallecer de cáncer de próstata que los casados.

El matrimonio es el apoyo social más importante para el hombre, tan relevante que tiene una repercusión considerable en la salud. Por ejemplo, un estudio de 1990 de la Universidad de Princeton (EE. UU.) reveló que en los hombres que no estaban casados la tasa de mortalidad se duplicaba con respecto a la de los casados. Sin embargo, los conflictos conyugales tienen el efecto contrario. En los recientes estudios de Toronto (Canadá) y Salt Lake City (EE. UU.) se ha demostrado que la unión conyugal previene la hipertensión, mientras que los conflictos ponen la tensión arterial por las nubes, sobre todo en el hombre. Con el divorcio se duplica la tasa de suicidios en el hombre, pero no se altera en el caso de la mujer, en la cual es mucho inferior de entrada. Asimismo, con el divorcio aumenta de forma notable la incidencia de enfermedad durante el primer año de separación.

Aunque el matrimonio es el principal apoyo social del género masculino, dispone de otros tipos de respaldo. En estudios realizados en California, Carolina del Norte, Connecticut y otras zonas de Estados Unidos se ha asociado la asistencia a servicios religiosos con un descenso de la tensión arterial y con una mayor supervivencia. Los beneficios dependen de la fe, pero un estudio sueco propone que pueden deberse simplemente a la realización de actividades en grupo. Los investigadores siguieron a 12 mil individuos durante nueve años. La asistencia a actos culturales se relacionó con una mayor longevidad, incluso tras considerar el estado de salud previo, el consumo de tabaco, la práctica de ejercicio físico, la educación, los ingresos y otros factores. Así, quienes asistían pocas veces o nunca a conciertos y representaciones tenían una probabilidad 2,8 veces mayor de fallecer durante el período de estudio, que aquellos que iban con frecuencia; quienes acudían en ocasiones presentaban una tasa de mortalidad 1,6 veces menor que quienes asistían con frecuencia.

Corazones solitarios
La compañía es la mejor medicina, y lo contrario también es cierto: la soledad perjudica al corazón. En un destacado estudio de la década de 1960 se evaluaron casi siete mil adultos de Alameda County (California). Tras examinar numerosos factores de riesgo, se identificó uno que duplicaba el riesgo masculino de fallecer durante los nueve años que duró el estudio. Este factor de riesgo clave no fue el consumo de tabaco o alcohol, ni la falta de ejercicio físico ni la mala alimentación, sino el aislamiento social. Los hombres con menos relaciones sociales tenían mayor riesgo de fallecer de una enfermedad cardíaca, de trastornos circulatorios e incluso de cáncer.

El aislamiento tiene una gran repercusión en el corazón. En muchos estudios se ha asociado un menor apoyo social con un mayor riesgo de padecer un infarto de miocardio o de tener una supervivencia menor después del infarto. En un estudio reciente de la Facultad de Salud Pública de la Universidad Harvard se puso de manifiesto que el aislamiento afecta tanto a la mente como al corazón; el desapego social se relacionó con un aumento del doble de la incidencia de deterioro cognitivo.

En pro de la salud, del corazón y la mente, los hombres deberían salir y establecer vínculos con otras personas y con la comunidad. Para muchos no es fácil, y resulta especialmente difícil entablar relaciones que no dependen de un cónyuge. Complicado o no, es lo más inteligente que se puede hacer, sobre todo cuando los hombres se enfrentan a la transición entre el trabajo y el placer.

El trabajo y la jubilación
Según Freud, la misión del hombre en la vida es «trabajar y amar». El amor puede afianzar las relaciones sociales que protegen la salud masculina, pero en esta sociedad moderna el amor despreocupado pue-

de ser muy peligroso (véase el apartado de «Enfermedades de transmisión sexual», en el capítulo décimo). ¿Y qué hay del trabajo? ¿Tiene la misma capacidad doble de beneficiar o perjudicar la salud?

Manos a la obra
El trabajo conlleva algunos riesgos para la salud muy básicos. Por ejemplo, en 1998, los empresarios autónomos estadounidenses dieron parte de 5,5 millones de bajas laborales por lesión y de 39 000 casos de enfermedad ocupacional. En 1997, el último año del que se dispone de datos de este tipo, fallecieron 5 255 funcionarios por lesiones, el 93 por ciento de los cuales eran hombres. Según el National Safety Council (Consejo de Seguridad Nacional), las lesiones y enfermedades ocupacionales merman la economía cada año en más de 125 000 millones de dólares.

El esfuerzo combinado de la Occupational Safety and Health Administration (OSHA, Organismo de Salud y Seguridad Ocupacional), los empresarios responsables y los sindicatos de trabajadores concienciados han hecho mejorar en gran medida la salud en el trabajo. Aun así, los empleados deben protegerse de accidentes y lesiones. Este problema afecta especialmente a los hombres, que representan entre el setenta y ocho y el ciento por ciento de la mano de obra en las diez profesiones más peligrosas. Si a esto le suma la conducta amante del riesgo y el consumo excesivo de drogas y alcohol, se dará cuenta de por qué el trabajo puede comportar peligro físico para el hombre.

Desde el punto de vista psicológico, el trabajo puede reforzar la salud masculina o perjudicarla. El hombre suele ser más competitivo que la mujer, y a menudo divide la sociedad en ganadores y perdedores, como si no hubiera término medio. Luchar por el éxito (o por evitar el fracaso) puede volver al hombre adicto al trabajo. Los hombres triunfadores obtienen satisfacción emocional del trabajo, sobre todo si éste es creativo, se basa en un raciocinio independiente y plantea un desafío sin causar un estrés innecesario. Sin embargo, el trabajo también puede privar al hombre de las relaciones familiares y sociales que son especialmente importantes cuando sobreviene una enfermedad que impide trabajar o llega la jubilación.

¿Puede un hombre realmente trabajar hasta la muerte? Eso creen los japoneses. De hecho, *karoshi* o «muerte por exceso de trabajo» es un diagnóstico reconocido que permite obtener un subsidio compensatorio a los supervivientes. Pero ¿el exceso de trabajo también afecta a los hombres occidentales? En 1997, un equipo británico respondió a esta pregunta mediante un metaanálisis de veintiún estudios en que se evaluó la relación entre el trabajo y la salud; el efecto fue pequeño, aunque uniforme y significativo.

Aunque el horario laboral es relevante, las condiciones de trabajo tienen una repercusión aún mayor. En estudios realizados en Suecia, Dinamarca e Italia se ha puesto de manifiesto que los hombres que controlan poco su trabajo, aquellos que poseen un alto grado de estrés mental pero realizan poca actividad física en su puesto de trabajo y quienes cuentan con poco apoyo social por parte de sus compañeros de trabajo se enfrentan a un mayor riesgo de infarto de miocardio y muerte. Aunque OSHA y organizaciones afines han mejorado la seguridad física en el trabajo, no se ha observado un avance en cuanto a los aspectos mentales. Por el contrario, los hombres se enfrentan a un estrés en su puesto de trabajo que se ha visto agravado por el cambio de las funciones de cada género, la globalización, las tecnologías que evolucionan con rapidez, los imperativos económicos y los criterios de productividad cada vez mayores. Lo peor de todo es quizá el cada vez menor grado de autonomía y control. Y si no, pregunte a cualquier médico que trabaje para una mutua.

El descanso
Tal vez el trabajo perjudique al corazón, pero ¿la jubilación es mejor? La respuesta es ambigua. Si la jubilación es involuntaria o inesperada, mermará la autoestima y agravará el estrés. Pero si va precedida de una anticipación realista y de una planificación, puede marcar un nuevo capítulo de felicidad en la vida de un hombre.

La jubilación llega acompañada de tres cambios importantes: la disminución de los ingresos, la pérdida de las relaciones con los compañeros de trabajo y la pérdida de identidad como trabajador. La clave para jubilarse satisfactoriamente es anticiparse a los tres cambios y realizar una planificación acorde con ellos. La necesidad de una planificación económica es evidente, aunque no es tan obvia, pero sí tan importante, la necesidad de entablar relaciones que sustituyan las establecidas en el lugar de trabajo. Asimismo, deberían cultivarse intereses y realizar actividades para lograr que el tiempo libre del que se disfruta en la jubilación sea tan enriquecedor y compensador como los desafíos laborales.

La clave es realizar una transición gradual; lo ideal sería que abarcase algunos años. El hombre debería plantearse la jubilación como un cambio de profesión, no como el fin de la productividad. Quienes desarrollan aficiones, intereses y relaciones de antemano deberían ser capaces de anticipar la jubilación con vehemencia, no con temor. Sobre todo, quizá, el hombre debería adoptar los cambios en el modo de vida que han revelado los estudios de Harvard sobre salud masculina (véanse los capítulos del tercero al octavo). El hombre que envejece con salud dispondrá de los recursos físicos y mentales para disfrutar de la jubilación. A su vez, la estimulación mental y la actividad física debería mantener alerta y feliz al hombre durante sus «años dorados».

La pérdida de memoria

Resulta irónico que a lo largo de los años el hombre acumule una considerable cantidad de pensamientos que desearía borrar de su mente y que al envejecer, olvide lo que le gustaría recordar. Olvidarse de los nombres puede ser embarazoso, no recordar dónde se han dejado las gafas puede ser fastidioso y perder las llaves del automóvil, un auténtico engorro. Sin embargo, cuando los pequeños lapsus parecen acumularse, se pasa a otra dimensión: hay que empezar a preocuparse por «perder» cosas, por el deterioro mental grave y por la enfermedad de Alzheimer.

Es comprensible tener estas preocupaciones. Aunque el deterioro cognitivo grave (*demencia* en la terminología médica) es muy poco frecuente en los jóvenes, se vuelve cada vez más prevalente a medida que se envejece; sólo una minoría de los individuos de sesenta y cinco años cumplen los criterios médicos de demencia, pero la prevalencia aumenta uniformemente a partir de esa edad. A los ochenta y cinco, entre el 16 y el 35 por ciento de los estadounidenses sufre un deterioro cognitivo grave, que como mínimo en la mitad de los casos se debe a la enfermedad de Alzheimer.

Aunque inquietarse por la pérdida de memoria es comprensible, en la mayoría de los casos la preocupación es injustificada. En los últimos años, los científicos han ampliado en gran medida sus conocimientos sobre el envejecimiento mental normal, así como sobre los aspectos que ayudan a mantener la mente joven. Los médicos han desarrollado métodos para diferenciar la falta de memoria normal con la pérdida grave de memoria, y pueden utilizar pruebas sencillas para identificar las causas tratables de la demencia. Por fin los investigadores están avanzando a pasos agigantados en el conocimiento de las causas de la enfermedad de Alzheimer, un progreso que nos permite depositar grandes esperanzas en el futuro.

La memoria normal
En la cultura actual del ciberespacio, el cerebro humano se compara a menudo con una computadora. Sin embargo, aún no están al mismo nivel, ya que el cerebro es mucho más ingenioso, rápido y complejo, e infinitamente más creativo que la supercomputadora más sofisticada. Asimismo, también es más frágil, pero el cuerpo dispone de buenos recursos para protegerlo, siempre y cuando el propio organismo se mantenga sano.

En la actualidad se calcula que el cerebro cuenta aproximadamente con 100 000 millones de células nerviosas. Aunque se trata de una cifra imponente, las conexiones cruciales que permiten que estas células se comuniquen entre ellas son aún más espectaculares, puesto que existen 100 billones de interconexiones o sinapsis. Cada célula nerviosa transmite información en forma de impulsos eléctricos que se desplazan a través de ella a más de trescientos kilómetros por hora. No obstante, para pasar la información a otras células, los impulsos eléctricos se convierten en señales químicas denominadas *neurotransmisores*. Se han identificado más de veinte mensajeros químicos, cada uno de los cuales parece estar adaptado para desempeñar una función neurológica específica. La acetilcolina, el neurotransmisor que se ha asociado más estrechamente con la memoria, es la sustancia química cerebral que desaparece en la enfermedad de Alzheimer.

Aunque el cerebro pesa menos de un kilogramo y medio, se subdivide en numerosas zonas sumamente especializadas, cada una de las cuales se ocupa de una determinada función, como el reconocimiento de palabras, el discurso, la visión, las sensaciones, la locomoción, la coordinación, etc. En las nuevas investigaciones con técnicas de resonancia magnética funcional (RMf) se ha puesto de manifiesto que existen al menos dos zonas cerebrales que desempeñan un papel clave en la memoria. El hipocampo parece especialmente relevante para la memoria a largo plazo, mientras que los lóbulos frontales influyen más en aquélla a corto plazo.

Tanto si está concentrado leyendo este libro como relajado bajo un árbol o a punto de dormirse, su cerebro trabaja sin descanso. Aunque el cerebro representa menos del 2 por ciento del peso corporal, recibe el 15 por ciento del flujo sanguíneo y consume el 25 por ciento del aporte de oxígeno del organismo. A pesar de que otros órganos pueden quemar hidratos de carbono, grasas o proteínas para obtener energía, el cerebro depende totalmente de la glucosa (azúcar), por lo cual consume hasta el 70 por ciento de la glucosa del organismo.

Para gozar de buena memoria deben concurrir muchos factores, como un corazón y unos vasos sanguíneos sanos, un suministro adecuado de oxígeno y glucosa, así como la combinación correcta de neurotransmisores. Los científicos intentan desarrollar medicamentos que influyan en los neurotransmisores y ya han podido manipular varios mensajeros químicos importantes como la dopamina (enfermedad de Parkinson), la serotonina (depresión) e incluso la acetilcolina (enfermedad de Alzheimer). Sin embargo, no debe depender del médico o de los medicamentos para mantener un aporte cerebral normal de sangre y oxígeno. Si no se olvida de ocuparse de su salud cardiovascular y de su metabolismo, su memoria se beneficiará considerablemente.

La pérdida de memoria no patológica
No tiene que ser experto en neurología para comprender la importancia de la memoria. Shakespeare la consideraba la guardiana del cerebro. Sin embargo, olvidar es tan normal como recordar; tal como afirmaba el ilustre dramaturgo: «El hombre es el hombre; hasta el mejor olvida a veces.»

Al igual que en la memoria intervienen diferentes zonas cerebrales, el olvido comporta la pérdida de diferentes tipos de memoria. La memoria a largo plazo retiene la información asimilada en el pasado, mientras que aquélla a corto plazo almacena los datos del presente. La primera está pensada para perdurar a lo largo del tiempo, mientras que la segunda puede ser temporal, como cuando se olvida un número de teléfono poco después de haberlo anotado.

Si no olvidara la información retenida en la memoria a corto plazo, su mente se vería asediada por un caos de datos innecesarios. Más que ser simplemente normal, ese tipo de olvido es beneficioso, fruto de un proceso de adaptación. Olvidar elementos de la memoria a largo plazo es diferente, pero incluso aquí debemos hacer distinciones importantes. La memoria a largo plazo puede ser episódica (por ejemplo, recordar cuándo fue la última vez que fue en bicicleta), semántica (recordar hechos y principios, como saber qué es una bicicleta) o de procesos (recordar cómo ir en bicicleta o cómo realizar cálculos aritméticos). Es perfectamente normal olvidar recuerdos de la memoria episódica, pero la memoria de tipo semántico y de procesos debería estar mucho más afianzada.

El paso inexorable del tiempo
Cada parte del organismo cambia con el tiempo, y el cerebro no es ninguna excepción. Si bien el ritmo al que se suceden estos cambios es diferente en cada persona, el cerebro normalmente se contrae alrededor de un diez por ciento durante la madurez, acompañado de un aumento del volumen del líquido cefalorraquídeo que irriga el cerebro. Las neuronas mueren a medida que se envejece, pero la cifra estándar de 100 000 células al día se considera alta en la actualidad, incluso aunque sólo represente una pequeñísima parte de la población celular total del cerebro. Asimismo, también está cambiando la creencia establecida de que las neuronas no pueden regenerarse. En investigaciones recientes de gran interés se ha demostrado que al cerebro en proceso de envejecimiento pueden incorporarse nuevas células.

Incluso si el cerebro no se contrae tanto como consideraban los científicos en un principio, sí que cambia con la edad, al igual que se modifica su capacidad funcional. Sin embargo, en este punto, los nuevos estudios intentan determinar la repercusión del envejecimiento. En las personas sanas de edad avanzada se observa un leve deterioro del razonamiento abstracto, la capacidad visuoespacial y el lenguaje, aunque a menudo estos procesos se vuelven más lentos. Asimismo, conservan buena memoria a largo plazo, pero se debilita aquélla a corto plazo; se aprende a un ritmo más lento, la información nueva se procesa de un modo más superficial y los detalles suelen olvidarse.

Aunque los cambios normales en la memoria que se producen con la edad pueden ser molestos, puede aprender a superarlos (véase la lista de la página 325, donde se ofrecen consejos). Sin embargo, ¿debe preocuparse por sufrir un deterioro aún mayor? En la mayoría de los casos no debería inquietarse. De hecho, es posible que quienes son lo suficientemente inteligentes como para preocuparse por haber extraviado las llaves o por haber olvidado un nombre no tengan un motivo real para inquietarse. Pero hay excepciones; en la tabla 8.7 se enumeran algunas pautas de actuación simples para ayudarle a determinar si los lapsus de memoria son normales o no.

Los lapsus de memoria son normales, e incluso inevitables. La verdadera pérdida de memoria, por otra parte, es preocupante con razón, e incluso asusta. Sin embargo, en este caso se distinguen varios grados. Aunque el deterioro cognitivo leve es un trastorno patológico, la memoria y el razonamiento se conservan en un estado lo suficientemente satisfactorio como para permitir desempeñar actividades sin depender de los demás. En la mayor parte de los pacientes, el deterioro cognitivo leve se mantiene relativamente estable, pero en algunos evoluciona y se convierte en una demencia en toda regla.

La evaluación de la demencia
Se designe como se designe, demencia o senilidad, la pérdida grave de memoria crea una terrible discapacidad. A pesar de que su frecuencia se incrementa progresivamente al aumentar la esperanza de vida de la población, se conocía ya en 1864 cuando el poeta Swinburne escribió que «el mundo acabará cuando olvide».

En la mayoría de los casos, la demencia real es irreversible, pero incluso en esta situación contamos con importantes recursos que pueden ayudarnos. Sin embargo, algunas causas de demencia pueden corregirse. A continuación se describen algunos aspectos que consideran los médicos para descartar la presencia de la demencia.

- *Toxicidad farmacológica.* Vivimos en una sociedad medicada. Los medicamentos pueden salvar la vida, pero también tienen efec-

Tabla 8.7
Evaluación de la falta de memoria

Envejecimiento normal	Olvido anormal
Mantiene la independencia para realizar actividades cotidianas.	Se vuelve sumamente dependiente de los demás para realizar actividades clave de la vida cotidiana.
Padece falta de memoria, pero puede aportar numerosos detalles de los olvidos que sufre.	Puede aludir a problemas de memoria sólo si se le pregunta específicamente por ello; incapaz de recordar los casos en que se dio cuenta de la falta de memoria.
El paciente está más preocupado por el supuesto olvido que los familiares cercanos.	Los familiares cercanos están mucho más preocupados por los olvidos del paciente que él mismo.
No se deteriora la memoria reciente, en la que se retienen los acontecimientos, los asuntos y las conversaciones importantes.	Notable deterioro de la memoria reciente y de la capacidad para conversar.
En ocasiones, presenta dificultad para encontrar las palabras.	Realiza pausas frecuentes para pensar y sustituir palabras.
No se pierde en un territorio que le resulta familiar; puede pararse momentáneamente para recordar el camino.	Se pierde en un territorio que le es familiar mientras anda o conduce; puede tardar horas en regresar a casa.
Sabe usar los equipos electrodomésticos habituales, incluso si se muestra reacio a aprender a utilizar aparatos nuevos.	Se vuelve incapaz de usar los aparatos habituales, así como de aprender a utilizar incluso aparatos nuevos sencillos de manejar.
Mantiene el mismo grado de interacción social que antes.	Muestra una falta de interés en las actividades sociales, así como una conducta inadecuada desde el punto de vista social.
Obtiene una puntuación normal en la evaluación del estado mental, teniendo en cuenta la educación y la cultura.	Obtiene una puntuación anormal en la evaluación del estado mental que no se explica por la educación ni por factores culturales.

Modificado de: *Diagnosis, Management, and Treatment of Dementia*, American Medical Association, 1999.

tos secundarios graves. Los ancianos son especialmente vulnerables y existe una amplia gama de fármacos, desde antihistamínicos hasta sedantes, analgésicos y antihipertensivos que pueden provocar alteraciones mentales parecidas a la demencia.
- *Abuso de sustancias tóxicas.* Se sospecha muchas veces en los casos de jóvenes que presentan alteraciones del estado mental, pero también puede afectar a los adultos de edad avanzada. El alcohol encabeza la lista de sustancias (véase el capítulo séptimo).
- *Depresión.* Cuando se muestran los síntomas típicos, la depresión es fácil de identificar, pero la depresión enmascarada puede causar un retardo mental similar al de la demencia (véanse las páginas 303-309).
- *Enfermedad tiroidea.* Una producción excesiva del tiroides puede provocar confusión y delirio, pero en la mayoría de los casos aparecen otros síntomas que la distinguen de la demencia. Sin embargo, un tiroides poco activo puede engañar, ya que a veces simula una demencia. Un simple análisis de sangre permite salir de dudas.
- *Déficit de vitamina B_{12}.* También denominado *anemia perniciosa*, puede ser también engañoso, ya que causa demencia antes de que afloren otros síntomas. Con un simple análisis de sangre se puede establecer el diagnóstico.
- *Otros trastornos metabólicos.* También pueden detectarse mediante un análisis de sangre. Ejemplos de ello son la anormalidad del metabolismo del sodio, el calcio o la glucosa, así como los casos avanzados de insuficiencia hepática o enfermedad renal. En la mayoría de los casos, el problema médico principal es bastante evidente, incluso sin realizar un análisis de sangre.
- *Anatomía patológica.* Algunas alteraciones en la estructura cerebral pueden provocar demencia irreversible, pero otras pueden corregirse. Entre los ejemplos figuran la hidrocefalia (acumulación excesiva de «agua en el cerebro»), el hematoma subdural (coágulos sanguíneos en el espacio subdural del cerebro) y algunos tumores cerebrales. Con un examen neurológico detallado se suelen vislumbrar estos trastornos, pero para asegurarse, muchos médicos realizan una tomografía computarizada (TC) o una resonancia magnética (RM) en el marco de una evaluación exhaustiva de la demencia.

La conservación de la memoria: la función del organismo
Es mucho más fácil prevenir la demencia que corregirla. Aunque existen varias enfermedades neurológicas que pueden provocar demencia, dos de ellas destacan sobre las demás: la enfermedad de Alzheimer y la demencia vascular o multiinfarto. Esta última tiene lugar cuando los vasos pequeños cerebrales enferman o se obstruyen, con lo cual se priva a las neuronas del oxígeno y la glucosa que necesitan. Si de esta forma se acaba con un número determinado de neuronas, la memoria no puede restituirse. Sin embargo, la demencia vascular puede prevenirse, y las medidas que protegen el flujo sanguíneo cerebral también pueden amortiguar el impacto de otras enfermedades que causan demencia, incluso de la enfermedad de Alzheimer. La clave es reducir los factores de riesgo cardiovascular. A continuación se revisan someramente los principales principios expuestos en los capítulos tercero a octavo:

- No fume.
- Mantenga una tensión arterial normal; tal vez requiera medicación.
- Mantenga unas cifras óptimas de colesterol LDL («malo») y HDL («bueno»); quizá precise tratamiento farmacológico.
- Mantenga una concentración sanguínea de azúcar normal o casi normal; es posible que las personas diabéticas necesiten medicación.
- Siga una dieta saludable; reduzca el consumo de grasas saturadas, ácidos grasos *trans* y colesterol. Decántese por las grasas monoinsaturadas y omega-3 del aceite de oliva, el pescado, los frutos secos y, posiblemente, el aceite de colza. Ingiera muchos alimentos ricos en fibra, como las gramíneas, la fruta y la verdura. Reduzca el consumo de alimentos preparados y de sodio (sal). Ingiera una cantidad apropiada de productos lácteos semidesnatados o desnatados.
- Practique ejercicio físico con regularidad. En dos estudios realizados en el año 2001 se asoció la práctica regular de ejercicio con el descenso del riesgo de padecer un deterioro cognitivo.
- Evite la obesidad.
- Reduzca el estrés.
- Tome un complejo multivitamínico que aporte el cien por cien de la dosis diaria recomendada de ácido fólico y vitaminas B_6 y B_{12}.

Estos tres tipos de vitamina B reducen las concentraciones sanguíneas de homocisteína. En un importante estudio realizado en el año 2002 se relacionó el aumento de las concentraciones de este aminoácido con un mayor riesgo de demencia.
- Limite el consumo de alcohol a dos copas al día.
- Plantéese la posibilidad de tomar dosis bajas de ácido acetilsalicílico (entre 81 y 325 mg al día).

La conservación de la memoria: la función de la mente
Cuerpo y mente son inseparables en el organismo humano. Un cuerpo sano ayudará a mantener alerta a la mente y una mente activa también ayuda a mantenerlo joven y enérgico. Los chicos del vestuario tenían razón a pesar de todo; tanto en lo que respecta a la mente como al cuerpo, el lema es «usarlo o perderlo». Tal como afirmó Samuel Johnson en 1754: «Es culpa de uno mismo, la mente se aletarga a una edad avanzada por no usarla.» He aquí algunos consejos prácticos:

- No deje de aprender. Lea, asista a cursos, busque nuevas aficiones, haga cualquier actividad que le estimule, le interese y, sobre todo, que sea nueva.
- Procure realizar gimnasia mental. Haga puzzles, rompecabezas o problemas de matemáticas. Juegue al ajedrez o a juegos de ordenador.
- Pruebe a realizar actividades que requieren destreza manual y concentración mental. La pintura, la cerámica, la escultura y el baile de figuras son ejemplos de ello.
- Reduzca el grado de estrés en su vida.
- Duerma las horas necesarias.
- Compruebe que oye y ve bien.
- Entable relaciones sociales. Pase el mayor tiempo posible acompañado. Conozca nuevas personas y amplíe su círculo social.

Los científicos no han demostrado que ejercitar la mente la mantenga despierta, pero todos los datos apuntan en esa dirección. Si no cree a los neurobiólogos, fíjese en el caso de Oliver Wendell Holmes; cuando al gran jurista se le preguntó por qué leía a Platón a los noventa y dos años, contestó: «Para mejorar mi mente.» O tenga en cuenta la afirmación de Cicerón unos dos mil años antes: los ancianos mantienen sus facultades mentales, siempre y cuando continúe su interés y disciplina. Si los juegos de ordenador no son lo suyo, podría haber cosas peores que leer a Platón o Cicerón, o bien uno de los libros o boletines de la Facultad de Medicina de Harvard.

Enfrentarse a la senilidad
Los lapsus de memoria son normales, incluso universales, pero aumentan con la edad, incluso en las personas con cuerpo y mente sanos. A continuación se presentan algunas formas de compensar esta situación.

- *Escriba.* Confeccione listas, hágase notas y utilice un calendario para apuntar sus compromisos y obligaciones.
- *Ensaye.* Si le espera una tarea o un viaje complicados, revise todos los pasos mentalmente hasta que se familiarice con ellos.
- *Concéntrese.* Aprenda información nueva concentrándose y repitiéndola hasta que la asimile. Vaya paso a paso, sin hacer dos cosas a la vez.
- *Simplifique.* Elimine las distracciones. Ponga el piloto automático para las actividades rutinarias a fin de no malgastar energía mental en ellas. Por ejemplo, ponga las llaves y las gafas siempre en el mismo sitio.
- *Manténgase alerta.* Duerma las horas necesarias. Reduzca al mínimo el consumo de alcohol, sedantes e incluso antihistamínicos.
- *Reduzca el grado de estrés.* Lo último que necesita es verse aturdido por las preocupaciones o la ansiedad.
- *Compruebe que ve y oye bien.* Si bien ya puede ser difícil reconocer una cara, imagínese identificar un rostro borroso.
- *Sea honesto y pida ayuda cuando la necesite.* Puede recurrir a: «Perdone, son cosas de la edad, recuérdeme su nombre, por favor.»

La enfermedad de Alzheimer
Aunque muchas enfermedades neurológicas pueden causar demencia, existen dos que destacan por encima de las demás. Cada vez disponemos de más datos que indican que la demencia vascular puede

prevenirse con un programa exhaustivo para mejorar la salud cardiovascular. Sin embargo, la enfermedad de Alzheimer es otra historia; si bien puede ser de utilidad adoptar cambios en el modo de vida, las esperanzas están realmente depositadas en la investigación básica, que en estos momentos analiza las causas de la enfermedad, con lo cual sentará las bases para desarrollar mejores métodos de diagnóstico, tratamiento e incluso prevención.

Los hallazgos característicos de la enfermedad de Alzheimer son la presencia en el cerebro de ovillos neurofibrilares anómalos y placas neuríticas. Aunque al principio son escasos y están esparcidos, los ovillos y las placas van aumentando en número y tamaño hasta que destruyen las células nerviosas. No obstante, no todas las partes del cerebro son igual de vulnerables. El hipocampo, que es el principal responsable de la memoria, es el más afectado.

Después de casi cien años, los científicos han logrado deducir cómo se originan las placas y los ovillos neurofibrilares. Las células nerviosas sanas generan la proteína precursora del amiloide (APP), que sobresale de la superficie de la célula nerviosa. A diferencia de las púas de un puerco espín, la APP es inofensiva hasta que es fragmentada por dos enzimas (gamma-secretasa y beta-secretasa), con lo cual libera una pequeña sustancia pegajosa denominada beta-amiloide. Otras proteínas, las presenilinas, regulan la actividad de todas las enzimas fragmentadoras de suma importancia, mientras que otras proteínas diferentes determinan si el beta-amiloide se depura o se acumula en el cerebro. En este último caso, el beta-amiloide tiene un efecto tóxico en las células nerviosas. En primer lugar, impide la función nerviosa, al bloquear la producción y liberación de acetilcolina, un neurotransmisor fundamental para que las células nerviosas se comuniquen entre ellas. Finalmente, el beta-amiloide destruye las propias células nerviosas. Se dispone de datos que indican que la lesión vascular y la inflamación desencadenada por los radicales libres del oxígeno influyen en este efecto nocivo.

¿Quién puede padecer la enfermedad de Alzheimer?
Aunque la enfermedad de Alzheimer suele manifestarse en la edad senil, en realidad se trata de un trastorno genético. De hecho, en las

personas afectadas se han identificado anomalías genéticas como mínimo en seis cromosomas diferentes, y seguramente se descubrirán más a medida que la investigación avance. Estos genes determinan el inicio de la enfermedad y la rapidez con la que evolucionará, así como el riesgo global de desarrollarla. Por ejemplo, las mutaciones en los genes de la presenilina 1 y 2 se asocian al inicio precoz de la enfermedad, mientras que las mutaciones del gen de la apolipoproteína E (ApoE, una proteína portadora de colesterol que ayuda a restituir la membrana de las células nerviosas), estudiada en mayor profundidad, da lugar a las formas esporádicas y familiares de inicio tardío de la enfermedad, que son mucho más habituales.

Aun en el caso de que «todo esté en los genes», existen más factores que influyen en la aparición de la enfermedad de Alzheimer. Tal como se ha comentado, la inflamación y el daño provocado por los radicales libres del oxígeno pueden agravar la lesión causada por el propio beta-amiloide. También se han considerado factores de riesgo la mala irrigación sanguínea en el cerebro y la lesión cerebral grave. Por ejemplo, en los estudios recientes se ha observado que la tensión arterial sistólica elevada, las cifras altas de colesterol y las concentraciones bajas de vitamina B_{12} y ácido fólico aumentan el riesgo. Por el contrario, se puede reducir el riesgo con el ejercicio físico, las estatinas —fármacos anticolesterolémicos— y los antiinflamatorios no esteroideos (AINE, como el ácido acetilsalicílico). Deben proseguir las investigaciones a fin de establecer la importancia real de estos posibles factores de riesgo y efectos protectores; en los estudios recientes se han descartado factores de riesgo previos, como la exposición al aluminio y a la amalgama dental.

Los síntomas
Aunque la evolución de la enfermedad de Alzheimer es variable, normalmente suele avanzar en tres fases, cada una de las cuales dura alrededor de tres años. Se ven afectados la memoria, el razonamiento y el juicio, así como la personalidad y la conducta, y suele ser en ese orden. Aunque se trata de un panorama desconsolador, llegarán días mejores. El progreso en el conocimiento de las causas de esta terrible enfermedad puede permitir mejorar los métodos de diagnóstico,

tratamiento y prevención en un futuro no muy lejano. Ya en este momento, los medicamentos pueden retrasar la enfermedad o mermar sus complicaciones, y las relaciones sociales pueden ser un gran apoyo tanto para los pacientes como para las personas que los cuidan.

El diagnóstico

La enfermedad de Alzheimer no puede diagnosticarse con una única prueba. Los médicos realizan tests sobre el estado mental para determinar si existe demencia y, a continuación, efectúan análisis de sangre y estudios de neuroimagen cerebral como la tomografía computarizada (TC) o la resonancia magnética (RM) para descartar otras causas de demencia. Las pruebas genéticas no pueden establecer el diagnóstico de enfermedad de Alzheimer, si bien en algunos casos pueden identificar a las personas que presentan mayor riesgo de padecerla. No se aconseja realizar pruebas de rutina, y algunos expertos advierten del peligro de realizar cualquier prueba genética hasta que se disponga de mejores métodos de prevención y tratamiento. Tal vez aquellos individuos con antecedentes familiares establecidos de enfermedad de Alzheimer de inicio precoz deberían comentarlo con su médico.

El tratamiento

Se dispone de varios fármacos para tratar la enfermedad de Alzheimer. Los inhibidores de la colinesterasa, que aumentan las concentraciones en el cerebro de la acetilcolina, un neurotransmisor, son los más eficaces, pero sólo ofrecen un beneficio moderado.

Puesto que los medicamentos sólo consiguen efectos beneficiosos moderados, mucha gente recurre a los complementos dietéticos. ¿Ayudan realmente? El principal candidato es el gingko biloba. Los datos esperanzadores proceden sobre todo de un estudio realizado en 1997 con 203 individuos con demencia vascular o enfermedad de Alzheimer. Al parecer, la hierba estabilizó o mejoró la función cognitiva y las relaciones sociales, pero estos efectos beneficiosos fueron moderados y sólo se observaron en el 27 por ciento de los pacientes. Por desgracia, en un estudio del año 2000 que incluyó 123 ancianos con demencia vascular, enfermedad de Alzheimer y pérdida de memoria asociada al envejecimiento no se registró ningún beneficio con el gingko biloba.

Puesto que las opciones son limitadas, el gingko puede seguir siendo una opción razonable en las personas que se enfrentan a la demencia, pero no se ha demostrado que la pueda prevenir ni que pueda ser beneficioso para los lapsus de memoria asociados al envejecimiento.

Lo mismo ocurre con la vitamina E. Aunque en un único ensayo de 1997 se demostró que las dosis muy altas de este suplemento ralentizaban, al parecer, la evolución de la enfermedad de Alzheimer, no existen pruebas de que pueda prevenir la demencia ni mejorar la memoria de trabajo. De hecho, en un estudio con más de mil ancianos de Pennsylvania (EE. UU.) no halló ningún efecto beneficioso ni con la vitamina E ni con otros antioxidantes como las vitaminas C y A, el betacaroteno y el selenio.

Llegado este punto, la mejor opción es decantarse por los complejos multivitamínicos. Esto se debe a que las concentraciones elevadas de homocisteína, un aminoácido, se han asociado a un mayor riesgo de demencia, así como de enfermedad cardíaca e ictus. El ácido fólico y las vitaminas B_6 y B_{12} que contienen los complejos multivitamínicos reducen las concentraciones de homocisteína con un coste mínimo y pocos efectos secundarios, o ninguno en absoluto. Se trata de un paso lógico, aunque todavía no se ha demostrado que protejan realmente el cerebro o el corazón. Aun así, procure acordarse de tomar complejos multivitamínicos diariamente.

La prevención

Aunque no se ha demostrado que exista ningún modo de prevenir la enfermedad de Alzheimer, pueden ser útiles varias estrategias. Lo primordial es adoptar medidas para mantener la salud vascular. El tabaco, las dietas ricas en grasas, las concentraciones bajas de vitaminas B, la falta de ejercicio físico regular y los traumatismos craneales se han asociado a un mayor riesgo de padecer la enfermedad de Alzheimer. Sin duda, es importante evitar estos riesgos. En cambio, tomar ácido acetilsalicílico u otros antiinflamatorios no esteroideos a largo plazo se ha vinculado a un menor riesgo de desarrollar la enfermedad. El National Institute on Aging (Instituto Nacional sobre el Envejecimiento) ha puesto en marcha un ensayo en que se evalúan los antiinflamatorios no esteroideos en 2 600 individuos mayores de setenta años para determinar los beneficios y riesgos del tratamiento preventivo. Hasta que no dispongamos de resultados, es demasiado pronto para recomendar el uso habitual de estos medicamentos; sin embargo, es posible que las dosis bajas de ácido acetilsalicílico sean beneficiosas para los hombres con riesgo de desarrollar aterosclerosis (véase el capítulo sexto). Lo mismo ocurre con las estatinas hipocolesterolémicas. En cuatro estudios de observación recientes se sugiere que quienes las toman gozan de un descenso considerable del riesgo de padecer enfermedad de Alzheimer, aunque deben realizarse ensayos clínicos para demostrarlo.

Los nuevos horizontes
Aunque la enfermedad de Alzheimer sigue siendo un problema atroz, queda la esperanza de que los recientes avances en la investigación den lugar a nuevos métodos preventivos y terapéuticos. Sin duda, no sucederá este año, pero quizá ocurra lo suficientemente pronto como para ayudar a las personas sanas en situación de riesgo, y tal vez a tiempo para ayudar a algunos pacientes que ya han padecido la forma temprana de la enfermedad.

Un enfoque consiste en desarrollar fármacos que eviten que las células nerviosas en el hipocampo generen un exceso de beta-amiloide, la proteína tóxica que provoca la lesión cerebral. Ahora que los investigadores han identificado las enzimas que convierten la inofensiva proteína precursora del amiloide en beta-amiloide, cuentan con posibles dianas para los nuevos medicamentos.

Otra opción es desarrollar una vacuna. Los experimentos en ratones ya han puesto de manifiesto la viabilidad de esta técnica. Puesto que estos animales no contraen la enfermedad de Alzheimer, el primer paso consistió en realizar mutaciones genéticas para que la desarrollaran. A continuación, los científicos especializados en biotecnología inyectaron a estos animales una vacuna de beta-amiloide sintético. Los anticuerpos protegieron, al parecer, a los ratones, e incluso restituyeron en cierta medida el daño cerebral en los animales más ancianos que padecían la enfermedad, pero los ensayos realizados en Francia con seres humanos se detuvieron en el año 2002 por observarse efectos secundarios graves. Los investigadores de Harvard han obtenido resultados satisfactorios con otra vacuna administrada en las fosas nasales de ratones. Asimismo, han sido capaces de disolver placas mediante la aplicación de anticuerpos antiamiloides directamente en el cerebro murino a través de diminutos agujeros en el cráneo. Los médicos tardarán años en averiguar si alguno de estos enfoques puede resultar de utilidad en el ser humano. Aun así, es fabuloso vislumbrar un atisbo de luz al final del oscuro túnel de la enfermedad de Alzheimer. Pero se trata de un largo túnel, y pasará tiempo hasta que estas nuevas opciones se pongan en práctica. A pesar de todo, la investigación básica promete al fin avanzar en lo que Milan Kundera denominó «la lucha de la memoria contra el olvido».

El bienestar psíquico

Así como la moderación es la clave para la salud física, el equilibrio es la clave para la salud psicológica. Equilibre el trabajo con el ocio, el ejercicio físico con el reposo y la disciplina con la indulgencia. Equilibre la independencia con la interdependencia y la soledad con la compañía. Equilibre la realidad práctica con esperanzas y expectativas, el esfuerzo con la relajación y la rutina con la espontaneidad. Equilibre sus necesidades con las de su familia y con las de la comunidad en que vive.

Equilibre cuerpo y mente para mantenerse activo, sano y feliz.

TERCERA PARTE
LAS ENFERMEDADES MASCULINAS

9. Los trastornos del pene, el escroto y los testículos

Los orígenes: la pubertad
«El niño es el padre del hombre.»
 Cuando William Wordsworth escribió estas palabras en 1807, no debía saber mucho de la biología del desarrollo, pero el poeta entendía sin duda el corazón humano. Era consciente de que las experiencias infantiles tienen efectos que duran toda la vida, puesto que desempeñan un importante papel a la hora de establecer las estructuras y los patrones de conducta personales que determinan la salud psicológica masculina (véase el capítulo octavo). Casi dos siglos más tarde, los científicos se han dado cuenta de que la observación de Wordsworth es válida tanto desde el punto de vista biológico como psicológico. Durante décadas, los médicos han acumulado datos que indican que la aterosclerosis, la principal causa de muerte en los hombres estadounidenses, se inicia en la infancia. Las investigaciones recientes sugieren que el riesgo masculino de desarrollar la enfermedad en la edad adulta puede incluso empezar a tomar forma antes del nacimiento; la nutrición fetal y otros factores prenatales parecen influir durante toda la vida en el riesgo de desarrollar enfermedades cardiovasculares, diabetes y, posiblemente, hasta cáncer de próstata.
 El desarrollo fetal es sumamente complejo, por lo que pueden aparecer numerosas complicaciones. Por suerte, rara vez se detectan problemas graves. Aunque requerirá la ayuda de un médico especialista para solucionar los problemas graves que presenten sus hijos, debería entender la base de varias cuestiones fundamentales que pueden tener repercusiones en la edad adulta.

El desarrollo normal

Los orígenes son, sin duda, humildes. Tras la unión de un espermatozoide y un óvulo, el futuro ser humano no es más que un minúsculo embrión unicelular que se somete a miles de divisiones celulares e intrincados procesos de diferenciación para formar todos los órganos y tejidos del cuerpo humano, incluidos los elementos masculinos exclusivos como las hormonas y los genitales.

Desde el principio del desarrollo embriónico, los hombres se diferencian de las mujeres por el cromosoma Y (véase el capítulo primero). Sin embargo, hasta las siete semanas de gestación, los fetos de ambos géneros son exactamente iguales. Aproximadamente entre la séptima y octava semana de desarrollo embrionario, las hormonas de la placenta materna estimulan la producción de testosterona por parte de las células que finalmente se convertirán en las células de Leydig de los testículos. La testosterona caracteriza tanto al niño como al hombre; sin esta hormona, las células precursoras no evolucionarían hasta convertirse en los órganos genitales masculinos. Si bien la testosterona es necesaria, no basta con ella. Se requiere la intervención de la sustancia inhibidora de Müller (SIM), otra hormona presentada por las futuras células de Sertoli del testículo, para evitar que el feto desarrolle también órganos reproductores femeninos.

Las concentraciones de testosterona son altas durante toda la vida del feto, pero disminuyen justo antes del nacimiento. Excepto un breve aumento a los seis meses de edad y otro a los seis años, las cifras de testosterona se mantienen bajas hasta la pubertad, cuando se elevan rápidamente. En la mayoría de los hombres jóvenes, la generación de testosterona alcanza su punto álgido a los dieciséis años.

Los testículos empiezan a madurar hacia la mitad del primer trimestre de gestación. En ese momento, aunque está en marcha el proceso de generación hormonal, los testículos son aún muy rudimentarios. De hecho, se ubican en la parte posterior superior del abdomen, cerca de los riñones. A las diecisiete semanas de gestación, los testículos empiezan a descender por el abdomen, y llegan a la ingle entre cinco y diez semanas después. A las treinta semanas de gestación, atraviesan

Feto de 3 meses

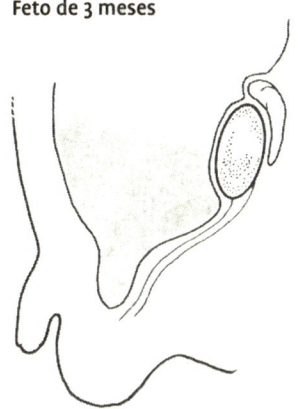

Feto de 6 meses

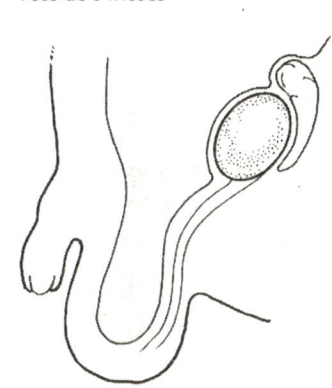

Los testículos empiezan a madurar hacia la mitad del primer trimestre de gestación. En ese momento, aunque está en marcha el proceso de generación hormonal, los testículos son aún muy rudimentarios. De hecho, se ubican en la parte posterior superior del abdomen, cerca de los riñones. A las diecisiete semanas de gestación, los testículos empiezan a descender por el abdomen, y llegan a la ingle entre cinco y diez semanas después. A las treinta semanas de gestación, atraviesan el canal inguinal para introducirse en el escroto, formado recientemente.

En el parto

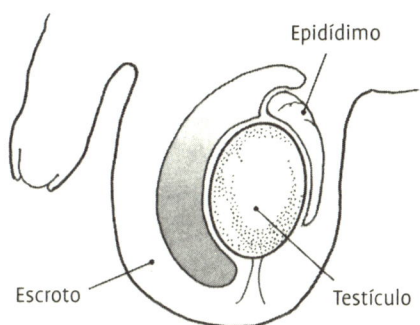

Figura 9.1. El descenso de los testículos.

el canal inguinal para introducirse en el escroto, formado recientemente (véase la figura 9.1).

¿Cuál es el objetivo de esta insólita migración fetal? Para producir esperma, los testículos necesitan encontrarse a baja temperatura, motivo por el que se desplazan desde el cálido interior corporal hasta el escroto, más frío (véase el capítulo décimo). Sin embargo, como en todos los viajes, pueden surgir dificultades. En algunos casos, los testículos no completan todo el trayecto (véase el apartado «El testículo no descendido», página 340), mientras que en otros, el canal inguinal no se cierra adecuadamente, por lo cual pueden aparecer hernias inguinales (véase el capítulo décimo).

Los tejidos del pene empiezan a desarrollarse durante el segundo mes de gestación. Primero se desarrolla la uretra, que pronto se ve rodeada del tejido que se convierte en el eje del miembro viril, cuyo extremo está coronado por una estructura redondeada denominada glande. La piel del pene crece gradualmente hacia delante, hasta que el glande queda cubierto de una fina capa de piel llamada prepucio. En las últimas fases del desarrollo embrionario, el prepucio deja al descubierto el glande, que estaba situado debajo. La circuncisión es la intervención quirúrgica, ahora rodeada de polémica, en la que se corta circularmente una parte del prepucio, normalmente poco después del parto (véase la página 341).

El tamaño del pene y los testículos sigue siendo pequeño hasta la pubertad, la primera fase de la adolescencia, comprendida entre pasados los nueve y casi los catorce años en el 95 por ciento de los chicos. Al elevarse las concentraciones de testosterona, los genitales empiezan a aumentar de tamaño y pasan a ser totalmente funcionales. Un adolescente normal produce esperma y puede eyacular ya a los catorce años. Las alteraciones hormonales causan un crecimiento mamario temporal en aproximadamente el 60 por ciento de los adolescentes (y en casi todos los recién nacidos).

La testosterona también es la responsable del crecimiento repentino y veloz que se da en la adolescencia y de los caracteres sexuales secundarios que marcan el inicio de la virilidad: aumento de la masa muscular, fortalecimiento óseo, voz grave, piel grasa y nacimiento de pelo facial y corporal (la calvicie aparece mucho más tarde). La pubertad también marca el inicio del deseo sexual o la libido. La identidad sexual, que suele empezar a formarse en la más tierna infancia, suele establecerse firmemente durante la adolescencia. Y como cualquier padre atestiguará, la mezcla de hormonas, libido y presión cultural explica los vertiginosos altibajos de la conducta tan habituales en los adolescentes.

Las anomalías poco frecuentes

Existe un largo trecho desde el momento de la concepción hasta que se alcanza la virilidad. Para la mayoría, el trayecto es plácido, pero para algunos el camino está lleno de obstáculos y es una tortura.

En casos excepcionales, los testículos brillan por su ausencia o no desempeñan correctamente su función. Un problema más habitual que aparece en uno de cada quinientos jóvenes es el síndrome de Kleinefelter, provocado por la presencia de un cromosoma X de más. Puesto que éstos poseen un cromosoma Y normal, además de dos X, su aspecto es normal al nacer. Sin embargo, es posible que muestren una conducta anómala en la infancia; asimismo, se aprecia un retraso en la pubertad y se manifiestan deficiencias sexuales y reproductoras en la madurez. Aunque en estos casos resulta muy útil el tratamiento de sustitución hormonal con testosterona, éste no devolverá la fertilidad al joven.

Incluso si se dispone de los genes correctos y de testículos, un defecto en las hormonas de la hipófisis que deberían estimular la producción de testosterona puede provocar un retraso en la pubertad, así como anomalías en la reproducción (véanse los capítulos primero y décimo). Por otra parte, la producción excesiva prematura de testosterona por parte de los testículos o de las glándulas suprarrenales puede dar lugar a una pubertad precoz o a la virilización.

El pene y la uretra también pueden presentar anomalías; el trastorno más habitual es el hipospadias, que aparece en aproximadamente uno de cada 250 nacimientos; consiste en el desarrollo de la abertura uretral en la superficie inferior del pene en vez de en su extremo. Con menos frecuencia, el pene puede ser pequeño o indiscernible, y los genitales externos, indeterminados o ambiguos.

Debe consultarse cualquier defecto estructural en los órganos genitales con los urólogos pediátricos, que también se ocupan de varias anomalías renales, vesicales y del conducto urinario que pueden afectar a niños de ambos géneros. Las anomalías funcionales como la enuresis (micción involuntaria) suelen tratarlas los pediatras y los psicólogos. Los endocrinólogos pediátricos pueden ayudar a identificar y tratar las deficiencias hormonales, aunque siempre es fundamental ser atendido por un pediatra. El asesoramiento familiar también ayuda a los pacientes a enfrentarse con las anomalías urogenitales. Sin embargo, son los propios padres quienes tienen que decidir si circuncidar a sus hijos, por lo que deberían estar bien informados del trastorno denominado «testículo no descendido» y de otras anomalías del escroto.

El testículo no descendido

En la infancia se observan con frecuencia anomalías en el escroto. La hernia, el hidrocele, el varicocele y otros problemas afines pueden presentarse en cualquier momento entre el nacimiento y la edad adulta. De aparición principalmente entre los doce y dieciocho años, la torsión testicular constituye una urgencia médica real que los padres deben ser capaces de identificar a fin de solicitar ayuda medicoquirúrgica inmediata. En este capítulo se analizan todas estas cuestiones de forma detallada.

El testículo no descendido es el trastorno congénito más frecuente de los órganos genitales. En aproximadamente el 4 por ciento de los chicos, uno o ambos testículos no han completado el descenso hasta el escroto en el momento del parto; puesto que la migración se produce en las fases finales del desarrollo embrionario, la anomalía es hasta cinco veces más habitual en los prematuros.

Al examinar a un recién nacido, el pediatra siempre palpa los testículos para asegurarse de que ambos se encuentran en el escroto. Si se da cuenta de que no están en el lugar que les corresponde, diagnostica una criptorquidia y examina cuidadosamente las ingles del bebé para comprobar si se palpa un testículo en el conducto inguinal.

Es importante que los médicos diagnostiquen una criptorquidia por dos motivos. En primer lugar, el riesgo de desarrollar cáncer es mayor, ya que en quienes presentan testículos no descendidos el riesgo de padecer cáncer de testículo es once veces mayor que en aquellos en que la ubicación testicular es normal (véase la página 355). La segunda razón es la infertilidad; los testículos expuestos al calor del interior corporal quedan dañados y pierden su capacidad de producir esperma (véase el capítulo décimo).

Puesto que las consecuencias del testículo no descendido son muy importantes, el paso siguiente puede parecer sorprendente, ya que, simplemente, no hay que hacer nada. Esto se debe a que dos tercios de todos los testículos no descendidos se introducen en el escroto por sí mismos a lo largo del primer año de vida.

Incluso si el testículo no ha descendido cuando se cumple el primer año, todavía queda tiempo para tomar medidas, puesto que no se produce una lesión testicular irreversible hasta los dos años. Sin embargo, a veces, entre los doce meses y los dos años, los médicos optan por la colocación quirúrgica del testículo no descendido en el escroto, una intervención que recibe el nombre de orquiopexia. Si se detecta además una hernia, se extirpará también durante la operación. La orquiopexia es eficaz en prácticamente todos los casos de testículo no descendido, pero si los médicos no palpan el testículo en la ingle, tendrán que buscarlo primero mediante ecografía, tomografía computarizada (TC) o laparoscopia. Si bien la orquiopexia puede mejorar la fertilidad si se practica lo suficientemente temprano, no reduce el riesgo de desarrollar cáncer de testículo, por lo que en estos pacientes debe llevarse un estrecho control hasta que llegan a la madurez (véase la página 356).

¿Qué ocurre si el médico no puede palpar uno o ambos testículos en un niño mayor o en un adolescente? El primer paso es volver a intentarlo. El escroto posee un músculo (el cremáster) que puede elevar los testículos hacia el abdomen. Se trata de un reflejo protector que es más intenso en la juventud, pero que puede hacer que un testículo sano sea difícil o imposible de palpar. Con un baño caliente, seguido de un examen repetido cuando el paciente está relajado, se logra detectar que el testículo retráctil vuelve a su emplazamiento normal. En un paciente con testículos retráctiles no aumenta el riesgo de desarrollar cáncer.

Las opiniones de los médicos son dispares acerca de cuál es realmente el mejor tratamiento de un testículo no descendido en los niños mayores y en los adultos. La mayoría de ellos practicaría una orquiopexia si el problema se descubre antes de la pubertad, pero eliminarían el testículo no descendido en los adolescentes y en los adultos jóvenes. No es necesario tomar medidas cuando se sobrepasan los treinta y cinco años, puesto que el riesgo de cáncer de testículo disminuye a medida que se envejece. Es importante vigilar a todos los chicos que presentan un testículo no descendido para asegurarse de que producen una cantidad suficiente de testosterona en la pubertad y en las etapas posteriores.

La circuncisión
La circuncisión es una de las intervenciones quirúrgicas más antiguas, puesto que sus orígenes se remontan a más de cuatro mil años, a la

época de la antigua civilización egipcia y a los hebreos bíblicos. Se trata de uno de los procedimientos quirúrgicos más frecuentes en Estados Unidos, donde se practica más de 1,2 millones de veces cada año, y uno de los más rápidos, ya que la duración total de la intervención oscila entre tres y cinco minutos. No obstante, la circuncisión ha pasado a ser también una de las intervenciones más polémicas, al suscitar un debate entre los médicos y acaloradas disputas entre los grupos de apoyo no médicos sobre ambas posturas respecto a este tema. Todos los padres deberían entender el procedimiento quirúrgico antes de decidir si es conveniente para su hijo.

El prepucio es la piel que recubre la punta del pene, el glande. En la mayoría de los recién nacidos, el prepucio todavía se adhiere firmemente al glande. Sin embargo, en los primeros años de vida, estos tejidos se someten a un proceso de separación. A los cinco años, el prepucio puede retroceder desde el glande en más del 90 por ciento de los chicos. En los adolescentes y adultos, el prepucio recubre el glande cuando el pene está flácido, pero se retrae cuando está en erección, con lo cual el glande queda al descubierto.

Aspectos quirúrgicos
La circuncisión es la extirpación quirúrgica parcial o total del prepucio; tras la intervención, el glande queda al descubierto cuando el pene está flácido, así como cuando está erecto. En la técnica quirúrgica actual se utiliza una pinza para proteger el glande durante la operación; aunque los médicos suelen preferir la pinza Gomco, muchos cirujanos que practican la circuncisión judía ritual utilizan la pinza Mogen. En cualquier caso, se elimina el prepucio con un escalpelo una vez colocada la pinza de protección. Aunque la circuncisión se ha realizado sin anestesia en los recién nacidos durante siglos, no existen motivos para seguir con esta práctica hoy en día. De hecho, se puede lograr un control efectivo del dolor inyectando anestesia local en el pene; también resulta de utilidad una crema anestésica (vía tópica), aunque parece ser un poco menos eficaz que el preparado inyectado. Asimismo, se pueden reducir las molestias con un chupete recubierto de azúcar o con paracetamol. Sin embargo, estas técnicas deberían utilizarse únicamente como complemento a las inyecciones o cremas

anestésicas. En los chicos mayores y en los adultos, la circuncisión precisa a menudo de anestesia general y de procedimientos quirúrgicos algo más complejos que requieren unir mediante suturas los extremos de la piel.

Aspectos culturales y religiosos
Los egipcios fueron, probablemente, los primeros en realizar circuncisiones. Los antiguos judíos habrían aprendido esta práctica de ellos, pero en el Antiguo Testamento se atribuye el ritual a la voluntad divina: «Circuncidaréis, pues, la carne de vuestro prepucio, y será por señal del pacto entre vosotros y yo» (Génesis, XVII). Durante más de cuatro mil años, un médico cualificado denominado *mohel* ha practicado la circuncisión tradicional judía en el octavo día de vida de un lactante. Entre los musulmanes también se estila la circuncisión; si bien no establecen una fecha tan rigurosa, el ritual suele llevarse a cabo en las primeras etapas de la vida. Algunos pocos grupos de indios norteamericanos, australianos y africanos también han practicado la circuncisión con fines culturales o ceremoniales, aunque la intervención es excepcional en Asia, el norte de Europa y Sudamérica.

A pesar de haber comenzado como un rito religioso, la circuncisión pasó a ser una práctica médica habitual hace casi un siglo, cuando se abogó por la intervención, aduciendo que mejoraba la higiene y prevenía las enfermedades. En algunos círculos, se creía incluso que la circuncisión fomentaba la moralidad sexual. En la década de 1950, aproximadamente el 90 por ciento de los hombres estadounidenses se sometió a esta operación al nacer. Desde entonces, la investigación médica ha puesto en tela de juicio el valor de esta práctica, que ha perdido popularidad. Actualmente, alrededor del sesenta por ciento de los niños estadounidenses se circuncidan poco después de nacer; sin embargo, el porcentaje es muy inferior en países como Canadá e Inglaterra.

Posibles beneficios
Aunque los médicos todavía debaten las ventajas y desventajas de la circuncisión, la American Academy of Pediatrics (APP, Academia Estadounidense de Pediatría) ha publicado recientemente un informe de

opinión que resume los beneficios y los riesgos de la intervención quirúrgica. Los posibles beneficios se clasifican en diferentes categorías:

Infecciones del conducto urinario. El beneficio más importante de la circuncisión es el descenso del riesgo de desarrollar infecciones del conducto urinario en la infancia. En estudios previos se ha revelado que los lactantes no circuncidados tienen una probabilidad entre diez y veinte veces mayor de padecer infecciones de este tipo que los bebés circuncidados. A pesar de que en los estudios recientes se ha observado un beneficio menor, éstos siguen poniendo de manifiesto que los lactantes no circuncidados tienen una probabilidad entre tres y nueve veces mayor de desarrollar infecciones del conducto urinario. La crítica señala los defectos y limitaciones de los diversos estudios, pero el grupo de trabajo sobre la circuncisión de la AAP llega a la conclusión de que la protección es real. Sin embargo, en el mejor de los casos se trata de una ventaja de poca importancia, puesto que este tipo de infecciones son excepcionales incluso en los lactantes no circuncidados y la mayoría responde bien al tratamiento con antibióticos. Así, entre siete y dieciocho de cada mil lactantes no circuncidados desarrollarán una infección del conducto urinario durante el primer año de vida, frente a uno o dos lactantes circuncidados.

Cáncer de pene. En Estados Unidos, los hombres no circuncidados tienen una probabilidad tres veces mayor de desarrollar cáncer de pene que los circuncidados. Se trata de una ventaja estadística a favor de la circuncisión, pero es menos relevante de lo que parece. Esto se debe a que el cáncer de pene es excepcional en Estados Unidos, ya que por cada millón de hombres, lo padecen menos de diez cada año. Tener una buena higiene también hace disminuir, al parecer, el riesgo de ese tipo de cáncer.

Trastornos del pene. La fimosis es la incapacidad para retraer el prepucio, normalmente a causa de una inflamación o infección. Aunque suele ser un trastorno leve, puede producir erecciones dolorosas, además de otros síntomas. Al cortarse el prepucio, la circuncisión infantil previene la fimosis. Sin embargo, una buena higiene también puede tener efectos protectores, y el tratamiento inmediato del trastorno suele conllevar una rápida mejoría; no obstante, algunos hombres deben circuncidarse de adultos para corregir casos anormalmente graves de fimosis. Con la circuncisión se previene también la postitis, o inflamación del prepucio, y parece ser que se reduce el riesgo de balanitis, o inflamación del glande. Aun así, se trata de trastornos leves que responden satisfactoriamente a los tratamientos.

Enfermedades de transmisión sexual (ETS). A pesar de que la circuncisión parece reducir el riesgo masculino de desarrollar la infección por el VIH, se trata de un efecto protector insuficiente en el mejor de los casos, y no existe ningún tipo de protección frente a otras ETS ni para el hombre ni para su pareja. El único modo de prevenir las ETS es practicando sexo seguro (véase el capítulo décimo).

Posibles riesgos
Si los defensores de la circuncisión han puesto demasiado énfasis en sus efectos beneficiosos, quienes la critican también han exagerado sus riesgos. Aun así, esta práctica puede comportar riesgos.

Complicaciones asociadas a la intervención. Todas las intervenciones quirúrgicas conllevan riesgos, y la circuncisión no es ninguna excepción. Sin embargo, en manos experimentadas las complicaciones son excepcionales, ya que aparecen entre dos y seis casos de cada mil circuncisiones practicadas en neonatos. Incluso si aparecen complicaciones, éstas suelen ser leves, principalmente hemorragias transitorias e infecciones leves. Sin embargo, en casos insólitos, las complicaciones pueden ser graves e incluso poner en peligro la vida.

Gastos. Aunque el British National Health Service (Servicio Nacional Británico de Salud) ha dejado de subvencionar la circuncisión neonatal de rutina porque no ha podido demostrarse un beneficio médico, la mayoría de las compañías de seguros estadounidenses financian la intervención quirúrgica. Aun así, la circuncisión aumenta en 150 a 270 millones de dólares el gasto médico anual en Estados Unidos.

Dolor. Contrariamente a la creencia popular, la circuncisión infantil es dolorosa. Sin embargo, se dispone de tratamientos analgésicos eficaces y no se dispone de datos que respalden la preocupación por el daño psicológico duradero del «trauma» de la circuncisión.

Disfunción sexual. No existen datos fiables que respalden el hecho de que la circuncisión neonatal aumenta el riesgo de desarrollar complicaciones sexuales en la edad adulta ni de que la operación perjudica la satisfacción sexual en cualquiera de los miembros de una pareja.

Las perspectivas
Tras estudiar todos los datos científicos, el grupo de trabajo sobre la circuncisión de la AAP llegó a la conclusión de que «los datos científicos existentes ponen de manifiesto los posibles beneficios médicos de la circuncisión masculina en el recién nacido; no obstante, estos datos no bastan para recomendar la circuncisión neonatal de rutina». Se trata de una afirmación imparcial. A pesar de que los datos estadísticos van a favor de la circuncisión, el margen de beneficio es tan pequeño que los padres pueden decidir de forma razonable circuncidar a sus hijos o abstenerse de hacerlo.

Se trata de una decisión personal sin posibilidad de error. Las convicciones religiosas, la actitud cultural y las creencias personales son a menudo los factores que determinan la elección. Si los padres no pueden tomar una decisión en función de estos factores, tal vez quieran considerar la sencilla recomendación de que un hijo debería parecerse a su padre. Sin embargo, si los padres se decantan por la circuncisión, deben asegurarse de que la intervención la realizará un médico competente y con experiencia, de que su hijo está sano en el momento de la operación y de que se le proporciona anestesia.

La circuncisión ha sido un tema polémico desde sus inicios, y no es probable que deje de serlo en los próximos años. Los médicos seguirán estudiando las ventajas y desventajas de la circuncisión infantil, pero ya han aportado la suficiente cantidad de información como para permitir que los padres tomen una decisión personal meditada y sosegada. El mejor momento para adoptarla es antes del nacimiento del hijo, cuando se puede considerar con calma y cautela la posibilidad de la circuncisión.

El escroto y los testículos

El escroto es una de las partes más vulnerables de la anatomía masculina. Se trata de una bolsa que contiene órganos vitales y tejidos sensibles y que queda suspendida en el exterior del cuerpo, formada solamente por una fina capa de piel a modo de protección. Sin embargo, la anatomía masculina no es tan perversa como parece. La vulnerabilidad es el precio que deben pagar los hombres por la procreación. Puesto que el escroto se halla en el exterior del cuerpo, los testículos están a unos seis grados menos que el interior corporal, la temperatura ideal para generar esperma.

El escroto permite que los testículos desempeñen dos funciones, llevar testosterona a la sangre y proporcionar esperma para la eyaculación. No obstante, el escroto contiene diversos elementos que intervienen en estas tareas, y cualquiera de ellas puede causar problemas.

La anatomía normal

Los testículos, dos estructuras ovales lisas con una textura ligeramente esponjosa, son el eje central de todo. En el adulto, un testículo mide unos cinco centímetros de longitud y pesa aproximadamente nueve gramos. Cada uno está recubierto de un tejido de doble capa denominado *túnica vaginal* y contiene dos tipos de células que son cruciales para desempeñar su función: las células de Leydig se encargan de producir testosterona y las células germinales producen el esperma. El esperma recién formado entra en los numerosos y minúsculos túbulos seminíferos, para después desplazarse por los pequeños conductos que lo llevan a una larga estructura tubular, el epidídimo (véase la figura 9.2). El esperma recorre durante doce días el epidídimo, un fino túbulo de seis metros de longitud situado a lo largo del borde posterior del testículo, cuyo largo conducto enrollado permite el almacenamiento, el movimiento y la maduración de los espermatozoides. El epidídimo se vuelve cada vez más grueso y se endereza, empalmando con el conducto deferente, una estructura muscular que se adentra desde el escroto en la parte inferior de la pelvis, donde se

El escroto es una bolsita que recubre los testículos y queda suspendida en el exterior del cuerpo; esto permite que los testículos estén a menor temperatura que el resto del cuerpo, la situación ideal para generar esperma. El escroto también contiene el epidídimo y el conducto deferente, las estructuras tubulares que transportan el esperma para la eyaculación. La arteria testicular aporta sangre rica en oxígeno y un entramado venoso elimina el dióxido de carbono y otros productos de desecho.

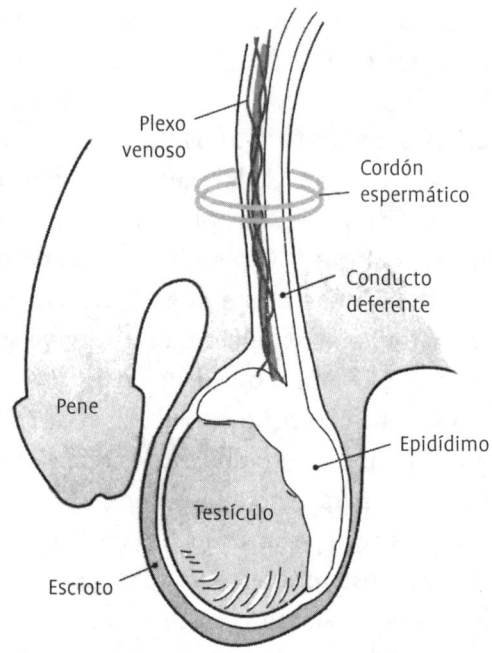

Figura 9.2. La anatomía normal.

dilata y forma una ampolla. Las vesículas seminales se unen a la ampolla para formar el conducto eyaculador, que desemboca en la parte prostática de la uretra.

El escroto contiene otras estructuras que no se asocian directamente a la producción hormonal ni a la generación y liberación de esperma. Las arterias testiculares aportan sangre rica en oxígeno, y una serie de venas y vasos linfáticos drenan los líquidos y los productos de desecho con el fin de eliminarlos. Junto con los nervios, estas estructuras vasculares se acumulan alrededor del conducto deferente para formar el cordón espermático. A su vez, el cordón está rodeado por el músculo cremáster, que puede contraerse para elevar los testículos en dirección al cuerpo cuando necesitan protección.

Cualquiera de los tejidos escrotales puede ser origen de dolor o inflamación. Por si esto no fuera lo suficientemente complicado, la inflamación también puede aparecer cuando las estructuras que no pertenecen al escroto se introducen en él a la fuerza; las hernias son las más frecuentes. Finalmente, los cálculos renales a menudo transmiten el dolor al escroto, aunque todas las estructuras escrotales estén totalmente sanas (véase el capítulo decimotercero).

La evaluación

Para diagnosticar una anomalía en el escroto, el médico pregunta al paciente acerca de la duración del problema, su desarrollo (si ha sido brusco o gradual) y sus causas (si está precedido por un traumatismo o lesión). La fiebre constituye un indicador importante, al igual que la presencia o ausencia de dolor. A continuación, el médico realiza una exploración física sencilla en la que comprueba si existe inflamación, dolor a la palpación, temperatura elevada y descoloriemento del escroto. Tal vez utilice también la técnica de transiluminación del testículo, que consiste en el paso de luz a través de los tejidos, a fin de buscar cualquier líquido en su interior; además, es posible que realice un examen de tacto rectal y un análisis de orina.

Si con la historia clínica y el examen físico no se puede establecer el diagnóstico, el siguiente paso consiste en realizar una ecografía del escroto. Se trata de una técnica sencilla, indolora y exenta de riesgos. El paciente se tumba boca arriba y se coloca una toalla para mantener elevado el escroto. Un técnico recubre la piel del escroto con un gel de acoplamiento y, a continuación, desplaza el transductor de ultrasonidos por la piel. El transductor emite ondas sonoras de alta frecuencia en el escroto. Las ondas que rebotan desde las estructuras internas se procesan en una computadora y después se proyectan en una pantalla de vídeo y se capturan en forma de imágenes fotográficas.

A pesar de su simplicidad, la ecografía escrotal permite al médico diagnosticar el amplio abanico de trastornos que pueden afectar al escroto. Puede ayudarle a discernir qué problemas son graves.

La torsión testicular

La torsión testicular se produce cuando la unión entre el testículo y el cordón espermático se estrecha de un modo anormal y permite que el cordón se enrolle, de modo que el testículo rota (véase la figura 9.3). Puesto que la torsión testicular obstruye el flujo sanguíneo de la arteria testicular, constituye una urgencia urológica. Sin tratamiento

La unión entre el testículo y el cordón espermático se estrecha de un modo anormal y permite que el cordón se enrolle. Debe practicarse una intervención quirúrgica urgente para restituir el flujo sanguíneo y prevenir una lesión permanente.

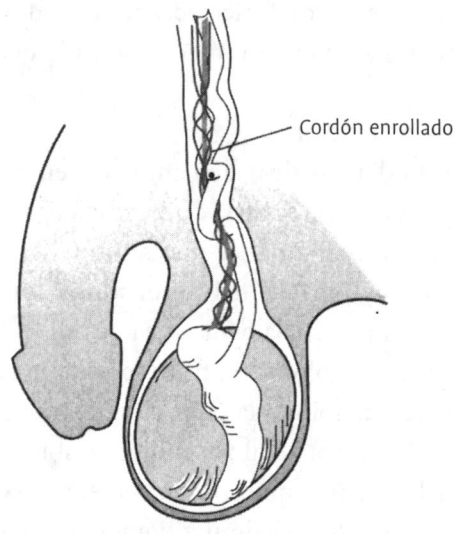

Cordón enrollado

Figura 9.3. La torsión testicular.

inmediato, el testículo queda dañado de forma irreversible y debe extirparse.

Aunque la torsión testicular es más frecuente en chicos y en hombres jóvenes, puede aparecer a cualquier edad; en el 25 por ciento de los casos se trata de hombres mayores de veintiún años. El síntoma clave es un dolor grave en un testículo. Empieza bruscamente, a veces después de practicar ejercicio físico, pero otras en reposo o incluso durmiendo. Muchos pacientes recuerdan haber sufrido episodios dolorosos que desaparecieron de un modo espontáneo. El dolor de la torsión suele ir acompañado de náuseas y vómitos. El testículo se inflama, experimenta dolor a la palpación y se retrae en la parte superior del escroto.

La ecografía Doppler del escroto es la mejor técnica para confirmar el diagnóstico de torsión testicular. Es necesario intervenir quirúrgicamente de inmediato para salvar el testículo. Si el tratamiento se retrasa más de cuatro horas, aumenta progresivamente la probabilidad de que fracase. Aunque la torsión suele producirse en un solo testículo, el cirujano siempre debe operar también el otro, que es posible que también presente una unión anormal con el cordón espermático.

Puesto que la torsión es mucho más habitual entre los doce y dieciocho años, tal vez el médico no considere este posible diagnóstico en los hombres mayores con dolor testicular. Se trata de un grave error; aunque es poco frecuente, la torsión puede aparecer incluso pasados los cincuenta.

La orquitis

A pesar de no constituir una urgencia como la torsión testicular, la orquitis es casi igual de dolorosa y a menudo se acompaña de fiebre. El testículo se inflama y presenta un dolor muy intenso a la palpación. La piel del escroto está caliente y, tal vez, enrojecida.

La orquitis es una infección del testículo. Las paperas (parotiditis) son la causa más habitual, aunque ahora se presenta en casos muy contados en Estados Unidos debido a la vacunación infantil. Este aspecto es muy positivo, ya que no se dispone de un tratamiento específico para la orquitis de la parotiditis, que a menudo deja como secuela una lesión permanente.

La epididimitis

Si bien su nombre no nos resulta familiar, la epididimitis es un trastorno frecuente por el que cada año acuden 60 000 personas a los servicios de urgencias estadounidenses. Tal como indica el sufijo «-itis», se trata de una enfermedad inflamatoria, en este caso del epidídimo. Su etiología es bacteriana; la infección se inicia en la uretra o en la próstata, y más tarde se propaga por el epidídimo. Si bien los más afectados son los hombres sexualmente activos de edades comprendidas entre los veinte y treinta y nueve años, la epididimitis puede presentarse también si no existe actividad sexual y aparecer hasta pasados los ochenta.

En la epididimitis, el dolor empieza de forma gradual y aumenta poco a poco durante el período de uno o dos días; algunos hombres se quejan de una sensación de quemazón y una frecuencia elevada en la micción, o bien una supuración por el pene. Es habitual que aparezcan unas décimas de fiebre, aunque también puede darse el caso de que suba hasta cuarenta grados. El médico puede palpar normalmente el epidídimo inflamado y adolorido, pero si no se trata la infección, es posible que se inflame todo el testículo, en cuyo caso se precisa realizar una ecografía para comprobar que la epididimitis es la causa. La orina del paciente suele contener glóbulos blancos, pero a veces los cultivos de orina ordinarios son negativos.

El estado de los hombres que sufren epididimitis puede ser grave. A menudo deben guardar reposo en cama y utilizar un dispositivo para apoyar el escroto a fin de sentirse confortables, así como tomar antiinflamatorios no esteroideos (AINE), como el ácido acetilsalicílico, el ibuprofeno o el naproxeno. Es obligatorio administrar tratamiento con antibiótico; los fármacos de la familia de la fluoroquinolona son excelentes, y la doxiciclina constituye una buena alternativa (menos cara). Algunos hombres presentan un leve dolor e inflamación una vez que la infección ha desaparecido con el tratamiento con antibióticos; en estos casos, pueden resultar de utilidad los AINE.

El hidrocele

Los médicos consideran que la torsión testicular, la orquitis y la epididimitis son causas del «escroto agudo», un término general que se refiere al dolor y la inflamación que se desarrollan en cuestión de horas. El hidrocele es diferente, puesto que provoca una inflamación indolora que va apareciendo lentamente a lo largo de semanas o meses.

El hidrocele es una acumulación de líquido entre las dos membranas que rodean los testículos (véase la figura 9.4). El testículo tiene un aspecto normal, pero al médico le resulta difícil palparlo a través de la gran inflamación blanda y lisa que caracteriza a un hidrocele considerable. Puesto que el líquido es transparente, el diagnóstico puede establecerse mediante la transiluminación del escroto con una luz brillante que lo atraviesa. Si quedan dudas después de utilizar esta técnica, se confirma el diagnóstico mediante una ecografía.

El hidrocele no requiere tratamiento, a menos que sea lo suficientemente grande como para crear molestias o incomodidad. En ese caso, los médicos pueden drenar el líquido mediante una aguja y una jeringa, inyectando una solución inflamatoria y haciendo cicatrizar la túnica, con lo cual se elimina totalmente el espacio. Dado que este

El hidrocele es una acumulación de líquido entre las capas de las membranas que rodean los testículos. Aunque el escroto puede estar muy inflamado, no se trata de un trastorno grave ni mucho menos.

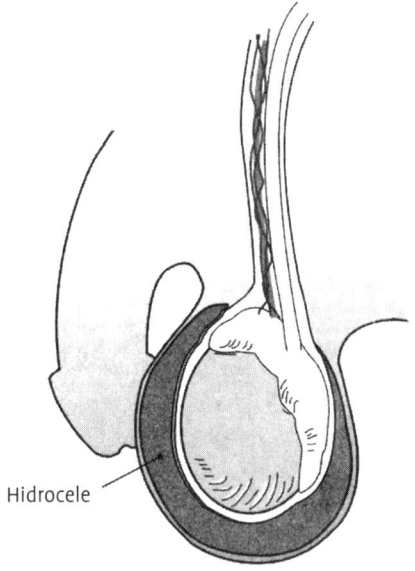

Figura 9.4. El hidrocele.

método puede ser doloroso, el paciente suele preferir la reparación quirúrgica en caso de que precise tratamiento.

El espermatocele

El espermatocele es un quiste lleno de líquido que se localiza en el epidídimo. Suele detectarse en su extremo superior y al principio se manifiesta como una inflamación uniforme e indolora junto al testículo (véase la figura 9.5). La transiluminación permite normalmente establecer el diagnóstico; en caso de ser necesario, puede confirmarse mediante ecografía. No se requiere tratamiento, aunque puede practicarse una aspiración o cirugía por motivos estéticos.

El varicocele

El varicocele es la inflamación y distensión del plexo venoso del cordón espermático. Se trata de un trastorno habitual que aparece en el 15 por ciento de los hombres. Es indoloro y se identifica fácilmente, ya que se forma una tumefacción comparable a una «bolsa de gusanos» con aspecto azulado que se vuelve más evidente al estar de pie (véase la figura 9.6). En el 80 por ciento de los casos se localiza en el

El espermatocele es un quiste lleno de líquido en el epidídimo. Es indoloro y no requiere tratamiento.

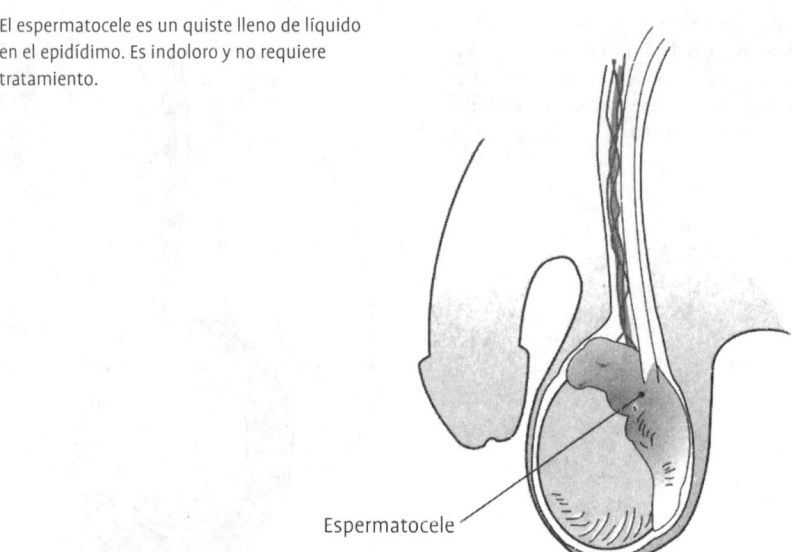

Figura 9.5. El espermatocele.

lado izquierdo. El varicocele es inofensivo, pero puede causar infertilidad; en tal caso, puede ser útil el tratamiento quirúrgico (véase el capítulo décimo).

Edema generalizado

En la mayor parte de los casos, la inflamación escrotal se origina a raíz de un problema en el propio escroto. Sin embargo, algunos hombres afectados de insuficiencia cardíaca congestiva, enfermedad hepática, enfermedad renal u otras patologías retienen tanto líquido que se acumula en el escroto y el pene, además de en las piernas y el abdomen.

La inflamación escrotal que se debe a la obstrucción de los conductos linfáticos de la ingle o el escroto puede provocar una inflamación considerable, denominada elefantiasis en su forma extrema. Por fortuna, no es un trastorno frecuente.

Traumatismo testicular

¡Ay! Un golpe en el escroto es siempre doloroso, pero el dolor se calma en cuestión de minutos y lo peor es que deja un mal recuerdo.

El varicocele es la inflamación y distensión del plexo venoso del cordón espermático. Se recomienda el tratamiento quirúrgico si el trastorno causa infertilidad.

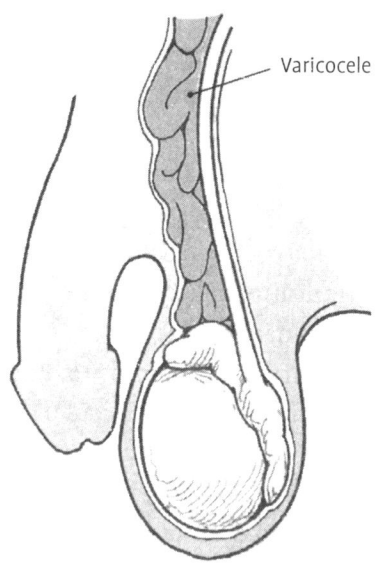

Figura 9.6. El varicocele.

No obstante, si el dolor persiste, si se observa tumefacción o indicios de hemorragia, o si la lesión es grave, debe solicitarse atención médica. La ecografía puede resultar útil para establecer el diagnóstico, y tal vez sea necesaria una intervención quirúrgica para solventar complicaciones que pueden ir desde la hemorragia hasta la rotura testicular. En este caso el «¡ay!» sí que suena fuerte.

Cáncer de testículo

Junto con la sabiduría y la experiencia, el cáncer de testículo es uno de los pocos aspectos positivos de hacerse mayor, puesto que el riesgo de desarrollarlo desciende a medida que se envejece. Esta enfermedad aparece con más frecuencia entre los veinte y treinta y cinco años y, de hecho, se trata del tipo de carcinoma más habitual en este grupo de edad. Sin embargo, pasados los cuarenta, la incidencia de la enfermedad es cada vez menor. Aun así, es una patología importante que todos los hombres deberían conocer, sobre todo porque en la mayoría de los casos es el propio paciente el que la identifica, lo cual permite establecer un diagnóstico precoz y un tratamiento temprano para así curar esta enfermedad que, de otro modo, resulta mortal.

¿Quién es más propenso a padecer cáncer de testículo?
Sólo en este año, aproximadamente 7 500 hombres estadounidenses desarrollarán la enfermedad. Exceptuando algunos casos de chicos jóvenes, la mayoría de los pacientes tendrán edades comprendidas entre los veinte y los treinta y nueve años, y serán de raza blanca. Los individuos caucásicos son siete veces más propensos a padecerla que los de raza afroamericana; el riesgo es considerable en los descendientes de escandinavos.

A pesar de las intensas investigaciones, los médicos desconocen la etiología del cáncer testicular. Algunos estudios, aunque no todos, proponen que los antecedentes familiares de este tipo de cáncer producen un aumento del riesgo, con lo cual aumenta la posibilidad de que intervenga un factor genético. Si bien no se han implicado firmemente ni las toxinas ni las hormonas, los investigadores también cuestionan los factores ambientales, sobre todo dado que la incidencia de este tipo de cáncer ha aumentado de forma continua en algunos países industrializados. De hecho, la incidencia mundial se ha más que duplicado en los últimos cuarenta años. En los estadounidenses de raza blanca, se ha incrementado un 51 por ciento en sólo veintidós años. A medida que la enfermedad se vuelve más habitual, afecta cada vez más a hombres mucho más jóvenes. Por ejemplo, la edad media de diagnóstico en los hombres nacidos en 1943 era de treinta años, pero en los nacidos en 1968 es inferior a veinticinco años.

Al margen de todas estas posibilidades, el único factor establecido firmemente que influye en la aparición de cáncer de testículo es la criptorquidia o el testículo no descendido (véase la página 340). Existe una probabilidad once veces mayor de desarrollar cáncer de testículo en los hombres con testículo no descendido que en aquellos cuya ubicación testicular es normal. Por motivos que se ignoran, el riesgo parece aumentar aún más si se realiza una biopsia del testículo en el momento de practicarse la cirugía correctora. Los médicos postulan que el riesgo de cáncer es mayor en los pacientes con testículo no descendido porque la gónada está expuesta a un mayor calor en el abdomen que en el escroto, en el que la temperatura es unos seis grados inferior a la que se registra en el interior corporal. Sin embargo, esta teoría no explica el curioso hecho de que el riesgo de cáncer también aumenta, si bien en mucho menor grado, en la gónada ubicada correctamente que acompaña al testículo descendido.

Las complicaciones
En la inmensa mayoría de los casos, el cáncer se desarrolla en las células germinales productoras de esperma ubicadas en el testículo, y la mayor parte de estos tumores se consideran seminomas. Aunque existen diferencias entre los seminomas y los tipos menos habituales de cáncer de testículo, la mayoría evolucionan de forma similar y se diagnostican y tratan siguiendo pautas de actuación similares.

Una característica que tienen en común los diversos tipos de cáncer de testículo es su rápido ritmo de crecimiento, ya que pueden duplicar su tamaño en sólo veinte o treinta días. Esto supone una velocidad de crecimiento mucho mayor que la de otros tipos de cáncer. Por ejemplo, algunos tipos de cáncer de próstata pueden tardar en duplicar su tamaño hasta seis años o más (véase el capítulo duodécimo). A causa de su veloz crecimiento, el cáncer de testículo se extiende con rapidez, primero a los ganglios linfáticos del abdomen, después a los del tórax y, finalmente, a los ganglios linfáticos y órganos en otras partes del cuerpo. El fulminante crecimiento explica que en alrededor del cuarenta por ciento de los pacientes, la enfermedad ya se ha extendido fuera del testículo al diagnosticarse por primera vez. Por fortuna, los nuevos programas terapéuticos pueden curar incluso a aquellos hombres en los que el cáncer se ha extendido. Aun así, el rápido crecimiento del cáncer de testículo subraya la importancia de realizar un diagnóstico precoz.

El diagnóstico
La característica clave del cáncer de testículo es un nódulo en el testículo. El bulto es compacto cuando se palpa; aunque tradicionalmente se ha considerado indoloro, muchos hombres se quejan de molestias dolorosas, y pueden padecer un dolor agudo si se produce una hemorragia en el interior del tumor. Los síntomas como la pérdida de peso, el aumento de los nódulos linfáticos, la lumbalgia (dolor de espalda)

y la hinchazón mamaria indican la diseminación de la enfermedad; por fortuna, son síntomas poco habituales.

No todos los nódulos escrotales son cancerosos. De hecho, es mucho más habitual que aparezcan trastornos benignos (véanse las páginas 351 a 354). El médico puede identificar a menudo estos trastornos benignos realizando un simple examen físico. Sin embargo, si sospecha de la existencia de cáncer tras examinar un nódulo testicular, se decantará por realizar una ecografía, que distingue con una precisión del 98 por ciento una masa testicular real de otras causas de inflamación escrotal. Si la ecografía sugiere que el paciente presenta cáncer, deben llevarse a cabo análisis de sangre con marcadores tumorales, es decir proteínas que producen las células cancerosas. Pueden medirse las concentraciones de alfa-fetoproteína (AFP), gonadotropina coriónica humana beta (B-HCG) y deshidrogenasa del ácido láctico (LDH) tanto para diagnosticar el cáncer de testículo como para controlar su respuesta al tratamiento.

Si la observación clínica y las pruebas ecográficas indican la existencia de cáncer, debe llevarse a cabo una biopsia. En casi todos los casos, comporta la eliminación quirúrgica del testículo defectuoso mediante una incisión en la ingle en vez de en el escroto. Aunque la operación, denominada *orquiectomía inguinal radical*, es sencilla desde el punto de vista quirúrgico, a muchos hombres les asusta desde el punto de vista psicológico. No obstante, reconforta saber que la función sexual no se altera, puesto que el testículo sano no se ve afectado por la intervención quirúrgica.

La clasificación
La biopsia quirúrgica permite diagnosticar los diversos tipos de cáncer de testículo. Sin embargo, para administrar el mejor tratamiento, el médico necesita saber también si el tumor se ha extendido. La tomografía computarizada (TC) ha reemplazado a las técnicas más antiguas como método para identificar los nódulos linfáticos anómalos en el abdomen y el tórax. Los resultados de estas pruebas permiten establecer el estadio clínico en el que se halla la enfermedad. Existen diversos sistemas de clasificación; uno de ellos es un sistema estadounidense simplificado:

- Estadio I. El cáncer se limita al testículo y los tejidos adyacentes.
- Estadio II. El cáncer se ha extendido a los nódulos linfáticos del abdomen. La enfermedad en este estadio puede subdividirse según el tamaño de los nódulos:
  - IIA: Menores de 2 cm
  - IIB: 2-5 cm
  - IIC: Mayores de 5 cm
- Estadio III. El cáncer se ha extendido a los nódulos linfáticos del tórax y/o de otros órganos.

El tratamiento

Hace tan sólo treinta años que el 90 por ciento de los hombres con cáncer de testículo fallecía debido a esta enfermedad. En la actualidad, más del 90 por ciento se cura.

En todos los pacientes se extirpa el testículo en una intervención quirúrgica (orquiectomía inguinal radical). La mayoría de los pacientes con seminomas en estadio I reciben radioterapia para tratar los nódulos linfáticos de la pelvis y el abdomen. En los pacientes con enfermedad avanzada en fase II o III se emplea quimioterapia. Dado que la respuesta de los no seminomas a la radioterapia es menor, en los enfermos en estadio I e incluso en estadio II suele practicarse una intervención quirúrgica para extirpar los nódulos linfáticos de la parte posterior del abdomen. Sin embargo, los pacientes en estadio I pueden curarse solamente con la orquiectomía. A aquellos con enfermedad en estadios II y III se les administra quimioterapia. Aunque en esta última se utiliza una combinación de diversos fármacos, los que contienen platino son la clave del éxito.

A pesar de que los resultados del tratamiento son excelentes, pueden aparecer complicaciones. La función sexual sigue siendo normal en la mayor parte de los hombres, pero es habitual presentar infertilidad tras recibir quimioterapia. Puesto que el testículo sano queda protegido durante el tratamiento, la infertilidad es mucho menos habitual en los hombres tratados con radioterapia que en quienes reciben quimioterapia. Dado el riesgo de infertilidad, muchos hombres optan por depositar esperma en un banco de esperma antes de empezar con el tratamiento. Algunos pacientes desarrollan carcinomas secundarios años después de tratarse con éxito un cáncer de testículo.

¿Puede detectarlo usted mismo?

Los filósofos afirman que todos los hombres deberían examinar sus vidas; la American Cancer Society (Sociedad Estadounidense del Cáncer) plantea que los jóvenes deberían examinarse los testículos. Si bien es una recomendación lógica, no se ha validado en estudios científicos. Sin embargo, puesto que la autoexploración es rápida e indolora, es una postura razonable, sobre todo en los hombres de edades comprendidas entre los veinte y treinta y cinco años.

La autoexploración debería realizarse a intervalos regulares, como por ejemplo el primer día de cada mes, una fecha fácil de recordar. El mejor momento para llevarla a cabo es después de una ducha o de un baño con agua caliente, cuando los músculos escrotales están relajados. Se trata de un proceso fácil de aprender: consiste simplemente en hacer rodar el testículo con suavidad entre el pulgar y los dedos índice y corazón (véase la figura 9.7). Examine cada testículo por separado, utilizando ambas manos al explorar cada uno de ellos. Un testículo sano es liso y ligeramente esponjoso; deberá buscar un bulto sólido del tamaño de un guisante. Aprenda a identificar la estructura tubular normal del epidídimo, que tiene aspecto de cuerda, en la parte posterior de cada testículo, de forma que no lo confunda con una masa anormal. Acuda al médico en caso de detectar un nódulo anormal, una consistencia sólida inusual o un dolor inesperado al palpar el testículo.

Problemas y evolución

El cáncer de testículo representa el 1 por ciento de todos los casos de cáncer en la población masculina. Sin embargo, está aumentando su incidencia, y suele afectar a hombres jóvenes en la flor de la vida. En la mayor parte de los casos, puede curarse utilizando diversas combinaciones de cirugía, radioterapia y quimioterapia. Dado que el diagnóstico precoz simplifica el tratamiento y facilita la atención médica, todos los hombres deberían conocer la enfermedad, y los jóvenes deberían llevar a cabo autoexploraciones mensuales para detectar la enfermedad en su fase más temprana, cuando es más fácil de curar.

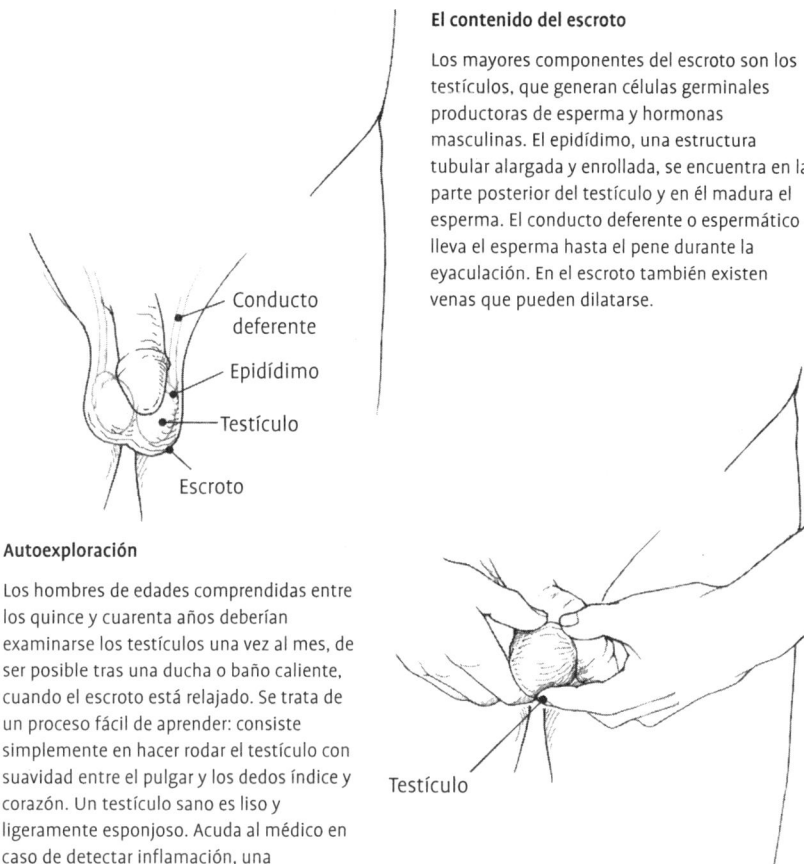

El contenido del escroto

Los mayores componentes del escroto son los testículos, que generan células germinales productoras de esperma y hormonas masculinas. El epidídimo, una estructura tubular alargada y enrollada, se encuentra en la parte posterior del testículo y en él madura el esperma. El conducto deferente o espermático lleva el esperma hasta el pene durante la eyaculación. En el escroto también existen venas que pueden dilatarse.

Autoexploración

Los hombres de edades comprendidas entre los quince y cuarenta años deberían examinarse los testículos una vez al mes, de ser posible tras una ducha o baño caliente, cuando el escroto está relajado. Se trata de un proceso fácil de aprender: consiste simplemente en hacer rodar el testículo con suavidad entre el pulgar y los dedos índice y corazón. Un testículo sano es liso y ligeramente esponjoso. Acuda al médico en caso de detectar inflamación, una consistencia sólida inusual o un bulto.

Figura 9.7. La autoexploración testicular.

Las hernias

Como ocurre con gran parte de la terminología médica, debemos la palabra *hernia* a los griegos, que la utilizaron por primera vez para referirse al brote o capullo que sale en una planta. Aunque en un principio los médicos usaron el término para describir cualquier bulto anormal o de aspecto desagradable, en la actualidad se refiere a una protrusión a través de una abertura anormal. Como tal, la hernia puede desarrollarse en numerosas zonas del organismo, pero en la mayoría de los hombres, el término se utiliza para designar la hernia inguinal. Es comprensible, dado que la hernia inguinal aparece con mucha frecuencia en el género masculino; de hecho, el hombre tiene entre un cinco y un diez por ciento de posibilidades de desarrollar una hernia de este tipo en algún momento de su vida. A pesar de que las hernias suelen considerarse problemas «de menor importancia», pueden revestir gravedad. Asimismo, conllevan costes elevados; en Estados Unidos, las operaciones de hernia cuestan alrededor de 3 500 millones de dólares al año.

La hernia inguinal
Este término también se lo debemos a las antiguas civilizaciones. Sin embargo, en este caso, debemos expresar nuestra gratitud a los romanos, quienes utilizaban la palabra *inguinis* como sinónimo rudo de las «partes íntimas».

Las hernias inguinales representan el 96 por ciento de todas las hernias localizadas en la ingle. Aparecen principalmente en el género masculino, con una incidencia nueve veces mayor que en el femenino. Esta excepcional predominancia se explica por la anatomía y la conducta masculinas. El primero de estos factores es el más importante. Los órganos genitales masculinos internos, los testículos, se encuentran en el escroto, fuera del abdomen, mientras que sus homólogos femeninos, los ovarios, están protegidos en la parte más interna de la pelvis. No obstante, hay que remontarse aún más para entenderlo. Cuando los testículos empiezan a desarrollarse en las primeras etapas de la vida embrionaria, se ubican en la parte posterior superior del abdomen. Durante los meses posteriores, descienden gradualmente a través del abdomen hasta la ingle (véase la figura 9.1). Cuando los testículos se introducen en el escroto, dejan una abertura tras ellos. En la mayor parte de los casos, el conducto inguinal queda sellado antes del parto, pero si no se cierra bien, esta zona debilitada puede convertirse más tarde en una abertura anormal, la hernia.

El tipo más frecuente de hernia de ingle, la hernia inguinal indirecta, se desarrolla en el canal de la migración testicular fetal. Puesto que la hernia indirecta se debe a un defecto congénito, puede aparecer en cualquier momento, desde el nacimiento hasta la vejez, pero dado que los tejidos se debilitan a lo largo de los años, este tipo de hernia es más habitual en los ancianos. La edad avanzada es un factor de riesgo aún más extraño para desarrollar la otra variedad frecuente de hernia de ingle, la hernia inguinal directa, que no se atribuye a un defecto congénito, sino que se desarrolla en la edad adulta.

Freud afirmaba que «la anatomía es el destino». En el caso de la hernia inguinal indirecta, al menos, acertó, puesto que la migración testicular explica por qué el riesgo es tan alto en los hombres. Sin embargo, la conducta también es un factor de riesgo masculino, ya que es más probable que el hombre levante objetos pesados, con lo cual se aumenta la presión abdominal y se fuerzan los tejidos inguinales. Pero si en el género masculino se achaca el riesgo a la anatomía y la conducta, las mujeres son igual de vulnerables a otros factores que pueden incrementar la presión abdominal, como el estreñimiento, el tenesmo (esfuerzo para evacuar el intestino) y la obesidad.

La hernia femoral
Las hernias femorales, que representan sólo el cuatro por ciento de las hernias inguinales, aparecen con una frecuencia tres veces mayor en el sexo femenino que en el masculino. Suelen manifestarse en forma de bulto en el conducto femoral, justo debajo de la ingle. Aparte de su ubicación y de su predominancia en uno de los géneros, las hernias femorales se asemejan considerablemente a las inguinales en lo que respecta a su evolución, en la cual se centrará el próximo apartado.

Los síntomas
En la mayoría de los hombres con una hernia aparecen dos síntomas: un dolor moderado y un bulto en la ingle o el escroto. Éstos suelen desarrollarse de forma gradual, aunque a veces pueden empezar de forma brusca, normalmente cuando se levanta peso. Algunos hombres pueden notar dolor o sensación de pesadez semanas o incluso meses antes de que sobresalga el bulto. En otros casos, el bulto no provoca ningún tipo de dolor; de hecho, a veces, las hernias se desarrollan de forma tan imperceptible que las detecta por primera vez el médico en una exploración física de rutina.

Cuando aparece la hernia, el bulto es intermitente, perceptible cuando el hombre se esfuerza o cuando está de pie, pero no cuando está tumbado. El bulto surge cuando en la zona abdominal, una parte del intestino o del tejido graso que lo rodea, o ambos a la vez, salen a través de una abertura, ejerciendo presión contra la piel. Las hernias que aparecen y desaparecen, ya sea de forma espontánea o por medio de una leve manipulación (presionando sobre el bulto con la mano), se denominan *hernias reducibles*.

Aunque pueden ser molestas o de aspecto desagradable, las hernias reducibles no son graves. No obstante, aquellas hernias que no pueden reducirse son otra historia. Es más probable que estas hernias incarceradas causen dolor, y pueden provocar una segunda complicación, la estrangulación, si la presión afecta al aporte sanguíneo intestinal. Todas las hernias estranguladas son dolorosas y sensibles. En poco tiempo, el dolor se vuelve grave y los pacientes presentan náuseas, vómitos, distensión abdominal y fiebre; es obligatorio practicar una intervención quirúrgica de urgencia. Aproximadamente el diez por ciento de las hernias inguinales indirectas se vuelven incarceradas, pero un número menor se estrangulan. Estas complicaciones son mucho menos habituales en las hernias inguinales directas, pero el doble de frecuentes en las hernias femorales.

El diagnóstico

Incluso en esta era dominada por la tecnología punta, el diagnóstico de una hernia inguinal depende principalmente de una exploración física minuciosa. La mayoría de los médicos piden al paciente que permanezca de pie durante el examen; en primer lugar, examinan la ingle y el escroto, y a continuación palpan la zona para comprobar si hay algún bulto. La hernia directa suele dar lugar a un bulto oval cerca del hueso púbico, mientras que la hernia indirecta puede causar una inflamación elíptica en sentido inferior hasta el escroto o en su interior (véase la figura 9.8). Si la gravedad no hace sobresalir el bulto, el médico coloca el dedo en la base del escroto y pide al paciente que tosa o haga un esfuerzo. Al aumentar la presión abdominal, los componentes de esta zona sobresalen a través de la abertura, tocando el dedo del médico.

Aunque con una simple exploración física pueden detectarse la mayoría de las hernias, también pueden ser de utilidad las técnicas modernas. En concreto, la ecografía puede identificar a veces una her-

Una hernia inguinal es una protrusión del intestino o de tejido graso en la ingle a través de una abertura en la pared abdominal. Este tipo de hernia aparece con mucha más frecuencia en el hombre que en la mujer, dado que a veces se observa un defecto congénito en el conducto inguinal masculino, el canal a través del que desciende el testículo para introducirse en el escroto, un proceso que tiene lugar durante el desarrollo embriónico.

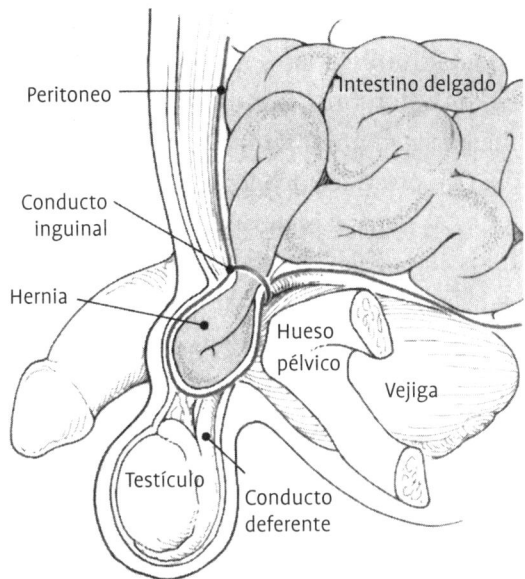

Figura 9.8. La hernia inguinal.

nia en una fase muy temprana que causa molestias a pesar de no sobresalir. La combinación del examen físico y la ecografía permite detectar también otras enfermedades que pueden enmascarar las hernias, como el aumento de tamaño de los nódulos linfáticos de las ingles, el hidrocele, la epididimitis o incluso el cáncer de testículo.

El tratamiento
La cirugía es el único tratamiento eficaz para la hernia inguinal, lo cual no significa que todos los hombres que la padecen deban pasar por el quirófano. La mayoría de los hombres sanos optan por operarse de la hernia, pero los ancianos con una hernia indolora y fácilmente reducible pueden decantarse por dejar pasar el tiempo. Se trata de una estrategia razonable, sobre todo en el caso de las hernias directas, que son menos propensas a volverse incarceradas y estranguladas. En cambio, puesto que en caso de las hernias femorales existe una mayor probabilidad de que aparezcan complicaciones, casi todas deben intervenirse quirúrgicamente. Los hombres que optan por vivir con una hernia inguinal deben mantenerse atentos ante cualquier señal de irreductibilidad, inflamación, dolor y sensibilidad a la palpación, que cons-

tituyen las complicaciones de la estrangulación. Asimismo, deberían adoptar cambios en el modo de vida para reducir la presión abdominal. Los hombres obesos deberían reducir el consumo de fibra alimentaria y líquidos, quienes presentan tenesmo (esfuerzo para evacuar el intestino) deberían aumentarlo, y todos ellos deberían evitar levantar pesos y realizar cualquier tipo de esfuerzo (véanse los capítulos cuarto y quinto). Estas recomendaciones también son válidas para los que han pasado por el quirófano, puesto que las hernias pueden volver a salir, y pueden desarrollarse en el lado opuesto en el diez o veinte por ciento de los pacientes que han tenido una hernia. Pero aunque puede ser útil modificar el estilo de vida, los anticuados bragueros no evitarán que las hernias aumenten de tamaño o se estrangulen; el paciente sólo debería usarlos para sentirse más cómodo, y ni siquiera para eso.

Las hernias estranguladas e incarceradas deben intervenirse con urgencia. Sin embargo, en las hernias reducibles puede programarse la intervención quirúrgica cuando convenga. En casi todos los casos, la operación se realiza en régimen ambulatorio, lo cual quiere decir que el paciente puede regresar a su casa el mismo día de la operación.

La primera operación de hernia, herniorrafia, se practicó en 1887. Desde entonces, los cirujanos han ideado un sinfín de técnicas para suturar esta abertura defectuosa. En la actualidad, existen tres posibilidades que son las más utilizadas.

En la cirugía abierta convencional se unen los tejidos separados mediante suturas. Este método se ha utilizado durante décadas y aún está vigente hoy en día. Pero dado que se debe tirar de los tejidos para juntarlos, están en tensión una vez suturados. En consecuencia, muchos pacientes experimentan molestias durante bastante tiempo, y entre el cinco y siete por ciento desarrolla una hernia recurrente porque los tejidos en tensión se separan de forma brusca.

La cirugía abierta sin tensión fue introducida por el doctor Irving Lichtenstein en California, en 1984. Al igual que la cirugía convencional, esta técnica puede realizarse en régimen ambulatorio con anestesia local o epidural. La diferencia es que en la operación de Lichtenstein se utiliza una malla para cerrar la abertura defectuosa, con lo cual se evita que los tejidos estén en tensión. Quienes abogan por esta técnica afirman que comporta menos dolor postoperatorio y una menor tasa de recurrencias.

La cirugía laparoscópica irrumpió a principios de 1990. Mientras que en ambos tipos de cirugía abierta debe realizarse una incisión inguinal de entre diez y quince centímetros, en la laparoscópica sólo se precisa una incisión de unos ocho centímetros en el abdomen. En primer lugar, el cirujano infla el abdomen con dióxido de carbono. A continuación, inserta un fino tubo con fibra óptica, el laparoscopio, a través de una incisión. Mientras observa el interior a través de una videocámara, introduce los instrumentos que le servirán para volver a colocar los componentes intestinales en su lugar y grapar un parche en la abertura defectuosa. La cirugía laparoscópica reduce el dolor en el postoperatorio y permite reiniciar con más rapidez la actividad laboral (entre dos y tres días frente a una o dos semanas). Sin embargo, puesto que inflar el abdomen es doloroso, la cirugía laparoscópica se realiza con anestesia general, y dado que precisa de un equipo especializado y de una formación específica del personal, es más cara que la cirugía abierta.

¿Qué tipo de intervención quirúrgica es mejor? En torno a esta cuestión gira un intenso debate, aunque todavía no tenemos una repuesta contundente. Hasta que en los estudios se declare un ganador, lo mejor es escoger a un cirujano con experiencia en realizar operaciones de hernia y dejarle practicar la intervención que más domina.

Las hernias han sido una plaga para el hombre desde los orígenes de la humanidad. Sin embargo, con intervenciones quirúrgicas exitosas, independientemente de la técnica empleada, los cirujanos pueden hacer que la hernia masculina pase a la historia.

10. Sexualidad y reproducción

Incluso el observador más recatado debe aceptar que el sexo es fundamental para la supervivencia de la especie. Sin embargo, para la mayoría de los hombres, el sexo va más allá de la procreación; se trata también de un elemento importante de las relaciones interpersonales, un medio de expresarse y una fuente de satisfacción. Si todo va bien, el sexo es una fuente de placer y afecto para el hombre y su pareja, pero si surgen problemas sexuales o de reproducción, puede provocar ira y frustración, vergüenza y desavenencias. Aún peor, el sexo puede ser motivo de enfermedad; en el peor de los casos, esta vivificadora actividad puede acabar realmente con la vida de alguien.

Hasta hace poco, aunque la mayor parte de los hombres pensaban en el sexo y eran activos desde el punto de vista sexual, sólo unos pocos hablaban de ello. La situación ha cambiado en gran medida. Al igual que la pastilla revolucionó el sexo para la mujer, otra pastilla (*Viagra®*) lo ha revitalizado para el hombre. Se trata de un avance saludable. El hombre debería saber cómo reacciona su cuerpo sexualmente y qué disfunciones puede padecer, y ahora que disponemos de numerosos tratamientos nuevos, debería entender cómo corregir una disfunción sexual o de la reproducción.

El hombre en acción: la función sexual normal
Aunque el acto sexual es un proceso continuo, los investigadores lo han dividido en seis etapas. La primera necesidad es el deseo sexual o la libido. El impulso sexual normal es un ejemplo clave de la unidad entre cuerpo y mente, ya que requiere de la colaboración de un componente psicológico adecuado y de una cantidad suficiente de la hormona masculina testosterona. El deseo sexual empieza a desarrollar-

se en la pubertad, cuando aumentan las concentraciones de testosterona (véase el capítulo noveno). Aunque la pasión suele mermar con la edad, la mayor parte de los hombres genera la suficiente cantidad de testosterona como para mantener la libido durante toda la vida (véase la página 424). Sin embargo, en cualquier etapa de la vida, las preocupaciones, el estrés o la depresión pueden reducir o acabar con el deseo sexual, incluso si el miembro viril funciona con normalidad.

La propia actividad sexual se inicia con un estado de excitación que lleva a la erección. Se trata de dos elementos complejos. La excitación se debe a una mezcla de pensamientos eróticos y estimulación sensorial en la que pueden intervenir el sentido del tacto, la vista, el olfato, el gusto o el oído. Una zona cerebral denominada *hipotálamo* coordina las imágenes eróticas y las sensaciones, y transmite los impulsos del deseo sexual a través de la médula espinal hasta la pelvis, donde se unen a los nervios del sistema nervioso autónomo. Los nervios sensoriales de la piel del pene y de otras zonas erógenas también se unen directamente a los nervios autónomos sin que se precise la intervención del cerebro (véase la figura 10.1).

Si se estimulan adecuadamente, los nervios autónomos de la pelvis entran en acción. Transmiten señales químicas a las arterias pélvicas, de forma que éstas se dilatan, con lo cual se permite la entrada de más sangre. La sangre se introduce rápidamente en los dos cuerpos cavernosos, columnas de tejido esponjoso que forman el dorso y los lados del pene y que albergan numerosos canales vasculares denominados sinusoides. Al dilatarse los cuerpos cavernosos, se produce la erección (véase la figura 10.2). Los cuerpos congestionados también presionan a las vénulas, contrayéndolas para evitar que la sangre salga del pene y para lograr que la erección se mantenga.

Durante años, los médicos han sabido que la erección es un fenómeno hidráulico en el que aumenta seis veces la cantidad de sangre del pene. Sin embargo, las investigaciones recientes han revelado que también es un fenómeno químico. Una diminuta sustancia química denominada óxido nítrico permite que los nervios se comuniquen entre ellos y con las arterias del pene. El óxido nítrico ejerce su efecto en las arterias a través de un intermediario que recibe el nombre de monofosfato de guanosina cíclico (GMPc). Se trata de un estimu-

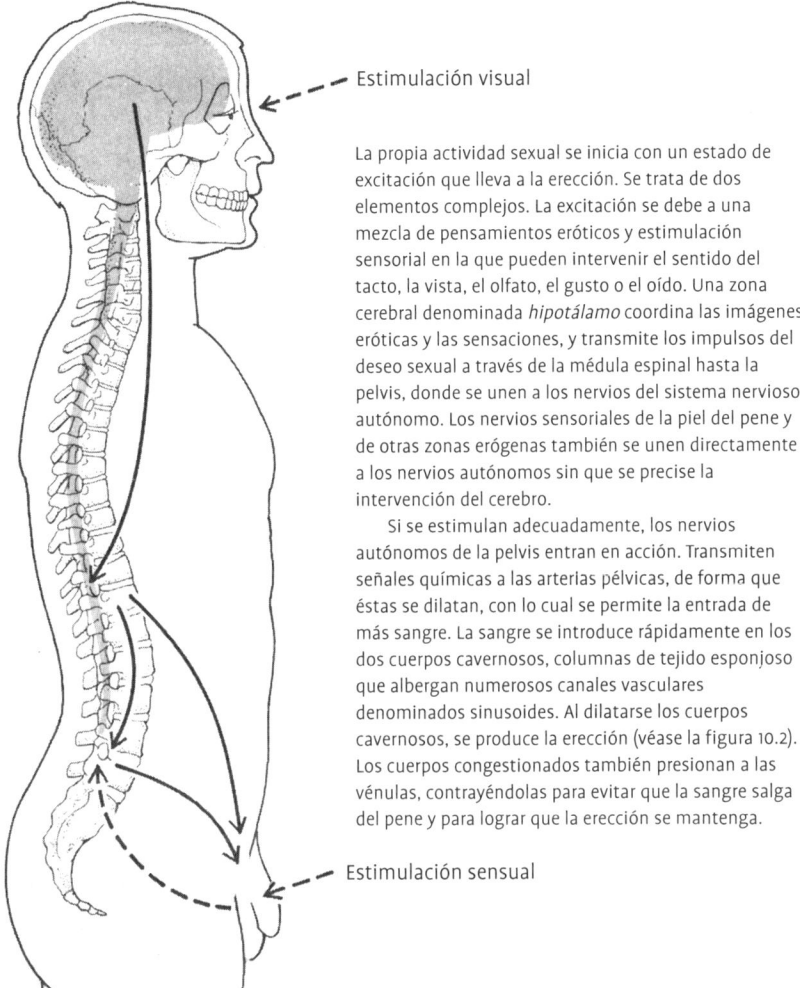

Figura 10.1. El sistema nervioso y la excitación sexual.

lante descubrimiento para los científicos y ha permitido avanzar de forma considerable en el tratamiento de la disfunción eréctil masculina, puesto que el sildenafilo *(Viagra®)* aumenta las concentraciones de GMPc en el pene (véase la página 410).

La tercera etapa de la actividad sexual se denomina, convenientemente, la fase meseta y suele durar entre treinta segundos y dos minutos. La frecuencia cardíaca y la tensión arterial aumentan a medida que continúa la actividad sexual, con lo cual se bombea más sangre a

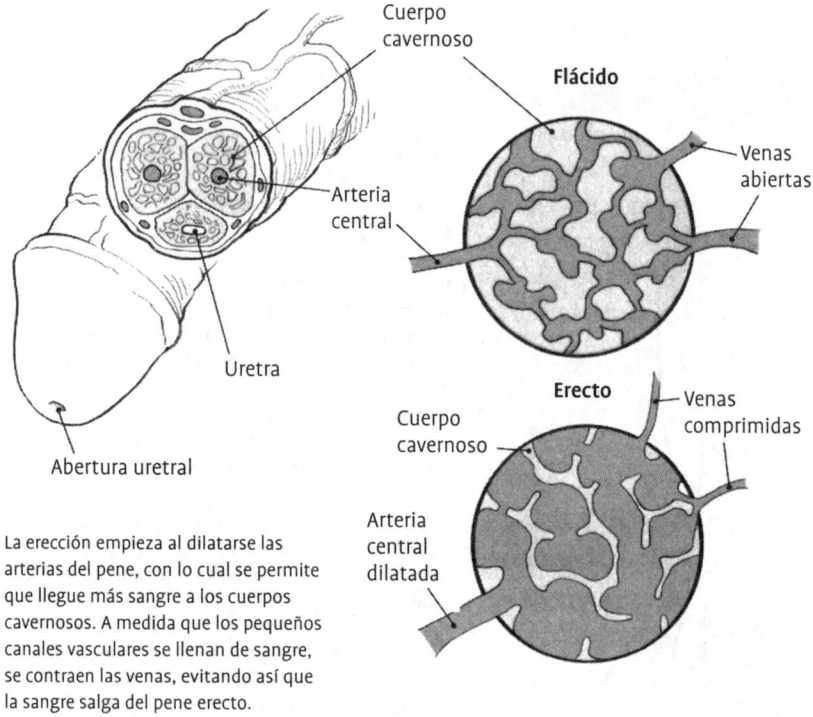

La erección empieza al dilatarse las arterias del pene, con lo cual se permite que llegue más sangre a los cuerpos cavernosos. A medida que los pequeños canales vasculares se llenan de sangre, se contraen las venas, evitando así que la sangre salga del pene erecto.

Figura 10.2. La erección.

los tejidos corporales. El pene no es el único que se ve afectado por este incremento del flujo sanguíneo; en la mayoría de los hombres también se observa rubor facial, así como un aumento del 50 por ciento de tamaño de los testículos. Durante la fase meseta, la próstata y las vesículas seminales empiezan a secretar líquido preseminal como preparación para la eyaculación.

La excitación sexual llega al clímax en la cuarta etapa, la eyaculación. En este caso, el sistema nervioso autónomo también dirige el proceso, ya que transmite a los músculos del epidídimo, el conducto deferente, las vesículas seminales y la próstata la orden de que se contraigan, con lo cual se propulsa el semen hacia el exterior del pene. Al mismo tiempo, los impulsos nerviosos contraen los músculos del cuello de la vejiga, de forma que el semen se ve obligado a atravesar la uretra en vez de retroceder hasta la vejiga. La eyaculación suele acompañarse de la placentera sensación del orgasmo. En este momento, en la mayoría de los hombres el sexo eleva la frecuencia cardíaca a una cifra máxima, que sigue estando por debajo de la tasa máxima producida por el ejercicio extremo (véase el apartado «El sexo y el corazón», página 419).

Todo lo bueno se acaba. La quinta fase de la actividad sexual es la detumescencia, en la que el pene vuelve a su estado flácido. Si bien suele darse tras la eyaculación, puede ocurrir de forma prematura si el acto sexual se ve interrumpido por un pensamiento o acontecimiento inoportunos. En cualquier caso, la detumescencia se produce cuando las arterias del pene se contraen y las venas se dilatan, con lo cual la sangre fluye hacia fuera del órgano.

La etapa final del acto sexual es la más tranquila. Se trata del período refractario, un intervalo de entre treinta minutos (en los jóvenes) y tres horas (en los mayores) durante el cual el pene no puede responder a la estimulación sexual.

Desde un punto de vista biológico, la razón de toda esta intrincada interacción de pensamientos, hormonas, nervios y vasos sanguíneos no es el sexo sino la procreación. Aunque la erección y la eyaculación son fundamentales para una reproducción natural exitosa, no son suficientes. Deben confluir más factores para generar espermatozoides sanos e incorporarlos a la eyaculación.

El hombre en acción: la función reproductora normal

Para la reproducción es necesario practicar el sexo (al menos hasta que la tecnología actual encuentre otra alternativa para hacerlo), pero también deben confluir numerosos factores. De hecho, la biología reproductora masculina es como mínimo tan compleja como su función sexual. Para entender la dinámica, compárelo con la división de los métodos de trabajo de la industria moderna (véase la figura 10.3).

Gerencia. Al igual que en la industria, manda el cerebro. En este caso, el director general es el hipotálamo, que genera la hormona liberadora de gonadotropina (GnRH). Sin embargo, como buena ejecutiva, la GnRH no interviene en las tareas cotidianas. En vez de ello, delega su responsabilidad en la hipófisis, que secreta dos hormonas clave, la hormona luteinizante (LH) y la hormona estimulante de los folículos

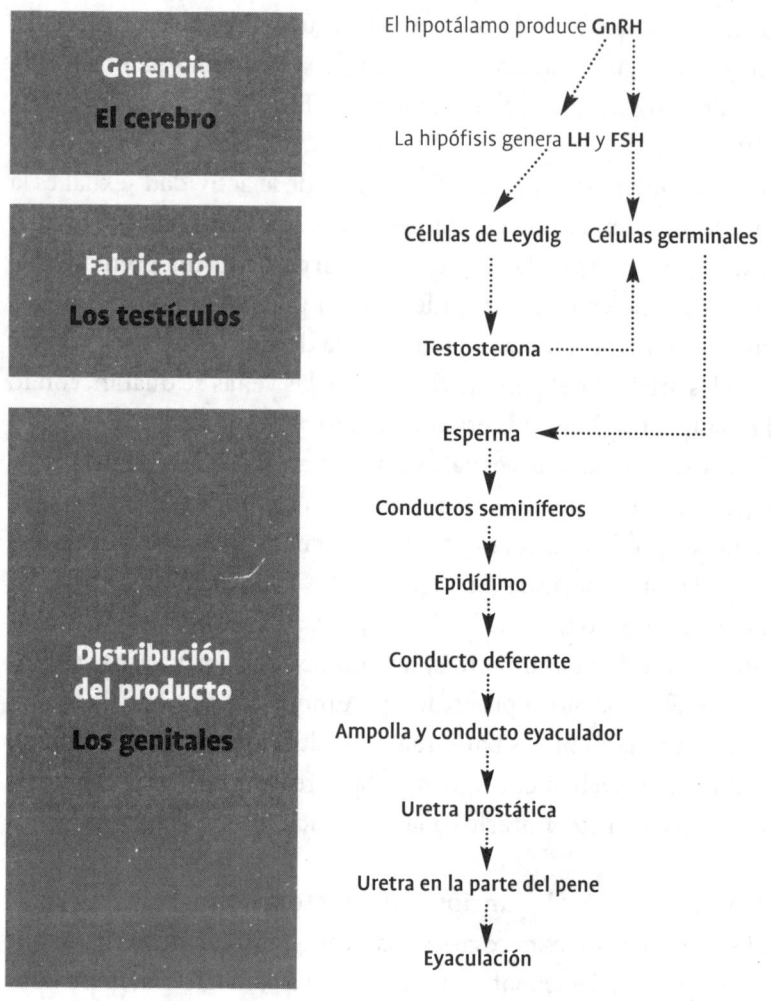

Figura 10.3. La producción y distribución de esperma.

(FSH). Estas dos hormonas fluyen por la sangre hasta llegar a los testículos, donde se produce el esperma.

Fabricación. Los testículos son fábricas de dos productos principales, la testosterona y las propias células espermáticas. La LH estimula las células de Leydig para que produzcan testosterona, que entra en el torrente sanguíneo y permanece en los testículos en una concentración cien veces mayor que en la sangre. La testosterona se asocia con la segunda hormona ejecutiva, la FSH, a fin de estimular la producción de esperma por parte de las células germinales. En la línea de montaje también se encuentran las células de Sertoli, que nutren a las células germinales y generan una hormona denominada inhibina. Entre otros aspectos, la testosterona y la inhibina unen sus fuerzas en una especie de comité de trabajadores que reclama a la gerencia que produzca más o menos LH y FSH en función de las necesidades.

Para que el proceso de generación de espermatozoides marche con normalidad, las condiciones en la fábrica deben ser adecuadas. La temperatura es clave; la producción se retrasará o incluso se detendrá si no se está a una temperatura relativamente baja, normalmente a seis grados menos que la temperatura corporal interna. Asimismo, es importante mantener las sustancias tóxicas lejos de la línea de montaje. Sin embargo, en un entorno laboral favorable, la producción de esperma es sorprendentemente eficiente. Un joven sano puede generar más de mil espermatozoides por segundo.

Distribución del producto. Las células de esperma tardan setenta y dos días en desarrollarse en los túbulos de los testículos. Cuando salen de la línea de montaje, parecen maduras, pero carecen de motilidad, la capacidad de nadar que es vital para la fertilidad. Sin embargo, después de diez a doce días de desplazamiento por la cadena de distribución, los espermatozoides adquieren motilidad. En primer lugar, los pequeños túbulos se agrupan para formar el epidídimo, la fina estructura tubular de seis metros de longitud enrollada a lo largo del borde posterior de cada testículo. A continuación, el epidídimo lleva al conducto deferente, una estructura muscular que se adentra en la parte inferior de la pelvis procedente del escroto; en la pelvis se dilata y forma una ampolla. Después existe un conducto eyaculador que se desplaza hasta el interior de la uretra por la glándula prostática.

En la eyaculación se propulsa el semen desde el pene, pero la distribución del producto no acaba aquí. Si se tiene como fin la reproducción, el esperma debe depositarse en la vagina un día o dos antes de la ovulación. El semen, que contiene líquido procedente de la próstata y las vesículas seminales, así como espermatozoides del conducto deferente, se coagula tras la eyaculación, con lo cual el esperma queda atrapado en una espesa sustancia viscosa. En ese momento entra en acción el antígeno prostático específico (la determinación de las concentraciones séricas de este antígeno se utiliza como prueba de detección del cáncer de próstata). Este antígeno licúa el semen, liberando el espermatozoide de forma que avance por el aparato reproductor femenino para alcanzar su meta. Y todo esto para que un solo espermatozoide pueda introducirse en un óvulo y ampliar la cadena de la vida humana.

Control de calidad. En la fertilidad influyen muchos factores. Los espermatozoides deben generarse en cantidades suficientes, estar dotados de una estructura normal y ser capaces de desplazarse corriente arriba e introducirse en el óvulo. El propio semen debe poder dar al espermatozoide los nutrientes que necesita y estimular la función reproductora normal.

La Organización Mundial de la Salud (OMS) ha establecido varios criterios que definen un semen normal:

Característica	Valores normales
Volumen seminal	1,5 a 5 mililitros
Recuento de espermatozoides	Más de 20 millones por mililitro
Aspecto del espermatozoide	Como mínimo un 35 % normal
Motilidad del espermatozoide	Como mínimo un 60 % de motilidad
Avance	Como mínimo 2+ (en una escala de 1 a 4)
Glóbulos blancos	Menos de 1 millón por mililitro
Aglomeración de espermatozoides	Ninguna

Aunque los valores de la OMS siguen siendo el «estándar de oro» en los análisis de semen, un estudio norteamericano del año 2001 ha propuesto más criterios que pueden resultar de utilidad. Los investigadores descubrieron que la forma del espermatozoide constituía un importante factor determinante de la fertilidad. Asimismo, se reveló que era probable que los hombres con recuentos de espermatozoides superiores a 48 millones por mililitro, con un índice de motilidad de como mínimo el 63 por ciento y con una forma normal en al menos el 12 por ciento de los espermatozoides, fueran fértiles. En cambio, era probable que aquéllos con recuentos inferiores a 13,5 millones por mililitro, con un índice de motilidad menor del 32 por ciento y con un aspecto normal en menos del 9 por ciento de los espermatozoides, fuesen estériles. Aquéllos en los que se registraban resultados intermedios presentaban un grado de fertilidad variable.

La función reproductora masculina es tan compleja como las fábricas más modernas, y si todo va bien, es como mínimo tan eficiente. Sin embargo, como ocurre en cualquier fábrica, la función reproductora puede verse en dificultades con resultados tan desfavorables como la disfunción eréctil.

La esterilidad masculina

Pocas situaciones son tan estresantes para una pareja como la incapacidad de procrear. Es angustioso pero frecuente; en Estados Unidos, aproximadamente el diez por ciento de las parejas casadas no puede tener ni siquiera un hijo, y otro diez por ciento no puede concebir un segundo hijo. Así, los estadounidenses se gastan más de mil millones de dólares al año en tratamientos para la esterilidad.

Durante gran parte de la historia de la humanidad, las mujeres infecundas han cargado con la culpa de la esterilidad. Pero esto se acabó. En aproximadamente el cuarenta por ciento de las parejas que no pueden concebir, la parte femenina es la única responsable, pero en el treinta por ciento de los casos la esterilidad masculina es la única culpable, y en el treinta por ciento restante son ambos miembros de la pareja los que tienen problemas para concebir. La aritmética simple revela que en seis de cada diez casos de esterilidad está presente un factor masculino.

El médico en acción: el «test de identificación de los trastornos derivados» de la esterilidad masculina

En la mayoría de los casos, los médicos inician un estudio de la fertilidad transcurridos entre seis y doce meses de relaciones sexuales sin métodos anticonceptivos en las que no se ha producido un embarazo. El primer paso es asegurarse de que la frecuencia y el momento en que se realiza el acto sexual son adecuados. Para evaluar al hombre el médico realiza un examen simple de los genitales y un examen de tacto rectal a fin de explorar la próstata. En muchos casos, el paso siguiente es un análisis del semen, que se recomienda realizar con dos muestras diferentes recogidas después de dos o tres días de abstinencia sexual, eyaculando en un potecito especial (no en un preservativo). Si el semen es normal, se centra la atención en la mujer, pero si el semen es defectuoso, es posible que se decida la realización de análisis de sangre para comprobar las concentraciones de hormonas como LH, FSH, testosterona y prolactina. Además, tal vez los especialistas en fertilidad soliciten la realización de pruebas ecográficas para obtener imágenes del escroto y de la próstata. Si el sistema de liberación de esperma parece estar obstruido, puede utilizarse otra técnica de imagen, denominada vasografía. Finalmente, también puede indicarse la práctica de biopsias testiculares en casos muy concretos.

El servicio terapéutico: el tratamiento de la esterilidad
Al igual que ocurre con todos los problemas médicos, el tratamiento de la infertilidad masculina depende de su etiología. Los hombres en contacto con toxinas o sustancias químicas que puedan perjudicar la producción de espermatozoides deberían poner fin a la exposición a estos elementos. Entre ellos se incluyen las drogas (el alcohol, la nicotina, la marihuana o la cocaína), determinados medicamentos sin y con receta médica (cimetidina, nitrofurantoína o sulfasalazina) y los pesticidas. Las hierbas medicinales como la hierba de San Juan, la equinácea y el gingko biloba pueden afectar de forma adversa la función de los espermatozoides. Resulta curioso, tal vez, que tomar testosterona y otras hormonas masculinas también causa esterilidad. Esto se debe a que, puesto que aumentan las concentraciones sanguíneas de testosterona, inhiben la producción de LH, de forma que los testículos generan menos testosterona y disminuyen las concentraciones en los propios testículos.

La temperatura elevada en el escroto también perjudica la producción de esperma. Incluso las fiebres provocadas por una gripe u otras infecciones pueden ejercer un efecto nocivo, si bien la producción de esperma vuelve a la normalidad en días o semanas. Sin embargo, contrariamente a la creencia popular, los calzoncillos no elevan la temperatura escrotal lo suficiente como para reducir el recuento de espermatozoides.

Una de las causas de infertilidad más frecuentes y tratables es el varicocele, la inflamación del plexo venoso del cordón espermático (véase el capítulo noveno). El varicocele no precisa de ningún tipo de tratamiento a menos que se acompañe de un recuento bajo de espermatozoides, en cuyo caso la obstrucción de las venas anómalas puede aumentar la fertilidad la mitad de las veces.

Las infecciones del aparato genitourinario también pueden asociarse a la esterilidad masculina. Por este motivo, el médico prescribe antibióticos si detecta glóbulos blancos dañados en el semen o la presencia de infecciones como la prostatitis (véase el capítulo undécimo).

En un estudio reciente se puso de manifiesto que los hombres con un recuento bajo de espermatozoides también suelen presentar cifras bajas de ácido fólico en el semen. Aún es demasiado pronto para saber si los suplementos dietéticos mejoran la fertilidad, pero sin duda, los mismos complejos multivitamínicos que se toman a diario y que pueden mejorar la salud cardiovascular no pueden ser perjudiciales.

Los avances más novedosos y prometedores en el ámbito de la infertilidad masculina son las técnicas de reproducción asistida. La más simple es la inseminación artificial, en la que se procesa una muestra de semen y se coloca semen purificado en el útero de la mujer en el momento de la ovulación. Sin embargo, en los hombres con una obstrucción en el sistema de liberación de esperma y con recuentos muy bajos de espermatozoides se necesita aplicar técnicas más avanzadas, como la fecundación *in vitro* y las inyecciones intracitoplasmáticas de esperma. Para llevar a cabo esta última, el médico obtiene cultivos de esperma procedente del epidídimo y óvulos de un ovario. A continuación, utiliza una micropipeta, un cuentagotas de un grosor que es una décima parte del cabello humano, para inyectar un único espermatozoide en un óvulo. Finalmente, el óvulo fertilizado se coloca en el útero. Esta técnica es la más eficaz en los hombres con recuentos de espermatozoides muy bajos, pero es agotadora desde el punto de vista emocional, requiere tiempo, es cara e incluso en el mejor de los casos puede no culminar en un embarazo.

Las inyecciones intracitoplasmáticas de esperma representan un estimulante avance en el tratamiento de la esterilidad masculina.

Con el tiempo, las nuevas investigaciones progresarán sin duda a grandes pasos en lo que concierne al tratamiento de este difícil trastorno.

Los métodos anticonceptivos masculinos

Algunos hombres deben esforzarse mucho por estimular su fertilidad, pero muchos otros deben tomar medidas para controlar su número de herederos. Del mismo modo que antaño se atribuía la esterilidad a la mujer, la responsabilidad del control de la natalidad también se le solía delegar. De hecho, en ambas cuestiones, el hombre debería estar en igualdad de condiciones.

En lo que respecta a los métodos anticonceptivos, las mujeres cuentan con numerosas opciones, pero los hombres sólo disponen de dos. Aunque es posible que las nuevas investigaciones cambien la situación, por el momento el hombre sólo dispone de los preservativos o de la vasectomía como métodos anticonceptivos eficaces.

El preservativo

Este sencillo método, utilizado por primera vez en el siglo XVI para prevenir la sífilis, ha evolucionado espectacularmente a lo largo de los años. En un principio, el preservativo se confeccionaba con tela y, más tarde, con tripa animal. Después llegó el caucho vulcanizado, que dio paso al látex. Este último material sigue siendo el preferido para confeccionar los preservativos, pero en la actualidad, los fabricantes de preservativos ofrecen este venerable método en una asombrosa variedad de texturas, colores y sabores. Asimismo, están desarrollando nuevos copolímeros como el poliuretano que pueden ser más finos y, sin embargo, más resistentes que el látex. No obstante, por el momento siguen siendo la mejor opción, a menos que cualquiera de los miembros de la pareja sea alérgico al látex.

Los preservativos tienen una eficacia del 95 por ciento si se utilizan de forma adecuada. A continuación se ofrecen algunas recomendaciones: utilice preservativos de látex aprobados para la prevención de enfermedades; guárdelos en un lugar fresco y seco, protegidos de la luz solar; nunca use preservativos rotos, frágiles, pegajosos o descoloridos; no los reutilice. Si el preservativo se rompe durante el acto sexual, interrúmpalo y coloque otro preservativo inmediatamente.

Decántese por un preservativo que se ajuste perfectamente a su anatomía; por fortuna, los fabricantes ya no ofrecen solamente una talla única estándar. Póngase el preservativo antes de que exista cualquier tipo de contacto genital. Debe desenrollarlo completamente a lo largo del pene erecto, de forma que quede totalmente cubierto pero dejando un pequeño espacio en la punta del preservativo para que se deposite allí el semen. Algunos preservativos disponen de un depósito en la punta para facilitar esta tarea. Evite que se formen bolsas de aire ejerciendo presión hacia la base del miembro viril. Tras la eyaculación, debe retirar el pene cuando aún está erecto. Para evitar que se derrame el semen, debe sujetarse el preservativo por su base mientras se extrae del pene.

Los espermicidas que contienen nonoxinol-9 refuerzan la prevención de embarazos pero no de las enfermedades de transmisión sexual. Existen algunos preservativos con lubricantes espermicidas. Los lubricantes que contienen agua, como las sustancias gelatinosas quirúrgicas, no afectan al preservativo, pero los lubricantes aceitosos como la vaselina, el aceite mineral, la loción de manos y el aceite vegetal pueden dañar el preservativo, con lo cual pierde eficacia.

Hasta hace poco, nunca se hablaba del preservativo en esta sociedad educada, pero la situación ha cambiado. Esto es positivo, puesto que la modificación de las prácticas sexuales y la propagación del VIH y de otros microbios transmitidos por vía sexual han obligado a celebrar un debate abierto (véase la página 387).

La vasectomía
A lo largo de la historia, hombres y mujeres han querido controlar la fertilidad. Sin embargo, hasta hace poco, únicamente se podía practicar la abstinencia total, la abstinencia durante los días más fértiles del ciclo menstrual (el «método del ritmo») o la retirada del pene de la vagina justo antes de producirse la eyaculación (la «marcha atrás» o el *coitus interruptus*). La situación mejoró al aparecer los métodos barrera, y el preservativo masculino y el diafragma femenino pasaron a ser rápidamente los recursos más utilizados para el control de la natalidad. A partir de la década de 1960, la situación cambió de nuevo, cuando se descubrió «la pastilla» femenina. Desde entonces, la

mayoría de los nuevos métodos anticonceptivos se han centrado en el sistema reproductor femenino; en los últimos treinta años se han desarrollado pastillas anticonceptivas más inocuas y eficaces, implantes, inyecciones, dispositivos intrauterinos anticonceptivos, espermicidas, condones femeninos y técnicas de ligadura de trompas más perfeccionadas, todo para el sexo femenino. En cambio, la única novedad en las opciones anticonceptivas masculinas ha sido la vasectomía. Se trata de una antigua intervención que se ha perfeccionado, y ha sido la elección de más de 45 millones de hombres de todo el mundo.

La intervención quirúrgica. La vasectomía es una sencilla intervención que consiste en la extirpación de los dos conductos deferentes (véase la figura 10.4), con lo cual se obstaculiza el flujo de espermatozoides. Dado que el 70 por ciento del semen procede de las vesículas seminales y el 20 por ciento, de la próstata, los hombres vasectomizados no notan la falta del 10 por ciento de semen que aporta el conducto deferente. Puesto que la vasectomía no afecta a la producción hormonal ni al sistema nervioso, la intervención no influye en la virilidad, la libido, el acto sexual ni la estimulación erótica. La vasectomía ni siquiera hace disminuir la producción de espermatozoides. Tras la operación, los testículos siguen generando 50 000 espermatozoides por hora. Pero dado que la vasectomía evita que entren en el semen, se previene el embarazo. Al no tener a dónde ir, los espermatozoides atrapados en el conducto deferente y el epidídimo mueren sosegadamente, para después ser absorbidos por el propio organismo sin que ello tenga un efecto nocivo.

La vasectomía es una intervención de treinta minutos de duración que se realiza en la consulta del urólogo con anestesia local. En la vasectomía estándar, el urólogo practica una pequeña incisión en el escroto, justo por encima del testículo (véase la figura 10.4). El cirujano saca el conducto deferente por la incisión y lo pinza por dos lugares. A continuación, corta el conducto y extirpa el segmento corto comprendido entre los pinzamientos. Finalmente, el médico sella los extremos del conducto mediante suturas, grapas o cauterización, y después lo vuelve a introducir en el escroto y cierra la incisión. El mismo procedimiento se repite en el otro conducto deferente al otro lado del escroto.

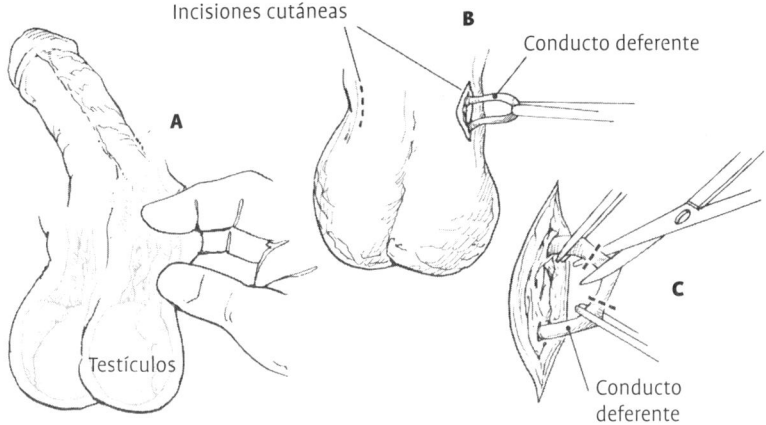

La vasectomía estándar es una intervención quirúrgica rápida e inocua que puede practicarse en la consulta del urólogo. En primer lugar, se identifica el conducto deferente en el escroto (A). Tras desinfectar la piel e inyectar anestesia local, realiza una pequeña incisión y saca con cuidado el conducto del escroto (B). A continuación, pinza el conducto por dos lugares, extirpa el segmento corto comprendido entre las pinzas (C), sella los extremos del conducto, lo vuelve a introducir en el escroto y cierra la incisión mediante suturas. En la vasectomía sin escalpelo, se realiza un diminuto orificio para llegar hasta el conducto deferente, por lo cual no se necesita ningún tipo de sutura.

Figura 10.4. La vasectomía.

En 1974, un grupo de médicos chinos desarrolló una técnica más novedosa, denominada *vasectomía sin escalpelo*, aunque no se introdujo en Estados Unidos hasta 1985. En vez de practicar una incisión, el cirujano realiza un diminuto orificio, perforando el escroto anestesiado con un instrumento especial. Al ensanchar el orificio de forma cautelosa, el médico puede llegar al conducto, que se pinza y se corta del modo habitual. Este tipo de vasectomía requiere una formación específica, pero es un 40 por ciento más rápida que la intervención estándar, además de ser igual de eficaz. Puesto que en la operación sin escalpelo no debe practicarse una incisión, ni requiere ningún tipo de sutura, el dolor es menor, la curación es más rápida y el riesgo de complicaciones es inferior. Muchos urólogos estadounidenses prefieren en estos momentos la técnica sin escalpelo.

La mayoría de los hombres se recupera rápidamente de la vasectomía. Tras permanecer en reposo en la consulta del urólogo alrededor de media hora, el paciente puede conducir hasta su domicilio y pasar un día tranquilo de poca actividad. Éste debe evitar realizar esfuerzos físicos arduos y mantener relaciones sexuales entre cinco y siete días después de la intervención, pero transcurrido este tiempo puede volver a llevar una vida normal. De hecho, la actividad sexual es fundamental para el éxito de la vasectomía. Tras la operación, los conductos eyaculadores contienen espermatozoides vivos y se necesita eyacular entre veinte y cincuenta veces para expulsarlos. En consecuencia, debe seguir utilizando otros métodos anticonceptivos hasta que dos recuentos de espermatozoides, que normalmente se realizan entre doce y dieciséis semanas después de la operación, confirmen la ausencia de éstos.

Eficacia e inocuidad. Con independencia de si se practica en la consulta de un urólogo de un país industrializado que dispone de la tecnología más avanzada o en una clínica de control de la natalidad de un país en desarrollo, la vasectomía es sumamente eficaz, ya que la tasa de fracaso no llega al dos por ciento. El fracaso a corto plazo de la intervención puede deberse a un fallo quirúrgico, pero a menudo es consecuencia de que el paciente se muestra reacio a utilizar otros métodos anticonceptivos hasta que los dos análisis de semen confirmen la ausencia de esperma. El fracaso a largo plazo puede deberse a la recanalización espontánea del conducto obstaculizado mediante cirugía, aunque esto se produce en contadas ocasiones, en sólo una de cada 40 000 vasectomías.

Aunque todos los pacientes sufren cierto dolor tras la vasectomía, se trata de molestias leves que se controlan fácilmente con analgésicos suaves como el paracetamol. En un número reducido de casos se desarrolla un dolor persistente, aunque rara vez afecta la calidad de vida. Aunque frecuentemente suele aparecer una hemorragia local, no suele causar más que un pequeño hematoma por debajo de la piel del escroto. En el tres por ciento de las vasectomías aparecen complicaciones como infecciones de poca importancia y en el dos por ciento, granulomas espermáticos, pequeñas bolsas de inflamación causadas por la reacción inmunitaria del organismo al esperma que se filtra en el interior de los tejidos escrotales.

A pesar de que las complicaciones locales de la vasectomía son mínimas, ha surgido preocupación en torno a los posibles efectos secundarios a largo plazo. Hasta el sesenta por ciento de los hombres desarrolla reacciones inmunitarias a su propio esperma (anticuerpos antiesperma), pero no se ha detectado ninguna alteración del sistema inmunológico que haya sido relevante desde el punto de vista clínico. Del mismo modo, se ha demostrado que la preocupación inicial por el aumento del riesgo de infarto de miocardio, ictus e hipertensión es infundada. Lo mismo sucede con los cálculos renales; aunque en un estudio inicial se asoció la vasectomía a un aumento del riesgo, en las investigaciones posteriores se ha refutado este hallazgo. La preocupación por el cáncer de testículo también se ha desestimado.

La posibilidad de que la vasectomía aumente el riesgo de cáncer de próstata es más compleja. Los investigadores dieron la voz de alarma por primera vez en 1990, poco después de desaparecer la preocupación por el riesgo de padecer una enfermedad cardíaca. La conmoción se desató en 1993, cuando el Estudio de los Profesionales de la Salud puso de manifiesto que los hombres vasectomizados tenían una probabilidad 1,5 veces mayor de desarrollar cáncer de próstata que los no vasectomizados. En este estudio a gran escala participaron 10 055 hombres sometidos a vasectomía y 37 800 no vasectomizados. Aun así, muchos expertos se muestran escépticos, alegando que sólo se diagnosticaron 300 nuevos casos de cáncer de próstata en todo el grupo y que era más probable que los hombres vasectomizados acudieran con más frecuencia al urólogo y se realizaran las pruebas que permiten diagnosticar de forma precoz el cáncer de próstata silente desde el punto de vista clínico. Desde 1993, en numerosos estudios no se ha logrado hallar una relación entre la vasectomía y el cáncer de próstata, y los investigadores no han podido identificar un motivo verosímil desde el punto de vista biológico que justifique que la vasectomía aumenta el riesgo masculino de desarrollar un cáncer. En la actualidad, la mayoría de las organizaciones sanitarias, como el National Cancer Institute (Instituto Nacional del Cáncer) y la American Urological Association (Asociación Estadounidense de Urología), coinciden en que la vasectomía no comporta un incremento del riesgo de padecer cáncer de próstata. En el Prostate, Lung, Colorectal, and Ovarian (PLCO) Cancer Trial, un ensayo sobre el cáncer de ovario, colorrectal, de pulmón y de próstata que está en marcha en estos momentos, se analiza de nuevo la cuestión, aunque no dispondremos de resultados hasta dentro de varios años.

La permanencia. En comparación con la mayoría de los demás métodos anticonceptivos, la gran ventaja de la vasectomía es su durabilidad. Pero al mismo tiempo su desventaja también es su durabilidad.

Antes de decantarse por la vasectomía, debería asegurarse de que no quiere tener hijos en el futuro. Se trata de una decisión importante, por lo que la mayoría de los urólogos ofrecen asesoramiento a las parejas para asegurarse de que se trata de la opción correcta. Sin embargo, la vida puede dar giros imprevisibles y se pueden llegar a lamentar incluso las decisiones muy meditadas. Aproximadamente un dos por ciento de los hombres vasectomizados opta más tarde por restituir sus conductos deferentes, normalmente porque vuelven a casarse o por el fallecimiento de un hijo. En alrededor del sesenta por ciento de los casos, puede devolverse la fertilidad, aunque no resulta sencillo. De hecho, se deben aplicar complicadas técnicas de microcirugía para unir los extremos seccionados del conducto deferente, con lo cual los espermatozoides pueden atravesar de nuevo este canal del tamaño de un alfiler. La operación, denominada *vasovasostomía*, se realiza con anestesia general y conlleva un período de recuperación relativamente largo. Esta intervención puede costar siete mil euros o más, y no se cubre en la mayoría de los seguros.

Aunque es favorable disponer de un posible método para restituir la fertilidad, los hombres que se sometan a una vasectomía deben dar por sentado que será irreversible.

La decisión. Cada año, unos quinientos mil hombres optan por realizarse una vasectomía, la gran mayoría de los cuales se muestra satisfecho con su decisión. Aun así, es importante que mediten dicha decisión y que incluyan a su pareja en estas deliberaciones. Aunque principalmente se valoran las ventajas y desventajas de la vasectomía, las parejas deberían plantearse también otros métodos anticonceptivos disponibles. A pesar de que la mayoría están dirigidos a la mujer, el preservativo es una buena alternativa para muchos hombres, y los investigadores están inmersos en el desarrollo de nuevos métodos anticonceptivos masculinos. Sin embargo, hasta que las investigaciones recojan sus frutos, los preservativos y la vasectomía seguirán siendo la única manera de controlar la fertilidad masculina.

Enfermedades de transmisión sexual

Si bien la vasectomía impide que el hombre tenga hijos, no le protege de las enfermedades de transmisión sexual (ETS). Con un preservativo se pueden matar dos pájaros de un tiro, en caso de que se utilice correctamente.

Las ETS han asediado a la humanidad desde sus remotos inicios. Con el descubrimiento de la penicilina en la década de 1940, muchos expertos creyeron que se había vencido a las ETS, puesto que con una dosis de esta «sustancia milagrosa» podían curarse dos enfermedades clásicas, la sífilis y la gonorrea. Muy poco tiempo después de descubrirse los antibióticos aparecieron cepas de gonorrea resistentes a la penicilina, que siguen en aumento en la actualidad. Además, han surgido nuevas ETS resistentes a los medicamentos, de las que el Sida es el ejemplo más significativo. Además, la revolución sexual de la década de 1970 intensificó el contagio de las ETS a través del sexo convencional y no convencional. Con todo, aproximadamente quince millones de estadounidenses contraen ETS cada año.

Los científicos desarrollan nuevas técnicas de diagnóstico y tratamientos para las ETS. Se trata de una tarea crucial, pero no debería haberse convertido en la prioridad absoluta que es hoy en día. Los investigadores se enfrentan al comportamiento microbiano porque las personas no han sabido controlar el comportamiento humano. De hecho, las ETS pueden prevenirse fácilmente. La opción más segura es mantener relaciones sexuales monógamas con una pareja no infectada. Después, el mejor modo de prevenirlas es utilizar preservativo en el cien por cien de las relaciones sexuales. No obstante, puesto que muchas personas se niegan a utilizar los «cinturones de seguridad del sexo», deben saber cómo actuar ante las principales ETS.

Gonorrea

Esta infección bacteriana, que se remonta a la época del Antiguo Testamento, es la primera ETS de la que se tiene conocimiento. Se le denominó con este nombre que significa «flujo seminal» porque se consideró, erróneamente, que la secreción purulenta que desprende el pene y que caracteriza la gonorrea masculina era semen. De hecho, es pus. La secreción se produce al cabo de tres o cuatro días de la exposición a la infección y se acompaña de un ardor agudo al orinar. Si no se trata, la infección puede extenderse a la sangre, la piel y las articulaciones. Cada año, las autoridades sanitarias registran más de 350 000 casos, aunque existen muchos otros de los que no se da parte.

Los médicos pueden diagnosticar esta infección analizando mediante microscopia una muestra obtenida de la uretra y enviándola al laboratorio para hacer un cultivo. Una prueba más novedosa utiliza técnicas de ADN para identificar la bacteria en una muestra de orina. El mejor tratamiento consiste en una única inyección de ceftriaxona, aunque se dispone además de diversos antibióticos de administración oral que también son eficaces.

La sífilis
Puesto que la sífilis arrasó Europa poco después de que Colón regresara del Nuevo Mundo, se ha considerado la primera exportación de América al Viejo Continente. Aunque la teoría es controvertida, no cabe duda de la gravedad de esta epidemia europea del siglo XVI que se ganó el nombre de *sífilis* («gran plaga»). También se ha denominado «la gran imitadora» porque infecta numerosos órganos aparte de los genitales. La primera manifestación es un chancro en el lugar donde se ha producido el contacto sexual, si bien no aparece hasta transcurridos entre diez y veintiún días de la conducta de riesgo. Esta lesión desaparece incluso sin tratamiento, pero entre cuatro y ocho semanas más tarde, la infección cobra fuerza de nuevo y se observa fiebre, erupción cutánea, inflamación de los ganglios linfáticos, irritación de garganta y otros síntomas. La infección se camufla de nuevo, pero está latente, no se erradica. En algunos pacientes, la enfermedad vuelve a aparecer entre tres y treinta años después, esta vez con daños devastadores al cerebro, la médula espinal o los vasos sanguíneos y el corazón.

La sífilis se puede diagnosticar mediante un análisis de sangre. La infección puede curarse en su fase temprana con inyecciones de penicilina, lo cual no es posible cuando está avanzada; existen alternativas eficaces para los pacientes alérgicos a la penicilina.

La sífilis ha dado lugar a muchas enfermedades trágicas durante sus cuatrocientos años de historia. En Estados Unidos ha aparecido en oleadas durante los últimos cincuenta años. En la actualidad, sólo se registran seis mil casos al año, pero si la historia nos sirve de ejemplo, ese hecho no significa que haya desaparecido.

Uretritis no gonocócica
Aunque con un nombre poco habitual, es una enfermedad demasiado corriente. Se trata de la ETS más frecuente en Estados Unidos, donde se registran más de cuatrocientos mil casos al año.

Esta enfermedad produce en el hombre una uretritis semejante a la de la gonorrea, si bien tiene un período de incubación mayor (entre 1 y 3 semanas), provoca menos ardor y se caracteriza por una secreción más fluida y acuosa. Al igual que los pacientes con gonorrea, quienes padecen uretritis no gonocócica también pueden desarrollar epididimitis (véase el capítulo noveno). En la mayoría de los casos, la causa de esta uretritis es una diminuta bacteria, *Chlamydia trachomatis*, la prima hermana de las bacterias de tipo *Chlamydia pneumoniae* que provocan neumonía y que pueden contribuir a la aparición de aterosclerosis (véase el capítulo tercero). Aunque los efectos de *C. trachomatis* en el hombre son molestos, son mucho más perjudiciales en la mujer, en la que puede aparecer fiebre alta y una inflamación dolorosa de los órganos pélvicos que puede causar esterilidad. La bacteria culpable es demasiado pequeña como para verse a través de un microscopio y demasiado frágil como para desarrollarse en cultivos normales, pero puede detectarse mediante el análisis de ADN de muestras de orina. Los tratamientos recomendados son la azitromicina (un antibiótico de la familia de la eritromicina) o la doxiciclina (un antibiótico del grupo de la tetraciclina).

Herpes genital
La gonorrea, la sífilis y la uretritis no gonocócica están causadas por bacterias que pueden eliminarse con antibióticos. Sin embargo, el herpes es diferente, ya que está causado por un virus (virus del herpes

simple) y aunque puede erradicarse si se administran fármacos antivíricos específicos, estará siempre latente en las raíces nerviosas, donde se puede reactivar en cualquier momento.

Existen aproximadamente cuarenta y cinco millones de estadounidenses infectados por el virus del herpes simple, si bien muchos lo ignoran. Tras un período de incubación de entre dos y siete días, el hombre infectado por primera vez desarrolla ampollas diminutas en el pene y presenta fiebre, fatiga e inflamación de los ganglios linfáticos inguinales. El dolor de cabeza y la rigidez de cuello pueden indicar la existencia de meningitis por herpes, que desaparece por sí sola y no es tan grave como parece. Si no se recibe tratamiento, el herpes genital se instaura en alrededor de una semana, pero puede rebrotar desde el interior del organismo, incluso si no se han mantenido más relaciones sexuales de riesgo. En la mayoría de los hombres, la recidiva suele ser más leve y menos habitual a medida que pasan los meses y los años. Con los medicamentos antivirales como el aciclovir se puede acelerar la desaparición de los síntomas, aunque no se logra curar la infección. Aquellos que experimentan recidivas con frecuencia pueden tomar tratamiento a diario para prevenir los brotes de la infección. Puesto que los infectados por el virus del herpes simple pueden contagiar la infección incluso si no muestran síntomas propios de la enfermedad en estado activo, deberían utilizar siempre preservativo para proteger a su pareja.

Verrugas venéreas (condilomas)
Esta infección, que afecta a cerca de un millón de estadounidenses cada año, está causada por un virus, el papilomavirus humano (VPH). En algunos hombres aparecen verrugas en el pene, pero otros no presentan signos visibles de la enfermedad. Aquellos con verrugas cutáneas pueden tratarse aplicándose ellos mismos podofilox dos veces al día durante cuatro días; el tratamiento puede repetirse hasta cuatro veces, dejando cuatro días de reposo entre cada período de tratamiento. Sin embargo, se dispone de otras técnicas para tratar los condilomas genitales. La infección por el VPH no es grave en el hombre, pero aumenta el riesgo de cáncer de cuello uterino en la mujer. Dado que los que han estado infectados pueden contagiar el virus incluso

si no muestran verrugas visibles, deberían utilizar siempre un preservativo para impedir que su pareja se contagie.

Hepatitis
Aunque las hepatitis B y C no provocan lesiones genitales, se consideran ETS. Esto se debe a que los virus que las causan permanecen en la sangre y los líquidos corporales del paciente durante años y pueden transmitirse por vía sexual. Asimismo, pueden contagiarse por transfusión de sangre o hemoderivados; si bien en los países desarrollados las transfusiones son sumamente seguras debido a los análisis de control que se llevan a cabo, la situación es diferente en muchos países; incluso en Estados Unidos, las hepatitis B y C pueden arrasar entre los drogadictos que comparten jeringuillas.

A diferencia de la hepatitis A, la forma más leve y frecuente, las de tipo B y C pueden revestir mucha gravedad, hasta el punto de causar insuficiencia hepática o cáncer de hígado. Se dispone de una vacuna excelente para la hepatitis B, que debería administrarse a todos los niños mucho antes de empezar a mantener relaciones sexuales. Por desgracia, no existe ninguna vacuna para la hepatitis C.

VIH y Sida
El Sida es el abanderado en la prevención de las ETS. Desde que se identificó por primera vez en cinco personas del género masculino de Los Ángeles (EE. UU.) en 1981, el VIH se ha convertido en una catástrofe mundial que afecta a decenas de millones de personas y se cobra más de tres millones de víctimas cada año. En todo el mundo, la infección tiene la misma prevalencia en hombres y mujeres, pero en Estados Unidos es mayor en el género masculino que en el femenino, en una relación 3:4.

El virus de la inmunodeficiencia humana (VIH) es extremadamente mortal, dada su «capacidad» especial de infectar los linfocitos T colaboradores del organismo, las células inmunitarias que estimulan y coordinan gran parte del sistema inmunológico. El propio VIH se introduce en el mecanismo más intrínseco de las células, pero en vez de quedarse latente (como ocurre a veces con el virus del herpes simple), destruye las células inmunitarias. Eso abre las puertas a una ingente variedad de microbios causantes de las devastadoras infecciones que convierten la infección por el VIH en la enfermedad del Sida propiamente dicha. Asimismo, permite que las células tumorales que normalmente estarían controladas por el sistema inmunológico lleguen a ser dominantes, con lo cual se aparecen diversos tipos de cáncer que se suman a la terrible carga que supone el Sida.

Mediante análisis de sangre fiables y económicos que se realizan en numerosos centros puede detectarse la presencia del VIH y determinar en qué medida ha afectado el virus al sistema inmunológico. ¿Quién debería realizarse estos análisis? Todas aquellas personas que tienen riesgo de contraer la infección por el VIH por adoptar conductas sexuales de riesgo (homosexuales y heterosexuales), por el consumo de drogas (intravenosas), por una transfusión (en caso de que la sangre no se haya sometido a un análisis para detectar el VIH) o por otros tipos de contacto con sangre o líquidos corporales que puedan estar contaminados. Si se diagnostica la infección por el VIH de forma inmediata, se puede ayudar a limitar su propagación, además de instaurarse el tratamiento combinado con varios fármacos que ha cambiado el curso del VIH, ya que permite que muchos pacientes vivan y estén en activo durante muchos años.

En aquellos países que pueden permitírselo, el tratamiento contra el VIH suele controlar, aunque en ningún caso curar, la infección. Dada la gran eficacia de los medicamentos antirretrovirales, muchos individuos se están relajando frente al VIH, lo cual es un grave error.

El control de las ETS

La epidemia de la infección por el VIH sirve de ejemplo de dos puntos clave de las ETS: que el sexo se desplaza con rapidez y que el sexo seguro es el único modo de evitar que la infección siga su curso.

Todas las personas con ETS deberían informar acerca de sus relaciones sexuales a las organizaciones sanitarias públicas, que realizarán un seguimiento de los contactos sexuales manteniendo la confidencialidad del paciente. Dado que las ETS se transmiten en grupo, todo aquél en contacto con una ETS debe realizarse pruebas de detección de las demás.

La disfunción sexual

Puesto que los jóvenes son el segmento más activo (así como el más imprudente) de la población, desde el punto de vista sexual, son especialmente vulnerables a contraer ETS. A muchos hombres de edad avanzada tal vez les gustaría tener este tipo de actitudes, puesto que la madurez comporta un aumento del riesgo de presentar impotencia (véase la página 402). Sin embargo, existen otros trastornos que afectan la sexualidad, la erección y la eyaculación, y que pueden aparecer en hombres de todas las edades.

Muchos de los trastornos sexuales son una mezcla de mitos sobre la sexualidad masculina, desinformación sobre la fisiología masculina y la falta de disposición a compartir las cuestiones personales que caracteriza en general al género masculino. A continuación, se enumeran diez mitos habituales:

- Un hombre de verdad siente deseo sexual en todo momento.
- El hombre siempre debe llevar la iniciativa y las riendas en las relaciones sexuales.
- La virilidad se equipara a un gran pene y a una erección rígida.
- Un hombre de verdad nunca fracasa.
- El acto sexual lo es todo, los sentimientos apenas cuentan.
- El sexo debería culminar siempre en la penetración y la eyaculación.
- El sexo debería ser espontáneo y natural, con mucha actividad pero con poca planificación y menos conversación.
- El sexo debería ser siempre placentero para ambos miembros de la pareja.
- La intimidad se asocia al sexo, y el sexo se asocia a una erección rígida.
- Ya nadie se cree todo esto, lo cual es el mito más grande de todos.

Los mitos sexuales forman parte de la cultura popular y los perpetúan ambos sexos por igual. (Woody Allen, en *El dormilón*: «Mi cerebro es mi segundo órgano favorito». Mae West: «Es difícil encontrar un hombre duro» y «Demasiado de algo bueno es maravilloso».) No tiene nada de malo bromear acerca del sexo, pero para muchos hombres no es motivo de risa. La mitología sexual puede afectar a cuerpo y mente; un ejemplo de ello, y no es broma, es la creciente popularidad de la que goza la cirugía estética para aumentar el tamaño del pene (faloplastia).

El tipo de disfunción sexual masculina más importante es el deterioro de la capacidad para llegar a la erección o para mantenerla. Aunque los médicos usan el término *impotencia*, los hombres huyen, con razón, de esta palabra porque connota una pérdida global de potencia, con lo cual se perpetúa otro mito que equipara el sexo con la potencia. No obstante, el sintagma políticamente correcto, disfunción eréctil, tampoco es muy adecuado, puesto que se apropia de un término que podría referirse a muchos tipos de problemas de índole eréctil y se aplica a uno solo. De hecho, existen otros tipos de disfunción sexual masculina, muchos de ellos asociados a la erección o la eyaculación. A continuación, se revisan someramente.

La falta de deseo
El sexo forma parte de la vida, y muchos acontecimientos pueden afectar al deseo sexual. Los médicos intentan primero buscar la explicación en las hormonas, y la verdad es que tiene cierta lógica, puesto que las concentraciones bajas de testosterona o las cifras altas de prolactina, una de las hormonas segregadas por la hipófisis, pueden hacer disminuir la libido o acabar con ella. Sin embargo, estas deficiencias endocrinas son en realidad poco frecuentes. Mucho más a menudo, la disminución del deseo sexual es un reflejo de la fatiga, el estrés, la depresión o los conflictos interpersonales. Cuando se enfrentan a estos problemas, muchos hombres recurren al alcohol, lo cual es un error, ya que beber puede aumentar los trastornos sexuales. Y dado que el sexo requiere un cuerpo sano así como una mente receptiva, prácticamente todas las enfermedades físicas pueden mermar el deseo, al menos de forma temporal. Además, algunos de los medicamentos que se recetan con más frecuencia pueden hacer disminuir la libido. Bajo sospecha se encuentran varios tratamientos para la ansiedad, la depresión, la hipertensión, la enfermedad cardíaca y las alergias. Excepto los ansiolíticos, la mayoría puede afectar de forma adversa tanto a la erección como a la excitación sexual (véase la tabla 10.1 en la página 406).

De hecho, cualquier trastorno que dificulte la actividad sexual o la haga dolorosa puede hacer perder el interés por el sexo.

La eyaculación precoz

La eyaculación precoz es un trastorno habitual que aparece en hombres de todas las edades y provoca frustración e insatisfacción en ambos miembros de la pareja. Puesto que la duración de una relación sexual normal y satisfactoria para la pareja difiere en gran medida, la eyaculación precoz no puede definirse simplemente en función de la duración de la erección masculina, sino que es aquella que se produce antes de lo deseado. A veces ocurre al principio de la estimulación sexual, incluso antes de que exista una erección completa, pero también puede producirse más tarde, después de la penetración pero antes de que ambos miembros de la pareja obtengan placer. En cualquier caso, es un trastorno que requiere tratamiento.

Hasta hace poco, el único tratamiento para la eyaculación precoz era la terapia conductual. Quizá la técnica más difundida es la desarrollada por Masters y Johnson, basada en «detenerse y oprimir». Si el hombre siente que va a llegar al orgasmo de forma precoz, debe interrumpir temporalmente la actividad sexual. A continuación, él mismo (o su pareja) oprime el tronco del pene entre el pulgar y dos dedos. Tras presionar levemente la zona inferior del glande (cabeza del pene) durante veinte segundos, se deja libre el pene y se retoma la actividad sexual. Esta técnica puede repetirse tantas veces como sea necesario. Si todo va bien, el hombre aprenderá finalmente a retrasar la eyaculación sin necesidad de usar esta técnica.

La terapia conductual es inocua y sencilla, además de ser eficaz entre el 60 y 90 por ciento de los hombres con eyaculación precoz. Sin embargo, precisa de la colaboración de ambos miembros de la pareja y es frecuente que el trastorno vuelva a presentarse. En consecuencia, el tratamiento farmacológico está cobrando cada vez más importancia.

El tratamiento farmacológico no empezó con un enfoque científico razonado dirigido a erradicar el problema de la eyaculación precoz, sino con un efecto secundario no previsto. Algunos hombres que tomaban antidepresivos se quejaban de un retraso en la eyaculación. A partir de ahí, fue lógico tratar la eyaculación precoz con antidepresivos, y los resultados han sido favorables tanto con los conocidos inhibidores selectivos de la recaptación de serotonina (SSRI) como con los veteranos antidepresivos tricíclicos. Uno de los medicamentos más eficaces de este tipo es la sertralina, que puede tomarse entre las cuatro y seis horas previas a la relación sexual o cada día. Puesto que los antidepresivos pueden provocar efectos secundarios desagradables por sí mismos, la mayoría de los hombres con eyaculación precoz deberían probar primero la terapia conductual. Aun así, es reconfortante saber que también disponemos de medicamentos eficaces.

La eyaculación retardada

Mientras que la eyaculación precoz no está causada en ningún caso por una enfermedad, la de tipo retardado puede ser consecuencia de problemas psicológicos o físicos. El alcohol, los medicamentos (como los antidepresivos y algunos antihipertensivos) y la diabetes son, entre otras, las causas más frecuentes de eyaculación retardada o inhibida. Si los fármacos son el origen del trastorno, éste suele responder a un cambio de medicación. Los problemas psicológicos a menudo se solventan con técnicas conductuales o con el asesoramiento de un sexólogo.

La eyaculación retrógrada

Durante la eyaculación normal, el semen se expulsa del pene por la contracción muscular del cuello de la vejiga, con lo cual se evita que entre en la vejiga. En la eyaculación retrógrada, o seca, los músculos de la vejiga no desempeñan bien su función, por lo que el semen asciende por la uretra hacia la vejiga en vez de dirigirse hacia el exterior. Se trata de una de las complicaciones habituales de la cirugía prostática, ya que aparece en el 50 o 75 por ciento de los hombres sometidos a una resección transuretral de la próstata (TURP; véase el capítulo undécimo). La eyaculación retrógrada también puede deberse a la diabetes o, con una frecuencia menor, a los medicamentos. Aunque la eyaculación retrógrada perjudica la fertilidad, no elimina necesariamente la placentera sensación del orgasmo.

El priapismo

El priapismo es más que una erección continua. Se trata de una erección prolongada y dolorosa del miembro viril que no está ligada al deseo sexual y no desaparece tras la eyaculación. Mientras que la eyaculación retardada que hemos mencionado con anterioridad es un problema sexual, el priapismo es un problema médico y puede convertirse en una urgencia médica.

Este trastorno se debe a un defecto de los vasos sanguíneos que controlan la erección del pene. El priapismo venooclusivo o de flujo bajo se produce cuando la contracción de las venas del pene evita que la sangre salga de éste; el priapismo arterial o de flujo alto se debe a la dilatación anómala de las arterias del pene, lo cual permite que entre en éste una cantidad excesiva de sangre. En cualquier caso, el pene se congestiona, y si no recibe tratamiento, permanece erecto entre seis y veinticuatro horas. A pesar de las similitudes entre ambos tipos de priapismo, las diferencias son cruciales.

El priapismo arterial suele estar causado por un traumatismo. La mejor manera de diagnosticarlo es realizando una ecografía Doppler, y suele tratarse mediante embolización arterial, que obstruye el canal arterial defectuoso, responsable de la entrada en exceso de sangre en el pene. En el priapismo venooclusivo, más habitual, los tejidos se ven privados de oxígeno, por lo que se experimenta un gran dolor en el pene, que puede quedar dañado de forma permanente si no se aplica un tratamiento inmediato. El priapismo venooclusivo puede tener varias causas, como la anemia de células falciformes, los fármacos por vía oral (trazodona, clorpromazina, hidralazina, etc.), los medicamentos inyectados en el pene para tratar la impotencia (alprostadil, papaverina y fentolamina), el alcohol, la cocaína y los tumores en el pene, que aparecen con poca frecuencia. Sin embargo, a menudo se ignora la causa, que puede estar relacionada con la existencia de erecciones nocturnas o por estímulos sexuales que se escapan a los mecanismos de control normales. Con independencia de la causa, el priapismo venooclusivo debe recibir tratamiento urgente para evitar heridas e impotencia.

Los hombres afectados de priapismo deberían aplicarse bolsas de hielo y analgésicos mientras se dirigen al servicio de urgencias. El urólogo puede controlar normalmente el problema, aspirando sangre de los cuerpos cavernosos congestionados e inyectando medicamentos vasoconstrictores como fenilefrina o adrenalina directamente en estos tejidos.

Aunque el priapismo es el problema eréctil más grave, es también el menos frecuente. Aun así, nos recuerda que la disfunción eréctil es un tema más adecuado para los médicos que para las tiras cómicas.

La enfermedad de Peyronie
En 1743, François de la Peyronie describió el caso de un paciente con «tejido fibroso parecido a las cuentas de un rosario que causaba un encorvamiento hacia arriba del pene durante la erección». La enfermedad que lleva su nombre causa deformidad en el pene y disfunción eréctil. Se trata de un trastorno poco habitual que afecta aproximadamente al uno por ciento de los hombres, normalmente entre los cuarenta y cinco y sesenta años. Aunque se desconoce su etiología, se cree que se debe a un traumatismo o inflamación de la túnica albugínea que da lugar a una placa de tejido fibroso en esta fina estructura que sustenta y rodea los cuerpos cavernosos.

La placa de tejido fibroso produce la curvatura del pene erecto. La placa puede ser dolorosa y la curvatura puede dificultar las relaciones sexuales. En la mayoría de los casos, la enfermedad se inicia de forma gradual y evoluciona lentamente, a lo largo de uno o dos años. En muchos casos, la progresión se estabiliza, y en algunos individuos desaparece de forma espontánea. Suele recomendarse el tratamiento por vía oral con vitamina E, y en ocasiones se receta aminobenzoato potásico; también se ha abogado por el empleo de inyecciones de verapamilo, un calcioantagonista, o dexametasona, un esteroide de la familia de la cortisona. Sin embargo, el único tratamiento con eficacia demostrada es la cirugía, que debe reservarse para los casos que presentan un dolor considerable o un deterioro de la actividad sexual; la cirugía no debe realizarse nunca hasta que la placa haya madurado y la enfermedad se haya estabilizado.

La hematoespermia

La mayoría de los hombres no han oído hablar de la hematoespermia y pocos conocen el significado de este término médico. No obstante, todos los que desarrollan este trastorno se dan cuenta de repente de que algo falla, y la mayoría se muestran sumamente preocupados por la presencia de sangre *(heme)* en el semen *(spermia)*.

En la hematoespermia, la sangre puede ser reciente y de color rojo brillante, o bien amarronada, lo cual indica que la hemorragia se ha producido como mínimo varias horas antes de la eyaculación. Es posible que sólo salgan unas gotas de sangre o bien que todo el líquido eyaculado esté teñido de rojo. Puede ser que la sangre sea el único síntoma o que la eyaculación se haya acompañado de molestias o dolor. Pero independientemente de si la sangre es reciente o no, escasa o abundante, dolorosa o indolora, el eyaculado sanguinolento asusta tanto al hombre como a su pareja. Lo primero que se teme es que se padezca cáncer, una enfermedad venérea, una deficiencia sexual o esterilidad. Si bien estos temores son comprensibles, quizá inevitables, ¿son fundados desde el punto de vista médico? ¿La hematoespermia es un trastorno tan grave como parece?

El semen contiene líquidos de tres tipos; los líquidos ricos en esperma procedentes del conducto deferente constituyen aproximadamente el diez por ciento del volumen total, las secreciones de la próstata representan el veinte por ciento y los líquidos de las vesículas seminales conforman el setenta por ciento. La sangre puede mezclarse con el semen en cualquiera de estos líquidos. Los médicos han identificado numerosas causas de este trastorno:

Anomalías funcionales. En muchos casos, la hematoespermia parece ser consecuencia de un trastorno de la función del sistema eyaculador que no se debe a anatomía patológica. Por ejemplo, a veces la hematoespermia se atribuye a una abstinencia sexual prolongada que provoca que las vesículas seminales estén excesivamente llenas.

Inflamación e infección. La mayoría de los pacientes con inflamación de la próstata (prostatitis; véase el capítulo undécimo) o del epidídimo (epididimitis; véase el capítulo noveno) padecen dolor pélvico o escrotal, fiebre o micción lenta y dolorosa. Sin embargo, algunos desarrollan hematoespermia, con o sin los síntomas inflamatorios más característicos. La causa suele ser una infección bacteriana, pero en casos muy concretos puede deberse a infecciones víricas, tuberculosis o incluso infestaciones parásitas.

Cálculos y quistes. En la próstata y las vesículas seminales pueden formarse pequeños cálculos, y en las glándulas accesorias y los conductos de los órganos reproductores pueden desarrollarse quistes. La hematoespermia puede deberse a cualquiera de estos factores, bien se presenten en solitario o acompañados de otros síntomas.

Anomalías vasculares. La mayoría de los hombres piensan inmediatamente en las piernas cuando se les habla de varices. Algunos también creen que las hemorroides son venas varicosas ubicadas en el recto. Y otros con hematoespermia se dan cuenta de que el trastorno que padecen se origina por la inflamación de las venas en las vesículas seminales o la próstata.

Tumores. Es la posibilidad que más preocupa a los pacientes, pero es una de las etiologías menos frecuentes de la hematoespermia. Aun así, el cáncer de próstata es una causa muy poco habitual de eyaculación sanguinolenta, y todavía lo son menos el cáncer de vesículas seminales, el de uretra o el de testículos.

Tratamiento médico. Dado su mayor uso para diagnosticar el cáncer de próstata, la biopsia prostática transrectal es en estos momentos la causa más habitual de hematoespermia. Existen otras pruebas urológicas que pueden dar lugar a la emisión de sangre en el semen.

¿La hematoespermia es un trastorno grave? Depende de a quién se le formule la pregunta. La mayor parte de los que la padecen creen que es muy grave, con lo cual coinciden sus parejas. Muchos médicos que sólo han tratado uno o dos casos no saben muy bien qué opinar, y en las publicaciones médicas se ofrece un amplio abanico de respuestas.

Los datos más fiables proceden de los urólogos de la Clínica Mayo (EE. UU.), que evaluaron a doscientos pacientes con hematoespermia y lograron observar a 150 de ellos durante un período de entre cinco y veintitrés años. La edad de éstos oscilaba entre los veinte y setenta y cuatro años, aunque la mayoría tenía entre cuarenta y setenta. En el 85 por ciento de los casos, la hematoespermia era un trastorno recurrente, mientras que el resto sólo había presentado un único episodio.

En el 63 por ciento de los pacientes, los estudios urológicos exhaustivos fueron totalmente negativos. En el resto de los pacientes, se detectaron diversas anomalías, como hiperplasia prostática benigna en el 17 por ciento, cálculos prostáticos en el siete por ciento y defectos venosos en el ocho por ciento. Sin embargo, ninguno de estos trastornos parecía grave y los urólogos de la Clínica Mayo no sabían con certeza si eran ellos quienes provocaban realmente la hemorragia o si se debía a causas independientes o fortuitas.

Aunque el 29 por ciento de ellos presentaron brotes de hematoespermia durante el período de seguimiento, la mayoría no padeció enfermedad genitourinaria. Apareció hiperplasia prostática benigna en el 18 por ciento y cáncer de próstata en el cuatro por ciento; en un caso se detectó cáncer de vejiga y en otro, cálculos renales. Ni siquiera en estos casos se demostró que la hemorragia inicial se asociara a las enfermedades urológicas que desarrollaron años más tarde.

En este estudio, como en otros, la hematoespermia resultó ser un trastorno notablemente benigno. La mayoría de los que la padecen acuden corriendo al médico en busca de pruebas y tratamientos intensivos, pero rara vez es necesario realizar pruebas sofisticadas. El médico debe efectuar un examen de tacto rectal, así como explorar los testículos y el escroto del paciente. Si existe cualquier tipo de duda sobre el origen de la hemorragia, debe pedirse al paciente que eyacule en un preservativo para comprobar si en el semen hay emisión de sangre. En cualquier caso, siempre es importante llevar a cabo un análisis y un cultivo de orina.

Si el examen físico y el análisis de orina son normales, no hace falta realizar más pruebas. Sin embargo, si existe cualquier sospecha de que pueda tratarse de una enfermedad grave, puede ser útil llevar a cabo otras pruebas, como la determinación de la concentración sanguínea de antígeno prostático específico y técnicas de imagen como la ecografía transuretral o la resonancia magnética para visualizar la próstata y la vesícula seminal. En pacientes concretos puede ser necesario realizar otro tipo de pruebas diagnósticas.

No existe ningún tratamiento específico para la hematoespermia. Dado que la prostatitis es un trastorno tratable y relativamente frecuente, muchos médicos recetan un antibiótico capaz de introducirse en la próstata, al menos cuando se detecta el primer episodio de hematoespermia. Sin embargo, el tratamiento más importante es también el más sencillo, la calma. Al fin y al cabo, en la mayoría de los casos, la hematoespermia es un trastorno benigno.

Dispareunia o coito doloroso
Aunque aparece con mucha más frecuencia en la mujer, la dispareunia (coito difícil o doloroso) también puede afectar al hombre. Puede deberse a una inflamación o infección de la próstata, el epidídimo o la vejiga. Aún más habitual es que el dolor se origine a raíz de una inflamación del propio pene. La balanitis es la inflamación del bálano o glande y se presenta más a menudo en los hombres no circuncidados, sobre todo en los diabéticos. Asociada a ella está la fimosis, un trastorno que se produce por la estrechez del orificio del prepucio, que impide que se retraiga con normalidad durante la erección para que salga el glande. Ambos trastornos suelen responder a una higiene genital adecuada, reforzada con pomadas antifúngicas o antibacterianas. Si bien puede aliviarse la fimosis estirando con suavidad del prepucio, el remedio definitivo es la circuncisión (véase el capítulo noveno).

La disfunción eréctil: la impotencia
Durante muchos años, los médicos la han denominado *impotencia*, un término procedente del latín que significa «falta de poder». En 1992, un grupo de consenso designado por los National Institutes of Health (Institutos Nacionales de la Salud) sugirió el término de *disfunción eréctil* con el fin de eliminar el estigma de la disfunción sexual y lograr que los hombres se sintieran libres para comentar su problema y soli-

citar ayuda. Aunque era una buena idea, no funcionó, ya que los trastornos sexuales masculinos siguieron ocultos. Sin embargo, en 1998, el *Viagra*® y Bob Dole triunfaron allí donde los científicos habían fracasado, y la sexualidad masculina volvió a ser un tema candente. La reciente aceptación de las antiguas realidades sexuales hace que cualquiera de los dos términos sea admisible en la actualidad.

¿Qué es la impotencia?
Para simplificar, la impotencia es la incapacidad de tener una erección normal. No obstante, todos los hombres experimentan disfunción eréctil en alguna ocasión. Los médicos delimitan el diagnóstico de impotencia a aquellos casos en que el hombre es incapaz de desarrollar y mantener una erección suficiente para la penetración en como mínimo un 25 por ciento de los intentos. Incluso basándonos en esta estricta definición, la impotencia es muy frecuente, ya que afecta a muchos millones de estadounidenses.

Los factores de riesgo
La edad es el factor de riesgo más decisivo; sólo el 2 por ciento de los hombres de cuarenta años padecen impotencia, pero la prevalencia aumenta de un modo uniforme con la edad. En el Massachusetts Male Aging Study (Estudio sobre el Envejecimiento Masculino de Massachusetts) se obtuvieron datos interesantes. Se detectó impotencia en el 25 por ciento de los participantes de sesenta y cinco años, en el 55 por ciento de quienes tenían setenta y cinco y en el 65 por ciento de los que tenían ochenta. El 35 por ciento de los hombres de edades comprendidas entre los cuarenta y setenta años sufría una impotencia de moderada a grave, mientras que el 52 por ciento de todos ellos experimentó como mínimo un cierto grado de disfunción eréctil.

Si bien la disfunción eréctil aumenta con la edad, la causa no es el proceso de envejecimiento normal. Aunque es cierto que las concentraciones de testosterona suelen descender con la edad (véase la página 424), se mantienen en valores normales en la mayoría de los ancianos. También es verdad que los tejidos pierden elasticidad, que la conducción nerviosa se vuelve más lenta y que aumenta el estrés mental con el paso de los años. Sin embargo, no se puede culpar a ninguno de estos factores de la desconcertantemente alta prevalencia de la impotencia en los hombres de edad avanzada, sino que el problema parece ser el desarrollo gradual de enfermedades que dañan los vasos sanguíneos y los nervios (sobre todo la diabetes, la hipertensión y la aterosclerosis). Puesto que dañan las arterias, el consumo de tabaco y las cifras elevadas de colesterol son también importantes factores de riesgo. Otra explicación son los medicamentos utilizados para tratar enfermedades crónicas. Los tratamientos administrados durante la enfermedad prostática también dan cuenta del riesgo al que están sometidos los ancianos. Asimismo, la radioterapia pélvica o la extirpación quirúrgica de la vejiga o el recto también pueden desempeñar un papel, dado que al igual que el cáncer de próstata, el cáncer de vejiga y el de recto aparecen con más frecuencia en los individuos de edad avanzada.

En un reciente informe del Estudio de los Profesionales de la Salud se ofrecen más datos al respecto, afirmándose que el modo de vida también influye, ya que la forma de vivir del hombre afecta a su forma de amar. En concordancia con las investigaciones previas, el estudio demostró que la edad y la hipertensión eran factores de riesgo importantes, pero también reveló que la obesidad aumentaba el riesgo, mientras que la práctica de ejercicio físico y el consumo de alcohol en pequeñas dosis conferían protección. Los efectos fueron considerables. Por ejemplo, un hombre con una cintura de 106 centímetros tenía casi un 50 por ciento más de probabilidades de padecer impotencia que uno con una cintura de 81, incluso después de realizar ajustes por edad, diabetes y otros factores de riesgo. Asimismo, los que practicaban ejercicio treinta minutos al día tenían un 41 por ciento menos de probabilidades de sufrir disfunción eréctil que los sedentarios. El efecto del alcohol es más complejo; un hombre que consume una media de una o dos copas al día tiene un 33 por ciento menos de probabilidades de presentar impotencia que un abstemio, pero en el que bebe una mayor cantidad de alcohol se registra un riesgo mayor.

¿De qué forma puede mejorar la vida sexual masculina el mantenerse delgado, el practicar ejercicio físico y el beber poco alcohol (no demasiado)? No se trata simplemente de atraer a la pareja, sino de proteger las arterias (véanse los capítulos cuarto, quinto y séptimo). En lo que respecta a la función eréctil, el pene actúa como una gran arteria. Todo lo que dañe los vasos sanguíneos, perjudica la función eréctil, mientras que todo lo que protege la salud cardiovascular, mantiene intacta la función sexual.

Puesto que en la erección intervienen muchas partes del organismo en acción, apenas sorprende que existan trastornos de muy diversa índole que puedan impedirla.

La medicación. Uno de los principales culpables no es la enfermedad, sino la medicación. Muchos fármacos pueden provocar impotencia, entre otros efectos secundarios. Los ancianos son especialmente vulnerables. Por desgracia, los individuos de edad avanzada suelen tomar más de un medicamento que podría causar disfunción eréctil, y también pueden padecer trastornos médicos que provocan impotencia.

No disponemos de un modo sencillo para comprobar si la causa son los medicamentos, sino de un proceso de prueba y error en el que el paciente deja de tomar un fármaco y se esperan entre dos y seis semanas para confirmar si vuelve a presentar erecciones. Sin embargo, muchos medicamentos bajo sospecha son importantes para la salud, por lo que sólo el médico debe poner a prueba los fármacos que receta, si bien el paciente también desempeña un papel importante. En primer lugar, debe informar de la disfunción eréctil que padece y, a continuación, tiene que entregar al médico una lista de todos los medicamentos que toma, tanto con receta médica como sin ella. Aunque puede parecer evidente, muchos hombres no sacan el tema y muchos médicos se olvidan de preguntar.

Se ha calculado que hasta un 25 por ciento de todos los casos de impotencia se deben a la medicación. Incluso si la cifra es alta, los medicamentos son siempre la primera causa que debe considerarse, sobre todo porque es la que se puede evitar con mayor facilidad. En la tabla 10.1 se muestra una lista parcial de fármacos que provocan impotencia. Es más probable que este efecto secundario aparezca más con algunos medicamentos de la lista (como los beta-bloqueantes) que con otros (como los inhibidores de la enzima convertidora de la angiotensina —ACE).

Tabla 10.1
Algunos fármacos que pueden causar impotencia

Tipo de medicamento	Ejemplos
Inhibidores de la ECA*	Captopril, etc.
Alfa-bloqueantes*	Prazosina, etc.
Antidepresivos	Amitriptilina, fluoxetina, etc.
Antifúngicos	Ketoconazol
Antiulcerosos	Cimetidina, etc.
Beta-bloqueantes	Propranolol, etc.
Antagonistas del calcio*	Diltiazem, etc.
Anticolesterolémicos*	Niacina, lovastatina, etc.
Diuréticos	Clortiazida, espironolactona, etc.
Nitratos*	Dinitrato de isosorbida, etc.
Tranquilizantes	Diazepam, tioridazina, etc.
Otros	Finasterida, estrógenos, antiandrógenos, antihistamínicos, anticolinérgicos, anticancerosos

*Con menos probabilidades de causar disfunción eréctil.

Alcoholismo, tabaquismo y abuso de sustancias tóxicas. Algunos hombres con disfunción eréctil pueden verse tentados a recurrir al alcohol para ahogar sus penas, lo cual es una mala idea. En grandes cantidades, el alcohol puede hacer disminuir los reflejos sexuales, y su ingesta prolongada puede dañar el hígado, aumentar las concentraciones de estrógenos y provocar impotencia. Las drogas como la cocaína, la heroína, los barbitúricos y las anfetaminas pueden producir disfunción sexual. Asimismo, el tabaco puede influir en la aparición de impotencia, probablemente porque es una causa de enfermedad vascular.

Trastornos vasculares. Puesto que la erección se basa en las arterias que llevan sangre al pene, las enfermedades arteriales son las causas más frecuentes de impotencia. La aterosclerosis («endurecimiento de las arterias») encabeza la lista; la hipertensión, las cifras anormales de colesterol, la diabetes y el consumo de tabaco aumentan el riesgo masculino de desarrollar aterosclerosis e impotencia.

Impotencia neurológica. Los trastornos del sistema nervioso provocan disfunción eréctil con frecuencia. La diabetes es la causa más habitual de este tipo de lesión nerviosa. Además, los nervios pueden quedar dañados con el alcoholismo, la esclerosis múltiple y las lesiones medulares. Dado que el sillín presiona los nervios y las arterias que llegan al pene, el ciclismo durante períodos prolongados puede producir también disfunción eréctil.

Diabetes. La diabetes, una causa muy habitual de impotencia, puede impedir la erección si daña los vasos sanguíneos o los nervios. Hasta el 50 por ciento de los diabéticos padecen disfunción eréctil en algún momento de su vida. Ésta es la mala noticia, pero la buena es que el control estricto de la concentración sanguínea de azúcar puede prevenir esa disfunción.

Cáncer de próstata y tratamiento de las enfermedades prostáticas. Aunque la próstata, por sí misma, no interviene en la erección, está ubicada cerca de los nervios que sí son fundamentales para ésta. El cáncer de próstata avanzado puede invadir estos nervios, con lo cual aparece impotencia. Además, la impotencia es un efecto secundario habitual de la cirugía o la radioterapia en el cáncer de próstata (véase el capítulo duodécimo). Con menos frecuencia puede aparecer como consecuencia de la cirugía practicada en la hiperplasia prostática benigna (véase el capítulo undécimo).

Trastornos endocrinos. Muchos hombres con impotencia culpan a las hormonas, pero a pocos se les puede dar la razón. Los trastornos endocrinos no causan más del quince al veinte por ciento de todos los casos de impotencia. El hipogonadismo, o insuficiencia testicular, se caracteriza por un descenso de las concentraciones de testosterona y constituye la causa endocrina más importante de la disfunción eréctil. Una concentración anormalmente alta de prolactina, que suele deberse a un tumor en la hipófisis, ocupa el segundo lugar. Con menos frecuencia, las enfermedades de la glándula tiroides o de las glándulas suprarrenales provocan impotencia.

Causas psicológicas. Hasta hace poco, la mayoría de los casos de impotencia se achacaban a la ansiedad o la depresión. De hecho, muchos hombres con impotencia padecen trastornos psicológicos, pero en este momento se sabe que los trastornos mentales se originan a raíz de la impotencia en vez de a la inversa. Aun así, el 15 por ciento de todos los casos de impotencia se debe principalmente a factores psicológicos. Es probable que los que desarrollan la impotencia de forma muy repentina, o aquellos que sólo la padecen con una pareja pero no con las demás, sufran impotencia psicológica. Una pista aún más importante es la presencia de erecciones nocturnas o matutinas. La mayoría de los hombres sanos experimentan entre tres y cinco erecciones nocturnas; las causas «orgánicas» o «físicas» de la impotencia impiden que se produzcan erecciones nocturnas, pero las psicológicas no.

La evaluación

Los médicos pueden aprender mucho sobre la impotencia elaborando una historia médica exhaustiva del paciente y realizando una exploración física. El paciente debe informar del momento y el modo en que se inició la disfunción sexual, así como de la presencia o ausencia de deseo sexual, disfunción eréctil o dificultad para eyacular y llegar al orgasmo. Debe poner al corriente de las enfermedades que ha padecido y de las intervenciones quirúrgicas a las que se ha sometido, así como de la medicación que toma en ese momento. Es de especial importancia confirmar la presencia o ausencia de erecciones nocturnas, que son más evidentes al levantarse por la mañana. Asimismo, el paciente debe comunicar la existencia de cualquier síntoma de estrés o depresión.

En numerosos pacientes con impotencia no se detecta ninguna anomalía en la exploración física, pero en otros permite sospechar causas subyacentes. El médico debe medir la tensión arterial con el paciente tumbado y de pie. Asimismo, debe evaluar la circulación en las extremidades inferiores, lo que a menudo puede permitir sospechar la existencia de una enfermedad vascular. Si el tamaño de los testículos es demasiado pequeño o el de las mamas demasiado grande, esto puede indicar la existencia de una deficiencia hormonal. Debe realizarse un examen de tacto rectal para explorar la próstata. Entre las pruebas neurológicas deben incluirse comprobaciones sencillas de la sensación y los reflejos en las piernas, así como pruebas de sensibilidad y reflejos rectales en las que se examinen los músculos en los que se apoya el escroto.

Las pruebas de laboratorio también pueden ayudar a averiguar las posibles causas de la impotencia. El médico puede solicitar la realización de un análisis de sangre para comprobar si existe diabetes, así como para conocer las concentraciones de testosterona, prolactina y colesterol.

Si con estos estudios no se halla la etiología de la impotencia, pueden llevarse a cabo pruebas más sofisticadas. En la monitorización de la tumescencia nocturna del pene, el hombre debe llevar puesto un pequeño manómetro mientras duerme para comprobar si se producen erecciones nocturnas. La estimulación sexual visual es un modo más sencillo pero menos habitual de detectar impotencia psicológica. Es improbable que aquellos que presentan erecciones por la noche o tras la estimulación sexual padezcan una disfunción sexual de origen orgánico.

Los urólogos pueden confirmar si existe impotencia vascular inyectando un fármaco que dilata las arterias directamente en el cuerpo cavernoso del pene. Si la circulación en el pene del paciente es normal, éste desarrollará una erección completa y rígida en el transcurso de entre diez o quince minutos. Si la prueba no tiene un resultado normal o si el paciente prefiere someterse a una prueba menos cruenta, pueden evaluarse las arterias del pene, los cuerpos cavernosos y el flujo sanguíneo en el pene mediante una ecografía Doppler color.

La impotencia puede comportar la realización de numerosas pruebas. En todos los casos se debería contar con datos procedentes de una historia médica completa, exámenes físicos y análisis de sangre básicos, pero pocos casos se benefician de las pruebas sofisticadas o cruentas, sobre todo desde que se dispone de nuevos tratamientos.

El tratamiento de la impotencia

El mejor modo de tratar cualquier trastorno médico es atajar su causa subyacente. Por desgracia, en el caso de la impotencia es una tarea difícil. Si la culpa es de la medicación, ésta puede, y debe, cambiarse, o bien suspenderse su administración. Si la culpa es de los factores psicológicos, el asesoramiento psicológico o la visita al sexólogo pueden dirigirse a la causa subyacente. Las deficiencias hormonales también pueden corregirse. Cuando la impotencia se debe a las bajas concentraciones de testosterona, los pacientes pueden recibir inyecciones o aplicarse un parche o gel como tratamiento de sustitución hormonal (véase la página 427). Siempre debe comprobarse si existen signos de cáncer de próstata antes de empezar un tratamiento con testosterona, y llevarse un control periódico a lo largo del mismo. En los que tienen cifras normales de testosterona, el tratamiento de sustitución hormonal no es eficaz y, aun así, pueden padecer efectos adversos graves con dicha terapia. Los hombres con concentraciones altas de prolactina o con deficiencias de la glándula tiroides pueden recibir un tratamiento específico para estas alteraciones.

Sin embargo, como mínimo en la mitad de los casos de impotencia, no pueden solventarse los problemas subyacentes. La impotencia vascular y neurológica, la diabetes y la impotencia derivada de la cirugía prostática o la radioterapia se engloban en esta categoría. No obstante, quienes se encuentran en este caso no deberían desesperarse, ya que los avances terapéuticos han permitido ampliar las opciones disponibles.

Los hombres deberían considerar todas las alternativas; muchos se beneficiarán también del asesoramiento y las conversaciones sinceras en las que se aporte información sobre cómo los dos miembros de la pareja pueden quedar satisfechos incluso si el hombre no consigue tener una erección firme. Sin embargo, en un número considerable de pacientes (excepto en los que toman nitroglicerina y otros medicamentos compuestos de nitratos), el sildenafilo *(Viagra®)* es el punto de partida.

Viagra®

En abril de 1998, el horizonte sexual de Estados Unidos se transformó para siempre al entrar en escena el sildenafilo *(Viagra®)*. A los pocos días, la pequeña pastilla de color azul fue el tema central de las tertulias radiofónicas y de los programas de televisión emitidos a última hora de la noche. A las pocas semanas, el senador Bob Dole se convirtió de nuevo en un personaje popular, no por su perspicacia política sino por su debate comercial sobre la disfunción eréctil. Al cabo de un mes, se habían emitido 364 857 recetas de sildenafilo, en Estados Unidos, por lo que pasó a ser el medicamento vendido con más rapidez en toda la historia. En los albores del nuevo milenio, las ventas han alcanzado una cifra máxima de mil millones de dólares.

El mecanismo de acción del sildenafilo. El éxito cosechado por la pastilla azul deja al descubierto la ingente cantidad de hombres que padecen disfunción eréctil, así como su eficacia. Para que se produzca una erección con normalidad el hombre debe estar mentalmente receptivo y tener unas cifras adecuadas de testosterona, además de no presentar ninguna lesión arterial, venosa ni nerviosa. Sin embargo, también debe intervenir un diminuto mensajero químico denominado *óxido nítrico* (NO), que ejerce dos funciones cruciales, transmitir los impulsos de la excitación sexual entre los nervios y relajar las células del músculo liso en las arterias, con lo cual permite que se dilaten y dejen entrar más sangre en el pene.

El óxido nítrico es fundamental para que se produzca una erección normal, pero no actúa en solitario, sino que indica a las células arteriales que generen monofosfato de guanosina cíclico (GMPc), la sustancia química que es realmente la que aumenta el flujo sanguíneo que entra en el pene. No obstante, en los tejidos del pene también se produce fosfodiesterasa-5 (PDE_5), una enzima que descompone el GMPc.

En circunstancias normales, el pene genera la suficiente cantidad de GMPc como para producir una erección rígida y la suficiente cantidad de PDE_5 como para finalizar la erección una vez terminada la eyaculación. Pero en muchos hombres con disfunción eréctil, este complicado sistema está desequilibrado. En estos casos, el sildenafilo puede solventar el problema, ya que inhibe la PDE_5, aumentando la cantidad de GMPc. En muchos hombres, la cantidad adicional de GMPc permite que se produzca la erección en respuesta a la estimulación sexual.

La eficacia del sildenafilo. Aunque los estudios difieren en cuanto a diseño, la mayoría sugiere que aproximadamente el setenta por ciento de los hombres responde de forma favorable al sildenafilo. Es más eficaz en los que no tienen una causa orgánica identificable de impotencia (respuesta del 90 %) y su eficacia es menor en los diabéticos (respuesta del 50 %). En aquellos que han recibido tratamiento para el cáncer de próstata aparecen problemas especiales. Esto se debe a que es probable que todas las opciones terapéuticas dañen los nervios que van por la próstata en dirección al pene (véase el capítulo duodécimo). La investigación del sildenafilo continúa en este sentido, pero los resultados preliminares son dispares. Los hombres que se han sometido a una prostatectomía radical estándar responden rara vez, o nunca, a la administración de sildenafilo; sin embargo, entre una cuarta parte y la mitad de aquellos que se han sometido a una prostatectomía radical con conservación de los nervios sí responden. En cambio, es poco habitual observar una mejoría en los primeros nueve meses después de la cirugía en los hombres mayores de sesenta años, en los que tienen impotencia completa y en aquellos en que se ha conservado la función nerviosa en un solo lado de la próstata. El sildenafilo puede ser de utilidad en algunos hombres que presentan una impotencia debida a una braquiterapia o una radioterapia con haz externo, pero deben realizarse más estudios para determinar qué pacientes pueden obtener un mayor beneficio.

Los efectos secundarios. En los que no tienen una enfermedad cardiovascular, es un fármaco muy seguro. Su efecto secundario más habitual es el dolor de cabeza, que aparece hasta en el dieciséis por ciento de los pacientes. Entre otras reacciones adversas figuran el rubor facial, la congestión nasal, la indigestión y la diarrea. Aproximadamente el tres por ciento de los que toman sildenafilo presentan alteración visual, que suele consistir en un deterioro de la visión de los colores o en una borrosidad azulada. Al igual que los demás efectos secundarios frecuentes, estas deficiencias visuales son leves y transitorias, pero han motivado que la Federal Aviation Administration (Administración de la Aviación Federal) haya prohibido que los pilotos tomen sildenafilo en las seis horas previas a un vuelo. Los que padecen retinitis pigmentosa, una enfermedad ocular de la que se conocen muy pocos casos, deberían ir al oftalmólogo para consultar si pueden tomar sildenafilo.

El dolor de cabeza y la visión borrosa azulada son una cosa, pero los trastornos cardíacos son otra muy distinta. ¿El sildenafilo afecta al corazón?

El fármaco es inocuo en un corazón sano, pero todos los hombres con una enfermedad cardiovascular deben adoptar precauciones especiales, y algunos no pueden tomarlo bajo ningún concepto. El motivo es el efecto que éste ejerce en las arterias. Todas ellas, no sólo las ubicadas en el pene, generan óxido nítrico, de forma que cualquiera de ellas puede dilatarse a raíz de la administración de ese medicamento. Esto no ocurre a menudo, dado que esta pastilla se dirige de forma específica a la PDE_5, que se concentra principalmente en el pene. Sin embargo, existen otras arterias que contienen cierta cantidad de PDE_5, razón por la cual el sildenafilo reduce de forma transitoria la tensión arterial de los hombres sanos, normalmente entre 5 y 8 mmHg (milímetros de mercurio), un descenso muy poco importante.

Los nitratos orgánicos son medicamentos que dilatan las arterias, al aumentar la cantidad de óxido nítrico en ellas; de este modo, abren las arterias coronarias parcialmente obstruidas en los pacientes con angina de pecho. Sin embargo, dado que tanto los nitratos como el sildenafilo ejercen un efecto en el óxido nítrico, los fármacos no se combinan. En voluntarios sanos a los que se administró sildenafilo, seguido una hora más tarde de nitroglicerina, se redujo la tensión arterial entre 25 y 51 mmHg, una cifra que puede ser peligrosa. Todos los expertos convienen en afirmar que los que toman nitratos no pueden tomar sildenafilo. Aquí se incluyen todos los preparados que contengan nitroglicerina (nebulizadores o comprimidos con acción de corta duración, que se deshacen debajo de la lengua), los nitratos con acción de larga duración (dinitrato de isosorbida y mononitrato de isosorbida), los parches y cremas de nitroglicerina, y el amilnitrito o amilnitrato (utilizado por algunos hombres para aumentar la excitación sexual).

La American Heart Association (Sociedad Estadounidense de Cardiología) y el American College of Cardiology (Colegio Estadounidense de Cardiología) han publicado una serie de recomendaciones acerca de la administración de sildenafilo en hombres con trastornos cardiovasculares. Los puntos clave son los siguientes:

1. A los hombres que se les administre cualquier preparado que contenga nitratos (véase más arriba) no pueden tomar sildenafilo. Está contraindicado dentro de las veinticuatro horas posteriores a la toma de nitrato.

2. Los hombres con angina de pecho estable y leve a los que se les ha recetado nitroglicerina, pero necesitan tomarla muy pocas veces, deberían analizar con el médico los posibles riesgos del sildenafilo. El estrés de la actividad sexual podría desencadenar la aparición de la angina de pecho, con lo que se crearía la necesidad de administrarle nitroglicerina; incluso en un hombre con trastornos coronarios leves que rara vez requiere tomar nitroglicerina. En este tipo de pacientes puede ser útil realizar una prueba de esfuerzo. Aquellos hombres que pueden practicar ejercicio físico intenso sin desarrollar trastornos cardíacos, pueden mantener relaciones sexuales con una pareja estable sin que surja la necesidad de recibir nitroglicerina. Sin embargo, si un hombre que ha tomado sildenafilo desarrolla una angina de pecho durante el acto sexual, no debe tomar nitroglicerina, sino que debe interrumpir la actividad de inmediato y contactar con el médico si el dolor no desaparece rápidamente.

3. En los pacientes tratados con pautas antihipertensivas complejas en las que se combinan varios medicamentos puede ser peligroso el descenso de la tensión arterial que provoca el sildenafilo. El médico tal vez plantee la posibilidad de controlar la tensión arterial, midiéndola en la consulta tras administrarse una dosis de prueba de sildenafilo, a fin de identificar a los que están en situación de riesgo.

4. Se debe ser cauto en el caso de los que toman otros fármacos que prolongan la actividad del sildenafilo, como la eritromicina, la cimetidina, el diltiazem y el verapamilo. En aquéllos con enfermedad hepática o renal deberían tomarse precauciones similares, puesto que estos trastornos también pueden potenciar los efectos del sildenafilo.

Concienciada del peligro de la relación entre el sildenafilo y el corazón, la Food and Drug Administration (FDA, la Administración de Alimentos y Fármacos) también ha reforzado sus advertencias, instando a ser cautos con los pacientes que han sufrido un infarto de miocardio, ictus o alteraciones graves del ritmo cardíaco durante seis meses, los que tienen antecedentes de insuficiencia cardíaca congestiva o angina inestable, y los que presentan o bien hipotensión o hipertensión no controlada (más de 170/110 mmHg).

Aunque adoptar precauciones en estos pacientes es una postura inteligente y relevante, esto no debería intimidar a los hombres para que no tomen sildenafilo. De hecho, se trata de un fármaco bastante inocuo en los que respetan estas sencillas recomendaciones.

Los médicos de la Universidad de Pennsylvania (EE. UU.) obtuvieron resultados tranquilizadores al administrar sildenafilo a catorce hombres con trastorno coronario grave sometidos a cateterismo cardíaco; el fármaco no redujo el flujo sanguíneo que se dirigía al corazón, ni siquiera en las arterias más dañadas. Además, en un análisis realizado en el año 2000 en 1 137 hombres que tomaban medicamentos antihipertensivos no se hallaron pruebas de que el sildenafilo fuera perjudicial. Huelga decir que ninguno de los sometidos a estos estudios tomaba nitratos.

La administración de sildenafilo. A tenor de todas estas advertencias, ¿debería tomarse sildenafilo? Lo cierto es que nadie debería tomarlo sin necesidad o de un modo imprudente, pero 30 millones de estadounidenses se ven asediados por la impotencia y la mayoría puede tomar sildenafilo sin temor.

La pastilla de *Viagra®* se vende en tres formulaciones; la mayoría de los médicos recetan 50 miligramos al principio y luego reducen la dosis a 25 miligramos si el fármaco es eficaz o la aumentan a 100 miligramos si no lo es. Los que tienen riesgo de tener complicaciones deberían empezar siempre con la dosis de 25 miligramos, y todo el que toma el fármaco debería estar atento a sus posibles efectos secundarios. El sildenafilo actúa mejor con el estómago vacío, y debería evitarse consumir alcohol antes de tomarlo.

Por sí mismo, el sildenafilo no provoca una erección, pero sí mejora la respuesta eréctil a la estimulación erótica. Empieza a actuar a los treinta minutos de tomarlo y sus efectos pueden mantenerse hasta un máximo de cuatro horas. Sin embargo, para que sea más eficaz debe tomarse aproximadamente una hora antes de mantener relaciones sexuales. No debe utilizarse más de una vez al día. Tampoco es un afrodisíaco y debería tomarse sólo para corregir la impotencia, no para aumentar el rendimiento sexual. Los hombres que no responden a la dosis de 100 miligramos en dos o tres ocasiones diferentes deben cambiar a otros tratamientos; puede que las dosis más altas sean tentadoras, pero son tan peligrosas como ineficaces.

El sildenafilo es caro, ya que cada pastilla cuesta unos diez euros. En consecuencia, los que responden a 25 o 50 miligramos pueden ahorrarse dinero cortando por la mitad las pastillas de 50 o 100 miligramos. Algunas mutuas o compañías de seguros costean el tratamiento con sildenafilo, muchas ponen limitaciones y otras no lo cubren. Sin embargo, para muchos hombres vale la pena pagar por él siempre y cuando el precio se exprese en dinero y no en enfermedades.

Aunque el sildenafilo se ha afianzado como tratamiento favorito para la impotencia, se dispone de otras muchas opciones para los que no pueden tomarlo o no responden a este fármaco.

El tratamiento inyectable

Ya en 1983, los urólogos empezaron a tratar la impotencia enseñando a sus pacientes a inyectarse en el pene papaverina y fentolamina, que pueden producir erecciones, al dilatar las arterias del miembro viril. Aunque estos fármacos eran eficaces en algunos hombres, se han visto sustituidos por un nuevo medicamento, el alprostadil. A pesar de que la idea de ponerse una inyección uno mismo parece atemorizadora al principio, la mayoría de los hombres pueden aprender esta técnica, en la que se utiliza una aguja muy pequeña para inyectar el fármaco directamente en el cuerpo cavernoso. Aproximadamente el setenta por ciento de los hombres responde a las inyecciones, en cuyo caso aparece una erección a los diez minutos de la inyección, que dura entre treinta y sesenta minutos.

El principal efecto secundario es el dolor en el pene, que si bien suele ser leve, hace que el diez por ciento de los hombres deje el tratamiento. En el cinco por ciento se observan erecciones prolongadas y en el uno por ciento aparece priapismo, erecciones prolongadas y dolorosas que precisan de un tratamiento de urgencia para prevenir el desarrollo de una lesión irreversible en el pene (véase la página 397).

Entre otros efectos secundarios figuran la hemorragia y la cicatrización. Las inyecciones de alprostadil cuestan aproximadamente 25 euros cada una.

El tratamiento con homogeneizados
El alprostadil también puede administrarse introduciendo homogeneizados diminutos directamente en la uretra; en 1997 se aprobó el uso clínico del Sistema Transuretral para la Erección (MUSE por sus siglas en inglés). Consiste en introducir por el orificio uretral un tubo fino que contiene un homogeneizado, se introduce unos dos centímetros desde la punta del pene. Al apretar el botón ubicado en la parte superior del MUSE, se libera un gránulo comprimido que contiene alprostadil y que se aloja en la uretra. El alprostadil se absorbe rápidamente y penetra en los cuerpos cavernosos, donde dilata las arterias. Aproximadamente el cuarenta por ciento de los hombres con impotencia orgánica responde a este tratamiento. La principal complicación es el dolor en el pene, que se presenta aproximadamente en el treinta por ciento de los que usan este método, aunque éste suele ser leve. La aparición de erecciones prolongadas y dolorosas es mucho menos frecuente con el MUSE que con las inyecciones. Sin embargo, aproximadamente el 3 por ciento de los pacientes tratados con MUSE sufre hipotensión y mareos.

El MUSE se vende en cuatro dosis que van desde los 125 a los 1 000 microgramos de alprostadil; al igual que con las inyecciones, el médico debe determinar la dosis eficaz mínima y comprobar si existe hipotensión antes de recetarlo para que lo use el propio paciente en su domicilio. Cada aplicación cuesta unos veinticinco euros. No deben administrarse más de dos homogeneizados en veinticuatro horas.

Puesto que el alprostadil no afecta los nervios y causa la erección actuando directamente en las arterias, no precisa de una estimulación sexual para ser eficaz. Sin embargo, sin una estimulación erótica adecuada, algunos hombres pueden no llegar al orgasmo a pesar de tener una erección rígida. Dados los riesgos de la hipotensión y el priapismo, el alprostadil no debe utilizarse con sildenafilo, excepto si existe una estrecha supervisión médica. En algunos hombres que no responden a la monoterapia con alprostadil, las inyecciones combinadas de papaverina, fentolamina y alprostadil pueden resultar eficaces, aunque este tratamiento combinado no lo ha aprobado la FDA. También se está estudiando un tratamiento combinado con alprostadil y un alfa-bloqueante como la prazosina.

El tratamiento con bomba de vacío

Los hombres que prefieren evitar los medicamentos pueden lograr tener una erección utilizando una bomba de vacío. El pene se coloca en un cilindro de plástico hermético unido a una bomba de vacío operada de forma manual. La sangre es bombeada hacia el compartimiento intracorporal y se crea un vacío, que aumenta el flujo sanguíneo en el pene. Cuando el pene está erecto, se ata una goma especial alrededor de su base para retener la sangre una vez que se retira el cilindro. Cuando se finaliza la relación sexual, se quita la goma y el pene se pone flácido. La eficacia de los aparatos de vacío para conseguir una erección satisfactoria en cinco minutos es de aproximadamente del 80 al 90 por ciento. Sin embargo, son incómodos y requieren cierta destreza manual. Aproximadamente el diez por ciento de los hombres presenta efectos adversos, como contusión en el pene, dolor y un deterioro de la eyaculación. El precio de los aparatos de vacío oscila entre 150 y 450 euros, y se venden sin receta médica.

La cirugía

Hay dos tipos de implantes quirúrgicos como tratamiento para la disfunción eréctil. En primer lugar, se pueden implantar bastoncillos de silicona que producen una erección permanente. Puesto que los bastoncillos se pueden doblar arriba y abajo, el pene erecto puede esconderse bajo la ropa. En segundo lugar está la alternativa de una prótesis hinchable que cuando se llena de líquido, procedente de un depósito colocado en el abdomen, provoca una erección. Este tipo de implantes hinchables actúan de un modo más natural, pero la tasa de complicaciones y de fracaso es mayor que en el caso de los implantes rígidos. Más de doscientos mil estadounidenses se han realizado implantes en el pene; pero actualmente, pocos se decantan por esta opción ahora que se dispone de tratamientos menos cruentos.

El tratamiento experimental
Una crema o ungüento que pueda extenderse directamente en el pene para producir una erección suscita un interés evidente. Los investigadores han probado cremas con nitroglicerina, alprostadil, así como una combinación de aminofilina, dinitrato de isosorbida y mesilato de codergocrina, y han obtenido resultados dispares. Una crema con alprostadil y SEPA, una sustancia química que estimula la penetración del fármaco a través de la piel, parece prometedora, aunque todavía está evaluándose en experimentos.

Los comprimidos de fentolamina también se están estudiando. En los ensayos previos, entre el 37 y 45 por ciento de los hombres respondió de un modo favorable. Entre los efectos secundarios figuran dolor de cabeza, rubor facial y congestión nasal.

La apomorfina es un medicamento que se coloca debajo de la lengua y produce una erección en, aproximadamente, la mitad de los hombres que lo prueban. El efecto secundario más frecuente son las náuseas, que pueden ser graves, aunque en dosis altas, la apomorfina puede reducir también la tensión arterial baja y provocar desvanecimientos.

El tratamiento ineficaz
A pesar del atractivo comprensible de las pastillas y las sustancias pulverizadas que se presentan como afrodisíacos, es desaconsejable experimentar con remedios populares o productos herbarios no aprobados. Existe un fármaco popular tradicional que puede ser recetado por el médico; es el caso de la yohimbina, un alfa-bloqueante procedente de algunos árboles; aunque se receta en gran medida para la impotencia, sólo parece ser útil en casos de impotencia psicológica. ¡Tenga cuidado de que no le den gato por liebre!

El sexo y el corazón
Se trata de una escena familiar que se ha vuelto muy frecuente desde que apareció un tratamiento eficaz para la disfunción eréctil: un hombre que ha padecido un infarto de corazón está ansioso por retomar su actividad sexual normal, su mujer está preocupada y se muestra

reacia, y el médico está atrapado entre la espada y la pared. Aunque se trata de una escena habitual, el segundo acto de esta obra ha sido más difícil de prever, ya que los médicos se han esforzado por formular la mejor respuesta. Para ayudar a reconciliar estos enfoques en conflicto con esta delicada situación, la Conferencia Internacional de Consenso sobre la Actividad Sexual y el Riesgo Cardíaco ha publicado una serie de útiles recomendaciones para los hombres.

El sexo en calidad de ejercicio físico
Tal vez resulte decepcionante el hecho de que, al parecer, se gasta más energía bebiendo y hablando de sexo que practicándolo. Durante una relación sexual, la frecuencia cardíaca masculina rara vez asciende hasta los 130 latidos por minuto y su tensión arterial sistólica (la cifra más alta, registrada cuando el corazón bombea sangre) casi siempre se mantiene por debajo de 170 mmHg. De hecho, la actividad sexual estándar se considera un ejercicio de intensidad entre leve y moderada, similar a bailar el fox trot o a quitar hojas con un rastrillo. Con el sexo se queman cinco calorías por minuto, cuatro veces más de las que quema un hombre al ver la televisión, pero más o menos lo mismo que si se camina por un campo de golf en vez de desplazarse por él en un vehículo. Si un hombre puede subir dos o tres tramos de escaleras sin dificultad, debería estar en forma para practicar el sexo.

El sexo como tal
Si bien quitar hojas con el rastrillo puede aumentar el consumo de oxígeno, esta actividad probablemente no le excitará. Sin duda, el sexo es diferente, y con la excitación y el estrés podría liberarse una cantidad adicional de adrenalina. Tanto la excitación mental como el ejercicio físico aumentan las concentraciones de adrenalina y pueden provocar un infarto de miocardio o una arritmia cardíaca. ¿El sexo puede tener el mismo efecto? En teoría, la respuesta es afirmativa, pero en la práctica, se trata de un hecho muy poco corriente, al menos si se practica sexo convencional con una pareja estable.

En estudios controlados se ha demostrado que menos de uno de cada cien infartos de miocardio se deben a la actividad sexual, y en el caso de la arritmia mortal, el coeficiente se reduce a una de cada doscientas. En otras palabras, en un hombre sano de cincuenta años, el riesgo de sufrir un infarto de miocardio en una determinada hora es aproximadamente de uno entre un millón; el sexo duplica el riesgo, pero aun así la probabilidad es de dos entre un millón. En uno con trastornos cardíacos, el riesgo es diez veces superior, pero incluso en este caso, la probabilidad de sufrir un infarto durante el acto sexual es sólo de veinte entre un millón. Se trata de una probabilidad bastante favorable, pero las nuevas recomendaciones publicadas sugieren que se podría mejorar aún más la situación.

La clasificación del riesgo
La Conferencia de Consenso estableció un sistema de clasificación basado en los factores de riesgo cardíaco masculinos, así como en sus antecedentes personales de enfermedad cardíaca. Además de la edad, los principales factores de riesgo en el hombre eran la hipertensión, la diabetes, la obesidad, el consumo de cigarrillos, las concentraciones anormales de colesterol en sangre y un modo de vida sedentario. A tenor de estas consideraciones, se puede englobar a los hombres en una de las tres categorías de riesgo que se exponen a continuación.

Riesgo bajo. La mayoría de la población masculina se incluiría en este grupo. Engloba a los que presentan menos de tres factores importantes de riesgo cardiovascular, a aquéllos con una hipertensión controlada de forma adecuada o con angina de pecho estable y leve que se han sometido a angioplastia o a cirugía de revascularización coronaria, e incluso a aquellos que han sobrevivido a un infarto de miocardio acaecido entre seis y ocho semanas antes. Los que presentan trastorno valvular cardíaco leve o insuficiencia cardíaca congestiva leve también se consideran de bajo riesgo.

Según la Conferencia de Consenso, el sexo debería ser seguro en los hombres de bajo riesgo. Por tanto, no se precisa la realización de ninguna prueba especial ni es necesario adoptar más precauciones.

Riesgo moderado. En esta categoría se engloban los que tienen tres o más factores importantes de riesgo cardíaco, hombres con angina de pecho estable pero moderadamente grave y los que han sobrevivido a un infarto de miocardio acaecido entre dos y seis semanas antes. Asimismo, se incluyen hombres con insuficiencia cardíaca congestiva grave y aquéllos con indicios de aterosclerosis que se extiende más allá del corazón, como el ictus o la enfermedad vascular periférica.

La conferencia recomienda que los hombres con un riesgo moderado sean cautos y que eviten mantener relaciones sexuales hasta que se hayan sometido a una evaluación cardiovascular exhaustiva, que normalmente incluye una prueba de esfuerzo y un ecocardiograma. Los que obtienen buenos resultados en estas pruebas pueden considerarse entonces de bajo riesgo, pero si se detectan complicaciones, esto puede significar que el riesgo es elevado.

Riesgo alto. Los que han padecido un infarto de miocardio en las dos semanas previas encabezan la lista en el grupo de alto riesgo, que también incluye los que presentan angina de pecho grave o inestable, los de hipertensión no controlada y los pacientes con insuficiencia cardíaca congestiva grave, arritmias peligrosas, trastorno valvular cardíaco de moderado a grave y enfermedad del músculo cardíaco.

La Conferencia de Consenso propone que los de alto riesgo se abstengan de mantener relaciones sexuales, al menos hasta que su situación médica haya mejorado de forma considerable. Incluso en ese momento, debe realizarse una evaluación cardiovascular exhaustiva y adquirir un asesoramiento personalizado antes de dar luz verde.

El sexo seguro
El sexo forma parte de la vida. Para todos los hombres, independientemente de si padecen una enfermedad cardíaca o no, el mejor modo de practicar sexo seguro es mantenerse en forma, dejando de fumar (véase el capítulo octavo), practicando ejercicio físico con regularidad (véase el capítulo quinto) y siguiendo una dieta equilibrada (véase el capítulo cuarto). También son importantes otras medidas que reducen el riesgo de desarrollar un infarto de miocardio; el ácido acetilsalicílico en dosis bajas encabeza la lista (véase el capítulo sexto). Huelga decir que no debería iniciar el acto sexual si no se encuentra bien, y en caso de que presente posibles síntomas cardíacos durante la relación sexual, debe interrumpirla inmediatamente.

Adoptando las nuevas pautas de actuación y tomando precauciones sencillas, el sexo es seguro para el corazón, pero debería ser también seguro para el resto del organismo. Las enfermedades de transmisión sexual son una amenaza de mayor envergadura que los problemas cardíacos producidos por el acto sexual. Cuando se trata de sexo, el hombre debería pensar con la cabeza y sentir con el corazón.

El sexo, las hormonas y la edad

Como siempre, Shakespeare tenía razón: «¿No es extraño que el deseo sobreviva tanto tiempo a la facultad de satisfacerlo?» En muchos hombres, la función sexual no se deteriora con el paso de los años, pero en la mayoría, la causa son las enfermedades asociadas a la edad, no la edad en sí. A pesar de eso, el tiempo pasa para todos y afecta a más aspectos que el meramente sexual. Al cumplir los ochenta años, el hombre estándar pierde entre 5 y 9 kilogramos de masa muscular, un 15 por ciento de densidad ósea y casi cinco centímetros de altura. Las concentraciones de testosterona y de otras hormonas también disminuyen con la edad. ¿Es este descenso de las concentraciones hormonales la causa de los aspectos negativos del envejecimiento? ¿Puede ser útil el tratamiento de sustitución hormonal?

El envejecimiento y la sexualidad masculina

Todo cambia. En la mayoría de los hombres, la sexualidad es uno de los aspectos que cambia con el tiempo. En los hombres sanos se trata de un proceso gradual, casi imperceptible, que se inicia en el ecuador de la vida. Mientras que la mayor parte de los individuos de edad avanzada siguen interesados en el sexo, suele distar mucho de la preocupación por el sexo que experimentan en la juventud. Aunque se mantiene el interés, el deseo tiende a decaer; muchos hombres de edad avanzada piensan en el sexo, pero no tienen la capacidad de llevar la teoría a la práctica. Incluso cuando la mente quiere, la carne puede ser débil; la función sexual masculina suele deteriorarse con mayor rapidez que el interés sexual o el deseo. En la mayoría de los hombres disminuye la respuesta sexual a medida que envejece. Las erecciones son más lentas y pasan a depender más de la estimulación física que de los pensamientos eróticos. Incluso cuando aparece una erección, la mayoría de los hombres de entre sesenta y sesenta y nueve años notan que la rigidez del pene ha disminuido o que es más difícil de mantener. La fase eyaculadora también se modifica. Las contracciones musculares del orgasmo son de menor intensidad, la eyaculación es más lenta y menos apremiante, y experimentan un período refractario más prolongado tras la eyaculación en el que son incapaces de responder a la estimulación sexual. El volumen de semen y el recuento de espermatozoides también se reducen, pero la mayoría sigue siendo fértil.

Muchas encuestas revelan que la frecuencia de la actividad sexual disminuye con la edad, pero muestran resultados dispares en cuanto a la frecuencia con que las parejas de edad avanzada mantienen relaciones sexuales. En general, entre el 50 y el 80 por ciento de las parejas sanas de más de setenta años afirma mantener relaciones sexuales con regularidad (en aproximadamente la mitad, se trata de una relación semanal).

En las relaciones sexuales es necesario contar con una pareja. Sin embargo, la sexualidad masculina pone de manifiesto que existen cambios asociados a la edad que no dependen de factores interpersonales. Las erecciones nocturnas disminuyen a medida que pasan los años; los hombres de edades comprendidas entre los cuarenta y cinco y cincuenta y cuatro años experimentan por término medio 3,3 erecciones cada noche, cifra que desciende a 2,3 en aquellos que tienen entre sesenta y cinco y setenta y cinco años. Asimismo, este tipo de erecciones también suelen ser más breves y menos rígidas a medida que se envejece.

La testosterona

La testosterona hace al hombre. La producción de esta hormona empieza en los inicios de la vida embrionaria y continúa durante toda la vida, aunque con altibajos. Las concentraciones de testosterona disminuyen justo antes del parto y, excepto en algunos breves períodos de ascenso, se mantienen bajas hasta la pubertad, cuando se disparan; en la mayoría de los hombres alcanzan su punto álgido poco después de los veinte años, y permanecen elevadas otros veinte. No obstante, a los cuarenta aproximadamente, empiezan a reducirse. Aunque las concentraciones de hormonas sexuales femeninas disminuyen de forma precipitada con la menopausia, en el caso del hombre, la disminución es gradual, a razón de un uno por ciento anual. Se trata de un proceso prácticamente imperceptible; sin embargo, a los ochenta las concentraciones de testosterona masculinas son la mitad que las de los dieciocho años. Aun así, en la mayoría de los hombres de edad avanzada, las concentraciones de testosterona se encuentran en un rango normal, motivo por el que los octogenarios sanos pueden tener hijos.

¿Qué se entiende por «normal»? Se trata de una pregunta sencilla con una respuesta complicada. En vez de existir una única concentración normal de testosterona, en los hombres sanos puede registrarse un amplio rango de valores. En la mayoría de los casos, el adulto sano tiene una cifra de testosterona comprendida entre 270 y 1 070 nanogramos por decilitro (ng/dl). Sin embargo, al igual que muchas funciones biológicas, la producción de testosterona experimenta altibajos a lo largo de un ciclo de veinticuatro horas, puesto que alcanza un valor máximo a las ocho de la mañana y un mínimo a las nueve de la noche. Para que las determinaciones de la concentración de testosterona sean significativas, deben obtenerse en un momento estándar, normalmente a primera hora de la mañana. Realizar este proceso en el momento adecuado es de especial importancia en los ancianos; dado que la edad afecta en mayor medida al punto máximo de producción de testosterona en la mañana, que a la meseta observada por la tarde; la concentración medida por la tarde puede parecer normal, aunque no lo sea, pero un ligero aumento matutino puede hacer que la producción total durante veinticuatro horas sea baja.

El envejecimiento presenta una complejidad final. La testosterona circula en la sangre de dos formas, o bien unida a proteínas, o bien libre y suelta. Sólo la hormona libre es activa desde el punto de vista biológico. La proteína de unión a la hormona sexual aumenta con la edad, de forma que un anciano puede tener una concentración total normal de testosterona pero una cifra baja de testosterona libre, que es la que importa.

Es posible que para un hombre no sea relevante conocer los pormenores del metabolismo de la testosterona, pero debería saber que esta complejidad es la causa de importantes deficiencias en gran parte de la investigación médica sobre el tratamiento de sustitución de testosterona. Si quiere saber cuál es su situación, debería solicitar un análisis de las concentraciones de testosterona total y libre, principalmente por la mañana.

¿Puede ser útil la testosterona? No cabe duda de ello. La testosterona puede ser de utilidad en los hombres con hipogonadismo, un trastorno caracterizado por el descenso anormal de la producción de testosterona debido a una disfunción testicular o a una deficiencia en la hipófisis. No obstante, el hipogonadismo es muy poco habitual (véase la tabla 10.2).

Los adultos con hipogonadismo real carecen de libido, pero tienen problemas que van mucho más allá de la disfunción sexual, ya que se caracterizan por presentar músculos más bien pequeños, por una menor densidad ósea, por menor cantidad de pelo facial y corporal, y por mayor grasa corporal, sobre todo alrededor de las caderas. Los afectados de hipogonadismo también tienen un pene pequeño, así como glándulas prostáticas, y testículos blandos y pequeños.

Tabla 10.2
PRINCIPALES CAUSAS DE HIPOGONADISMO

Problemas que se originan en los testículos (hipogonadismo primario)
Defectos genéticos como el síndrome de Kleinefelter
Parotiditis infecciosa —paperas— (cuando afecta a ambos testículos)
Traumatismo grave
Alcoholismo
Quimioterapia para el cáncer
Radioterapia

Problemas que se originan en la hipófisis, en el cerebro (hipogonadismo secundario)
Tumores (normalmente benignos)
Traumatismo craneal
Tratamiento quirúrgico de la enfermedad hipofisaria
Medicación
Trastornos hereditarios
Desnutrición grave
Enfermedad crónica

La testosterona puede corregir todas estas manifestaciones del hipogonadismo, pero el tratamiento médico debería reservarse para los hombres con concentraciones de testosterona realmente bajas y con indicios evidentes de presentar el trastorno. Para asegurarse, el médico debería determinar las concentraciones de las hormonas segregadas por la hipófisis (hormona estimulante de los folículos, hormona luteinizante y prolactina) y examinar el estado del hígado y la hormona tiroides; también debería medir las concentraciones matutinas de testosterona libre y total en varias ocasiones.

Además de emplearse en el tratamiento del hipogonadismo, los médicos ya utilizan la testosterona y otras hormonas masculinas para tratar diversos trastornos graves, como el síndrome de debilitamiento en el Sida avanzado y el desgaste muscular acusado, asociado a veces al tratamiento prolongado con cortisona y a las enfermedades debilitadoras, como el enfisema grave, la cirrosis y la pirosis. Los andrógenos también pueden ser de utilidad en hombres y mujeres con enfermedades poco habituales que causan anemia grave (anemia aplástica y síndrome de Fanconi) o con una inflamación hística que puede ser mortal (angioedema hereditario). Finalmente, algunas mujeres con endometriosis grave se benefician del tratamiento con andrógenos, pero los efectos secundarios limitan la duración de la terapia.

Los preparados a base de testosterona. El tratamiento con testosterona no es nuevo ni mucho menos, ya que los extractos de testosterona se utilizaron por primera vez en 1889 y la propia hormona se sintetizó en la década de 1930, lo que les valió el premio Nobel a los científicos que lo lograron.

Aunque en los últimos setenta y cinco años la situación ha cambiado mucho, hay un aspecto que no ha variado: no es conveniente tomar testosterona en forma de pastillas durante mucho tiempo. Esto se debe a que es rápidamente eliminada por el hígado, donde deteriora el metabolismo del colesterol y puede dar lugar a la aparición de tumores, tanto benignos como malignos. Se están investigando nuevos preparados orales que pueden ser inocuos y eficaces. Los químicos ya han conseguido producir muchos andrógenos relacionados que son eficaces en forma de pastillas, si bien no son totalmente inocuos. Por desgracia, muchos atletas abusan de estos esteroides anabólicos, arriesgando la salud en su afán por aumentar la fuerza muscular y el rendimiento atlético.

Hasta hace poco, las formulaciones inyectables habían sido el pilar del tratamiento de sustitución de testosterona. Se dispone de varios preparados, como el propionato de testosterona (100 mg semanales), el enantato de testosterona (200 mg cada dos semanas) y el cipionato de testosterona (entre 200 y 400 mg cada tres semanas).

Las inyecciones tienen dos desventajas. Debido a su forma de administración, generan concentraciones de testosterona erráticas que son anormalmente elevadas al principio pero indeseablemente bajas más tarde. Para evitar este problema, se han desarrollado preparados de testosterona de administración transdérmica que liberan cantidades uniformes del fármaco a través de la piel. En Estados Unidos se han comercializado cuatro parches que se ponen una vez al día y simulan la fluctuación diaria de las concentraciones de testosterona en sangre que experimentan los jóvenes sanos.

Existen dos marcas de parches que se colocan cada tarde en la parte superior del brazo, el muslo, la espalda o el abdomen. Uno de ellos libera 5 miligramos de testosterona y el otro, la mitad, de forma que se suelen aplicar dos parches de este último a la vez; diariamente se debe colocar el parche en un sitio diferente para reducir la irritación, que es el principal efecto secundario. Una tercera marca presenta los parches en 4 y 6 miligramos; aunque irritan menos la piel, dado que sólo liberan la sustancia a través de la piel porosa, deben colocarse en el escroto, por lo que debe rasurarse. El parche escrotal produce concentraciones mayores de DHT, el derivado de la testosterona que estimula la próstata, pero los médicos no saben aún si será perjudicial. Todos los parches son caros, ya que cuestan varios euros al día en vez de los céntimos que cuestan las inyecciones.

La formulación más reciente es un gel de testosterona que se aplica una vez al día en los hombros, la parte superior del brazo o el abdomen. Éste aumenta las concentraciones de testosterona en sangre al cabo de entre treinta minutos y cuatro horas, y permanecen estables a lo largo del día, ya que la hormona se va absorbiendo lentamente del gel. Este gel permite que el médico ajuste la dosis de testosterona, pero sale muy caro porque cuesta un 50 por ciento más que los parches.

¿La testosterona es beneficiosa durante el envejecimiento? Se trata de una pregunta importante, aunque los médicos aún no pueden ofrecer una respuesta, puesto que no se han realizado estudios en que se evalúe el efecto de la testosterona a largo plazo en hombres sanos. Sin embargo, los estudios a corto plazo y en pequeña escala han puesto de manifiesto tanto los posibles beneficios del tratamiento con testosterona, como sus posibles peligros. Por ejemplo, investigadores de Seattle (EE. UU.) administraron inyecciones semanales de 100 miligramos de enantato de testosterona a trece hombres sanos de edades comprendidas entre los cincuenta y siete y setenta y seis años con concentraciones de la hormona bajas o limítrofes. A los tres meses de tratamiento se observó un aumento de la masa muscular y de los recuentos de glóbulos rojos.

La testosterona hizo aumentar la sensación subjetiva de bienestar, pero no redujo la grasa corporal. Lo que tal vez sorprende es que mejoró, al parecer, las cifras de colesterol en sangre. Sin embargo, este breve ensayo también tuvo un lado oscuro, ya que se incrementaron las concentraciones de antígeno prostático específico, lo cual indica que existe una estimulación de las células prostáticas. Las concentraciones de este antígeno también aumentaron ligeramente en 54 hombres sanos de más de sesenta y cinco años que utilizaron el parche de testosterona durante un período de tres años. Durante el ensayo, no mejoró en general la densidad ósea, pero pareció existir un beneficio en los hombres con cifras iniciales bajas de testosterona.

La testosterona puede tener varias ventajas, como la capacidad de aumentar la masa muscular y la fuerza, de mejorar la densidad ósea y de incrementar los recuentos de glóbulos rojos. Sin embargo, no está claro ni mucho menos si mejora la libido, la función eréctil o la actividad sexual en los ancianos; hasta la fecha, en varios estudios en pequeña escala se han obtenido resultados decepcionantes al respecto. El tratamiento con testosterona a largo plazo puede comportar riesgos, como la presencia de cifras anormales de colesterol y, posiblemente, de enfermedad cardíaca, insuficiencia hepática, policitemia (un incremento de la producción de glóbulos rojos), apnea del sueño y estimulación prostática, que puede aumentar el riesgo de desarrollar hiperplasia prostática benigna y cáncer de próstata.

A pesar del atractivo evidente que tiene el tratamiento de sustitución con testosterona en los hombres de edad avanzada, la mayoría de los médicos no lo recomiendan, al menos hasta que las nuevas investigaciones sopesen riesgos y beneficios. Pero eso no quiere decir que los hombres deban aceptar las consecuencias negativas del envejecimiento, ni mucho menos. De hecho, existen formas más sencillas de aprovecharse de muchos de los beneficios de la testosterona y evitar sus riesgos. Junto con una cantidad saludable de proteínas procedentes de la alimentación, los ejercicios de resistencia y otras formas de entrenamiento para fortalecer el cuerpo ayudan a mantener la masa muscular y la fuerza, la densidad ósea y la función musculoesquelética. Un consumo razonable de calcio (1 200 mg diarios) y vitamina D (entre 400 y 600 UI al día) ayuda a prevenir la osteoporosis. Sobre todo, tal vez un programa de ejercicio físico regular y una dieta con pocas grasas y mucha fibra, fruta y verdura ayuden a prevenir la aterosclerosis, la hipertensión y la diabetes, las tres causas principales de enfermedad, incapacidad e impotencia en los ancianos (véanse los capítulos tercero, cuarto y quinto).

Nunca es ni demasiado tarde ni demasiado temprano para empezar a vivir.

¿Es beneficiosa la testosterona para los atletas? Éste es un problema de una magnitud epidémica. Sólo en Estados Unidos, como mínimo un millón de personas abusan, o abusaron, de los andrógenos. En su mayoría, se trata de atletas de competición o de culturistas, pero algunos toman estas sustancias para «estar bien físicamente». A pesar del esfuerzo por prohibir el consumo abusivo de esteroides anabolizantes, parece ser que esta práctica ilegal va en aumento, tanto en hombres como en mujeres. La mayoría de ellos los toman en grandes cantidades, a veces en dosis cien veces mayores que las administradas en el tratamiento de sustitución de testosterona.

Algunos andrógenos pueden aumentar la masa muscular y la fuerza, pero otros, como la androstenediona, no parecen ser eficaces. Sin embargo, todos los andrógenos ilegales pueden tener efectos secundarios importantes, como alteraciones estéticas (acné, crecimiento anormal del cabello y calvicie masculina prematura), trastornos hepáticos (inflamación y tumores benignos o malignos), disfunción sexual (encogimiento testicular y esterilidad), ginecomastia, problemas de conducta (agresión y trastornos del estado de ánimo) y cifras anormales de colesterol (LDL alto y HDL bajo). El abuso de andrógenos también se ha asociado a la aparición de hipertensión, infarto de miocardio, ictus, cáncer de hígado y psicosis.

¿Ganar a toda costa? No cuando el precio que se paga es la salud.

La deshidroepiandrosterona
Descubierta en 1934, la deshidroepiandrosterona (DHEA) es la hormona más abundante en la sangre de un hombre joven. Se trata de uno de los complementos dietéticos sin receta médica que más se venden, así como uno de los más promovidos para prevenir o hacer frente a trastornos que van desde la enfermedad de Alzheimer y la impotencia, hasta el propio envejecimiento. Pero a pesar de su abundancia y popularidad, los científicos saben poco de su actividad real en el ser humano. Se trata de la «hormona misteriosa».

¿Qué es la DHEA? Es una hormona esteroidea que, al igual que la cortisona, se genera a partir del colesterol, en las glándulas suprarrenales ubicadas encima de los riñones. Esta hormona entra en el torrente sanguíneo, donde circula en gran medida en forma de sulfato de deshidroepiandrosterona (DHEAS). Dado que ambas formas de la hormona se comportan de un modo similar y pueden convertirse la una en la otra, resulta sensato englobarlas con una única denominación, DHEA.

Tanto los hombres como las mujeres producen esta hormona; en los adultos jóvenes, las concentraciones son de un 10 a un 20 por ciento superiores en el género masculino. A pesar de los años de estudio, los investigadores no han podido identificar la función directa de la DHEA en los humanos. La mayor importancia de la hormona puede residir en el hecho de que se transforma en androstenediona, el esteroide androgénico que se ha vuelto famoso porque algunos atletas lo utilizan como «suplemento dietético» no regulado. Sin embargo, el metabolismo de la DHEA no se acaba con la androstenediona, sino que el organismo la convierte en andrógenos y estrógenos activos desde el punto de vista biológico.

La DHEA y el envejecimiento. Tal vez la razón más importante de que la DHEA haya acaparado tanta atención es su excepcional y enigmática relación con el envejecimiento. Esta hormona empieza a producirse durante la vida embrionaria; de hecho, las glándulas suprarrenales fetales generan más de 200 miligramos al día, una cantidad casi diez veces superior a la producida en los adultos. No obstante, tras el parto, la síntesis de DHEA se ralentiza en gran medida, y las concentraciones sanguíneas son muy bajas. Esta situación cambia aproximadamente con la pubertad, momento en que las concentraciones empiezan a aumentar otra vez. Tanto en hombres como en mujeres, las concentraciones de DHEA alcanzan un punto máximo entre los veinte y los treinta años, para después reducirse uniformemente; en 1992, el Estudio de la Salud de los Médicos registró un descenso anual del tres por ciento.

Las concentraciones de DHEA disminuyen a medida que aparecen los indeseables efectos del envejecimiento. Por este motivo, la DHEA se ha considerado la «hormona antienvejecimiento». Sin embargo, ¿la disminución de la DHEA influye realmente en los cambios asociados al envejecimiento, o esta sustancia es simplemente una compañera de viaje que lleva a un deterioro enmarcado en el proceso de envejecimiento normal, sin afectar a ese proceso en modo alguno? Ésta es la pregunta clave. Si la DHEA interviene en el envejecimiento, los suplementos podrían ser beneficiosos, pero en caso contrario, no serían útiles.

¿Puede ser beneficiosa la DHEA? Hasta hace poco, existían pocos estudios bien diseñados en seres humanos y diferían mucho entre ellos. En un pequeño ensayo, el 67 por ciento de los participantes comunicó un aumento del «bienestar», pero en la evaluación objetiva no se hallaron cambios en la grasa corporal ni en el metabolismo del azúcar. En otro estudio, el tratamiento con DHEA se asoció a un incremento de la fuerza y la masa muscular, pero en el estudio sólo se in-

cluyeron ocho hombres. Más recientemente, un grupo de médicos de Nueva York (EE. UU.) administró DHEA en una dosis de 50 miligramos al día como mínimo a diez hombres con una edad media de sesenta años. Al cabo de dieciocho meses, no variaron las concentraciones sanguíneas de testosterona ni de antígeno prostático específico, pero el estudio no evaluó la composición ni la función corporal.

Es necesario realizar con urgencia ensayos clínicos exhaustivos, y un reciente estudio de la Facultad de Medicina de la Universidad de Missouri (EE. UU.) ha dado un paso de gigante en esa dirección. En él se incluyeron 39 hombres de edades comprendidas entre los sesenta y ochenta y cuatro años. Puesto que todos participaban desde hacía tiempo en el Longitudinal Aging Study (Estudio Longitudinal sobre Envejecimiento), aún en marcha, los investigadores pudieron evaluar la DHEA frente a una serie de valores clínicos exhaustivos que se remontaban a casi treinta años atrás.

Todos los voluntarios gozaban de buena salud al inicio del ensayo de nueve meses de duración con DHEA. Se asignó de forma aleatoria a los hombres al grupo de tratamiento con la hormona o bien al grupo tratado con un placebo de aspecto idéntico; ni los participantes ni los investigadores sabían quién tomaba la hormona y quién, el placebo. La dosis de la hormona fue de 100 miligramos al día, una «dosis de sustitución» habitual que se calculó que aumentaría las concentraciones de DHEA en sangre para que se incluyesen en el rango joven.

Cada hombre se sometió a una evaluación exhaustiva antes y después del tratamiento. Una vez de acuerdo con los resultados, los investigadores no hallaron indicios de que la hormona produjera ningún cambio beneficioso. El grupo de hombres que tomó la hormona no experimentó ni un descenso de la grasa corporal ni un aumento de la masa muscular; el peso corporal no varió de un modo apreciable. Las cifras de insulina y las concentraciones de azúcar en sangre tampoco se modificaron. La hormona no mejoró la función sexual. Tampoco se observaron alteraciones en el bienestar subjetivo global. El tratamiento hormonal se asoció a pequeñas alteraciones de los recuentos de glóbulos rojos, las cifras de colesterol y las pruebas de función renal, pero todos estos resultados permanecieron en el rango de normalidad.

Los investigadores de Missouri también evaluaron los posibles efectos secundarios de la hormona, sin hallar ninguno. En concreto, no aumentaron las concentraciones de antígeno prostático específico, y la función urinaria no cambió ni para mejor ni para peor.

En general, la DHEA apenas produjo modificaciones para bien o para mal. Tanto los defensores como los detractores de la hormona podrían argumentar que la dosis simplemente era demasiado pequeña, pero los investigadores analizaron las concentraciones sanguíneas y detectaron un aumento excepcional de la hormona durante el ensayo; la DHEA propiamente dicha se duplicó y la DHEAS se quintuplicó. Para confirmar aún más la existencia de un efecto hormonal, los investigadores afirmaron que el tratamiento con DHEA hizo aumentar de forma acusada las concentraciones hormonales tanto en el género masculino (testosterona libre) como en el femenino (estradiol).

También se ha abogado por la DHEA como medio para mantener el corazón sano y la mente joven. Sin embargo, en el Estudio de la Salud de los Médicos no se halló una relación entre la hormona y el riesgo de infarto de miocardio, y en las investigaciones de la Universidad Johns Hopkins y McGill (EE. UU.) no se ha detectado que ejerza efecto alguno en la función cognitiva en los ancianos.

¿Fármaco o nutriente? LA DHEA es una sustancia química polémica. A pesar del acalorado debate existente, hay dos datos sobre esta hormona que son incontrovertibles: se trata de una hormona y no forma parte de la dieta humana.

A pesar de todo, la DHEA puede comprarse libremente en tiendas de productos dietéticos y farmacias, así como por Internet. Se vende en forma de suplemento dietético, no de medicamento, pero se ofrece como «superhormona» y «antídoto para el envejecimiento» que puede fortalecer el sistema inmunológico, retrasar la pérdida de memoria, prevenir la enfermedad cardíaca y el cáncer, y ser útil en la enfermedad de Alzheimer y en la de Parkinson. Sin embargo, no se dispone de datos sólidos que demuestren estos efectos. Aun así, es poco probable que las investigaciones recientes hagan frente a la corriente de entusiasmo popular por esta hormona o limiten su disponibilidad. Sin embargo, no siempre ha sido así. Cuando empezó la fiebre por la DHEA en 1985, la FDA prohibió la venta del fármaco sin receta médica. La DHEA está todavía prohibida por el Comité Olímpico Internacional y por la National Collegiate Athletic Association (Sociedad Estadounidense de Atletas Colegiados), pero la FDA no se ha proclamado al respecto. Esto se debe a que el Congreso de Estados Unidos aprobó la ley de salud y educación en materia de suplementos dietéticos en 1994, que quitaba estos suplementos de la jurisdicción de la FDA. En cuestión de meses, la hormona había vuelto, esta vez en forma de «nutriente».

Desde que la hormona puede comprarse sin receta médica, cada uno debe decidir si le conviene tomarla. Lo mismo ocurre con todos los suplementos dietéticos, por lo que al decantarse por tomar alguno de ellos, la decisión debe meditarse con sentido común y cautela. Cabe recordar que los suplementos no se evalúan según los criterios estándar de la FDA para determinar la pureza, potencia, eficacia e inocuidad de los medicamentos. Asimismo, cabe recordar que ni el auge en las ventas ni los efusivos testimonios demuestran que un producto sea realmente eficaz, y los ingredientes «cien por cien naturales» no certifican que la sustancia sea inocua.

Aun con estos datos, deben realizarse más estudios con la hormona a fin de conocer su función habitual, así como para establecer si los suplementos pueden ser beneficiosos o perjudiciales. Por el momento, un hombre debería ser lo suficientemente sensato como para tomar en consideración dos máximas antiguas, una procedente del ámbito de la medicina y la otra, del comercio: *primum non nocere* (primero no hagas daño) y *caveat emptor* (cuídate de lo que compras).

La melatonina

Al igual que la DHEA, la melatonina se vende en Estados Unidos sin receta médica. También como la DHEA, se ha dado a conocer abiertamente como antídoto al envejecimiento, por no decir nada del insomnio, el desfase horario, la impotencia, el cáncer y muchos otros trastornos.

La melatonina se sintetiza en la glándula pineal, ubicada en el cerebro. Se ha denominado «hormona oscura» porque sólo se produce por la noche. En los humanos, la hormona pone en hora el reloj corporal, regulando el ciclo sueño-vigilia. En algunos modelos experimentales, la melatonina posee propiedades antioxidantes, anticancerosas y de estimulación inmunológica, pero en otros, ejerce el efecto contrario. En un estudio citado ampliamente, la melatonina prolongó la vida de ratones ancianos. Sin embargo, los ratones no son hombres, y se ignoran cuáles son los efectos de la melatonina en todos estos aspectos de la salud humana.

La edad se asocia a un descenso de las concentraciones de melatonina. El ciclo juvenil de producción nocturna de melatonina puede llegar a desaparecer en la vejez. Las personas de edad avanzada padecen trastornos del sueño con frecuencia; más de un tercio de los mayores de sesenta y cinco años se quejan de insomnio.

¿Puede ser de utilidad la melatonina? Se trata de una posibilidad que merece un estudio científico serio. Hasta que las investigaciones revelen los beneficios y riesgos de la melatonina, no debería tomarse para prevenir el envejecimiento ni para otros propósitos no demostrados. El consumo limitado y prudente para el insomnio o el desfase horario es razonable, siempre y cuando se sea consciente de que no se ha establecido su dosis ni sus posibles beneficios y toxicidades.

La melatonina es una hormona, pero dado que se comercializa como suplemento dietético en vez de como fármaco, no está regulada por la FDA. Sin embargo, en Gran Bretaña se vende sólo con receta médica; en los países en que se vende libremente, la prudencia es una buena aliada de los hombres que estén considerando tomarla.

La hormona de crecimiento
La hormona de crecimiento, sintetizada en la hipófisis cerebral, entra en el torrente sanguíneo y se desplaza por todo el cuerpo. Entre sus numerosas funciones importantes, aumenta la masa muscular y la fuerza, y reduce la grasa corporal. Las concentraciones de esta hormona son bajas en la infancia, pero se elevan de forma excepcional durante la pubertad; las concentraciones empiezan a disminuir al cum-

plir los treinta años y siguen descendiendo a lo largo de toda la vida adulta.

A medida que los hombres envejecen, pierden masa muscular y fuerza; por término medio, al cumplirse los setenta, se reduce a la mitad la fuerza muscular. Con el envejecimiento también suele aumentar la acumulación de grasa corporal. ¿Las dosis de sustitución de hormona de crecimiento pueden retrasar la aparición de estos efectos?

En 1985, un estudio nos dio esperanzas. Los hombres ancianos a los que se inyectó hormona de crecimiento durante seis meses mostraron un aumento de la masa muscular y un fortalecimiento de la piel, así como un descenso de la grasa corporal.

Sin embargo, un estudio de 1996 con 52 hombres sanos de edades comprendidas entre los setenta y ochenta y cinco años amplió los datos. Todos los hombres presentaban cifras bajas de hormona de crecimiento; la mitad recibieron tres inyecciones de la hormona cada semana, mientras que el resto se trató con un placebo inactivo. Al cabo de seis meses, se compararon los grupos. El tratamiento con hormona de crecimiento había incrementado más del cuatro por ciento la masa muscular y había reducido más del trece por ciento la grasa corporal. Sin embargo, en los tratados con la hormona no se observó más fuerza que en los tratados con placebo, ni tampoco mostraron ninguna mejoría en el grado de resistencia, en la función mental ni en el estado de ánimo. Además, en el 77 por ciento de los hombres que recibieron el tratamiento activo aparecieron efectos secundarios. Este decepcionante resultado se ha confirmado en otros estudios recientes con hombres sanos, pero un estudio del año 2000 reveló que la hormona puede mejorar los factores de riesgo cardíacos en los hombres con déficit de hormona de crecimiento.

La hormona de crecimiento puede mejorar la constitución corporal en los hombres de edad avanzada, pero el tratamiento no mejora la capacidad funcional ni el bienestar subjetivo. Es habitual que aparezcan efectos secundarios y, debido a su coste de 12 000 dólares al año, las inyecciones son muy caras. En la actualidad, el tratamiento de sustitución con hormona de crecimiento no es la respuesta al problema del envejecimiento masculino. Deben realizarse más estudios para identificar qué hombres presentan un déficit de hormona de crecimiento, para definir los riesgos que comporta este déficit y para examinar los beneficios y riesgos a largo plazo de las diversas dosis del tratamiento con la hormona.

Ganarle al paso del tiempo
«Todo el mundo quisiera vivir largo tiempo, pero nadie querría ser viejo», escribió Jonathan Swift. Aunque tenía razón, la fuente de la juventud ha resultado ser un espejismo. A pesar de que deben realizarse más estudios, es improbable que las hormonas sean la respuesta en el hombre contemporáneo. En la actualidad, no parece que los medicamentos con receta médica (testosterona y hormona de crecimiento) y los suplementos dietéticos (DHEA, melatonina y androsterona) que tan populares son en los albores del siglo XXI tengan más éxito que los trasplantes de testículo de mono que suscitaron falsas esperanzas a principios del siglo XX.

No hay modo alguno de detener el tiempo, pero sí de hacer que vayan más lentas las agujas del reloj. Para descubrir cómo, vaya a la segunda parte de esta guía que resume lo que puede hacer un hombre para mantenerse sano y joven.

11. La próstata: trastornos benignos

Hombres y mujeres se diferencian en muchos aspectos, que van desde la constitución corporal y la fuerza muscular hasta las hormonas, el comportamiento, las conductas sociales y la función reproductora. Aunque la mayor parte de los hombres prefieren sus atributos masculinos, existen dos que les gustaría trocar si fuera posible. Uno es la longevidad, puesto que las mujeres tienen una esperanza de vida mayor que los hombres. El otro es la próstata.

Los trastornos prostáticos son los problemas de salud más frecuentes en el género masculino, a la vez que exclusivos de él. Ocasionan síntomas que engloban desde el dolor y la fiebre de la prostatitis y las molestias de la hiperplasia prostática benigna, hasta el riesgo de cáncer de próstata. Sin embargo, aunque los hombres se preocupan por la próstata, pocos conocen a fondo esta pequeña glándula que atrae tanto la atención. Es una lástima, puesto que pueden adoptar numerosas medidas para reducir el riesgo de que aparezcan trastornos prostáticos y para facilitar un diagnóstico precoz y un tratamiento eficaz una vez que irrumpe la enfermedad.

La próstata normal
La próstata es una glándula con forma de almendra que rodea el cuello de la vejiga (véase la figura 11.1). En los jóvenes sanos, tiene una longitud de 3,8 centímetros y pesa aproximadamente diecinueve gramos, pero por supuesto, no es así al principio. En los chicos, la próstata es pequeña y rudimentaria, pero al alcanzar la pubertad, el cerebro y la hipófisis estimulan a los testículos para que empiecen a producir testosterona, la hormona masculina. Al igual que el resto de los órganos reproductores, la próstata aumenta de tamaño, influida

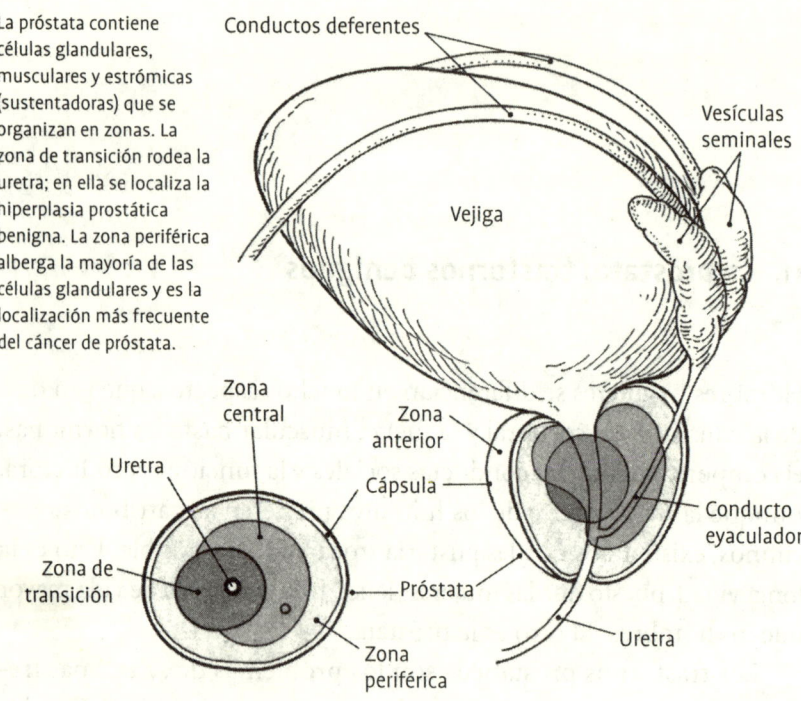

Figura 11.1. La próstata.

por la testosterona. Asimismo, contiene su propia enzima especial, 5-alfa-reductasa, que convierte la testosterona en dihidrotestosterona (DHT), el andrógeno (hormona masculina) que ejerce el mayor efecto en la próstata.

La próstata es un órgano reproductor, ya que segrega un líquido que se mezcla con el semen en el momento de la eyaculación. El eyaculado normal contiene entre 2 y 6 mililitros de líquido, aproximadamente un tercio de una cucharilla de café. Las vesículas seminales aportan aproximadamente el setenta por ciento del eyaculado, incluidos los espermatozoides, pero la contribución prostática es de alrededor del veinte por ciento. Las secreciones prostáticas contienen calcio, potasio, zinc y ácido cítrico. El líquido transparente e incoloro también integra varias enzimas, como la famosa proteína denominada antígeno prostático específico, que licúa el semen, de forma que los espermatozoides puedan avanzar hasta su objetivo, el óvulo (véase el capítulo décimo).

A pesar de su moderado tamaño, la próstata es un órgano complejo que consta de tres importantes tipos de tejido. Las células glandulares sintetizan y segregan los diversos ingredientes del líquido prostático. Las células musculares se contraen en el momento de la eyaculación, impulsando el líquido para que se mezcle con el semen. Las células estromáticas son las que brindan un apoyo estructural a toda la glándula. La próstata también contiene células nerviosas, que indican a los músculos cuándo deben contraerse para empezar a actuar en el mismo instante que los demás grupos musculares que intervienen en la eyaculación.

Las células de la próstata se ubican en cuatro zonas principales (véase la figura 11.1), de las cuales dos son especialmente importantes en la aparición de enfermedades. La zona de transición, que rodea la uretra, es la región que queda afectada en la hiperplasia prostática benigna (véase la página 447). La zona periférica, de mayor tamaño, alberga la mayoría del tejido glandular y es la localización más habitual del cáncer de próstata. Además, la zona central abarca las glándulas restantes, y la zona anterior contiene células musculares y estructurales. Toda la glándula está rodeada de una cápsula de tejido fibroso.

La prostatitis

La mayoría de los hombres se preocupan por el cáncer de próstata y muchos se ven asediados por la hiperplasia prostática benigna. Sin embargo, pocos son conscientes de que la glándula prostática también puede ser un foco de infección e inflamación. La prostatitis es una enfermedad olvidada, pero no es trivial ni mucho menos. De hecho, los hombres estadounidenses tienen una probabilidad de uno entre diez de desarrollarla en algún momento de sus vidas. Así, la prostatitis causa dos millones de visitas anuales a la consulta del médico, y en la mitad de los casos se trata de menores de cincuenta años.

La prostatitis puede afectar a hombres de cualquier edad y provoca síntomas que van desde una infección aguda con fiebre alta a una inflamación crónica latente con dolor persistente. En realidad, no es una enfermedad, sino cuatro (véase la tabla 11.1); dos de ellas se conocen con certeza, pero las otras dos siguen presentando incógnitas.

Tabla 11.1
PRINCIPALES CARACTERÍSTICAS DE LA PROSTATITIS

	Tipo de prostatitis			
	PBA	PBC	PNB	Prostatodinia
Inicio	Brusco	Gradual	Variable	Variable
Síntomas				
Fiebre	+++	+/-	-	-
Dolor	++	+/-	+/-	++
Micción anormal	++	+	+	+/-
Tacto rectal	Anormal	Suele ser normal*	Suele ser normal*	Normal*
Glóbulos blancos en las secreciones prostáticas	+	+	+	-
Causa	Bacterias	Bacterias	Desconocido	Desconocido
Tratamiento	Antibiótico	Antibiótico	Sintomático	Sintomático
Desenlace	Excelente	Muy favorable	Regular	Variable

* Incluso cuando la próstata parece normal para el médico, el paciente puede experimentar una molestia anormal.

La prostatitis bacteriana aguda

La prostatitis bacteriana aguda (PBA), la forma más excepcional de prostatitis, debe diagnosticarse y tratarse inmediatamente. Tal como se puede deducir a partir de su nombre, empieza de forma brusca con fiebre alta, escalofríos, dolor muscular y articular, y fatiga acusada. Aunque una gripe considerable podría provocar síntomas idénticos, los hombres con PBA también presentan complicaciones relacionadas con la próstata: dolor rectal y lumbar, necesidad imperiosa de orinar y micción frecuente y dolorosa. El flujo de orina suele ser lento y débil, y en algunos casos de PBA, la próstata está tan inflamada que lo obstruye completamente.

El médico puede confirmar el diagnóstico de PBA con relativa facilidad. El examen de tacto rectal permite constatar que la próstata está inflamada y blanda, y al ejercerse presión sobre la glándula, se genera un gran dolor. En la muestra de orina se comprueba la presencia de glóbulos blancos, lo cual ayuda a confirmar el diagnóstico de PBA.

La PBA está causada por una infección. Las bacterias llegan a la parte superior de la uretra, ascienden por todo el pene para entrar en la próstata a través de los diminutos conductos que, en circunstancias normales, permiten que el líquido prostático fluya en el sentido contrario, desde la glándula al eyaculado. Las bacterias que causan la infección suelen ser bacilos que habitan en el colon como *Escherichia coli* y *Klebsiella*, las mismas bacterias que provocan infecciones vesicales y renales en la mujer.

En el género femenino, las infecciones de vejiga responden de forma inmediata a los antibióticos; en muchos casos, basta con una sola dosis de medicación. Sin embargo, la PBA es otro tema. La próstata ha creado una barrera que evita que la mayoría de los antibióticos entren en ella, por lo cual son ineficaces para tratar la prostatitis. Por fortuna, varios antibacterianos pueden entrar en la próstata, como el cotrimoxazol (trimetoprima-sulfametoxazol) y las fluoroquinolonas más recientes como norfloxacino, ciprofloxacino, ofloxacino y levofloxacino. Casi todos los hombres experimentan una mejoría inmediata con uno de estos fármacos; sin embargo, aun en el caso de que los síntomas desaparezcan en tres o cinco días, es importante seguir con el tratamiento durante un mínimo de dos a cuatro semanas para asegurarse de que la curación es completa. En los primeros días, los baños Sitz (baños de asiento) y los emolientes fecales pueden ayudar a aliviar el dolor rectal; asimismo, el ácido acetilsalicílico o el paracetamol también alivian las molestias desde el principio de la enfermedad, a lo largo de la cual se recomienda ingerir mucho líquido.

Sin un tratamiento eficaz, muchos hombres con PBA desarrollan una infección crónica; incluso aunque se trate, la enfermedad puede volver a aparecer.

La prostatitis bacteriana crónica
Al igual que la forma aguda, la prostatitis bacteriana crónica (PBC) está causada por la invasión bacteriana de la glándula prostática; no obstante, la PBC es una infección sutil y latente que empieza de forma insidiosa y dura semanas o incluso meses. El paciente no suele presentar fiebre, pero padece síntomas urinarios intermitentes, como micción urgente, frecuente y dolorosa, y tiene la necesidad de orinar por la noche. Algunos hombres con PBC sufren dolor rectal o lumbar. Otros expe-

rimentan dolor tras la eyaculación. En algunos casos, el semen puede ser sanguinolento y no existir dolor (véase el capítulo décimo). Los síntomas pueden aparecer y desaparecer sin una explicación evidente.

Puesto que los síntomas son tenues, variables e intermitentes, muchos hombres con PBC ignoran que la padecen. Dado que la próstata no está inflamada ni blanda cuando el médico examina al paciente, el diagnóstico puede ser erróneo, ya que se da por sentado que los síntomas urinarios se deben simplemente a una hiperplasia prostática benigna. Sin embargo, la PBC es una infección activa, y la pista con vistas al diagnóstico la da la presencia de un número considerable de bacterias en la orina, normalmente acompañadas de glóbulos blancos. A pesar de estar causada por las mismas bacterias que la PBA, los médicos desconocen por qué microorganismos idénticos provocan una infección aguda en algunos hombres y crónica en otros.

El tratamiento de la PBC se ha revolucionado con la aparición de los antibióticos que entran en la próstata. En el pasado, el tratamiento con antibióticos convencionales solía fracasar, y en algunos pacientes se extirpaba la próstata quirúrgicamente para controlar los síntomas. El cotrimoxazol y las fluoroquinolonas han evitado la práctica de una intervención quirúrgica. La mayoría de los hombres responden a uno de estos medicamentos; se ignora si uno es mejor que otro, pero al conocerse desde hace más tiempo, tenemos más experiencia con el cotrimoxazol. Asimismo, es más económico que los demás, lo cual no es irrelevante si se tiene en cuenta que la mayor parte de los hombres con PBC necesitan recibir tratamiento antibiótico continuo durante uno o tres meses. Incluso administrándose tratamiento de forma prolongada, la infección puede reaparecer. Cuando rebrota, puede controlarse con dosis bajas de antibiótico que se mantienen durante meses o incluso años.

La prostatitis no bacteriana
Si la PBC es un puzzle, la prostatitis no bacteriana (PNB) es un misterio. Ésta, que también recibe el nombre de *síndrome de dolor pélvico inflamatorio crónico*, es la forma más habitual de prostatitis, ya que aparece con una frecuencia ocho veces mayor que la PBA y la PBC juntas. Los síntomas de la PNB se asemejan a los de la PBC, y es posi-

ble que en ambas infecciones el examen médico no revele ninguna anormalidad. En ambas, aparecen glóbulos blancos en la orina y en el líquido prostático. La diferencia es que en la PBC se detectan bacterias, lo cual no ocurre en la PNB. Mientras que la PBC es una infección bacteriana, la PNB no lo es.

Aunque en la PNB se detecta inflamación, no está causada por la infección. Por tanto, ¿qué provoca la PNB? No se sabe con certeza. Las primeras teorías postulaban que intervenían bacterias especializadas como *Mycoplasma*, *Ureaplasma* y *Chlamydia*, pero los estudios recientes exculpan, al parecer, a estos microorganismos. Para frustración de pacientes y médicos por igual, todavía no disponemos de una explicación sólida de la causa de la PNB.

Por consiguiente, no nos sorprende que el tratamiento sea a veces ineficaz. Es sensato empezar con antibióticos. Muchos médicos recurren primero a uno de los fármacos con efectos beneficiosos en la PBA y la PBC, y a continuación, inician el tratamiento con doxiciclina o eritromicina, dado que estos antibióticos son los que ejercen mayor actividad frente a los microbios atípicos que supuestamente intervienen en la PNB. Si el paciente no responde a este tratamiento con antibiótico, tal como suele ocurrir, no debe probarse con más antibióticos, sino que deben administrarse varios tratamientos sintomáticos siguiendo una pauta de tipo «prueba-error».

Muchos hombres con PNB se sienten mejor después de un baño Sitz. Asimismo, puede aliviarles evacuar el contenido de la glándula prostática, para lo cual el médico realiza un masaje en la próstata, si bien la mayoría de los pacientes prefieren hacerlo ellos mismos eyaculando con frecuencia. También pueden ser de utilidad el ácido acetilsalicílico y otros antiinflamatorios no esteroideos (AINE), que actúan contra la inflamación y el dolor. Asimismo, se pueden recetar fármacos anticolinérgicos que relajen los músculos de la vejiga, como la oxibutinina, alfa-bloqueantes como la tamsulosina, o la finasterida para intentar aliviar los síntomas urinarios. En algunos hombres se observan beneficios con hierbas medicinales como la palma enana americana *(Serenoa repens)*. El alopurinol, un medicamento que suele recetarse para la gota, puede ser de utilidad en algunos pacientes con PNB, puesto que reduce la cantidad de ácido úrico en la orina.

La prostatodinia

Si la PNB es un misterio, la prostatodinia es un enigma. Aunque puede aparecer a cualquier edad, la prostatodinia (también denominada *síndrome de dolor pélvico no inflamatorio*) es más frecuente en los jóvenes y los hombres de mediana edad, y a veces se desarrolla antes de los veinte años. Tal vez sospeche que el nombre asignado a este trastorno sólo sirve para encubrir la ignorancia médica en torno a la prostatodinia, pero en realidad se trata de una descripción literal de su principal síntoma, dolor en la próstata. El dolor, que suele ser de bajo grado, insistente y persistente, se concentra en el recto y la parte inferior de la pelvis, pero puede propagarse a los testículos, el pene, la ingle y las lumbares. A pesar de que el dolor es el principal síntoma, el flujo de orina también puede ser anómalo, ya que se observa vacilación en la micción, goteo, un flujo urinario débil o interrumpido, y frecuencia y urgencia miccional.

La prostatodinia es un trastorno crónico que a menudo se acompaña de depresión, ansiedad o disfunción sexual. Sin embargo, no se sabe con certeza si son los factores psicológicos los que causan la prostatodinia o si el trastorno emocional es simplemente consecuencia de una enfermedad debilitante y crónica. En cualquier caso, la frustración del paciente se combina comprensiblemente con el desconocimiento de la causa de la prostatodinia por parte del médico.

El médico se ve en una situación difícil al diagnosticar la prostatodinia porque al examinarla, la próstata tiene un aspecto normal, la orina es transparente y no presenta infección, y en el líquido prostático no se detectan glóbulos blancos. Vale la pena probar con un tratamiento sintomático, como el recetado para la PNB, aunque a menudo fracasa. Los medicamentos que tienen más probabilidad de aliviar los síntomas de la prostatodinia son los alfa-bloqueantes como la tamsulosina, la terazosina o la doxazosina, que relajan los músculos del cuello vesical, con lo cual facilitan la excreción de la orina; sin embargo, deben utilizarse con precaución para prevenir un descenso excesivo de la tensión arterial. Es sumamente importante ofrecer apoyo moral a todos los hombres que padecen prostatodinia; los antidepresivos, los tranquilizantes o los relajantes musculares pueden ayudar.

La prostatitis asintomática

La prostatitis es un trastorno complejo. Los cuatro tipos que se conocen han puesto a prueba a médicos y pacientes durante décadas, y recientemente, en una Conferencia de Consenso sobre Prostatitis de los National Institutes of Health (Institutos Nacionales de la Salud) se ha añadido una quinta categoría. Los pacientes ignoran padecer prostatitis asintomática porque no presentan síntomas, pero el médico identifica el trastorno si detecta inflamación en una muestra de semen durante un estudio diagnóstico de la fertilidad (véase el capítulo décimo) o en una muestra de biopsia prostática que obtiene al intentar detectar otro trastorno; la mayoría de las veces, este problema es la obtención de valores elevados en la prueba de antígeno prostático específico (véase el capítulo duodécimo). Puesto que se trata de un trastorno reciente, los médicos desconocen si deberían tratar la prostatitis asintomática. Si el problema es la infertilidad o si la inflamación parece ser la causa de la elevación de la cifra de antígeno prostático específico, es sensato recetar un tratamiento con antibiótico durante dos semanas y, a continuación, volver a analizar el semen o el antígeno prostático específico una vez transcurridas entre seis y ocho semanas.

La hiperplasia prostática benigna

En los hombres más jóvenes, la prostatitis es la causa más habitual de trastornos prostáticos; en los ancianos, este dudoso honor se atribuye a la hiperplasia prostática benigna. A pesar de su importancia, los médicos aún no pueden responder a muchas preguntas básicas sobre la hiperplasia prostática benigna. Sin embargo, se han dado cuenta de que, en la mayoría de los casos, la crucial pregunta sobre el tratamiento que se debe administrar la responde de un modo más adecuado el paciente. Tal vez resulte paradójico que esta pregunta pueda volverse más difícil de responder a medida que aumentan las opciones terapéuticas.

El dolor va en aumento

Al igual que otros órganos reproductores, la próstata es pequeña en la infancia, empieza a crecer en la adolescencia, y con la edad adulta cesa su crecimiento y se estabiliza en cuanto a tamaño. Sin embargo, a diferencia de otros órganos, la próstata experimenta un segundo período de crecimiento, que empieza lentamente al alcanzarse el ecuador de la vida, se acelera después y continúa hasta la vejez; por término medio, la próstata aumenta de tamaño un 1,6 por ciento cada año a partir de los cuarenta años. El resultado es la hiperplasia prostática benigna.

La hiperplasia prostática benigna se inicia en la zona de transición de la próstata (véase la figura 11.1). En los jóvenes, esta zona sólo representa el 2 por ciento de la próstata, pero dado que rodea el eje largo de la uretra, el aumento de tamaño de esta región puede comprimir la uretra, con lo cual se vuelve más lento el flujo de orina. Aunque la próstata es un órgano reproductor, la hiperplasia prostática benigna no suele afectar a la función sexual ni a la fertilidad, sino al aparato urinario.

Este trastorno, que afecta tanto a los tejidos glandulares como estructurales, empieza con la aparición de pequeños nódulos en la zona de transición. Al principio, son tan minúsculos que sólo pueden identificarse si se analiza tejido prostático en un microscopio. Con el tiempo, los nódulos microscópicos aumentan de tamaño y se convierten en macroscópicos, con lo cual distorsionan la anatomía normal de la glándula. Finalmente, las anomalías se vuelven lo suficientemente acusadas como para desencadenar una hiperplasia prostática benigna clínica, la fase en que los pacientes empiezan a notar los perturbadores síntomas de la enfermedad.

Sorprendentemente, los primeros nódulos microscópicos de la hiperplasia prostática benigna empiezan a desarrollarse en una etapa temprana de la vida, ya que aparecen en el 10 por ciento de los hombres cuando cumplen los treinta años. Se vuelven cada vez más frecuentes a medida que se envejece, de forma que el 90 por ciento de los hombres de ochenta y cinco años presenta nódulos microscópicos. Sin embargo, sólo la mitad de los nódulos microscópicos pasan a ser macroscópicos, y sólo la mitad de éstos se vuelven acusadamente sintomáticos. Esta evolución se vuelve más habitual con el paso de los años. De hecho, al cumplir los ochenta, aproximadamente un veinticinco por ciento de todos los hombres desarrolla hiperplasia prostática benigna lo suficientemente grave como para requerir tratamiento, y muchos otros presentan síntomas más leves con los que «pueden vivir». Se calcula que 5,5 millones de hombres estadounidenses padecen una hiperplasia prostática benigna que es notable desde el punto de vista clínico, y aproximadamente dos millones solicitan cada año atención médica debido a los síntomas que padecen.

¿Cuál es la causa de la hiperplasia prostática benigna?
Se trata de uno de los grandes misterios de la urología moderna. Los médicos saben que existen dos factores fundamentales para que se desarrolle la hiperplasia prostática benigna: la edad y la testosterona. No obstante, desconocen por qué algunos hombres desarrollan hiperplasia prostática benigna grave a medida que envejecen, mientras que otros no. La testosterona no es la explicación absoluta a este fenómeno. La hiperplasia no se desarrolla sin la testosterona, pero los que tienen el trastorno no poseen concentraciones de la hormona superiores a las que tiene una próstata normal. Probablemente, existen varios factores de crecimiento que estimulan las células prostáticas en los pacientes con hiperplasia prostática benigna. Además, puede influir el proceso normal de apoptosis, o muerte celular programada. Asimismo, el trastorno tiene una ligera tendencia a ser hereditario, si bien no se han identificado los genes que controlan el crecimiento de la próstata.

Los factores de riesgo
Aunque los investigadores no han descubierto todavía la causa definitiva de la hiperplasia prostática benigna, han identificado algunos factores de riesgo importantes; gran parte de los datos recientes proceden del Estudio de los Profesionales de la Salud.

La raza se ha considerado un posible factor determinante de la aparición de hiperplasia prostática benigna, pero en dicho estudio no se hallaron diferencias entre los afroamericanos y los caucásicos. Sin embargo, puso de manifiesto que la probabilidad de requerir cirugía para tratar el trastorno era menor en los asiáticos que en los de raza blanca, aunque es posible que esta diferencia no se deba a factores genéticos. En un interesante informe reciente, investigadores australianos compararon a los hombres chinos residentes en China con chinos que vivían en Australia y australianos de raza caucásica. En los chinos residentes en China, se observó una próstata de menor tamaño y menos síntomas prostáticos que en cualquiera de los otros dos grupos, lo cual sugiere que interviene un factor ambiental, que puede ser la nutrición. La dieta tradicional asiática contiene mucha soja, que al parecer reduce el crecimiento de las células prostáticas (véase el capítulo duodécimo); asimismo, incluye menos grasas. En un reciente estudio europeo se demostró que la mantequilla y la margarina se asocian con un aumento del riesgo de desarrollar hiperplasia prostática benigna, mientras que la fruta se relacionó con un descenso del riesgo.

En ese mismo estudio se han evaluado otros factores del modo de vida que influyen en la aparición de hiperplasia prostática benigna. Por una parte, ha demostrado la asociación entre la obesidad abdominal y la gravedad de los síntomas de la hiperplasia. Por otra parte, también ha revelado que fumar, al menos en grandes cantidades, aumenta el riesgo de aparición del trastorno; los hombres que fuman una media de 35 cigarrillos al día tienen casi un cincuenta por ciento más de probabilidades de desarrollar hiperplasia prostática benigna que los no fumadores. En cambio, el ejercicio físico ejerce, al parecer, efectos protectores; los hombres que caminan entre dos y tres horas cada semana tienen un 25 por ciento menos de probabilidades de padecer el trastorno que los sedentarios.

Los efectos del alcohol son más complejos. En el Estudio de los Profesionales de la Salud se realizó un seguimiento de 29 238 hombres sin enfermedad prostática al inicio del estudio, en 1986. En un período de ocho años, 1 813 hombres tuvieron que someterse a una intervención quirúrgica por hiperplasia prostática benigna y otros 1 786 desarrollaron síntomas del trastorno de grado moderado o grave. Al analizar el efecto del consumo de alcohol, hallaron que éste prevenía, al parecer, la hiperplasia prostática benigna, incluso después de efectuar ajustes por edad, etnia, obesidad y ejercicio físico. Se trata de una observación sorprendente, puesto que el alcohol es diurético y un aumento del flujo urinario debería agravar los molestos síntomas del trastorno. Tal vez esto explique por qué ingerir una cantidad moderada de alcohol ejerció efectos más protectores que una cantidad considerable. El consumo de hasta un máximo de 50 gramos de alcohol al día (que equivale aproximadamente a 450 ml de vino, 1 080 ml de cerveza o 135 mililitros de licor) redujo un 41 por ciento el riesgo de padecer hiperplasia prostática benigna.

Con estos datos, parece que la próstata se rige por las mismas reglas asociadas al modo de vida que el resto del organismo. La obesidad es perjudicial y el ejercicio físico, beneficioso. Quienes optan por beber alcohol deberían hacerlo con moderación, y aquellos que deciden fumar están cometiendo un grave error.

Los síntomas

Hasta hace poco, los médicos creían que los síntomas de la hiperplasia prostática benigna se asociaban estrictamente al aumento de tamaño de la glándula. Sin embargo, las recientes investigaciones demuestran que no es tan sencillo. De hecho, el tamaño de la glándula no constituye un buen factor de predicción del trastorno que causa; algunos hombres con una próstata muy grande sufren pocos síntomas, o bien ninguno, mientras que en otros con un aumento mínimo las molestias son atroces. Es evidente que la gravedad y el tipo de síntomas dependen de numerosos factores, como el incremento de las contracciones musculares en la salida de la vejiga, el estrechamiento de la uretra (el conducto por el que sale la orina de la vejiga), la reducción de la fuerza de la pared vesical, el aumento de la actividad muscular en la propia próstata y el tamaño de la glándula. También son relevantes las respuestas subjetivas de cada hombre a los cambios en la función urinaria. Algunos hombres, sobre todo los de edad más avanzada, consideran las alteraciones moderadas en el flujo urinario muy molestas, mientras que otros apenas parecen notar que su micción es muy lenta. Quizá resulta sorprendente que los médicos creen ahora que la propia evaluación de los síntomas es la mejor herramienta para prever la evolución de la hiperplasia prostática benigna, así como el criterio más importante para determinar si se necesita tratamiento.

Los síntomas de hiperplasia prostática benigna, denominados de forma conjunta *prostatismo*, difieren en cada persona. Un grupo de síntomas está causado por la obstrucción de la uretra por parte de la glándula que ha aumentado de tamaño; esto se parece a lo que ocurre al oprimir una pajita con los dedos índice y pulgar, con lo cual se enlentece el flujo de líquido que discurre por su interior. El otro grupo se debe a una irritación de la vejiga, provocada por un incremento de la contracción muscular.

Si el flujo urinario se vuelve lento y débil, significa que existe un típico síntoma obstructivo; otros síntomas son la vacilación en la micción y el esfuerzo para iniciarla y mantenerla. La micción prolongada y el goteo al final de la misma también indican que existe una obstrucción. Tal vez más grave es la evacuación incompleta de la vejiga, lo que provoca retención de orina. En muchos casos, esta retención no causa ningún trastorno, pero algunos hombres tienen continuamente la sensación de que la vejiga está llena; otros presentan pérdidas de orina en momentos imprevistos, la denominada incontinencia por sobrellenado.

Los síntomas asociados a la irritación no son menos molestos. Consisten en una necesidad urgente, a veces incontrolable, de evacuar y en el paso frecuente de pequeñas cantidades de orina. Asimismo, puede aparecer nicturia, la necesidad de orinar por la noche, pero a menos que se presenten otros síntomas de este tipo, deberían considerarse otras causas de irritación nocturna en vez de darse por sentado que se debe a una hiperplasia prostática benigna (véase el capítulo decimotercero).

La American Urologic Association (AUA, Asociación Estadounidense de Urología) ha diseñado un sencillo método para evaluar los síntomas de la hiperplasia prostática benigna (véase la tabla 11.2). Aunque el cuestionario no es específico para este trastorno, sirve para cuantificar los síntomas de forma precisa y puede ayudar a prever si se necesitará tratamiento. Si lo desea, llene el cuestionario usted mismo para comprobar su estado de salud; simplemente tiene que señalar una respuesta de cada pregunta y, una vez haya acabado, debe sumar los números marcados para determinar la puntuación.

Su puntuación en el test de la AUA compara sus síntomas con los de otros hombres. No obstante, ¿puede determinar si es probable que empeore la hiperplasia prostática benigna? El Estudio de los Profesionales de la Salud sugiere que sí que puede. En él, se siguió a 6 100

Tabla 11.2
ÍNDICE DE SÍNTOMAS DE LA AUA EN LA HIPERPLASIA PROSTÁTICA BENIGNA

Rodee con un círculo una respuesta de cada una de las preguntas. En las preguntas 1 a 6, 0 significa «en absoluto»; 1, «menos de una de cada cinco veces»; 2, «menos de la mitad de las veces»; 3, «más o menos la mitad de las veces»; 4, «más de la mitad de las veces»; 5, «casi siempre».

1. Durante el último mes aproximadamente, ¿con qué frecuencia ha tenido la sensación de no haber vaciado completamente la vejiga tras acabar de orinar?
   0   1   2   3   4   5

2. Durante el último mes aproximadamente, ¿con qué frecuencia ha tenido que volver a orinar cuando han pasado menos de dos horas de la última vez que orinó?
   0   1   2   3   4   5

3. Durante el último mes aproximadamente, ¿con qué frecuencia ha notado que se ha detenido y ha empezado de nuevo varias veces mientras orinaba?
   0   1   2   3   4   5

4. Durante el último mes aproximadamente, ¿con qué frecuencia le ha resultado difícil aguantar la orina o retrasar la micción?
   0   1   2   3   4   5

5. Durante el último mes aproximadamente, ¿con qué frecuencia ha notado un flujo de orina débil?
   0   1   2   3   4   5

6. Durante el último mes aproximadamente, ¿con qué frecuencia ha tenido que hacer fuerza para empezar a orinar?
   0   1   2   3   4   5

7. Durante el último mes aproximadamente, ¿cuántas veces ha tenido que levantarse para orinar desde que se fue a dormir por la noche hasta que se levantó por la mañana? (En esta pregunta, 0 significa «ninguna»; 1, «1 vez»; 2, «2 veces»; 3, «3 veces»; 4, «4 veces»; 5, «5 veces».)
   0   1   2   3   4   5

Las puntuaciones de 0 a 7 se consideran leves, entre 8 y 19 indican la presencia de síntomas moderados, y de 20 a 35 sugieren la existencia de una hiperplasia prostática benigna.

hombres durante tres años y se puso de manifiesto que el riesgo de complicaciones aumentaba a medida que se incrementaba la puntuación relativa a los síntomas; los participantes con puntuaciones superiores a ocho y diagnóstico clínico de hiperplasia prostática benigna presentaban el riesgo más alto de desarrollar retención urinaria aguda.

Las complicaciones
La principal consecuencia de la hiperplasia prostática benigna son las molestias. Sin embargo, el trastorno puede ser más grave, puesto que puede dar lugar a una obstrucción completa o casi total del flujo urinario que precise recibir tratamiento urgente. Puede hacer que la orina retroceda hasta el riñón, con lo cual se deteriora la función renal, o provocar la aparición de cálculos vesicales, hemorragia o infecciones del conducto urinario. Por suerte, las complicaciones graves son poco habituales. Por ejemplo, sólo el tres por ciento de los hombres con las puntuaciones más altas en el test de la AUA desarrollará una retención urinaria en el transcurso de un año. En la mayoría, la hiperplasia prostática benigna evoluciona de un modo muy lento, de forma que resulta seguro controlar la progresión de la enfermedad sin apresurarse a emitir juicios terapéuticos.

La hiperplasia prostática benigna no aumenta el riesgo masculino de desarrollar cáncer de próstata. Sin embargo, puede complicar el diagnóstico de este carcinoma, puesto que la hiperplasia prostática benigna aumenta a menudo la concentración sanguínea de antígeno prostático específico a cifras que hacen sospechar la presencia de cáncer (véase el capítulo duodécimo).

La evaluación médica
En la mayoría de los pacientes con hiperplasia prostática benigna no es necesario realizar pruebas médicas complicadas. Lo más importante es evaluar los síntomas utilizando el índice de la AUA o cuestionarios semejantes. Asimismo, debería buscarse en la historia médica del paciente cualquier indicio de otras enfermedades que causen síntomas urinarios, como la diabetes y los trastornos neurológicos, que afectan a la función de la vejiga (véase el capítulo decimotercero).

También tendría que preguntarse al paciente si toma algún medicamento que pueda retardar el flujo de orina; los descongestionantes y los antihistamínicos son los más frecuentes. El médico debe realizar un examen de tacto rectal para determinar el tamaño de la próstata y procurar identificar cualquier anomalía que indique la presencia de cáncer o infección; también tiene que llevar a cabo un análisis de orina y evaluar la función renal mediante un sencillo análisis de sangre a fin de medir la concentración de creatinina. Muchos hombres también optan por realizarse un análisis de sangre con determinación del antígeno prostático específico, que no ayuda a evaluar si existe hiperplasia prostática benigna pero puede utilizarse para detectar cáncer de próstata (véase el capítulo duodécimo).

No difiere en gran medida de una revisión médica anual rutinaria, y los hombres con puntuaciones bajas en el test de la AUA (0-7) y con resultados normales en las pruebas no tienen por qué realizarse más exámenes ni recibir tratamiento. Sin embargo, si padecen síntomas más avanzados, pueden ser necesarias más pruebas. El mejor modo de medir el flujo urinario de forma objetiva es la uroflujometría, una técnica no cruenta en que se utilizan monitores electrónicos. Tras recibir instrucciones y esperar hasta que sienta la vejiga llena, el paciente orina en el aparato, en privado, de pie o sentado, según lo haga habitualmente. La uroflujometría registra varias funciones, pero la más útil es la velocidad máxima del flujo (véase la tabla 11.3).

Existen otras pruebas que pueden resultar de utilidad en determinadas circunstancias. Las técnicas de imagen ecográficas de los riñones y la vejiga son útiles en caso de que se sospeche la existencia de una obstrucción. Las pruebas exhaustivas de llenado y vaciado de la vejiga (urodinámica) pueden evaluar otras causas de disfunción vesi-

Tabla 11.3
LA INTERPRETACIÓN DE LA UROFLUJOMETRÍA

Velocidad máxima del flujo urinario (ml/seg.)	Gravedad de la obstrucción
15-20	De ausente a leve
10-14	De leve a moderado
Menos de 10	De moderado a grave

cal. Mediante la determinación de la orina residual después de la micción se puede detectar y realizar un seguimiento de la obstrucción. La cistoscopia debería reservarse para aquellos pacientes que precisan tratamiento quirúrgico. Aunque antaño solía incluirse una radiografía de los riñones y la vejiga después de una inyección de material de contraste (pielografía intravenosa), en el procedimiento habitual de evaluación de este trastorno, hoy en día se utiliza muy rara vez.

El tratamiento
El tratamiento de la hiperplasia prostática benigna está cambiando. Hasta hace poco, los pacientes se enfrentaban a las desoladoras opciones de pasar por el quirófano o de saber en todo momento dónde estaba el baño más cercano. Sin embargo, en la actualidad, disponen de numerosas alternativas.

En unos pocos pacientes, la enfermedad o sus complicaciones son lo suficientemente graves como para requerir una intervención rápida. Las infecciones del aparato urinario recurrentes, la hemorragia urinaria, los cálculos vesicales, la retención persistente de orina y la lesión renal causada por la hiperplasia prostática benigna son algunos de los síntomas que deben tratarse. Por suerte, no son frecuentes.

Dado que la enfermedad evoluciona lentamente, si es que llega a hacerlo, la mayoría de los pacientes pueden decidir si deben recibir tratamiento y en qué momento; huelga decir que el médico debe ayudarlos a establecer la forma de tratamiento. Un paciente no debería optar por someterse a cirugía simplemente para prevenir futuras complicaciones o para bajar la puntuación en el test de la AUA. La clave es la calidad de vida. El paciente con hiperplasia prostática benigna debería formularse una pregunta procedente de la Puntuación Internacional de los Síntomas Prostáticos (I-PSS, por su denominación en inglés) que no forma parte del cuestionario de la AUA: «¿Cómo se sentiría si tuviera que pasar el resto de su vida con el trastorno urinario que padece tal como está ahora?» Los hombres que están descontentos con esos síntomas deberían plantearse iniciar un tratamiento, no porque estén enfermos o tengan riesgo de enfermar, sino porque sienten molestias derivadas de la hiperplasia prostática benigna. Existen muchas opciones terapéuticas.

Esperar y mantenerse alerta es, realmente, la única opción en los hombres con puntuaciones bajas en el test de la AUA, así como una decisión sensata en muchos otros que se dan cuenta de que al realizar sencillas modificaciones en su modo de vida, pueden olvidarse a diario de las molestias de la hiperplasia. A continuación se ofrecen algunas recomendaciones.

- Reduzca el consumo de líquidos, sobre todo después de cenar.
- Limite la ingesta de alcohol y cafeína, y evítelos después de media tarde. Ambos son diuréticos, por lo que aumentan el flujo de orina.
- Evite los medicamentos que estimulan los músculos del cuello de la vejiga y la próstata. La pseudoefedrina y otros descongestionantes son los principales culpables.
- Evite los fármacos anticolinérgicos, que debilitan las contracciones de la vejiga. Los antihistamínicos como la difenhidramina y muchos otros son los principales responsables. Varios antidepresivos y antiespasmódicos poseen propiedades semejantes.
- Si toma diuréticos para tratar la hipertensión o trastornos cardíacos, consulte con el médico la posibilidad de reducir la dosis o sustituirlos por otros medicamentos que tengan la misma eficacia.
- Nunca deje de ir al baño si tiene oportunidad, incluso si no nota la vejiga llena. Tómese su tiempo y vacíe la vejiga tanto como le sea posible. Realice paradas a intervalos regulares cuando viaje en automóvil. Pida asiento de pasillo en el avión, en el teatro y en acontecimientos deportivos.
- Cuando llegue a un lugar en el que nunca ha estado, ubique el baño antes de que lo necesite realmente.
- Facilite las visitas nocturnas al baño. Compruebe que la iluminación es lo suficientemente intensa como para poder ver adónde va, pero evite que sea excesiva, de forma que lo despierte de repente y le resulte difícil volver a conciliar el sueño. Asegúrese de que no se interponen en su camino al baño cables eléctricos o telefónicos, alfombras arrugadas ni objetos olvidados por el suelo, ya que si no, una escapada rápida al lavabo puede convertirse en un desplazamiento en ambulancia al hospital con una cadera rota.

Si puede convivir cómodamente con la hiperplasia prostática benigna, hágalo. Pero si padece síntomas molestos, puede plantearse varias opciones.

La medicación
Los medicamentos que se venden con receta médica pueden reducir en gran medida los incómodos síntomas de la hiperplasia prostática benigna. Se dispone de dos tipos de tratamiento, los alfa-bloqueantes, que relajan la musculatura lisa de la próstata y del cuello vesical, y la finasterida, que hace disminuir el tamaño de la glándula.

Los alfa-bloqueantes se empezaron a utilizar en 1981 para tratar la hipertensión, puesto que relajan las células del músculo liso en las paredes de las arterias. Dado que la próstata y el cuello vesical también tienen musculatura lisa, éstos también pueden actuar allí, relajando los músculos para facilitar el flujo urinario. En la hiperplasia prostática benigna se utilizan dos alfa-bloqueantes que también son antihipertensivos, la terazosina y la doxazosina. Un tercero, la tamsulosina, no es eficaz para tratar la hipertensión porque es mucho más activa en los músculos del aparato urinario que en los de las arterias.

Los tres alfa-bloqueantes tienen la misma eficacia y logran una mejoría leve o moderada de los síntomas de la hiperplasia en aproximadamente el setenta por ciento de los pacientes. Todos actúan con rapidez, ya que el beneficio se observa en días o semanas, si bien desaparece deprisa si se interrumpe el tratamiento. Todos pueden administrarse sólo una vez al día; la tamsulosina se suele tomar treinta minutos después de cenar y la terazosina y la doxazosina, al acostarse.

La dosis habitual de tamsulosina es de 0,4 miligramos, pero algunos pacientes pueden beneficiarse del aumento de la dosis a 0,8 miligramos. Puesto que los demás alfa-bloqueantes pueden reducir la tensión arterial, su dosis debe ajustarse para combatir al máximo la hiperplasia pero sin reducir la tensión arterial de forma excesiva. Al principio, el médico suele recetar un miligramo de cualquiera de los medicamentos y, después, aumenta la dosis gradualmente tanto como sea necesario hasta llegar a un máximo de 10 miligramos de terazosina u 8 miligramos de doxazosina.

El principal efecto secundario de los alfa-bloqueantes es la bajada de la tensión arterial, que puede provocar aturdimiento, mareo o incluso desvanecimiento, normalmente desencadenado al ponerse en pie de forma repentina; la tamsulosina es el que tiene más probabilidades de causar estas complicaciones. Otros efectos adversos son la fatiga y la congestión nasal. En la mayoría de los casos, el médico puede reducir al mínimo la aparición de estos problemas si ajusta la dosis del medicamento. Aunque generalmente suelen reducirse con el tiempo y desaparecen cuando se deja de tomar el fármaco.

Un reciente ensayo ha suscitado preocupación en torno a los alfa-bloqueantes, pero se refiere a los pacientes que toman los fármacos para la hipertensión, no para la hiperplasia prostática benigna. El *Antihypertensive and Lipid Lowering Treatment to Prevent Heart Attack Trial* (ALLHAT, Ensayo sobre el Tratamiento Antihipertensivo e Hipolipemiante para Prevenir el Infarto de Miocardio) se diseñó para comparar cuatro antihipertensivos diferentes. Incluyó 24 355 pacientes mayores de cincuenta y cinco años que presentaban hipertensión y como mínimo otro factor de riesgo cardiovascular más. Dos de los medicamentos eran la doxazosina y la clortalidona, un diurético de tiazida, que se retiraron del estudio al observarse una diferencia importante; en un período de tres años, los pacientes que tomaban clortalidona tenían menos probabilidades de desarrollar insuficiencia cardíaca congestiva que quienes recibían doxazosina. Sin embargo, no se halló distinción alguna en la tasa de infarto de miocardio no mortal ni en la supervivencia global de los grupos.

Aunque estos datos no demuestran que la doxazosina causa la insuficiencia cardíaca congestiva, sí ponen de manifiesto que este fármaco es menos eficaz que un diurético para tratar a los hipertensos de edad avanzada. Puesto que los diuréticos son un tratamiento eficaz para la insuficiencia cardíaca congestiva, no se trata de un resultado totalmente sorprendente. Aun así, es importante confirmar estos datos, pero hasta que aparezcan otros estudios, el ALLHAT seguirá siendo una prueba sólida de que los alfa-bloqueantes son menos beneficiosos que los diuréticos como tratamiento de primera alternativa en la hipertensión, al menos en ancianos con factores de riesgo cardiovascular.

En conclusión, los hombres con cifras normales de tensión arterial pueden tomar tranquilamente alfa-bloqueantes para tratar la hiperplasia prostática benigna. Los hipertensos en los que el corazón ha aumentado de tamaño o que presentan otros factores de riesgo para desarrollar insuficiencia cardíaca congestiva no deberían tomar alfa-bloqueantes para tratar tanto la hiperplasia como la hipertensión, pero si reciben primero un fármaco cardioprotector como un beta-bloqueante o un inhibidor de la enzima convertidora de la angiotensina para reducir la tensión arterial, aún pueden tomarlos para tratar la hiperplasia. Sin embargo, en ese caso, la tamsulosina sería una opción mejor que la doxazosina o la terazosina, puesto que es menos probable que reduzca en exceso la tensión arterial.

Los demás medicamentos que se pueden recetar para tratar la hiperplasia prostática benigna son totalmente distintos. La finasterida contrae la próstata, ya que tiene el efecto contrario que la testosterona. Sin embargo, no impide que los testículos sinteticen esta hormona, ni tampoco reduce su concentración en la sangre. No obstante, inhibe la 5-alfa-reductasa, la enzima que suele convertir la testosterona en dihidrotestosterona (DHT), la principal hormona masculina en la próstata (véanse los capítulos primero y decimocuarto). Este efecto específico explica por qué esta sustancia afecta algunos rasgos masculinos sin afectar otros. Puesto que la DHT es clave para que la testosterona actúe en la próstata y en los folículos pilosos, la finasterida es activa en estas zonas. No obstante, dado que la testosterona puede ejercer su efecto en otros tejidos sin necesidad de convertirse a DHT, la finasterida no influye en otras características masculinas como la producción de espermatozoides, la musculatura o la voz, y afecta la libido y la potencia de forma muy esporádica.

La finasterida causó un gran revuelo en 1992, cuando se comercializó en una dosis de 5 miligramos. Hasta ese momento, la cirugía era el único tratamiento eficaz para la hiperplasia prostática benigna. Al ser la primera alternativa, la finasterida se recibió con entusiasmo. Parte de ese optimismo se ha desvanecido al evidenciarse que no es eficaz en todos los pacientes y al demostrarse la utilidad de los alfa-bloqueantes. Aun así, la finasterida puede ser beneficiosa en determinados pacientes.

La finasterida reduce cerca de un setenta por ciento las concentraciones sanguíneas de DHT y un noventa por ciento las prostáticas. En consecuencia, la próstata se contrae, pero el efecto es lento e incompleto. Por término medio, el fármaco tarda entre tres y seis meses en empezar a reducir el tamaño de la próstata, y esta glándula puede seguir encogiéndose durante los siguientes doce a dieciocho meses si continúa el tratamiento. Sin embargo, como máximo, la finasterida contrae la glándula sólo un 25 por ciento.

A pesar de que la finasterida reduce el tamaño de la próstata en la mayoría de los pacientes que la toman, sólo alivia los síntomas en aproximadamente un tercio de ellos. Quienes más se benefician son los hombres con la próstata más grande. Dado que el tamaño prostático puede establecerse mediante el tacto rectal y, de forma más precisa, a través de una ecografía transrectal, se puede prever qué pacientes obtendrán beneficios con el tratamiento. En general, es improbable que los pacientes con una glándula menor de 30-40 mililitros mejoren con el tratamiento. Sin embargo, en aquéllos con una glándula mayor, el fármaco puede aliviar los síntomas, controlar la hemorragia urinaria causada por la hiperplasia, reducir el riesgo de presentar una retención urinaria aguda y evitar la necesidad de practicar cirugía.

No obstante, los hombres afectados de hiperplasia prostática benigna con dilatación prostática que quieran beneficiarse de estos efectos deben seguir tomando finasterida diariamente, lo cual comporta años de tratamiento y un gasto elevado. Incluso si se utiliza durante un largo período, el fármaco parece ser inocuo. El único efecto secundario importante es la impotencia, pero aparece sólo en el 4 por ciento de los pacientes y mejora cuando se deja de tomar finasterida.

Con la finasterida disminuyen un 50 por ciento las concentraciones de antígeno prostático específico, lo cual complica la detección del cáncer de próstata. Los hombres que optan por llevar un control de sus cifras de antígeno deberían realizarse la prueba antes de empezar a tomar el fármaco y repetirla al cabo de seis a doce meses de tratamiento.

¿Cómo se ha evaluado la finasterida frente a los alfa-bloqueantes? En un estudio con 1 229 participantes se compararon la terazosina, la finasterida y su combinación con un placebo. Transcurrido un año entero, la terazosina destacó como ganadora indiscutible. El tratamiento combinado no fue más eficaz que la monoterapia con el alfabloqueante. Por su parte, la finasterida no fue más beneficiosa que el placebo, lo cual no significa que es ineficaz, puesto que muchos de los que participaron en el estudio no presentaban próstatas de gran tamaño, que son las que mejor responden a la finasterida.

Dado el rápido efecto de los alfa-bloqueantes, muchos médicos recetan al principio un medicamento de este tipo para la hiperplasia prostática benigna y reservan la finasterida o el tratamiento combinado para quienes presentan una próstata de gran tamaño que no responde bien a los alfa-bloqueantes.

Las hierbas medicinales
La hiperplasia prostática benigna es un trastorno tan frecuente que parece propio de la naturaleza humana en vez de una enfermedad. Al ser un problema «natural», sería bueno disponer de un remedio «natural». Quizá por eso miles de hombres recurren a las hierbas medicinales para tratar la hiperplasia. Puesto que se venden como «suplementos dietéticos» en vez de como medicamentos, estas hierbas medicinales no se rigen por los criterios de eficacia, pureza y seguridad de las autoridades sanitarias estadounidenses (FDA; véase el capítulo sexto). Contamos con muchos menos datos científicos sobre las hierbas medicinales que sobre los medicamentos estándar. Aun así, es sensato que los que no responden a los fármacos recetados (o a los que les gustaría evitar tomarlos) se planteen la posibilidad de probar el palmito, el más prometedor de los numerosos remedios «naturales» comercializados para los trastornos prostáticos.

El palmito o *Serenoa repens* es la palma enana norteamericana que comían antaño varias tribus indias del suroeste de Norteamérica. El fruto maduro es la fuente de un extracto de hierbas que se vende con diferentes nombres comerciales, algunos de los cuales también contienen extractos de otras plantas. Al evaluar diversos preparados, la Consumers Union (Unión de Consumidores) estadounidense halló que la cantidad de esta hierba en cada comprimido no siempre correspondía a la que constaba en la etiqueta; sin embargo, una marca contenía los ingredientes de la etiqueta y se encontraba entre las menos caras.

Se desconoce cuál es el principio activo del palmito; los extractos contienen una mezcla de ácidos grasos y de una cantidad menor de esteroles, flavonoides y otros compuestos. En experimentos con animales y en el laboratorio, se ha demostrado que ejerce varios efectos en los receptores de los andrógenos y los estrógenos (hormonas masculinas y femeninas respectivamente) en la superficie de las células prostáticas. Pero a pesar de los datos obtenidos con anterioridad y de las creencias populares, el palmito no parece tener el mismo efecto que la finasterida en la 5-alfa-reductasa, ni tampoco hace disminuir las concentraciones de antígeno prostático específico.

¿Es eficaz el palmito? Se trata, sin duda, de una pregunta crucial, pero no puede responderse de un modo concluyente. La mayoría de los estudios con esta sustancia se han realizado en Europa y aunque son estimulantes, se aprecian deficiencias en su diseño. Al revisar dieciocho ensayos controlados y aleatorizados que evaluaron el palmito en un total de 2.939 hombres, un grupo de investigadores estadounidenses llegó a la conclusión de que «los datos sugieren que [*S. repens*] mejora los síntomas urológicos y el flujo urinario —pero— deben realizarse más estudios con las formulaciones estandarizadas a fin de determinar su eficacia a largo plazo y su capacidad para prevenir las complicaciones de la hiperplasia prostática benigna».

S. repens tiene pocos efectos secundarios, pero su inocuidad a largo plazo y sus interacciones con otros medicamentos no se han estudiado de un modo conveniente. Los preparados pueden variar tanto en potencia como en pureza, así como en precio. No obstante, si a los hombres que padecen las molestias de la hiperplasia prostática benigna no les molesta esta incertidumbre, tal vez valga la pena que lo prueben. Pero si al cabo de uno a tres meses no se percibe ninguna mejoría, no vale la pena continuar con el tratamiento.

Con un volumen de ventas anual que alcanza los 140 millones de dólares, *S. repens* es el remedio herbario más extendido para los trastornos prostáticos en Estados Unidos. Sin embargo, se dispone de otras sustancias, como los extractos de ciruelo africano *(Pygeum africanum)*, ortiga mayor *(Urtica dioica)*, patata africana *(Hypoxis rooperi)* y centeno *(Secale cereale)*. También se ha dado publicidad a sustancias químicas como los sitoesteroles y el zinc como remedios para gozar de «buena salud prostática». Ninguno de estos productos se ha evaluado de un modo tan exhaustivo como para recomendarlos incluso de forma preliminar en la hiperplasia prostática benigna. Asimismo, aunque el licopeno, la vitamina E, la soja y el selenio pueden ayudar a reducir el riesgo de cáncer de próstata (véase el capítulo duodécimo), no se espera que ninguno de ellos sirva para prevenir o tratar la hiperplasia prostática benigna, ya sea en monoterapia o combinados.

¿Los remedios herbarios son beneficiosos para la próstata? Tal vez, al menos en lo que respecta al palmito. Sin embargo, como en el caso de todos los suplementos no regulados, el lema es el escepticismo precavido.

La cirugía

Antes de la aparición de los alfa-bloqueantes y la finasterida, así como del reciente interés en el palmito, la cirugía era el único tratamiento eficaz para la hiperplasia prostática benigna; e incluso disponiendo de estas opciones terapéuticas, la cirugía sigue siendo un hito. Cuando en el Estudio de los Profesionales de la Salud se compararon los efectos beneficiosos sintomáticos de los alfa-bloqueantes, la finasterida y la cirugía en 1 459 pacientes, se determinó que la cirugía era el tratamiento más eficaz. Sin embargo, al ser la que tiene más complicaciones, en la actualidad suele reservarse para los que no mejoran con el tratamiento médico, sobre todo aquéllos con complicaciones importantes como retención urinaria, infección recurrente, hemorragia frecuente, cálculos vesicales o daño renal.

Desarrollada hace cincuenta años, la resección transuretral de la próstata (TURP) se ha convertido en el «patrón de oro» del tratamiento de la hiperplasia prostática benigna. No obstante, en los últimos años ha perdido protagonismo, no por los problemas intrínsecos de la operación (que en realidad, se ha perfeccionado), sino por los nuevos rivales médicos y quirúrgicos. A principios de la década de 1990, cerca de cuatrocientos mil pacientes estadounidenses se sometían a cirugía cada año; con un coste de casi cuatro mil millones de dólares, la TURP era la intervención practicada con más frecuencia

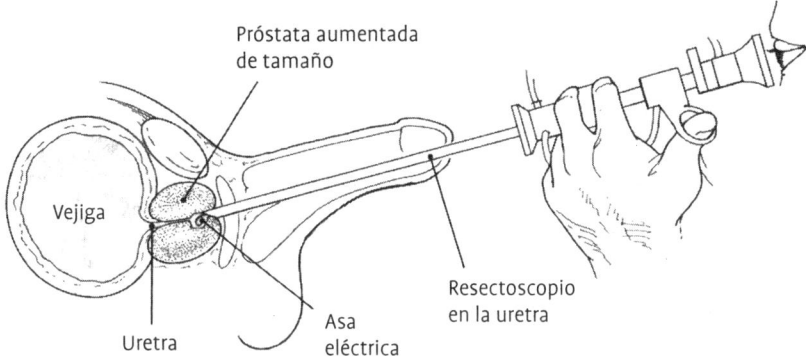

La resección transuretral de la próstata (TURP) sigue siendo el estándar de oro del tratamiento. El cirujano introduce una asa eléctrica por un resectoscopio, que utiliza a continuación para extirpar el exceso de tejido prostático.

Figura 11.2. La resección transuretral de la próstata (TURP).

que subvencionaba Medicare (un seguro social de asistencia médica en Estados Unidos para mayores de sesenta y cinco años), después de la cirugía de cataratas. Gracias al mayor conocimiento de la hiperplasia prostática benigna y a la aparición de nuevos tratamientos, la cantidad de TURP practicadas ha descendido de un modo espectacular. Aunque sin duda esta tendencia continuará, es demasiado pronto para poner a la TURP en la lista de especies en peligro de extinción, puesto que sigue siendo una opción satisfactoria para algunos pacientes.

Si bien en la TURP no es necesario practicar una incisión a través de la piel, esta intervención quirúrgica de noventa minutos de duración sí que requiere un ingreso hospitalario y anestesia, ya sea epidural o general. El cirujano introduce un resectoscopio por la uretra del paciente y utiliza una asa eléctrica para extirpar el tejido prostático que obstruye el flujo urinario (véase la figura 11.2). Se deja puesta una sonda de Foley para vaciar la vejiga durante uno o dos días, tras lo cual el paciente puede vaciarla por sí solo y si todo va bien, se le da el alta.

A pesar de que existen resultados dispares, la TURP alivia de forma considerable los síntomas de esta enfermedad en el 80 o 90 por ciento de los pacientes. Sin embargo, pronto pueden aparecer complicaciones, como una infección o hemorragia; el tratamiento previo con finasterida reduce, al parecer, el riesgo de hemorragia. Entre las complicaciones que surgen más tarde figuran la eyaculación retrógrada (50 %-75 %), la impotencia (5 %-10 %) y la incontinencia (1 %-3 %). Y dado que la próstata se puede regenerar, hasta el 20 por ciento de los pacientes sometidos a TURP necesita recibir otro tratamiento más extenso en los diez años posteriores. Sin embargo, los nuevos datos procedentes de Estados Unidos y Europa han desmentido la preocupación previa de que la TURP podría asociarse a un aumento de la tasa de mortalidad a largo plazo.

Si bien la TURP es la intervención quirúrgica estándar en la hiperplasia prostática benigna, algunos hombres pueden requerir cirugía abierta, que se practicó por primera vez hace unos cien años. Tal como indica su nombre, en la prostatectomía abierta se realiza una incisión en la parte baja del abdomen que permite que el cirujano observe y extirpe el tejido que ha aumentado de tamaño y que obstruye el flujo urinario. Se trata de una intervención de más envergadura que la TURP y se realiza sólo un cinco por ciento de las veces en las que se practica la TURP, normalmente en pacientes relativamente jóvenes con glándulas extremadamente grandes que no pueden tratarse con seguridad con técnicas menos cruentas. Utilizada únicamente en la hiperplasia prostática benigna, no es igual que la prostatectomía radical empleada para tratar el cáncer de próstata localizado, en la que se extirpa toda la glándula (véase el capítulo duodécimo).

Los tratamientos más novedosos y menos invasivos
La mayoría de los hombres de una determinada edad conocen la hiperplasia prostática benigna y sus siglas, HPB, así como la resección transuretral de la próstata y sus siglas en inglés, TURP, su tratamiento quirúrgico convencional. Sin embargo, aquellos en que se está planteando la utilización de nuevos procedimientos para aliviar los síntomas de la hiperplasia se enfrentan ahora a una desconcertante serie de términos y abreviaturas, como termoterapia transuretral por microondas (TUMT), incisión transuretral de la próstata (TUIP), la ablación transuretral con aguja (TUNA), la dilatación transuretral con balón (TUBD) y, lo crea o no, muchas otras. Esto se debe a que los urólogos han descubierto muchos tratamientos nuevos para la enferme-

dad, y están por llegar algunos más. Dado que son nuevos, no están disponibles en todos los hospitales. A pesar de no contar con resultados a largo plazo, la mayoría de las técnicas parecen ser más eficaces que la medicación, si bien menos satisfactorias que la TURP. Aun así, si disponen de ellas en su centro médico, vale la pena considerarlas, puesto que pueden tener un riesgo de complicaciones menor que la TURP y permiten volver a llevar una vida normal en menos tiempo. A continuación se describen estas técnicas.

Incisión transuretral de la próstata (TUIP). Al igual que la TURP, la TUIP es una intervención establecida que precisa anestesia y se practica con un resectoscopio. Sin embargo, existe una diferencia. En vez de extirpar el exceso de tejido prostático, en la TUIP se realizan una o dos pequeñas incisiones en la próstata, lo cual alivia la tensión y permite que la uretra se abra. En consecuencia, a menudo puede darse de alta a los pacientes el mismo día de la intervención quirúrgica, y éstos tienen un riesgo mucho menor de presentar complicaciones como la eyaculación retrógrada (15 %), la impotencia (2 %) y la incontinencia (1 %). Por suerte, la TUIP sólo es eficaz en los hombres con una próstata mínimamente agrandada, hasta un máximo de 30 gramos.

Electrovaporización transuretral de la próstata (TVP). Al igual que la TURP, la TVP es una técnica electroquirúrgica. La diferencia estriba en que la TVP utiliza un electrodo que vaporiza y también cauteriza el tejido, de forma que provoca menos hemorragia que la TURP. No obstante, puesto que el tejido se evapora en vez de extirparse, no se puede someter a un examen patológico. La TVP parece más adecuada para las glándulas prostáticas agrandadas de forma moderada que pesen menos de 50 gramos. Las condiciones en cuanto a anestesia y hospitalización, así como la eficacia temprana de la TVP y la TURP, son similares, si bien los datos sobre la primera de ellas son más limitados.

Termoterapia transuretral por microondas (TUMT). La TUMT, cuyo uso clínico se ha aprobado recientemente en Estados Unidos, utiliza la energía de las microondas para calentar la próstata a fin de destruir el tejido no deseado. Se introduce una minúscula antena de microondas por la uretra a través de un catéter; un ordenador controla la temperatura del tejido, proporcionando la energía justa para elevar la temperatura de la próstata a 50 grados Celsius. La intervención dura unos treinta minutos y puede practicarse sin anestesia general en régimen ambulatorio. Es más rápida y más barata que la TURP, además de tener menos complicaciones. Aproximadamente de un sesenta a setenta por ciento de los pacientes responde favorablemente, pero hasta dos tercios necesitan recibir otro tratamiento transcurridos cuatro años. Se necesita más tiempo para evaluar los resultados de esta nueva técnica. Está contraindicada en individuos con marcapasos, desfibriladores implantados o prótesis de cadera.

Ablación transuretral con aguja (TUNA). Al igual que la TUMT, la TUNA utiliza una fuente de calor para destruir el tejido prostático no deseado, pero en este caso la energía procede de las ondas de radiofrecuencia. Se colocan dos diminutas agujas en la próstata a través de un catéter y se proporciona energía de radiofrecuencia a través de las agujas, con lo cual se destruye el tejido colindante a las agujas. Se trata de una intervención rápida que se practica en régimen ambulatorio, ya que sólo requiere anestesia local con sedación. Tiene pocas complicaciones y ofrece resultados comparables a los de la TUMT. Dado que acaba de aprobarse en Estados Unidos, los datos respecto a esta técnica son muy limitados y no se dispone de resultados a largo plazo.

Cirugía por láser. Aunque se trata de un nuevo ámbito de cirugía prostática mínimamente cruenta, ya se dispone de varias técnicas que compiten entre ellas. La energía del láser puede dirigirse a la próstata mediante la visualización directa a través de un citoscopio (ablación visual de la próstata con láser, VLAP); una variación es la ablación de la próstata por contacto con láser, CLAP. Al igual que la TVP, la energía láser calienta, evapora y cauteriza el tejido, con lo cual se elimina la obstrucción con una hemorragia mínima. Las autoridades sanitarias estadounidenses (FDA) aprobaron el primer tratamiento con láser para uso clínico en Estados Unidos en 1998. Los datos preliminares ponen de manifiesto su eficacia e inocuidad, pero deben obtenerse más resultados para determinar la función adecuada de esta prometedora nueva técnica.

Dilatación transuretral con balón (TUBD). Al presentarse por primera vez hacia 1985, la dilatación con balón se acogió con gran esperanza y entusiasmo. Se trata de un procedimiento sencillo y de bajo riesgo que puede llevarse a cabo con anestesia local. El cirujano introduce un catéter en la uretra y, a continuación, infla un balón que dilata la zona con estenosis. Este tipo de dilatación mejora el flujo urinario en cerca de un cincuenta por ciento de las ocasiones. Desafortunadamente los síntomas de la hiperplasia prostática benigna vuelven a aparecer en muchos pacientes, a veces en tan sólo unos pocos meses. Es una técnica reparadora rápida, pero de corta vida.

Dilatadores intravasculares (stents) *en la próstata*. La TUBD se parece a la angioplastia coronaria. En ambos casos, se utiliza un catéter para introducir un balón que se infla a fin de dilatar una zona obstruida; sin embargo, también en ambos casos, es habitual que vuelva a aparecer el bloqueo en la región. Los cardiólogos obtienen resultados mucho mejores con la introducción de un dilatador expansible para ensanchar la zona obstruida. Asimismo, los urólogos han utilizado los dilatadores intravasculares para expandir la uretra. En su mayoría, se trata de cilindros de titanio con aspecto de muelle que se colocan fácilmente con anestesia local; éstos mejoran el flujo urinario en muchos individuos. Se han utilizado principalmente en ancianos en los que no es muy recomendable la cirugía. Al tratarse de instrumentos nuevos, no se conocen todavía sus efectos a largo plazo.

Otras opciones. A pesar de la gran cantidad de opciones disponibles, los urólogos estudian otras técnicas, como el tratamiento con balón en agua caliente y la inyección en la próstata de alcohol o enzimas. Además, los hombres de edad avanzada que no mantienen relaciones sexuales pueden elegir otra opción, el tratamiento médico con fármacos utilizados en un principio en la terapia de sustitución de andrógenos en el cáncer de próstata (véase el capítulo duodécimo).

Opciones para la hiperplasia prostática benigna
En este momento, el tratamiento de la hiperplasia prostática benigna está cambiando rápidamente y de un modo interesante. Tal vez resulte paradójico el hecho de que están apareciendo muchos tratamientos quirúrgicos nuevos a la vez que se afianzan las terapias médicas. Todas estas opciones terapéuticas llegan en un momento en que la información reciente sobre la historia natural de la hiperplasia prostática benigna indica que es seguro y sensato que los hombres a los que no les molestan enormemente los síntomas esperen, manteniéndose alerta, en vez de recibir un tratamiento activo. Se trata de una nueva etapa que permitirá que los hombres correctamente informados lleven las riendas de un antiguo problema angustioso.

12. El cáncer de próstata

Es natural que el hombre se preocupe por el cáncer de próstata, ya que se diagnostica uno cada tres minutos, al menos en Estados Unidos. Al registrarse 189 000 nuevos casos cada año, el cáncer de próstata es el carcinoma interno más frecuente en el género masculino, y dado que se cobra 30 200 víctimas al año, es la segunda causa de muerte por cáncer, después del cáncer de pulmón.

Las cifras son inquietantes, pero no dan una visión global. La buena noticia es que la tasa de mortalidad por cáncer de próstata alcanzó su punto álgido en 1992 y, desde entonces, ha disminuido casi un cuatro por ciento. Estos buenos resultados se deben al perfeccionamiento de los métodos de diagnóstico y de las opciones terapéuticas, así como al cada vez mayor *corpus* de datos que demuestran que realizar cambios en el modo de vida puede ayudar a prevenir la enfermedad.

Los médicos se han visto estimulados por los progresos conseguidos, pero discrepan en cuanto a su relevancia real. De hecho, los investigadores debaten acerca de casi todos los aspectos del cáncer de próstata, desde el valor del diagnóstico precoz hasta el mejor tratamiento. Enfrentado a estas dudas científicas lícitas, cada hombre debe optar por lo que más le convenga. Aunque se trata de una decisión difícil, no debe tomarse en solitario; en este capítulo, se ha intentado dar una visión equilibrada de lo que se sabe acerca del cáncer de próstata y de lo que todavía es discutible, con la esperanza de guiar al lector a fin de que tome una decisión consecuente.

¿Cuáles son las causas del cáncer de próstata?
En pocas palabras, nadie lo sabe. Sin embargo, al igual que ocurre con todos los tipos de cáncer, el de próstata se desarrolla cuando los

genes encargados del crecimiento y la división celular se descontrolan (véase el capítulo tercero). Al carecer del control y el equilibrio pertinentes, las células prostáticas cancerosas proliferan a destiempo, después se desplazan a lugares adonde no deberían ir, invaden los tejidos sanos en las inmediaciones de la próstata y, finalmente, se extienden a otras zonas del organismo.

¿Por qué se descontrolan los genes de las células prostáticas? Como en todos los tipos de cáncer, se trata de una mezcla del genotipo y el fenotipo, de defectos genéticos congénitos y de una lesión provocada por el entorno. ¿En qué grado se hereda y en qué grado se adquiere en el entorno? Al analizar estas cuestiones en 44 788 pares de gemelos, un grupo de investigadores escandinavos llegó a la conclusión de que el 42 por ciento del riesgo masculino de desarrollar cáncer de próstata podía deberse a factores hereditarios y el 58 por ciento restante, a la influencia del entorno. Si el estudio está en lo cierto, la herencia ejerce un mayor efecto en el cáncer de próstata que en todos los demás tipos de carcinoma habituales, como el colorrectal (35 %) y el de mama (27 %).

Los científicos aún no han descubierto el defecto genético que causa el cáncer de próstata, pero han avanzado en su estudio. Ya se han identificado dos defectos que aumentan el riesgo de desarrollarlo, uno de ellos ubicado en el cromosoma 1 (HPC_1) y el otro, en el cromosoma 17 (HCP_2). No obstante, dado que estos dos genes juntos causan menos del 20 por ciento de todos los casos de cáncer de próstata, debe de haber otros que también influyan en la aparición de la enfermedad. En el Estudio de la Salud de los Médicos se ha identificado un candidato de este tipo. Se trata del gen de los receptores de andrógenos (AR) en el cromosoma 1; otro de ellos es el denominado $ELAC_2$. Tal vez sorprenda que en los hombres que cuentan entre sus familiares mujeres que padecen cáncer de mama, aumenta el riesgo de desarrollar cáncer de próstata, sobre todo si la familia es portadora de una mutación específica del gen $BRCA_2$ del cáncer de mama.

Se trata del conflicto entre la naturaleza y la crianza, un antiguo dilema en la biología humana. Los hombres deberían alegrarse de que los investigadores indaguen en los defectos genéticos. Sin embargo, puesto que no pueden cambiar a sus padres y abuelos, deberían prestar especial atención a los factores personales que pueden influir en el desarrollo de la enfermedad con la esperanza de reducir el riesgo de padecerla.

¿Quiénes pueden padecer cáncer de próstata?

Casi todo el mundo tiene un amigo o un familiar con cáncer de próstata. Además, cualquiera que lea un periódico o vea la televisión sabe que ni la fama ni la riqueza previenen la enfermedad; y si no que se lo pregunten al director del FBI, Robert Mueller, al ex alcalde de Nueva York, Rudolph Giuliani, al presidente de los Yankees, Joe Torre, al senador estadounidense Bob Dole, al general Norman Schwarzkopf, a Nelson Mandela, al arzobispo Desmond Tutu, a Arnold Palmer, una leyenda del golf, o a artistas como Sean Connery, Harry Belafonte, Merv Griffin, Ed Asner, Sydney Poitier y Jerry Lewis, por nombrar unos cuantos. La enfermedad asedia a celebridades y gobernantes, atletas y médicos, consejeros delegados y tipos normales y corrientes. ¿En qué individuos aparece el cáncer de próstata? En cualquiera, si bien el riesgo es mayor en algunos de ellos. A continuación, se ofrece un resumen de los principales factores de riesgo.

La edad. La edad es el factor más sólido de predicción del riesgo de desarrollar cáncer de próstata. Esta enfermedad aparece rara vez en hombres menores de cuarenta años, y es bastante infrecuente en aquellos de edades comprendidas entre los cuarenta y cincuenta años. Sin embargo, una vez cumplidos los cincuenta, la probabilidad de contraer cáncer de próstata empieza a aumentar y continúa haciéndolo durante toda la vida. De hecho, la incidencia del cáncer de próstata aumenta más rápido con la edad que la de cualquier otro tipo importante de carcinoma.

¿Qué riesgo presentan grupos de edad específicos? En los estudios se han obtenido una gran variedad de resultados, pero todos convienen en que a medida que se envejece, el riesgo se incrementa de un modo sorprendente (véase la tabla 12.1).

Asusta un poco pensar que si vive lo suficiente, probablemente desarrollará cáncer de próstata. Sin embargo, recuerde que la mayoría de los casos de cáncer de próstata en estos estudios no son impor-

Tabla 12.1
EL RIESGO DE DESARROLLAR CÁNCER DE PRÓSTATA ASOCIADO A LA EDAD

Grupo de edad	Riesgo de cáncer de próstata
50-59	10-42%
60-69	17-38%
70-79	25-66%
80 o más	Hasta el 90%

Modificado del *Report of the U.S. Preventive Sciences Task Force: Guide to Clinical Preventive Sciences*, 2.ª ed., Williams and Wilkins, 121 (1996).

tantes desde el punto de vista clínico, sino que se trata de algunas células cancerosas detectadas en la autopsia completa de hombres que habían fallecido por otras causas. Así, el riesgo masculino de desarrollar cáncer de próstata microscópico precoz a lo largo de toda la vida es de alrededor del treinta por ciento, pero el riesgo de presentar un cáncer de próstata evidente desde el punto de vista clínico es sólo del 9 por ciento y el riesgo de fallecer de esta enfermedad, del 3 por ciento.

Los antecedentes familiares. Los epidemiólogos afirman que el riesgo de desarrollar cualquier enfermedad es relativo. Asimismo, sostienen que en lo que respecta al cáncer de próstata, tener familiares que lo padecen aumenta el riesgo de contraerlo.

En los hombres a cuyo padre o hermano se le ha diagnosticado clínicamente un cáncer de próstata, la probabilidad de desarrollarlo es el doble que en quienes no tienen familiares afectados; el hecho de tener tíos y primos afectados influye mucho menos que tener el padre y hermanos con la enfermedad. Sin embargo, poseer numerosos antecedentes de cáncer de próstata en la familia aumenta aún más el riesgo. Un hombre con varios familiares cercanos que padecen cáncer de próstata, sobre todo si se diagnosticó antes de los cincuenta y cinco años, tiene una probabilidad hasta ocho veces mayor de desarrollarlo.

La nacionalidad. La incidencia del cáncer de próstata varía en gran medida en diferentes zonas geográficas. Incluso después de realizar ajustes por edad y por precisión diagnóstica, su frecuencia es 120 veces mayor en San Francisco que en la China rural, y cuatro veces mayor en Estados Unidos que en Japón. Es posible que parte de la diferencia se atribuya a aspectos genéticos, pero también se debe a factores ambientales y al modo de vida. Por ejemplo, en la población masculina japonesa que emigra a California aumenta enormemente el riesgo de padecer cáncer de próstata, el cual se incrementa aún más en la siguiente generación nacida en Estados Unidos. Por este motivo, el Estudio de los Profesionales de la Salud reveló que los norteamericanos de origen asiático presentan el mismo riesgo de cáncer de próstata que los de raza caucásica.

La raza. El cáncer de próstata es aproximadamente un treinta por ciento más frecuente en los afroamericanos que en los norteamericanos de raza blanca, incluso después de realizar ajustes por edad, factores socioeconómicos y acceso a la atención médica y a las pruebas de cribado. Sin duda, la genética puede explicar las diferencias entre razas, si bien es posible que también influyan factores asociados al modo de vida, como la dieta. En la mayoría de los estudios se ha establecido que los norteamericanos de raza negra tienen un riesgo un treinta por ciento mayor que los de raza blanca, pero en el año 2000, el Estudio de los Profesionales de la Salud registró una incidencia de la enfermedad un 73 por ciento mayor. En los afroamericanos, la tasa de cáncer de próstata es notablemente superior a la de los hombres de raza negra que viven en África y Asia.

La dieta. Aunque no se sabe con certeza cómo influye el modo de vida en el cáncer de próstata, la dieta es la principal sospechosa. Los estudios de Harvard sobre salud masculina han desempeñado un papel importante, al descubrir la relación entre la dieta y el cáncer de próstata (véase la página 480).

Las hormonas. La testosterona y su metabolito, la dihidrotestosterona, estimulan el crecimiento de las células prostáticas, tanto benignas como malignas. Los animales tratados con testosterona son propensos a desarrollar cáncer de próstata, pero en los humanos con esta enfermedad no se detectan concentraciones anormalmente altas de esta hormona. Sin embargo, el Estudio de la Salud de los Médicos demostró que los hombres con concentraciones de testosterona normales, más bien altas, tenían más probabilidades de desarrollar cáncer de próstata que aquéllos con cifras normales con tendencia a la baja. Además, se reveló la asociación entre las concentraciones bajas de estradiol, una hormona femenina, y el aumento del riesgo de desarrollar la enfermedad. No obstante, el tema de las hormonas es complicado, por lo que debe seguirse investigando. En la actualidad no se puede calcular el riesgo masculino de padecer cáncer de próstata midiendo las concentraciones hormonales.

El tabaquismo. Puesto que el tabaco provoca muchos tipos de cáncer, resulta lógico sospechar de él en este caso. En el Estudio de los Profesionales de la Salud se puso de manifiesto que el consumo reciente y abusivo de tabaco influye de un modo considerable en el desarrollo del cáncer de próstata, pero este riesgo excesivo desaparece diez años después de dejar de fumar. En cambio, en el Estudio de la Salud de los Médicos no se halló ninguna relación. En otros estudios se han obtenido resultados dispares, ya que algunos no encuentran ninguna relación, mientras que otros indican que el consumo de tabaco abusivo puede aumentar hasta un 45 por ciento el riesgo masculino de fallecer de cáncer de próstata. Es probable que prosiga el debate, pero se trata de una polémica más bien académica, puesto que no se debería fumar, con independencia del impacto del tabaco en la próstata.

El alcohol. En este caso, los resultados también son dispares. En el año 2001, el Estudio de los Alumnos reveló que existía una relación entre el consumo de alcohol de moderado a alto y el cáncer de próstata, pero un metaanálisis del año 2000 que incluyó 33 estudios no halló ninguna asociación. Con todo, la preocupación por el cáncer de próstata no tiene por qué influir en la decisión de un hombre acerca del consumo de alcohol (véase el capítulo séptimo).

El ejercicio físico. ¿Se puede escapar del cáncer de próstata? Aunque parece improbable, el ejercicio físico hace disminuir el riesgo de desarrollar cáncer de colon (véase el capítulo quinto), así como el cáncer de mama y del aparato reproductor en el género femenino. Sin embargo, en lo que respecta al cáncer de próstata, los datos son dispares. En estudios realizados en Finlandia, Noruega y Texas (Clínica Cooper) se ha puesto de manifiesto que caminar, aunque no levantar pesas, se asocia a un descenso del riesgo. No obstante, el Estudio de los Alumnos puso el listón mucho más alto, ya que sólo halló un efecto protector en los hombres que practican un tipo de ejercicio físico lo suficientemente enérgico como para quemar como mínimo cuatro mil calorías por semana; la mayor protección derivada de la práctica de ejercicio se observó en los ancianos que habían mantenido un alto grado de actividad física durante muchos años. El Estudio de los Profesionales de la Salud es aún menos optimista, ya que no halló ningún tipo de protección con el ejercicio físico.

La constitución corporal. ¿Se puede prever el riesgo de padecer cáncer de próstata a través de la constitución masculina? Sin duda, la obesidad aumenta la probabilidad de desarrollar enfermedad cardíaca (véase el capítulo tercero), así como el riesgo total de contraer cáncer. Sin embargo, en lo concerniente al cáncer de próstata, los resultados son dispares. Un estudio realizado en 1997 con 135 000 participantes suecos reveló que los hombres corpulentos eran más propensos a padecer cáncer de próstata, con independencia de si la corpulencia se determinaba según la altura, el peso o el índice de masa corporal, que indica el grado de obesidad. En el Estudio de la Salud de los Médicos se reveló que con la altura se incrementa el riesgo. En el Estudio de los Profesionales de la Salud también se determinó que la altura era un factor de riesgo, pero se puso de manifiesto que la obesidad infantil (no la adulta) tenía, al parecer, efectos protectores. En cambio, un estudio del año 2001 que se llevó a cabo en hombres chinos consideró que la obesidad abdominal era el único factor de riesgo asociado a la constitución corporal.

La actividad sexual. La función prostática consiste en aportar líquido al semen. Al ser un órgano reproductor, ha surgido la duda acerca de si la actividad sexual influye en la aparición del cáncer de próstata, ya sea aumentando el riesgo o confiriendo protección. Hasta hace poco, la respuesta era negativa, pero un estudio del año 2001 con 1 456 hombres del estado de Washington (EE. UU.) reveló que los participantes que habían mantenido relaciones sexuales con treinta mujeres o más a lo largo de su vida tenían una probabilidad 2,3 veces mayor de desarrollar cáncer de próstata que quienes sólo habían tenido una pareja. Si bien treinta parejas pueden parecer mucho, el alarde no pareció influir en el riesgo masculino. Incluso tener entre dos y cuatro parejas se asoció a un aumento del riesgo de padecer cáncer de próstata de 1,7 veces.

Sólo disponemos de los datos de un único estudio, por lo que necesitamos su confirmación. Aunque no se llegue a nada más, es posible que se vuelva a poner sobre la mesa uno de los pocos temas sobre el cáncer de próstata que los científicos habían dado por zanjado.

Los factores de crecimiento. El crecimiento celular depende del equilibrio entre las hormonas y las proteínas que estimulan el crecimiento y de aquellas que lo inhiben (véase el capítulo tercero). En el Estudio de la Salud de los Médicos se ha identificado que una proteína única denominada *factor-1 de crecimiento parecido a la insulina* (IGF-1) constituye un factor de riesgo para el cáncer de próstata.

El IGF-1 es una hormona que se sintetiza en grandes cantidades en el hígado y en pequeñas cantidades en otros tejidos, como las células prostáticas. Es clave para un desarrollo sano, ya que estimula el crecimiento celular normal e inhibe la apoptosis, o muerte celular programada. Dado que es tan importante para que los tejidos crezcan con normalidad, el cuerpo la regula de diferentes maneras. La hormona de crecimiento, sintetizada por la hipófisis cerebral, aumenta la producción de IGF-1, mientras que varias proteínas inhibidoras ejercen el efecto contrario.

Para saber si las concentraciones elevadas de IGF-1 podían prever el aumento del riesgo de desarrollar cáncer de próstata, el Estudio de la Salud de los Médicos recogió muestras de sangre de 14 916 hombres en 1982 y, a continuación, siguió a estos pacientes durante diez años. De hecho, las cifras de IGF-1 resultaron ser considerablemente superiores en los hombres que desarrollaron cáncer que en quienes no contrajeron la enfermedad. Sorprendentemente, la asociación fue firme. Con todo, el 25 por ciento de los hombres con las concentraciones más altas de IGF-1 tenían una probabilidad 4,3 veces mayor de desarrollar cáncer de próstata que el 25 por ciento de los hombres con las cifras más bajas; en aquéllos con concentraciones intermedias, el riesgo era intermedio. La relación entre el IGF-1 y el cáncer de próstata se mantuvo incluso después de que los investigadores analizaran otros factores que podrían haber influido en los resultados, como las cifras de antígeno prostático específico, las concentraciones hormonales (incluyendo la testosterona y la DHT masculinas, y el estrógeno femenino), los hábitos clave en cuanto a salud (tabaco y dieta) y la constitución corporal (altura, peso y grasa corporal).

Se trata de un ámbito de investigación emocionante que brinda la esperanza de que con un análisis de sangre para detectar el IGF-1 se pueda prever el riesgo masculino de desarrollar cáncer de próstata años antes de que el tumor sea lo suficientemente grande como para detectarse. Si se demuestra que el IGF-1 interviene en la enfermedad, se podrían adaptar los fármacos para contrarrestar sus efectos, lo cual permitiría la aparición de nuevos modos de prevenir o tratar el cáncer de próstata. Sin embargo, en la actualidad, la IGF-1 es únicamente un instrumento de investigación, y es demasiado pronto para saber si estas posibilidades son viables.

Otros factores. Aun después de considerar todos estos factores de riesgo conocidos, existen muchos casos de cáncer de próstata inexplicados. Los epidemiólogos, inteligentes como son, han buscado otras explicaciones. Sin embargo, han obtenido una larga lista de factores que influyen poco, o nada, en el cáncer de próstata, como los microorganismos infecciosos y la profesión (si bien es posible que la exposición ocupacional al cadmio sea un factor de riesgo poco importante). Aunque el Estudio de los Profesionales de la Salud suscitó preocupación en torno a la vasectomía en 1993, las investigaciones recientes la han exculpado como factor de riesgo (véase el capítulo décimo). Piense lo que piense acerca del cáncer de próstata, es una enfermedad democrática, puesto que la situación socioeconómica no influye en el riesgo de padecerla. Finalmente, ni la hiperplasia prostática benigna ni la prostatitis (inflamación de la próstata) se asocian a este carcinoma (véase el capítulo undécimo); a ningún hombre le gusta sufrir trastornos prostáticos benignos, pero al menos no tiene que preocuparse también de estar sometido a un mayor riesgo de desarrollar cáncer.

¿Qué implican los factores de riesgo del cáncer de próstata? El hombre no puede cambiar a sus familiares, ni alterar sus genes, ni frenar el proceso de envejecimiento. Pero aunque estos factores de riesgo no se puedan modificar, existen otros que sí pueden cambiarse. De hecho, la dieta es la clave para adoptar un modo de vida saludable que no sólo beneficia la próstata, sino que previene las enfermedades cardiovasculares, la hipertensión, la diabetes y la obesidad. En definitiva, una próstata sana necesita estar en un cuerpo sano.

La dieta y el cáncer de próstata

«Somos lo que comemos.» Este aforismo se ha aplicado a muchas partes del cuerpo, desde el corazón a las caderas. Y una cantidad de datos cada vez mayor indica que también se aplica a la próstata.

La dieta es un tema complejo, como lo son sus efectos en el cáncer de próstata. A continuación, se describen los nutrientes que revisten más importancia.

La grasa

La grasa alimentaria ocupa el primer lugar entre los factores del modo de vida que añaden leña al fuego del cáncer de próstata. En el Estudio de los Profesionales de la Salud se puso de manifiesto esta relación en 1993, al revelar que los hombres que ingerían más grasa tenían una probabilidad 1,79 veces mayor de desarrollar cáncer de próstata que quienes consumían menos. Sin embargo, no todos los tipos de grasa eran igual de perjudiciales. La grasa animal se asoció al riesgo de cáncer, lo cual no se dio con la de tipo vegetal. Las carnes rojas eran el alimento que se relacionaba de un modo más firme con el cáncer de próstata avanzado; los hombres que consumían la mayor cantidad de ternera, beicon, cerdo o cordero tenían una probabilidad 2,6 veces mayor de contraer cáncer de próstata que quienes comían la menor cantidad. En los que se comían el pollo con piel aumentaba el riesgo, lo cual no ocurría en quienes le quitaban la piel. Entre otros alimentos asociados al cáncer de próstata figuraban la mantequilla, la mayonesa y los aliños cremosos para ensalada.

Este estudio no es el único que considera que la grasa alimentaria constituye un factor de riesgo para desarrollar cáncer de próstata. La confirmación viene dada por las comparaciones internacionales entre la ingesta de grasa alimentaria y la incidencia del cáncer de próstata; en la población masculina que reside en países con un consumo elevado de grasas, el riesgo de padecer cáncer de próstata es mucho mayor que en la población de zonas geográficas con una ingesta reducida. La diferencia en el riesgo no se debe a factores genéticos; los hombres que emigran de un país de bajo riesgo cambian ese que le confirieron sus padres por el alto riesgo adquirido de sus vecinos.

Por ejemplo, en Japón, la grasa aporta el 24 por ciento de las calorías que consume un hombre por término medio, pero no hace tanto, concretamente en 1955, la dieta japonesa contenía únicamente un 10 por ciento de grasas. En Estados Unidos, la ingesta de grasa es, por término medio, del 37 por ciento, pero aun así representa una mejoría del reciente porcentaje máximo alcanzado del 44 por ciento. Los hombres que viven allí, incluidos los de origen japonés, tienen una probabilidad nueve veces mayor de fallecer de cáncer de próstata que los residentes en Japón.

Dado que existen tantas diferencias interculturales, las comparaciones internacionales son engañosas, pero incluso si se toman en consideración países concretos, desde Italia e Inglaterra hasta Canadá y Estados Unidos, la grasa alimentaria va unida al riesgo, y la grasa animal procedente de la carne o los productos lácteos es la principal culpable. Los experimentos en animales también ponen de manifiesto la relación entre la grasa y el cáncer.

¿Cómo facilita la grasa alimentaria la aparición del cáncer de próstata? Aunque los científicos lo ignoran, han planteado varias posibilidades. La grasa podría ejercer un efecto directo en las células prostáticas o bien estimular la actividad de la testosterona. Puesto que la grasa tiene gran densidad calórica, podría aumentar el riesgo al facilitar la aparición de obesidad; en los animales, al menos, la restricción calórica retrasa el crecimiento del cáncer de próstata. Finalmente, es posible que a los hombres que consumen una gran cantidad de grasa no les perjudique directamente esta última, sino el hecho de que no reciben la suficiente cantidad de alimentos vegetales que pueden reducir el riesgo. Sea cual sea la causa, la ingesta elevada de grasa aumenta, al parecer, el riesgo de contraer cáncer de próstata entre un 60 y 90 por ciento.

¿Se puede culpar a algunos ácidos grasos en concreto? Los ácidos grasos saturados que se encuentran en las carnes rojas y en los productos lácteos enteros son los principales responsables, pero existe otra clase de grasas que merece una consideración especial. Los ácidos grasos omega-3 son grasas poliinsaturadas especiales que reducen, se supone, el riesgo de infarto de miocardio e ictus (véase el capítulo cuarto). Dos de los ácidos más importantes, el eicosapentaenoico y el docosahexaenoico, se hallan solamente en el pescado, en concreto sólo en el que habita en aguas frías y profundas. La buena noticia es que este tipo de omega-3 procedente del pescado puede prevenir el cáncer de próstata, así como las enfermedades cardiovasculares. Sin embargo, existe un omega-3 vegetal que plantea un dilema en la población masculina. El ácido alfa-linolénico puede proteger el corazón, pero tanto en el Estudio de los Profesionales de la Salud como en el Estudio de la Salud de los Médicos se ha asociado a un aumento del riesgo de padecer cáncer de próstata. A partir de la publicación de estos reveladores resultados en 1993 y 1994, estudios realizados en Noruega, España, Uruguay y el estado de Washington han establecido también la relación entre el consumo elevado de ácido alfa-linolénico y el cáncer de próstata, la cual no se ha demostrado en estudios llevados a cabo en Canadá, Nueva Zelanda y los Países Bajos.

El ácido alfa-linolénico se encuentra sobre todo en los aceites de linaza (50 %), colza (11 %) y soja (7 %); se halla en porcentajes inferiores en las nueces y el germen de trigo. Excepto el aceite de linaza (que se ha popularizado en el ámbito de la medicina alternativa), estos alimentos se han considerado saludables. Deben realizarse más estudios para confirmar si el ácido alfa-linolénico es beneficioso o no. Hasta entonces, debería obtenerse la mayoría de los ácidos omega-3 del pescado; también es sensato tomar frutos secos y soja. Evidentemente, los hombres con enfermedad cardíaca o con factores de riesgo importantes podrían decantarse por tomar aceite de colza junto con aceite de oliva, pero aquellos que tienen motivos específicos para preocuparse por el cáncer de próstata podrían optar por anticiparse a los beneficios cardíacos de la colza.

Los tomates y otras hortalizas
Para comprobar si existe algún alimento capaz de reducir el riesgo de cáncer de próstata, en el Estudio de los Profesionales de la Salud se analizaron 46 frutas, verduras y alimentos asociados. Aunque las hortalizas de color verde oscuro parecen disminuir el riesgo de contraer diversos tipos de cáncer, no previenen el de próstata. Los tomates fueron los únicos alimentos con los que se observó un descenso de este tipo de carcinoma. Los productos con tomates cocidos tuvieron, al parecer, efectos más protectores que los tomates crudos; la pizza encabezó la lista, lo cual resulta un poco desconcertante, puesto que no se considera un alimento saludable, si bien los 47 894 hombres que participaron en el estudio eran dentistas, farmacéuticos, veterinarios y otros profesionales de la salud.

En un estudio previo de los Adventistas del Séptimo Día también se asoció el consumo de tomate a un efecto protector frente al cáncer de próstata. ¿Qué hace al tomate tan especial? Nadie lo sabe, pero tal vez sea el licopeno, el antioxidante más potente de la familia de los betacarotenos. Con la cocción se libera el licopeno, lo cual facilita su absorción. De hecho, un estudio de 1997 demostró que los hombres absorbían licopeno 2,5 veces más de la salsa de tomate que del tomate fresco.

Un informe reciente del Estudio de la Salud de los Médicos reveló que el licopeno era un carotenoide asociado a un descenso del riesgo de desarrollar cáncer de próstata. En un estudio realizado en Maryland (EE. UU.) en 1998 se puso de manifiesto que la ingesta elevada de zumo de tomate aumenta las concentraciones de licopeno en sangre, y un estudio llevado a cabo en Illinois (EE. UU.) en el año 2000 fue más allá, al demostrar que las cifras altas en sangre se asocian a una concentración elevada de licopeno en la propia próstata.

Si los carotenoides de las hortalizas son de utilidad, aunque sea mínima, ¿es bueno tomarlos en forma de suplementos? Los datos al respecto son dispares, pero no son esperanzadores (véase el capítulo sexto). En el ensayo ATBC, en el que se evaluaron los suplementos de betacaroteno y vitamina E en 29 133 fumadores finlandeses, el consumo de betacaroteno aumentó en realidad un 25 por ciento el riesgo de desarrollar cáncer de próstata. Sin embargo, este incremento no se observó ni en el estudio CARET, con 18 314 fumadores estadounidenses, ni en el Estudio de la Salud de los Médicos, con 22 071 norteamericanos, de los que sólo un 11 por ciento fumaba. De hecho, en este último estudio, los suplementos de betacaroteno redujeron un 35 por ciento el riesgo de padecer cáncer de próstata en los hombres con un consumo bajo de carotenoides en la dieta.

Llegado este punto, el consejo más acertado es ingerir licopeno a través de los tomates, no de los suplementos. Y no descuide el consumo de otras hortalizas. Recientemente, un grupo de investigadores británicos comunicó que la dieta vegetariana parece reducir las concentraciones de IGF-1, el factor de crecimiento que se asoció a la aparición de cáncer de próstata en el Estudio de la Salud de los Médicos (véase la página 478). Además, un estudio realizado en Seattle (EE. UU.) en el año 2000 demostró que la ingesta elevada de todo tipo de verduras confería efectos protectores y que el mayor beneficio se obtenía con las crucíferas (brécol, repollo, col de Bruselas y coliflor).

La vitamina E
Al igual que el licopeno, la vitamina E es antioxidante. Sin embargo, ¿protege frente al cáncer de próstata? Tal vez. En el estudio ATBC, que incluyó fumadores a los que les había perjudicado tomar comprimidos de betacaroteno, se observó un efecto protector de la vitamina E. Los participantes que tomaron 50 miligramos de alfa-tocoferol al día (equivalente a unas 75 UI de vitamina E) gozaron de un descenso del 32 por ciento del riesgo de desarrollar cáncer de próstata y de un riesgo un 41 por ciento inferior de fallecer a causa de la enfermedad. Se trata de una noticia esperanzadora, aunque es posible que la supuesta protección se limite a los fumadores. Un estudio con 2 974 suizos demostró que las concentraciones bajas de vitamina E en sangre se acompañaban de un incremento del riesgo de padecer cáncer de próstata en los fumadores, pero no en los no fumadores, y en el Estudio de los Profesionales de la Salud se halló que los suplementos de vitamina E parecían conferir efectos protectores sólo

en los fumadores y en quienes habían dejado de fumar recientemente. En un estudio realizado en Washington se sugirió que los suplementos podrían ser beneficiosos, pero no se consideró el hábito de fumar.

El Estudio de los Profesionales de la Salud ha suscitado dudas en torno a la utilidad de la vitamina E, pero tal vez no tenga la última palabra. La vitamina E no es un compuesto único sino una familia de sustancias químicas denominas *tocoferoles*, el más conocido de los cuales es el alfa-tocoferol. Se trata de la forma de vitamina E que está presente en la mayoría de los suplementos, así como del compuesto que se ha asociado a un menor riesgo de desarrollar cáncer de próstata en los fumadores.

La historia del alfa-tocoferol es compleja, y sus beneficios distan de ser ciertos. Sin embargo, incluso antes de haber escrito el último capítulo, las investigaciones recientes confirman que la situación es mucho más complicada de lo que parecía.

El último que aparece es el gamma-tocoferol, una forma de vitamina E que se halla en alimentos como los aceites de maíz y soja, pero no en la mayoría de los suplementos. Un nuevo estudio con 10 456 residentes de Maryland demostró que quienes presentaban las concentraciones más altas de gamma-tocoferol tenían sólo un 0,2 por ciento de probabilidades de desarrollar cáncer de próstata, respecto a los que mostraban las cifras más bajas. Asimismo, las concentraciones elevadas de selenio y alfa-tocoferol también parecían ser beneficiosas, al menos en los hombres que también tenían cifras altas de gamma-tocoferol. Por si esto no fuera lo suficientemente complicado, existe otra dificultad: los suplementos de vitamina E que aportan grandes dosis de alfa-tocoferol (sobre todo más de 400 UI) pueden reducir, en realidad, las concentraciones sanguíneas de gamma-tocoferol. Los investigadores tardarán en resolver esta cuestión. Hasta que lo logren, una buena opción es tomar alimentos ricos en vitaminas.

Las gramíneas

Las verduras aportan más que vitaminas; también proporcionan fibra alimentaria. Los granos enteros también tienen muchas vitaminas, minerales y fibra, y un estudio reciente pone un granito de esperanza en que puedan ayudar a prevenir el cáncer de próstata.

A fin de analizar la relación entre la nutrición y el cáncer de próstata, un grupo de investigadores de Massachusetts (EE. UU.) evaluó el modo de vida y las tasas de mortalidad por cáncer de próstata de 59 países de todo el mundo. Para llevar a cabo esta formidable labor, utilizaron datos recopilados durante años por las Naciones Unidas y la Organización Mundial de la Salud. Además de la alimentación, los datos aportaban información sobre el consumo de tabaco y alcohol, los factores asociados a la reproducción y el estado socioeconómico. El estudio se centró en hombres de edades comprendidas entre cuarenta y cinco y setenta y cuatro años y en el período de 1985 a 1990.

Las nuevas investigaciones confirmaron muchos de los hechos ya conocidos sobre el cáncer de próstata. Las tasas de mortalidad difirieron en gran medida, desde una de sólo 0,53 muertes por cada 100 000 hombres hasta una de 69,5 muertes por cada 100 000. Como en los estudios previos, el riesgo de fallecer por cáncer de próstata aumentaba a medida que los hombres ingerían más alimentos occidentales asociados a la riqueza. La grasa alimentaria, sobre todo la grasa animal de la carne y los productos lácteos, incrementaron el riesgo, al igual que el alcohol, el azúcar y las calorías totales. Como en los estudios anteriores, las verduras (sobre todo la col y la soja) ejercieron el efecto contrario, ya que redujeron el riesgo. No obstante, los nuevos estudios añaden un dato importante: los cereales y otros productos con granos enteros hacen disminuir el riesgo, al igual que los frutos secos, las semillas oleaginosas y el pescado.

¿De qué intensidad fue el efecto protector? Fue considerable. Frente a los hombres que ingerían la menor cantidad de gramíneas, en quienes consumían la mayor cantidad de cereales se produjeron 19,5 muertes por cáncer de próstata menos por cada 100 000 individuos. Comparativamente, el efecto protector de los cereales fue incluso más importante que el efecto perjudicial de una dieta rica en grasas.

¿De qué manera podrían ayudar a reducir el riesgo de cáncer de próstata los cereales y las gramíneas? Si bien no están seguros, los investigadores suponen que la protección depende de los alimentos tradicionales no refinados que contienen centeno, harina de alforfón o linaza. Estos alimentos son ricos en lignanos, sustancias químicas con propiedades antioxidantes que también parecen inhibir, en parte, la interacción entre la testosterona y los tipos de cáncer sensibles a las hormonas, como el de próstata. Puesto que los lignanos vegetales se ubican en la capa de salvado de los granos, se pierden cuando los granos enteros se convierten en harina refinada. En las sociedades industriales opulentas que consumen harina refinada, existe un riesgo elevado de desarrollar cáncer de próstata, mientras que las sociedades tradicionales que consumen granos enteros presentan una incidencia baja de la enfermedad.

En este estudio internacional también se demostró que los frutos secos y las semillas reducen, al parecer, el riesgo de cáncer de próstata, una reciente observación que aún no se ha explicado completamente. Tanto los frutos secos como las semillas aportan vitamina E. Son ricos en grasas, pero en vez de los ácidos grasos saturados hallados en la carne, los productos lácteos enteros y otros alimentos de origen animal, contienen ácidos grasos poliinsaturados, como el controvertido ácido alfa-linolénico omega-3. Aun así, las grasas vegetales pueden ejercer un efecto protector. De hecho, en un estudio realizado en 1998 con 1 025 canadienses se demostró que quienes ingerían la mayor cantidad de grasas vegetales tenían una probabilidad de un 60 a un 67 por ciento inferior de contraer cáncer de próstata que los que comían menos.

El selenio

El selenio es un mineral con propiedades antioxidantes. En dos importantes estudios se ha propuesto que, posiblemente, interviene en la disminución del riesgo de desarrollar cáncer de próstata. En el primero de ellos, un grupo de investigadores de Arizona (EE. UU.) administró a diario 200 microgramos de selenio o un placebo a 1 312 voluntarios con una media de edad de sesenta y tres años. Después de cuatro años y medio, los hombres que recibieron selenio se beneficiaron de una reducción del 63 por ciento del riesgo de fallecer de cáncer de próstata, en comparación con el grupo tratado con el placebo. Más recientemente, en el Estudio de los Profesionales de la Salud se comparó en 33 737 hombres el riesgo de padecer cáncer de próstata con el consumo de selenio, determinado por el contenido de selenio en fragmentos de uñas del pie. Los participantes con la mayor concentración de selenio (ingesta diaria de aproximadamente 159 µg) tenían una probabilidad tres veces menor de desarrollar cáncer de próstata avanzado que aquéllos con las cifras más bajas (correspondientes a una ingesta diaria de 86 µg).

Aunque los nuevos estudios internacionales parecen tener poco en común con estos dos ensayos estadounidenses, es posible que estén vinculados. De hecho, las gramíneas y las verduras cultivadas en tierras ricas en selenio son una fuente excelente de este mineral. El pescado y las nueces de Brasil también contienen mucho selenio, al igual que las aves, la carne, el ajo y el marisco.

Tan sólo es necesaria una pequeña cantidad de selenio para mantenerse sano; la cantidad recomendada en la población masculina es únicamente de 55 microgramos al día. Es demasiado pronto para recomendar el selenio en la prevención del cáncer de próstata, pero los hombres a los que les interesa esta posibilidad pueden plantearse tomar suplementos que aporten hasta 200 microgramos al día, la dosis utilizada en el estudio de Arizona. Las dosis diarias superiores a 400 microgramos pueden ser tóxicas, porque pueden dañar la piel y el cabello.

La soja
El cáncer de próstata es poco frecuente en Asia, donde la dieta incluye gran cantidad de productos de soja, como el tofu, la leche de soja, el tempeh y el miso. La soja contiene isoflavonas como la genisteína y daidzeína, que son fitoestrógenos, es decir compuestos vegetales que pueden unirse a receptores hormonales en los tejidos humanos. Esto explica quizá por qué un elevado consumo de soja se asocia a un bajo riesgo de desarrollar tumores sensibles a las hormonas, como es el caso del cáncer de mama y próstata. La genisteína también puede hacer frente al cáncer de próstata a través de mecanismos no hormonales. Al parecer, inhibe *in vitro* el crecimiento de las células del cáncer de próstata y puede reducir la angiogénesis, el proceso que permite que el cáncer desarrolle nuevos vasos sanguíneos a medida que avanza.

Debe seguirse investigando a fin de determinar si la soja puede hacer disminuir realmente el riesgo de padecer cáncer de próstata. Sin embargo, incluso en el caso de no poderse demostrar, la soja continuará siendo un alimento saludable, puesto que aporta fibra, vitaminas y proteínas de gran calidad. Si se toma una dosis diaria de 25 gramos, puede reducir las concentraciones sanguíneas de colesterol hasta un 13 por ciento.

La vitamina D
La tasa de mortalidad asociada al cáncer de próstata es mayor en Norteamérica y Europa del Norte que en Extremo Oriente, África y América Central. La población masculina que habita en climas septentrionales se expone menos a la luz solar que la que reside en zonas meridionales. Los rayos ultravioletas de la luz solar generan vitamina D en la piel. Tal vez, por tanto, la vitamina D desempeñe un papel en el cáncer de próstata.

Se trata de una posibilidad interesante. En experimentos en el laboratorio, los compuestos con vitamina D pueden retrasar el crecimiento de las células del cáncer de próstata. En los primeros estudios de las concentraciones sanguíneas de vitamina D se propuso que en los hombres con cifras bajas aumentaba el riesgo de padecer esta enfermedad. Sin embargo, en un ensayo llevado a cabo en 1995 en más de veinte mil hombres y en un informe del Estudio de la Salud de los Médicos de 1996 no se halló ninguna relación.

Un estudio realizado en 1997 puede ayudar a explicar estos resultados dispares. Al parecer, la vitamina D actúa en la próstata, uniéndose a un receptor especial; en el estudio se demostró que los hombres con un gen anómalo de los receptores de vitamina D tienen un riesgo mucho mayor de contraer cáncer de próstata agresivo. En 1998, ese mismo estudio puso de manifiesto que el efecto en estos receptores sólo se observa en los hombres con concentraciones bajas de vitamina D. Debe seguirse investigando para establecer la relación entre la luz solar, la vitamina D alimentaria y el gen de los receptores de vitamina D. Se trata de un ámbito importante, sobre todo en lo que respecta a la reciente preocupación por el calcio y el cáncer de próstata.

El calcio
Es un acto de fe, casi a la par con la maternidad y el pastel de manzana: el calcio reduce el riesgo de osteoporosis y fracturas, pero existen

pruebas más sólidas de sus beneficios en el género femenino que en el masculino (véase el capítulo cuarto). En ambos géneros, el calcio puede ayudar a disminuir la tensión arterial.

Hasta 1998, nadie se preocupó de la relación entre el calcio y la próstata. Sin embargo, en ese año, el Estudio de los Profesionales de la Salud reveló que en los hombres con un gran consumo de calcio, procedente tanto de alimentos como de suplementos, aumentaba el riesgo de padecer cáncer de próstata avanzado, que era mayor en quienes ingerían más de dos mil miligramos al día. Al mismo tiempo, se demostró que consumir una gran cantidad de fructosa (el azúcar de la fruta) tenía efectos protectores, y se confirmó la relación entre la grasa alimentaria, sobre todo la grasa animal, y el cáncer de próstata.

Aunque se sabe desde hace tiempo que la grasa es un factor de riesgo para desarrollar cáncer de próstata, los preocupantes datos sobre el calcio y los resultados favorables obtenidos con la fructosa son recientes. No obstante, los investigadores de Harvard proponen que el calcio y la fructosa guardan relación con la próstata a través de la vitamina D. Las concentraciones elevadas de calcio pueden reducir la síntesis corporal de vitamina D activa (calciferol); al reducir las concentraciones de fosfato, las cifras bajas de fructosa pueden tener el mismo efecto.

Desde que el Estudio de los Profesionales de la Salud suscitara hace años la preocupación por el calcio, han empezado a aparecer más datos, si bien los resultados obtenidos son dispares. En el año 2001, el Estudio de la Salud de los Médicos puso de manifiesto que los hombres grandes consumidores de leche presentan concentraciones bajas de vitamina D activa, así como un aumento del 32 por ciento del riesgo de padecer cáncer de próstata. No obstante, tres estudios de menor envergadura realizados en otros centros estadounidenses e italianos discrepan, al no detectarse ningún riesgo derivado del calcio contenido en suplementos o alimentos.

La investigación sigue su curso. Deben llevarse a cabo más estudios a fin de confirmar la posible relación entre el calcio, la fructosa y la vitamina D. Por ahora, la población masculina debería ceñirse a las recomendaciones actuales de consumo de calcio (1 000 mg al día hasta los cincuenta años, 1 200 mg después) y vitamina D (200 unidades internacionales al día hasta los cincuenta años, 400 desde los cincuenta y uno a los setenta años, y 600 después). Asimismo, se aconseja comer mucha fruta.

¿Qué alimentos deben comerse?
El tema del cáncer de próstata es complejo y no se conoce en su totalidad; lo mismo ocurre con la nutrición. Los científicos saben que la dieta afecta al riesgo de contraer esta enfermedad, pero aún se está indagando en aspectos concretos. Recientemente, se ha añadido a los cereales y las gramíneas, a los frutos secos y las semillas, y al pescado a la lista de alimentos «buenos», que ya incluye la soja, el tomate y otras hortalizas. Aunque los datos son menos convincentes, la vitamina D puede resultar de utilidad y los suplementos de selenio y vitamina E (al menos en los fumadores) son, por el momento, prometedores. En cambio, la grasa animal encabeza la lista de alimentos «malos», y se ha suscitado una ligera preocupación en torno al consumo elevado de ácido alfa-linolénico y calcio.

Los científicos tardarán en descubrir la intrincada interacción de la nutrición y el cáncer de próstata. Sin embargo, mientras prosiguen con sus investigaciones, sería sensato ingerir gran cantidad de gramíneas y tomates, así como consumir soja cuando se pueda. A quienes les interesen los suplementos pueden plantearse tomar un complejo multivitamínico para obtener vitamina D y dosis razonables de selenio (200 μg al día) y vitamina E (entre 100 y 400 UI al día). Sobre todo, hay que evitar las hamburguesas.

La historia natural del cáncer de próstata
Aunque los datos deben corroborarse en más estudios, existen numerosas razones que nos llevan a pensar que una dieta y un modo de vida saludables pueden reducir el riesgo masculino de padecer cáncer de próstata. Pero la prevención no es total, y todos los hombres deberían saber lo que ocurriría en caso de enfrentarse a un cáncer de próstata.

Si hay una palabra en este mundo que describe la historia natural del cáncer de próstata es *variabilidad*, dado que evoluciona de un modo difícil de prever. En muchos casos, se trata de un carcinoma indolente que progresa con lentitud, tanto que dos de cada tres hombres con cáncer de próstata nunca desarrollan ninguno de los síntomas que lo caracterizan. Se tarda entre diez y doce años en diagnosticar un cáncer de próstata indolente, el tiempo que tarda en ser lo suficientemente grande como para detectarse mediante pruebas sofisticadas; después, al cabo de otros cinco o seis años, duplica su tamaño. Muchos casos de cáncer de próstata indolente siguen siendo de tamaño microscópico y sólo se diagnostican en la autopsia, si bien la causa de la muerte es otra distinta.

Aunque muchos casos de cáncer de próstata son indolentes, algunos son mucho más agresivos, motivo por el que 30 200 estadounidenses fallecerán este año víctimas de la enfermedad. Se trata de una cifra aterradora, pero es importante recordar que sólo uno de cada diez hombres con cáncer de próstata fallece realmente debido a la enfermedad.

Sin un tratamiento eficaz, el cáncer de próstata agresivo aumenta de tamaño en el interior de la propia glándula y, a continuación, atraviesa la cápsula que rodea la próstata para invadir los tejidos adyacentes como los de las vesículas seminales. Desde los tejidos locales, los tumores se extienden a los ganglios linfáticos de la pelvis y, después, a órganos y tejidos distantes. El cáncer de próstata metastásico invade a menudo los huesos, sobre todo en la espina dorsal y en la propia pelvis.

Puesto que los hombres que presentan la enfermedad en una fase temprana se sienten perfectamente bien, el único modo de detectar los diminutos tumores en la próstata consiste en realizar pruebas rutinarias de cribado o detección sistemática (véase la página 494). Sin embargo, al aumentar de tamaño y extenderse, el tumor prostático puede provocar síntomas que van desde la disfunción sexual y urinaria hasta el dolor en los huesos, la debilidad y el adelgazamiento.

A fin de establecer el pronóstico del paciente y de pautar un tratamiento adecuado, el médico debe ser capaz de diferenciar el cáncer indolente del agresivo. Por desgracia, a menudo resulta una tarea imposible. La única medida disponible es el sistema de Gleason, basado en la relación estructural entre las células observada mediante el microscopio (véase el apartado «La clasificación del cáncer de próstata», página 513). No obstante, dos tercios de todos los casos de cáncer de próstata se consideran moderados en el sistema de puntuación de Gleason, y los médicos no pueden confirmar si crecerá de forma lenta o rápida. Es un problema apremiante que precisa estudiarse sin falta.

Al ser el cáncer de próstata tan variable e impredecible, resulta difícil establecer la eficacia de determinados métodos de diagnóstico y tratamiento. Los enfermos con cáncer indolente podrían gozar de un buen estado de salud sin recibir ningún tratamiento, mientras que algunos con tumores inusualmente agresivos podrían fallecer a pesar del tratamiento. Éste es uno de los aspectos que lo vuelven tan incomprensible y frustrante; además, en la comprensión de esta peculiar enfermedad se interponen otros obstáculos.

En primer lugar, la enfermedad evoluciona con lentitud. En muchos otros tipos de cáncer, el médico puede confirmar la curación transcurridos cinco años, pero dado que la mayoría de los enfermos de cáncer de próstata sobreviven más de cinco años sin recibir ningún tratamiento, los médicos se ven obligados a esperar diez o incluso quince años para asegurarse de que un determinado tratamiento es eficaz. El estudio del cáncer siempre es arduo, además de lento.

En segundo lugar, el método que permite diagnosticar el cáncer de próstata ha cambiado de un modo espectacular. En el pasado, la mayoría de los casos se diagnosticaban cuando los tumores eran lo suficientemente grandes como para palparlos durante un examen de tacto rectal o cuando se habían extendido lo suficiente como para provocar síntomas. Aun así, desde principios de la década de 1990, la mayoría ha podido detectarse de forma mucho más precoz gracias a la prueba del antígeno prostático específico (véase la página 494). Los investigadores no pueden establecer comparaciones válidas entre los tumores pequeños detectados mediante la prueba del antígeno y los diagnosticados por los métodos más antiguos.

En tercer lugar, el tratamiento también se ha modificado (véase la página 518). Los avances en las técnicas quirúrgicas han perfeccionado la prostatectomía radical; la radioterapia tridimensional conformada y la braquiterapia (mediante implante de semillas) han revolucionado la radioterapia; los nuevos programas farmacológicos están modificando el tratamiento de inhibición de andrógenos y se están introduciendo métodos totalmente nuevos como la crioterapia (congelación). Siempre resulta difícil comparar las diferentes opciones terapéuticas, y más cuando los métodos cambian con tanta velocidad.

Enfrentados a una aterradora enfermedad como es el cáncer, muchos pacientes optan simplemente por seguir el consejo de un facultativo en vez de intentar averiguar qué pasos seguir por sí mismos. En la mayoría de los casos, se trata de una buena estrategia, pero también puede ocurrir que diferentes médicos asesoren de un modo muy distinto. Un grupo de investigadores de las universidades Harvard, de Massachusetts y de Connecticut (EE. UU.) pusieron de relieve este problema tras preguntar a más de mil médicos qué recomendarían a un paciente típico con cáncer de próstata. Al proponerles exactamente el mismo perfil clínico, el 93 por ciento de los urólogos aconsejó cirugía, mientras que el 72 por ciento de los oncólogos radiólogos indicó radioterapia.

Se trata de un dilema atroz que los investigadores de la Facultad de Medicina de Harvard han calificado de «caos». El único modo de salir del atolladero es realizar ensayos clínicos (véase el capítulo segundo). En la actualidad, están en marcha más de cien ensayos sobre el diagnóstico y el tratamiento del cáncer de próstata, y se tiene previsto iniciar muchos más. Se está reclutando a participantes para numerosos ensayos, pero cada uno se rige por criterios de inclusión estrictos. Asegúrese de revisar todos los aspectos de los estudios junto a su médico antes de aventurarse. Para más información consulte con el Instituto Nacional del Cáncer y en las páginas web www.nci.nih.gov y ww.cancer.gov/espanol.

Hasta que conozcamos los resultados de los nuevos estudios, persistirá la incertidumbre en torno al diagnóstico y tratamiento del cáncer de próstata. Aun así, los hombres que se enfrentan a la posibilidad de padecer la enfermedad no pueden esperar cinco o diez años para averiguar cuál es la mejor opción, sino que deben basarse en los datos actualmente disponibles para decantarse por un método de diagnóstico y un tratamiento.

El diagnóstico del cáncer de próstata: el antígeno prostático específico

La prueba del antígeno prostático específico (APE) es el avance reciente más importante en el ámbito de la salud masculina, pero también es el más polémico. Se trata de una prueba relevante, por ser el mejor método para detectar el cáncer de próstata en su fase más precoz y curable. No obstante, es polémico porque los médicos no saben todavía si la realización de la prueba de forma rutinaria salvará vidas. Es una situación desconcertante que sólo se resolverá con ensayos clínicos similares a los que demostraron que el frotis de Papanicolau es eficaz en el género femenino y a aquellos que descubrieron que la realización de radiografías torácicas de forma rutinaria no influye en la prevención de la muerte debida al cáncer de pulmón.

¿Qué es el APE?
El antígeno prostático específico (APE) es una glucoproteína, una proteína que contiene azúcar. Se denomina *prostático específico* porque las únicas células del organismo masculino que sintetizan una cantidad notable de APE son las células epiteliales de la glándula prostática. En los hombres sanos, este antígeno se encarga de licuar el semen, con lo cual permite que fluya libremente tras la eyaculación (véase el capítulo décimo), y asimila otras proteínas del semen. Se encuentra en concentraciones elevadas en el semen y puede detectarse fácilmente en el líquido seminal eyaculado. De hecho, fue descubierto por patólogos forenses que querían encontrar un modo sencillo de detectar semen en el caso de una supuesta violación.

Las concentraciones sanguíneas de APE
Aunque el APE se encuentra principalmente en el semen, también está presente en la sangre. Las concentraciones sanguíneas de APE de 0 a 4 nanogramos por mililitro (ng/ml) se consideran normales. Los valores comprendidos entre 4 y 10 son limítrofes, y los superiores a 10, claramente anómalos. Cuanto más alto sea el APE, mayor es la probabilidad de padecer cáncer. Sin embargo, no existe una clara línea divisoria entre las cifras de APE tranquilizadoras y las preocupantes, y pueden influir en ellas más factores aparte del cáncer.

Médicos y pacientes se preocupan cuando se registran valores elevados de APE, pero el hecho de que las cifras sean bajas no descarta necesariamente la existencia de cáncer. En los hombres con cifras bajas de testosterona, las concentraciones de APE suelen ser también bajas.

El tratamiento con finasterida, utilizado en la hiperplasia prostática benigna, también hace disminuir las concentraciones de APE (véase el capítulo undécimo).

Si bien el cáncer es el principal factor que eleva el APE, no es la causa más frecuente de este aumento. Este dudoso privilegio se le atribuye a la hiperplasia prostática benigna. Las concentraciones de APE suelen aumentar con la edad, puesto que el tamaño de la próstata es mayor en los ancianos, que disponen de más células que sintetizan APE. Con la prostatitis (inflamación e infección) también se elevan las cifras de APE. A pesar de las antiguas creencias, el examen de tacto rectal no produce un aumento considerable de las concentraciones de APE en sangre. Desmintiendo otro viejo mito, ir en bicicleta también se ha exonerado de toda culpa. Sin embargo, parece que la eyaculación produce un breve aumento de la concentración sanguínea de APE, que alcanza su punto álgido al cabo de una hora de la eyaculación y vuelve a la normalidad entre las veinticuatro y cuarenta y ocho horas. Si bien no todos los estudios coinciden en que la eyaculación aumenta la cifra de APE, el candidato a realizarse una prueba de APE debería abstenerse de eyacular en las cuarenta y ocho horas previas. Incluso si no se produce eyaculación, las concentraciones de APE pueden variar notablemente de un día para otro, a veces incluso con una diferencia de 2 ng/ml. En consecuencia, los resultados anómalos deben confirmarse siempre antes de adoptar cualquier medida, especialmente si se hallan en el rango limítrofe de cuatro a diez.

Aunque las concentraciones de APE pueden verse influidas por muchos factores, el cáncer es sin duda la principal causa de la elevación de estos valores. Si el culpable es el cáncer, los valores inferiores a 10 suelen indicar la existencia de una enfermedad en fase temprana limitada a la glándula prostática, las cifras entre 10 y 20 sugieren a menudo una propagación local, y las superiores a 50 indican la presencia de un cáncer muy diseminado que afecta a los ganglios linfáticos, los huesos y otros tejidos.

El APE en los hombres con cáncer
No se discute el valor del APE en esta situación. En todos los hombres en que se sospecha la existencia de cáncer de próstata debería

realizarse la prueba del APE. La mayoría de las veces, levantan sospechas los resultados anómalos en el examen de tacto rectal, pero también puede temerse su presencia si el paciente muestra una obstrucción en la vejiga que progresa rápidamente, impotencia, dolor óseo, adelgazamiento u otros síntomas. Todos los hombres con diagnóstico de cáncer de próstata deberían determinar su concentración de APE, no sólo en una ocasión, sino a intervalos regulares. Esto se debe a que las mediciones seriadas permiten controlar mejor la evolución de la enfermedad, así como la eficacia del tratamiento (véase la página 518).

Los argumentos a favor de la prueba rutinaria de cribado del APE
La American Cancer Society (ACS, Sociedad Estadounidense del Cáncer), la American Urological Association (AUA, Sociedad Estadounidense de Urología) y el American College of Radiology (Colegio Estadounidense de Radiología) recomiendan que los médicos realicen cada año determinaciones de las concentraciones séricas de APE en todos los hombres mayores de cincuenta años. Asimismo, abogan por empezar estas pruebas anuales a la edad de cuarenta (AUA) o cuarenta y cinco (ACS) años en aquellos hombres con mayor riesgo, como los afroamericanos y los que tienen antecedentes familiares considerables de cáncer de próstata.

Tienen parte de razón. Al ser necesaria sólo una única muestra de sangre, la prueba del APE es rápida, fácil e inocua. Con un coste habitual de unos 40 dólares en Estados Unidos, es económica y queda cubierta en la mayoría de seguros de salud. Además, los avances técnicos han aumentado su fiabilidad en la mayoría de los laboratorios. En los estudios más positivos, el cribado o detección sistemática del APE tiene una sensibilidad que roza el ochenta por ciento; en el Estudio de la Salud de los Médicos se registró una sensibilidad del 73 por ciento. Dicho de otra manera, la prueba del APE logra detectar el cáncer en siete u ocho de cada diez enfermos. Sin esta prueba, cerca del cuarenta por ciento de los casos de cáncer de próstata no se diagnostican hasta que se han extendido demasiado como para ser curables. Sin duda, la detección precoz ofrece la mayor esperanza para curar el cáncer de próstata y la prueba del APE es el mejor modo de identificarla en una fase temprana. En Estados Unidos, la tasa de mortalidad por cáncer de próstata se ha reducido de forma constante desde 1992, y muchos expertos atribuyen el mérito a la prueba.

Los argumentos en contra de la prueba rutinaria de cribado del APE

El U.S. Preventive Services Task Force (Grupo de Trabajo de los Servicios de Prevención Estadounidenses), el Canadian Task Force on the Periodic Health Examination (Grupo de Trabajo Canadiense sobre los Exámenes Periódicos de Salud) y la Canadian Urological Association (Asociación Canadiense de Urología) disuaden de la realización de la prueba de determinación del APE en hombres que parecen estar sanos. El American College of Physicians and Academy of Family Physicians (Colegio Estadounidense de Médicos y Academia de Médicos de Familia) afirma que debería asesorarse a los hombres sobre «los riesgos conocidos y los beneficios dudosos de las pruebas de cribado del cáncer de próstata» antes de que se sometan a alguna de ellas.

Estos organismos también tienen su parte de razón. Aunque la prueba del APE es económica, saldría muy caro realizarla en todos los hombres mayores de cincuenta años y llevar un seguimiento de los resultados anómalos mediante biopsia (aproximadamente doce mil millones de euros). Aun así, llevar a cabo la prueba ahorraría dinero, ya que con el diagnóstico precoz podría reducirse la necesidad de administrar el tratamiento todavía más caro del cáncer avanzado. Sin embargo, los detractores de la prueba del APE van más allá de los aspectos económicos y plantean los inconvenientes de realizarla.

En primer lugar, se refieren a la sensibilidad. Incluso si la sensibilidad de la prueba de cribado del APE fuera del 80 por ciento, no detectaría dos de cada diez casos de cáncer de próstata, y en algunos estudios se registra un índice de fracaso aún mayor. A pesar de todo, si la prueba resultara útil en los hombres con la enfermedad en fase temprana, sus beneficios importarían más que la falsa tranquilidad de aquéllos en los que no se ha logrado detectar la enfermedad. ¿Qué ocurre con la especificidad de la prueba? ¿Qué ocurre con los hombres con resultados elevados en la prueba que en realidad no padecen cáncer? En algunos estudios, se descubre finalmente que hasta dos de cada tres hombres con valores altos de APE no padecen cáncer. Esto significa que se enfrentan a la preocupación de un posible diagnóstico de cáncer, así como a las molestias de una biopsia prostática sin ninguna necesidad.

La mayoría de los hombres cambiarían de buen grado dos falsas alarmas por un diagnóstico precoz que les salvase la vida. No obstante, esta cuestión es la que suscita un debate más candente. El valor del diagnóstico precoz del cáncer parece indiscutible. De hecho, gracias al diagnóstico precoz del cáncer cruento de mama, cervical y de colon se han salvado millones de vidas. Pero en contra de lo que cabría esperar, el cáncer de próstata puede ser diferente.

A diferencia del resto de carcinomas habituales, el cáncer de próstata puede tener una larga fase latente, de forma que las células cancerosas pueden estar en la glándula durante años, incluso décadas, sin causar daño alguno. El riesgo de un estadounidense de desarrollar cáncer de próstata en algún momento de su vida es aproximadamente del treinta por ciento, si bien su riesgo de manifestar una enfermedad importante desde el punto de vista clínico es inferior al diez por ciento. Dicho de otra manera, dos de cada tres casos de cáncer de próstata son inofensivos, incluso si no se recibe tratamiento.

El cáncer de próstata en fase temprana suele tratarse mediante cirugía o radioterapia. Ambos tratamientos comportan riesgos, que van del dolor y la diarrea a la incontinencia urinaria (1-3 % en el caso de la radioterapia, 1-27 % con la cirugía) y la impotencia (40-67 % y 20-85 % respectivamente). Aun así, la mayoría de los hombres cambiaría la continencia y la potencia sexual por la vida, pero no es tan sencillo. Aproximadamente nueve millones de estadounidenses padecen cáncer de próstata en este momento, pero sólo 30 200 de ellos fallecerán este año, víctimas de la enfermedad. Incluso si la prueba de APE fue gratuita y tuvo una sensibilidad y especificidad del cien por cien, realizarla a escala global comportaría la administración de terapias caras y posiblemente nocivas a millones de hombres que no necesitarían recibir tratamiento. En algunos casos de cáncer de próstata temprano, sobre todo en ancianos, la ausencia de tratamiento («espera en alerta») puede ser tan eficaz como la terapia intensa (véase la página 520). Por ejemplo, en un reciente estudio llevado a cabo en Connecticut, los hombres diagnosticados de cáncer de próstata localizado y de bajo grado, con edades comprendidas entre los sesenta y cinco y setenta y cinco años, que no recibieron tratamiento vivieron tanto tiempo como aquellos que nunca presentaron la enfermedad. Y la tasa de mortalidad por cáncer de próstata en Inglaterra y Gales ha descendido en paralelo a la de Estados Unidos, a pesar de que en Gran Bretaña no se realizan pruebas de cribado del APE.

Perspectivas futuras

Los expertos discrepan en cuanto a la utilidad de la prueba del APE, pero todos coinciden en que debe perfeccionarse. Las iniciativas de investigación actuales se centran en dos objetivos, mejorar la precisión del propio APE y evaluar el efecto del diagnóstico precoz en la supervivencia y la calidad de vida.

Mejora del APE. Se están evaluando tres formas de perfeccionar la prueba del APE:

- *Valores normales ajustados a la edad.* Puesto que la concentración de APE se eleva en la población masculina sana a medida que envejece, quizá debería tenerse en cuenta la edad a la hora de decidir si la cifra de APE de un determinado hombre es normal. En la tabla 12.2 se muestra un posible ajuste.

   Sin embargo, hasta que se validen estos valores de referencia ajustados por edad en estudios posteriores, la mayoría de los médicos seguirán utilizando la cifra única de 4,0 como límite superior de la normalidad.

Tabla 12.2
VALORES DE APE AJUSTADOS POR EDAD

Edad (años)	Valor normal de APE (ng/ml)
40-49	0-2,5
50-59	0-3,5
60-69	0-4,5
70-79	0-6,5

- *Velocidad del APE.* Aunque las concentraciones de APE suelen aumentar con la edad, el hecho de que el incremento sea rápido hace sospechar en mucho mayor grado de la existencia de cáncer. La velocidad del APE es un reflejo del ritmo de cambio: la concentración de APE se determina cada año, y el aumento anual de más de 0,75 ng/ml se considera preocupante.
- *El APE libre.* El APE circula por la sangre de dos formas, o bien unido a otras proteínas o bien libre. En un gran número de estudios se ha puesto de manifiesto que la concentración de APE unido a proteínas aumenta en el cáncer, mientras que es más probable que la aparición de una elevada cifra de APE libre indique la presencia de un agrandamiento benigno de la glándula prostática. Si se detectan concentraciones de APE libre que representen menos del veinticinco por ciento de la cifra total de APE, se incrementa la probabilidad de padecer cáncer. Los valores inferiores entre 10 y 15 por ciento son especialmente preocupantes, pero en cambio, las cifras superiores al veinticinco por ciento confirman la ausencia de cáncer. La cifra de APE total es la mejora más prometedora que se puede aplicar en la prueba de cribado del APE, pero no solventa el problema de los resultados falsos positivos, ni permite saber si la detección sistemática mediante la prueba del APE salva vidas.

Estudio de los resultados finales. El fundamento de toda prueba es su capacidad de prolongar y mejorar la calidad de vida. En un análisis informático de la prueba actual del APE se obtuvo la desalentadora predicción de que, en un hombre normal, realizar la prueba cuando cuenta cincuenta años prolongaría la vida menos de un día, a la vez que deterioraría ligeramente su calidad. Sin embargo, los modelos matemáticos no pueden sustituir a la observación del hombre en carne y hueso. En este momento están en marcha dos estudios norteamericanos, el Prostate, Lung, Colorectal and Ovarian Cancer Screening Trial (PLCO, Ensayo de Cribado del Cáncer de Próstata, Pulmón, Colorrectal y Ovárico) y el Prostate Cancer Intervention Versus Observations Trial (PIVOT, Ensayo de Intervención y Observación en el Cáncer de Próstata), así como un estudio multicéntrico realizado en cinco países, el European Randomized Study of Screening

Prostate Cancer (ERSPC, Estudio Europeo Aleatorizado del Cribado del Cáncer de Próstata). Sin embargo, estos resultados de suma importancia no se conocerán hasta pasados diez años o más.

¿Qué medidas deben tomarse? Dentro de diez años sabremos tal vez si vale la pena realizar la prueba de cribado del APE. Sin embargo, esta espera es demasiado larga. ¿Qué debe hacer un hombre en la actualidad? Nadie lo sabe con certeza. En Estados Unidos se presiona notablemente a todos los hombres mayores de cincuenta años para que se realicen cada año la prueba del APE. A la Asociación Estadounidense del Cáncer y la Asociación Estadounidense de Urología se les han unido personajes norteamericanos destacados como Johnny Unitas, una leyenda del fútbol americano, el general Norman Schwarzkopf y Andrew Grove, director general de Intel, en la labor de instar a la realización de la prueba. Las mujeres que son conscientes de la utilidad del frotis de Papanicolau son quizá aún más influyentes. Es posible que tengan razón.

Sin embargo, a pesar de su utilidad real, el APE no es la «prueba de Papanicolau masculina». Permite detectar muchos casos de cáncer mucho antes de que se diagnostiquen por otros medios, pero también deja de identificar otros muchos. Aproximadamente dos de cada tres hombres con una cifra anómala de APE deberán someterse a pruebas aterradoras y cruentas sólo para descubrir que están perfectamente sanos. Lo más importante es que los médicos no saben aún si el tratamiento agresivo del cáncer de próstata diagnosticado mediante la prueba de cribado del APE aumenta la esperanza de vida, y a algunos les preocupa que con esta terapia intensiva se deteriore realmente la calidad de vida.

¿Debería realizarse la prueba del APE? No conocemos la respuesta correcta a esta decisiva pregunta, pero sí existen dos respuestas incorrectas, «sí» y «no». En la actualidad, la única respuesta realmente honesta es «quizá». Hasta que dispongamos de más datos, la población masculina debería tomar esta decisión por sí misma tras meditarla con su médico y su familia. Quienes tienen más probabilidades de solicitarla son aquellos hombres en que el riesgo es superior a lo normal (antecedentes familiares de cáncer, raza afroamericana, dieta rica en grasas, etc.). Asimismo, también es más probable que quienes optarían por un tratamiento agresivo del cáncer en fase temprana estén dispuestos a someterse a la prueba. Por otra parte, los hombres mayores de setenta años, aquellos a los que les preocupan las molestias de la biopsia prostática y la ecografía transrectales, y quienes padecen una enfermedad que limita su esperanza de vida a diez años o menos pueden negarse, de forma razonable, a someterse a la prueba.

La Oficina de Evaluación Tecnológica estadounidense hizo una afirmación muy acertada: «Un paciente bien informado y sensato podría decidir con el mismo acierto someterse a una prueba de cribado o no.» A continuación, se enumeran los cuatro factores principales que deberá tomar en consideración al tomar una decisión:

1. El cáncer de próstata es frecuente. A diferencia de la mayoría de los demás tipos de cáncer, el crecimiento y la historia natural del cáncer de próstata es sumamente variable. Puede ser agresivo y mortal, pero es más probable que sea indolente.

2. La determinación de la cifra de APE es el mejor método para detectar el cáncer de próstata en su fase temprana, en la que puede curarse.

3. La prueba del APE tiene resultados falsos negativos y falsos positivos. Existe una probabilidad considerable de que la realización anual del test dé lugar a una serie de pruebas cruentas que no logren detectar el cáncer.

4. Es posible que el diagnóstico temprano y el tratamiento intensivo del cáncer de próstata salven vidas, pero también puede tener notables efectos secundarios adversos. Aún no se han demostrado los beneficios del cribado del APE ni del tratamiento agresivo. Si el cribado tiene valor, es probable que disminuya después de los setenta años y es menos probable que sea de utilidad en hombres con enfermedades graves.

En cierto sentido, la prueba del APE es un paradigma para gran parte de la medicina moderna. Se trata de un considerable avance tecnológico, pero ha ampliado los conocimientos sobre el diagnóstico antes de que los médicos hayan dominado el tratamiento.

El diagnóstico del cáncer de próstata: el examen de tacto rectal
El examen de tacto rectal es una parte convencional de la revisión física anual en los hombres mayores de cuarenta años. Tradicional o no, muchos expertos ponen ahora en tela de juicio el valor de este examen como prueba rutinaria. Esto se debe a que los métodos más recientes detectan con mucha más eficacia el cáncer de próstata y el cáncer colorrectal en fase temprana, dos de los principales objetivos del tacto rectal. Al revisar la información disponible, el Grupo de Trabajo de los Servicios de Prevención estadounidenses llegó a la conclusión de que: «No contamos con la cantidad suficiente de datos como para recomendar o no la detección sistemática del cáncer a través del examen de tacto rectal.»

Pocos hombres lamentarían la desaparición del examen de tacto rectal, que seguramente es la parte menos agradable de cualquier revisión física anual. Sin embargo, ¿es realmente sensato dejarlo de realizar? ¿La tecnología moderna ha dejado obsoletos los sabios dedos del médico?

El examen
La mayoría de los hombres recuerda vívidamente el examen, pero pocos son conscientes de que existe un modo sencillo de facilitar el procedimiento tanto para ellos mismos como para el médico.

El examen de tacto rectal es muy simple. El médico introduce el dedo índice bien lubricado, y enfundado en un guante, en el recto del paciente y examina la glándula prostática en un proceso denominado *palpación*. Al mismo tiempo, palpa en busca de masas rectales que podrían indicar la presencia de cáncer rectal u otras anomalías. En la mayoría de los casos, el examen se realiza en menos de quince segundos, pero inmediatamente después, la mayoría de los médicos lo completan con una prueba química económica, pero muy sensible, que permite detectar restos de sangre en una pequeña muestra fecal. Dado que el objetivo de la prueba es identificar cantidades de sangre que son demasiado minúsculas como para poderse ver a simple vista, recibe el nombre de *prueba de sangre oculta en heces*.

Aunque el principal propósito del examen de tacto rectal rutinario a hombres con buen estado de salud es explorar la próstata y el recto, los médicos también evalúan el propio orificio rectal. En ese punto es donde el paciente puede facilitar el proceso. El recto está resguardado por fuertes músculos esfinterianos que cierran el orificio anal a fin de evitar que salgan los excrementos. Si se dobla de cintura para abajo, relajará el esfínter, facilitará la entrada y hará que el examen sea más rápido y menos incómodo. También puede echar una mano separando los glúteos.

Si bien el examen es embarazoso (e indecoroso), no debería resultar doloroso. Además, es rápido y, en la mayoría de los casos, gratuito y sin efectos secundarios. Para llevarlo a cabo, algunos médicos piden al paciente que se tumbe de costado con las piernas dobladas hacia el tórax, mientras que otros lo realizan mientras el paciente está de pie con el cuerpo flexionado hacia delante, apoyándose con las manos en la camilla de exploración.

Eso es todo respecto al examen de tacto rectal. Sin embargo, de paso, muchos médicos comprueban también si el paciente presenta alguna hernia inguinal o un aumento de tamaño de los ganglios linfáticos, así como anomalías en el escroto o los testículos (véase el capítulo noveno).

El tacto rectal en caso de que aparezcan síntomas
Aunque la función del tacto rectal en el cribado de hombres con buen estado de salud es controvertida, no cabe duda de su utilidad cuando éstos manifiestan determinados síntomas. Este examen es fundamental para evaluar a pacientes con prostatitis u otras infecciones del aparato genitourinario (véase el capítulo undécimo); la sensación de quemazón y frecuencia urinaria, las molestias rectales, la fiebre, y la orina turbia o sanguinolenta se cuentan entre los síntomas más habituales. El examen también debería realizarse a los hombres a los que se les ha detectado incluso una cantidad moderada de glóbulos rojos o blancos en el análisis de orina.

Los pacientes con síntomas rectales o intestinales también deberían someterse al examen de tacto rectal, que puede aportar mucha información en los casos que presentan prurito o molestias rectales, estreñimiento, movimientos intestinales dolorosos, estrechez de las heces, diarrea prolongada, o presencia de sangre o moco en las heces.

El médico también llevará a cabo el examen para comprobar rápidamente si existe hemorragia interna en un paciente con anemia, síntomas ulcerosos o hipotensión (tensión arterial baja) inexplicada.

El tacto rectal como prueba de cribado
Si se dirige a la consulta del médico para someterse a un chequeo anual, es probable que salga subiéndose los pantalones, incluso si no presenta síntomas urinarios o rectales. ¿Tiene que ser por fuerza así?

Los médicos se basan en el examen de tacto rectal rutinario para confirmar la existencia de dos importantes enfermedades, el cáncer de próstata y el de colon. Todos coincidimos en que se trata de patologías frecuentes y graves. El cáncer de próstata se diagnostica en aproximadamente 189 000 norteamericanos cada año y se cobra cerca de 30 200 víctimas; el cáncer de colon se detecta en alrededor de cincuenta mil cada año y causa como mínimo 23 000 muertes. ¿Con el tacto rectal puede detectarse cualquiera de las dos enfermedades de un modo lo suficientemente precoz como para notarse la diferencia?

El tacto rectal en el cáncer de próstata
Hasta finales de la década de 1980, el tacto rectal era la única prueba de cribado del cáncer de próstata precoz. Sin embargo, no es perfecta, ya que los médicos sólo pueden palpar la parte posterior y lateral de la próstata y, como mínimo, el treinta por ciento de los casos de cáncer aparecen en zonas prostáticas no accesibles. Incluso si es accesible, el carcinoma de próstata es demasiado pequeño como para palparse en su fase más temprana, que es también cuando tiene más probabilidades de curarse. Por sí solo, el tacto rectal permite identificar sólo una parte de los casos de cáncer de próstata en hombres asintomáticos; aunque las cifras varían, es probable que los exámenes de tacto rectal de rutina no logren detectar al menos un 80 por ciento de los casos. Otro inconveniente de esta prueba es que el médico puede palpar un nódulo, una región endurecida o la asimetría de la próstata en muchos hombres que no padecen cáncer de próstata. De cada diez hombres sometidos a biopsia prostática a raíz de la obtención de resultados anómalos en los exámenes, sólo tres o cuatro padecen cáncer.

A pesar de las desavenencias en torno a la prueba del APE, incluso el crítico más mordaz conviene en que es más sensible y específica que el tacto rectal. ¿Significa esto la ruina para el tacto rectal? Según un grupo de investigadores de Rotterdam (Países Bajos), la respuesta es afirmativa. En el marco del European Randomized Study of Screening for Prostate Cancer (Estudio Europeo Aleatorizado sobre el Cribado del Cáncer de Próstata), se realizó tanto un examen de tacto rectal como una prueba de APE en 10 525 hombres sin síntomas prostáticos. Asimismo, se efectuó una ecografía transrectal, si bien esta técnica de imagen ya no se recomienda en el cribado del cáncer (véase la página 508). Por sí solo, el tacto rectal permitió detectar cáncer de próstata en 264 hombres, pero la prueba del APE logró identificar 473 casos, casi el doble.

Sin embargo, con este informe europeo de 1998 no se acaba la historia, ni tampoco significa el fin del tacto rectal. De hecho, los científicos estadounidenses han llegado a distintas conclusiones. Un grupo de investigadores de Saint Louis (EE. UU.) realizó un cribado en 22 513 hombres mediante prueba de APE y tacto rectal efectuados en intervalos de seis meses. En 2 703 hombres con resultados normales en la prueba del APE (menos de 4 ng/ml), el examen de tacto rectal fue dudoso; en 1 905 de ellos se realizó una biopsia; finalmente, se confirmó que 244 (13 %) padecían cáncer. Y más del 75 por ciento de los hombres presentaba tumores en fase temprana que, por tanto, podían curarse.

Científicos de Minnesota (EE. UU.) evaluaron esta cuestión de otro modo. Siguieron a los residentes del condado de Olmstead para comprobar si los hombres sometidos a un examen de tacto rectal corrieron mejor suerte que quienes no lo realizaron. Con todo, los sometidos al examen sólo tuvieron un 50 por ciento menos de probabilidades de fallecer de cáncer de próstata.

Todos estos estudios tienen limitaciones, y ninguno zanja la cuestión. Sin embargo, al revisar todos los datos, un grupo de expertos de varias disciplinas designado por la Sociedad Estadounidense de Urología llegó a la siguiente conclusión: «Sin duda, existen datos sólidos a favor de la inclusión tanto del tacto rectal como de la prueba del APE en cualquier programa de detección precoz del cáncer de próstata.»

Se trata de una afirmación totalmente razonable, pero no responde a la pregunta más importante y aún no contestada de si alguno de los métodos de cribado del cáncer de próstata salva vidas.

¿El tacto rectal debe utilizarse en el seguimiento de los hombres que se han sometido a prostatectomía radical? (véase la página 527). Probablemente, no. Un grupo de médicos de Miami (EE. UU.) siguió a 501 hombres después de la operación y observó que el tacto rectal no fue de utilidad en ningún caso, a menos que los resultados de la prueba del APE fueran elevados. Las respuestas han sido similares en los hombres a los que se ha administrado radioterapia.

En los hombres que optaron por participar en el cribado del cáncer de próstata debía realizarse un examen de tacto rectal y una prueba del APE. Sin embargo, a pesar de que en todos los hombres mayores de cincuenta años deberían llevarse a cabo pruebas de detección sistemática del cáncer de colon, el examen de tacto rectal no es la respuesta; se ha visto reemplazado por métodos mucho mejores, que se analizan en el Epílogo.

El diagnóstico del cáncer de próstata: técnicas de exploración por imagen y biopsias

«Una imagen vale más que mil palabras.» Por desgracia, en lo que respecta a la próstata, no es todo tan fácil. Se trata de una glándula pequeña, ubicada en la parte más interna del organismo, en la base de la vejiga. Al igual que otros órganos de tejido blando, no se visualiza mediante una radiografía convencional, e incluso la tomografía computarizada (TC) es incapaz de mostrarla con el suficiente detalle. Sin embargo, en los últimos años se han desarrollado nuevas técnicas que ofrecen imágenes de este escurridizo órgano.

La ecografía

La ecografía sirve para visualizar órganos internos de muchas partes del cuerpo. En todos los casos, se rige por el mismo principio. Se dirigen ondas ultrasónicas hacia los tejidos del organismo, las cuales rebotan desde el órgano diana, se analizan en una computadora, se proyectan en una pantalla de vídeo y se capturan en forma de imágenes fotográficas. En la mayoría de los casos, la sonda ultrasónica se coloca en la superficie de la piel, pero a veces se pone en una cavidad corporal para analizarla con más detalle. Por ejemplo, la sonda puede situarse en la pared torácica para visualizar el corazón, pero se pueden obtener imágenes más precisas si se introduce hasta el esófago, ubicándola justo detrás del corazón.

Aunque la ecografía prostática apareció hace unos treinta años, se ha perfeccionado mucho recientemente. En la actualidad, se utiliza la denominada *ultrasonografía transrectal* (TRUS), en la que se coloca una pequeña sonda ultrasónica en el recto, lo cual permite dirigir las ondas sonoras directamente a la próstata, ubicada en las inmediaciones.

Puede que la TRUS sea un poco incómoda, pero no hace daño, ni es peligrosa, ni requiere mucho tiempo. Sin embargo, es cara. La precisión de la prueba será mayor si el equipo para realizarla es de buena calidad, si la lleva a cabo una persona formada específicamente para ello y si las imágenes las interpreta un radiólogo o urólogo experto. Si todo es correcto, la TRUS puede generar imágenes detalladas de la próstata, reflejándola en tres planos, de forma que se pueda calcular con exactitud su volumen. En consecuencia, permite detectar el aumento de tamaño de la próstata, estableciéndose el diagnóstico de hiperplasia prostática benigna. Asimismo, también puede detectar infecciones en la próstata, como la prostatitis y los abscesos prostáticos. No obstante, en lo que respecta al cáncer, los datos son dispares.

El carcinoma de próstata no refleja las ondas sonoras tan bien como el tejido prostático sano. Por tanto, las lesiones que son hipoecoicas en la TRUS se consideran posibles casos de cáncer. Con esta técnica pueden detectarse lesiones de tan sólo cinco milímetros (aproximadamente el tamaño de una goma de borrar de lápiz), de forma que permite identificar algunos casos de cáncer que no pueden detectarse mediante el tacto rectal debido a su pequeño tamaño o a su localización en la parte más interna de la glándula (véase la figura 12.1). Éste es un aspecto positivo. El factor negativo es que la TRUS no tiene fiabilidad para diagnosticar el cáncer de próstata precoz, ya que hasta el treinta por ciento de estos carcinomas muestra los mismos resultados ecográficos que el tejido prostático sano, de modo que no pueden detectarse mediante TRUS. En cambio, en la inflamación y otras lesiones benignas pueden registrarse ecos débiles y, por consiguiente, pueden confundirse con un carcinoma. Así, se demuestra que sólo el 20 por ciento de las lesiones hipoecoicas son cancerosas al practicarse una biopsia. Por el mismo motivo, la TRUS no puede determinar si un tumor ha atravesado la cápsula prostática, un factor clave con vistas a la planificación del tratamiento (véase el apartado «La clasificación del cáncer de próstata», página 513).

Aunque la TRUS tiene un valor limitado como prueba de detección sistemática y clasificación, es de gran utilidad en el tratamiento del cáncer de próstata. Esto se debe a que permite que el médico visualice la próstata mientras realiza una biopsia, y también es fundamental para implantar las semillas radiactivas utilizadas en la braquiterapia (véase la página 537).

Gracias a los avances tecnológicos se está perfeccionando la TRUS. No obstante, los adelantos en la física y la ingeniería biomédica han generado un rival, la resonancia magnética.

La resonancia magnética
La técnica de imagen de resonancia magnética (RM) ha revolucionado muchos ámbitos de la medicina. Es de gran utilidad sobre todo en las enfermedades neurológicas, ya que permite obtener imágenes precisas del sistema nervioso, desde el cerebro a la médula espinal. En la RM, se utiliza un radiotransmisor para dirigir fotones al interior de los tejidos del paciente, los cuales absorben esos fotones. En consecuencia, los tejidos desprenden energía, que se captura mediante una bobina magnética y se procesa informáticamente a fin de obtener una imagen del tejido. Al igual que la ecografía, la RM no utiliza radiación y es sumamente inocua.

Para obtener imágenes de RM de la próstata puede utilizarse una bobina corporal externa o bien una bobina intrarrectal. Esta técnica es más cara que la TRUS, y algunos pacientes pueden sufrir una reacción de pánico claustrofóbico en la cámara de RM. Sin embargo, a pesar de ser mucho más sofisticada y cara, la utilidad de la RM no sido mayor que la de TRUS para establecer el diagnóstico precoz del cáncer y la extensión microscópica, si bien puede ayudar a detectar la enfermedad avanzada en pacientes con valores muy elevados de APE

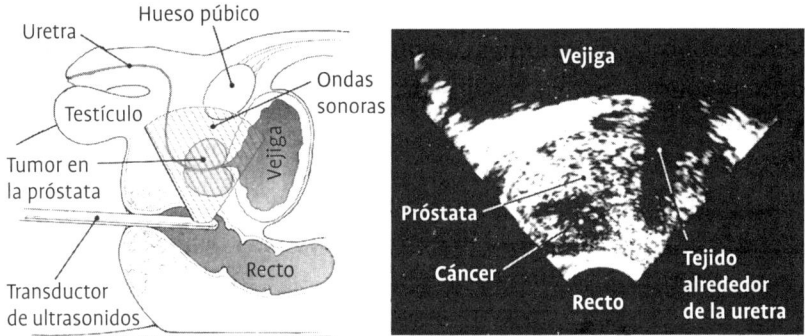

Si se sospecha de la existencia de cáncer de próstata, puede realizarse una ecografía transrectal para visualizar la glándula prostática. Para ello, el paciente se tumba de costado y se le introduce una pequeña sonda por el recto (el transductor de ultrasonidos). Las ondas sonoras se dirigen hacia la próstata y rebotan, reflejo que se procesa informáticamente para obtener imágenes en una pantalla de vídeo. En la ecografía, la zona oscura irregular en el interior de la próstata es el carcinoma. El área oscura de mayor tamaño a la derecha de la imagen representa el tejido que rodea la uretra.

Figura 12.1. Ecografía transrectal de la próstata.

(véase el apartado «La clasificación del cáncer de próstata», página 513). Tal vez las nuevas técnicas como la RM espectroscópica con emisión de protones, la RM contrastada con gadolinio y la RM multibobina permitan a los médicos clasificar el cáncer de próstata con más precisión.

La biopsia

La biopsia de tejidos es el estándar de oro en el diagnóstico del cáncer. Se utiliza tanto en la próstata como en cualquier otro órgano, pero hasta 1989, la biopsia prostática era una cuestión de azar. Esta situación dio un giro de 180 grados al empezar a utilizarse los instrumentos de biopsia guiados por ultrasonidos y dotados de resortes para realizar biopsias en la próstata.

Aunque parece cruel, no lo es. El paciente se tumba de costado con las rodillas flexionadas hacia el tórax. A continuación, el médico introduce una sonda de ultrasonidos en el recto del paciente; hasta aquí, el proceso es idéntico al de la TRUS. Sin embargo, tras realizar una ecografía, el médico introduce la aguja de biopsia a través de la sonda rectal, lo alinea con la próstata, y dispara una serie de agujas al interior de la glándula. La mayoría de los pacientes sienten una cierta presión pero poco dolor, y las molestias sólo duran uno o dos segundos. Finalmente, el médico retira la aguja de biopsia y obtiene las muestras de tejido, que envía a un laboratorio donde los patólogos las examinan con el microscopio.

La biopsia transrectal puede efectuarse en la consulta del médico y dura en total sólo diez o quince minutos. No es habitual que el paciente presente complicaciones; la principal molestia es el dolor, aunque suele ser leve; en un reciente estudio se pone de manifiesto que preparar el recto con un simple gel anestésico puede reducir las molestias. Muchos hombres notan que su orina o semen tiene trazas de sangre, y en aproximadamente el diez por ciento de los casos se observa sangre en las heces, si bien la hemorragia es leve y cesa por sí misma en casi todos los casos. A fin de reducir el riesgo de hemorragia, los pacientes no deberían tomar ácido acetilsalicílico ni medicamentos similares que aumenten el riesgo de sangrado en los siete a diez días previos a la biopsia. Es posible que durante la misma se cuelen bacterias en la orina, las cuales logran introducirse a veces en la sangre, pero sólo del dos al tres por ciento de los hombres desarrolla fiebre y precisa tomar antibióticos. Aun así, quienes tienen válvulas cardíacas defectuosas o prótesis en alguna articulación, motivo por el que están más predispuestos a contraer una infección, deberían recibir un tratamiento con antibiótico especial antes de la biopsia.

Las biopsias transrectales son simples e inocuas porque se realizan con agujas diminutas, con un diámetro de menos de 1,6 milímetros. Sin embargo, el pequeño tamaño de la aguja es tanto el punto débil como el punto fuerte de la prueba. Cada muestra de biopsia es un fino hilo de tejido de aproximadamente 13 milímetros de longitud, no más grueso que el hilo de pescar.

Si la TRUS o el tacto rectal demuestran que existe una anomalía concreta, el médico realizará una biopsia en esa zona específica. Sin embargo, la mayoría de las veces, la biopsia se realiza al obtenerse cifras de APE elevadas, y no hay una zona diana específica. En ese caso, en la biopsia se recogen simultáneamente muestras de tejido de entre seis y dieciséis regiones prostáticas.

Dado el reducido tamaño de las muestras, la biopsia mediante aguja puede pasar por alto entre el 15 y el 30 por ciento de los casos de cáncer de próstata que son lo suficientemente grandes como para elevar el APE pero demasiado pequeños como para detectarse mediante TRUS o tacto rectal. Se trata de una de las numerosas paradojas del cáncer de próstata: aunque es reconfortante, la biopsia transrectal negativa no descarta totalmente la existencia de cáncer.

Muchos urólogos han cambiado la técnica original que recoge seis muestras de tejido por las biopsias que obtienen ocho, doce o incluso dieciséis muestras a fin de dotar de más precisión a la biopsia prostática. Algunos repiten la biopsia si la primera ha resultado negativa, y otros siguen al paciente mediante la prueba del APE y el tacto rectal, repitiendo la biopsia sólo si los resultados cambian.

En estudios recientes se ha puesto de manifiesto que la biopsia que recoge doce muestras de tejido es tan segura como la técnica antigua que recogía seis muestras; si bien algunos estudios demuestran que mejora el resultado diagnóstico, otros no lo creen así. Además, los médicos aún no saben la respuesta a la pregunta del millón: ¿El programa intensivo de cribado de hombres mediante la prueba del APE y la biopsia puede salvar vidas?

La clasificación del cáncer de próstata

«¿Es grave, doctor?» Ésta es la pregunta que formulan la mayoría de los hombres al recuperarse del sobresalto que supone saber que en la biopsia prostática se ha detectado cáncer. Aunque se trata de una pregunta clave, para el médico es difícil de contestar, dado que el cáncer de próstata es una enfermedad sumamente variable. Aun así, con el propósito de planificar el tratamiento, el médico debe valorar la extensión y gravedad del cáncer, para lo cual evaluará el grado y la fase en que se encuentra el tumor.

La clasificación microscópica

Los patólogos diagnostican el cáncer examinando con el microscopio las muestras obtenidas en la biopsia. Sin embargo, también evalúan la malignidad de las células; las células bien diferenciadas parecen estar más cerca de lo normal, mientras que las mal diferenciadas parecen más descontroladas y cancerosas; las células moderadamente diferenciadas están en una situación intermedia. En general, los carcinomas bien diferenciados presentan el mejor pronóstico y los mal diferenciados, el peor.

Al igual que los demás tipos de cáncer, el de próstata se clasifica según su diferenciación celular. Sin embargo, dado que este método sólo sirve de guía aproximada, los patólogos también utilizan el sistema de clasificación de Gleason, basado en la relación estructural entre las células en vez de en el aspecto de cada una de ellas. Con este método, los patólogos asignan al tumor un grado de entre uno y cinco. Los tumores de grado uno son los que tienen un aspecto más normal, puesto que las células se alinean siguiendo un modelo glandular casi normal; los de grado cinco están distorsionados y son irregulares, ya que las células se unen formando estructuras parecidas a una cuerda o un tubo; los grados dos, tres y cuatro se hallan en una situación intermedia. No obstante, dado que las células cancerosas pueden tener un aspecto distinto en una única biopsia prostática, los patólogos clasifican las dos regiones más representativas de forma independiente y después las agrupan para llegar a una puntuación de Gleason única, comprendida entre dos y diez. Los tumores con puntuaciones dos, tres y cuatro tienen el mejor pronóstico, mientras que el peor corresponde a los valores de ocho, nueve y diez. Los tumores con puntuaciones de Gleason de cinco, seis y siete son inestables en cuanto a pronóstico. Puesto que dos tercios de los casos de cáncer de próstata se enmarcan en esta zona grisácea, al médico le resulta muy difícil prever si los tumores serán agresivos o indolentes. Los investigadores están realizando grandes esfuerzos por desarrollar sistemas de clasificación mejores, pero hasta que lo logren, la puntuación de Gleason seguirá siendo la mejor guía para determinar la probable evolución de un tumor.

La clasificación anatómica
El diagnóstico del cáncer de próstata y la clasificación del tumor son procesos relativamente sencillos. Sin embargo, para planificar el tratamiento, el médico debe determinar en qué fase se encuentra la enfermedad. Esto se debe a que el cáncer de próstata se inicia en una zona de la glándula y, posteriormente, se extiende primero al interior de la próstata, después atraviesa su cápsula y se propaga a las vesículas seminales y a los tejidos circundantes, y más tarde llega a los ganglios lin-

fáticos y huesos. El tipo de tratamiento administrado variará en función de la fase de la enfermedad.

La mayoría de los casos de cáncer de próstata se diagnostican mediante biopsia nuclear transrectal guiada por ecografía; en el momento de realizarla, el médico ya conoce tres datos importantes: los resultados del tacto rectal, la cifra de APE en la sangre y los resultados de la ecografía transrectal (TRUS). En la mayor parte de los hombres con cifras de APE inferiores a veinte, las técnicas de imagen adicionales rara vez serán positivas; sin embargo, a pesar de no ser necesarias, muchos médicos las solicitan de todos modos, lo cual supone una pérdida de dinero y puede generar tanta preocupación como tranquilidad. Por otra parte, deberían realizarse más pruebas de imagen si la cifra de APE es superior a veinte, si se presentan tumores de grado muy elevado con una cifra de APE de entre diez y veinte, o si aparecen síntomas preocupantes como dolor lumbar, debilidad o pérdida de peso. En estos casos, puede llevarse a cabo una resonancia magnética o una tomografía computarizada para comprobar si los ganglios linfáticos han aumentado de tamaño en la pelvis y el abdomen. Además, puede efectuarse un rastreo óseo para confirmar si existe enfermedad metastásica.

Sin embargo, por desgracia, a pesar de que los resultados de las pruebas de imagen sean negativos, el tumor puede extenderse a través de la cápsula, lo cual sólo puede apreciarse en el microscopio. Se trata de un hecho crucial que permite determinar si un hombre es candidato a someterse a cirugía, pero hasta que las nuevas técnicas de resonancia magnética demuestren su valor (véase la página 510), el único modo de estar seguro es extirpar quirúrgicamente la glándula y enviarla a un patólogo para que la evalúe.

Se dispone principalmente de dos sistemas para evaluar el cáncer de próstata teniendo en cuenta la ubicación y el tamaño del tumor, la clasificación de Whitmore-Jewett, más antigua, y el sistema TNM, el más utilizado. Aunque se diferencian en algunos detalles, aportan una información similar (véase la tabla 12.3). El sistema Whitmore-Jewett asigna una letra (A-D) a cada tipo de carcinoma, así como un número que indica el grado dentro de cada estadio o fase. Por su parte, el sistema TNM también evalúa el tumor primario (T), los nódulos

Tabla 12.3
LA CLASIFICACIÓN DEL CÁNCER DE PRÓSTATA

Whitmore-Jewett	TNM (Tumor, nódulo, metástasis)
Estadio A. Carcinoma microscópico confinado a la próstata, demasiado pequeño para detectarse en el examen de tacto rectal. A_1. Carcinoma bien diferenciado y confinado a un lugar. A_2. Carcinoma moderadamente diferenciado o poco diferenciado, o bien presente en más de un lugar.	**Tumor primario** T_1. Carcinoma microscópico, demasiado pequeño para detectarse como nódulo en el examen de tacto rectal o en las pruebas de imagen. T_{1a}. Afecta menos del 5 % del tejido obtenido mediante resección transuretral de la próstata (TURP). T_{1b}. Afecta más del 5 % del tejido obtenido mediante la TURP. T_{1c}. Identificado mediante biopsia por aguja realizada tras hallarse una cifra elevada de APE.
Estadio B. Carcinoma lo suficientemente grande como para detectarse en el examen de tacto rectal. B_1. Nódulo pequeño en un lóbulo de la próstata. B_2. Nódulo grande, varios nódulos pequeños, o un nódulo formado por células poco diferenciadas.	**T2.** Carcinomas más grandes que siguen confinados a la próstata. T_{2a}. Afecta la mitad del lóbulo o menos. T_{2b}. Afecta más de la mitad del lóbulo, pero no ambos lóbulos. T_{2c}. Afecta ambos lóbulos.
Estadio C. Carcinoma grande que afecta prácticamente a toda la glándula. C_1. Carcinoma que puede haberse extendido cerca de la glándula. C_2. Carcinoma que ha invadido el tejido adyacente.	**T3.** El tumor se extiende a través de la cápsula. T_{3a}. Se extiende hacia un lado. T_{3b}. Se extiende hacia ambos lados. T_{3c}. Afecta las vesículas seminales.
Estadio D. Cáncer extendido (metastásico). D_1. Cáncer en los ganglios linfáticos pélvicos. D_2. Cáncer en los huesos o en otros órganos.	**T4.** El tumor se extiende más allá de las vesículas seminales. T_{4a}. Invade la vejiga, el esfínter y/o el recto. T_{4b}. Invade los músculos pélvicos. **Nódulos linfáticos** N_0. Sin afectación. N_1. Tumor pequeño en un único nódulo pélvico. N_2. Tumor mediano en un nódulo o pequeños tumores en varios nódulos. N_3. Gran tumor en uno o más nódulos. **Metástasis** M_0. No se detecta tumor. M_1. Extensión distante. M_{1a}. Nódulo linfático distante, más allá de la zona pélvica. M_{1b}. Afectación ósea. M_{1c}. Invasión de otros órganos.

linfáticos (N) y las metástasis distantes (M). Antes de practicarse la cirugía, los pacientes se clasifican según varios criterios clínicos; el grado clínico puede expresarse poniendo una «c» antes del estadio T. Los pacientes sometidos a prostatectomía radical se clasifican desde el punto de vista patológico en función del examen de sus tejidos; una «p» delante del estadio T indica el grado patológico.

La interpretación de los resultados
Si la evolución del cáncer de próstata pudiera preverse de una forma simple y precisa, sólo habría un sistema de clasificación. Pero dado que la enfermedad es imprevisible, existen muchos factores que cabe tener en cuenta. En general:

- En los tumores de poco volumen que son demasiado pequeños como para detectarse en el examen de tacto rectal o visualizarse mediante la TRUS, el pronóstico es mejor que en aquéllos lo suficientemente grandes como para formar nódulos detectables.
- Los tumores presentes únicamente en una zona de la glándula prostática tienen un pronóstico más favorable que los que se encuentran en núcleos procedentes de diferentes regiones prostáticas.
- En los hombres con cifras bajas de APE (menos de 10 a 20), el pronóstico es mejor que en aquéllos con concentraciones más altas. Las cifras de APE inferiores a diez suelen ser indicativos de una enfermedad localizada y en fase temprana, mientras que las comprendidas entre diez y veinte pueden ser un reflejo de una extensión local del tumor, y los valores superiores a cincuenta suelen indicar la presencia de enfermedad extensa.
- Los tumores bien diferenciados con puntuaciones de Gleason bajas (de 2 a 4) son menos agresivos que aquellos poco diferenciados con puntuaciones altas (de 8 a 10).
- Los carcinomas confinados a la glándula prostática (estadios A y B, o T_1 y T_2) tienen un pronóstico más favorable que los que se han extendido fuera de la glándula (estadios C y D, o T_3 y T_4).
- Los hombres sin metástasis en los nódulos linfáticos, huesos u otros órganos (estadio C o N_0, M_0) tienen una evolución mejor que quienes experimentan una metástasis (Estadio D o N_{1-3}, M_1).

Conocer el grado y el estadio del cáncer de próstata es una cosa, pero saber qué medidas tomar es otra muy distinta. Por desgracia, las decisiones en cuanto al tratamiento son iguales que en la mayoría de las áreas del cáncer de próstata, inciertas e incluso controvertidas.

El cuadro clínico general: el tratamiento del cáncer de próstata

Este año se diagnosticará cáncer de próstata en cerca de doscientos mil hombres estadounidenses, cada uno de los cuales tendrá la apremiante necesidad de saber qué tratamiento es más adecuado en su caso.

Se trata de una pregunta clave, además de razonable. Para ofrecer una respuesta, la Asociación Estadounidense de Urología (AUA) designó un grupo oficial de expertos para redactar una serie de pautas de actuación clínicas en el cáncer de próstata, pero después de revisar más de 12 500 estudios, no pudo establecer recomendaciones estándar. Al intentar comparar el pronóstico de los pacientes en que se había instaurado tratamiento diferido (observación en estado de alerta), cirugía y radioterapia, descubrió que estaba comparando manzanas con naranjas. Los estudios que se han realizado hasta la fecha difieren tanto en lo que respecta a la edad de los pacientes, el estadio de la enfermedad y el seguimiento, que no pueden establecerse comparaciones directas. En este momento están en marcha algunos estudios que se han propuesto resolver estas cuestiones, pero no finalizarán hasta dentro de algunos años. Hasta que conozcamos los resultados, el grupo de expertos reconoció que disponemos de numerosas opciones aceptables para el tratamiento del cáncer de próstata. Sugirió que los médicos informen a los pacientes de las ventajas y limitaciones de cada opción terapéutica, lo cual permitiría que cada uno elija por sí mismo.

Aunque es una postura firme, pone a los pacientes con cáncer de próstata en la situación sumamente difícil de tomar decisiones complejas sobre cuestiones complicadas, a menudo antes de desvanecerse el sobresalto producido por el diagnóstico. Sin embargo, por suerte, no hay ninguna necesidad de apresurarse a instaurar un tratamiento, sino que el paciente con cáncer de próstata debería tomarse el tiempo suficiente para recopilar información, asimilar los hechos y analizarlos con sus familiares y amigos. En muchos casos, la toma de una decisión de este tipo se verá favorecida por una segunda o tercera opinión independiente de médicos con perspectivas únicas; los urólogos, los radioterapeutas y los oncólogos tienen sus propios puntos de vista, y todos pueden ayudar. El diagnóstico del cáncer de próstata exige tomar decisiones difíciles, pero no deberían tomarse en solitario.

Las opciones terapéuticas
«¿Quién decide cuando los médicos no están de acuerdo?», preguntaba Alexander Pope. He aquí algunas directrices generales que ayudan a que el hombre decida por sí mismo: el cáncer de próstata puede tratarse de forma conservadora o agresiva. En la actualidad, entre las principales opciones figuran el tratamiento diferido (observación en estado de alerta), la cirugía (prostatectomía radical), la radioterapia (haz externo o braquiterapia con implante de semillas radiactivas) y el tratamiento hormonal (tratamiento de privación de andrógenos). Los médicos también están analizando la crioterapia en la enfermedad localizada y la quimioterapia en el carcinoma avanzado.

Para decantarse por una opción, el paciente debe saber en qué estadio se halla el tumor y a qué grado de Gleason corresponde. No obstante, existen otros factores igual de relevantes; el paciente debe considerar también su edad, su estado de salud general y su esperanza de vida, así como la experiencia y pericia de su equipo médico. En último lugar, pero no por ello menos importante, todos los pacientes deberían valorar las cuestiones que afectan la calidad de vida, como los efectos secundarios del tratamiento, en la toma de la decisión.

En general, los pacientes con cáncer en fase temprana (estadios A y B, o T_1 y T_2) pueden elegir entre la gama más amplia de opciones; los hombres sanos con tumores pequeños y una puntuación de Gleason baja se decantan a menudo por la radioterapia o por el tratamiento diferido (espera en estado de alerta), mientras que los jóvenes con una puntuación de Gleason alta optan con frecuencia por la cirugía o la radioterapia. La mayoría de los pacientes con enfermedad avanzada y localizada (estadio C o T_3) reciben radioterapia, con o sin tratamiento hormonal. Los que padecen enfermedad extensa (estadio D o T_4) suelen beneficiarse del tratamiento de privación de andrógenos.

Por muy útiles que sean, las directrices generales no suelen aplicarse a todos los pacientes. Cada uno de los enfermos de cáncer de próstata debería considerar sus opciones a conciencia.

El tratamiento diferido en el cáncer de próstata

Se trata de una medida que se conoce por diversos nombres, como tratamiento diferido, observación, vigilancia y tratamiento expectante. Independientemente del nombre utilizado, cuando un paciente opta por esperar, decide iniciar de inmediato un tratamiento posiblemente curativo para el cáncer de próstata.

Si bien negarse a recibir tratamiento anticanceroso parece un suicidio, en el caso del cáncer de próstata no lo es. Esto se debe a que la mayoría de los casos de cáncer de próstata tienen una evolución lenta, y en muchos no se observan nunca síntomas. Los hombres optan por esperar expectantes porque creen que pueden fallecer de otra enfermedad antes de que el cáncer de próstata pueda resultar amenazador.

La opción de esperar expectante no significa que el cáncer de próstata quede sin tratarse, sino que quiere decir que los médicos sólo iniciarán el tratamiento si aparecen síntomas o si las pruebas indican que van a desarrollarse. Aunque el tratamiento diferido con terapia de privación de andrógenos o radioterapia, o ambas opciones terapéuticas a la vez, no cura, puede dar resultados excelentes y aliviar los síntomas durante un largo período.

Debería llevarse un seguimiento de los pacientes que deciden adoptar esta medida, pero los médicos no se ponen de acuerdo en el grado de observación de estos enfermos de cáncer de próstata que no reciben tratamiento. En la mayoría de ellos se lleva a cabo un examen de tacto rectal y un análisis de APE en sangre cada seis meses. Si la cifra de APE se eleva más de algunos puntos o si el médico detecta un bulto nuevo en la próstata o uno que ha aumentado de tamaño, puede indicarse la realización de más pruebas, como la ecografía transrectal, la tomografía computarizada o los rastreos óseos.

Sobre todo, los pacientes que se decantan por posponer el tratamiento deberían prestarse especial atención a sí mismos e informar al médico si desarrollan dolor, síntomas urinarios, impotencia, fatiga o pérdida de peso. Es posible que algunos también opten por seguir una dieta con pocas grasas y muchas gramíneas, así como tomar suplementos de licopeno, vitamina E, selenio, vitamina D o soja. Ninguna de estas sustancias ha demostrado influir en el cáncer de próstata, pero todas parecen prometedoras, al menos para prevenirlo (véase el apartado «La dieta y el cáncer de próstata», página 480).

Sobrevivir sin tratamiento

Dada la variabilidad de la evolución clínica del cáncer de próstata, los médicos deben basarse en el tamaño y el grado del carcinoma para prever su progresión. Por este motivo, un grupo de trabajo del American College of Physicians (Colegio Estadounidense de Médicos) publicó los cálculos que se resumen en la tabla 12.4.

¿Es eficaz el tratamiento diferido?

Sin duda, se trata de una pregunta clave, aunque no existe una respuesta absoluta. Esto se debe a que los criterios de diagnóstico y cla-

Tabla 12.4
EL EFECTO DEL CÁNCER DE PRÓSTATA NO TRATADO
EN LA ESPERANZA DE VIDA

	Cálculo de la esperanza de vida		
	A los 55 años	A los 65 años	A los 75 años
Hombres sin cáncer de próstata	21,4 años	14,5 años	9 años
Hombres con carcinoma de próstata muy pequeño[1] y de bajo grado	21,4 años	14,5 años	9 años
Hombres con carcinoma de próstata pequeño[2] y de bajo grado	17,5 años	12,6 años	8,3 años
Hombres con cáncer de próstata de grado medio	17,5 años	12,6 años	8,3 años

[1] Volumen del tumor inferior a 0,5 ml; [2] Volumen del tumor superior a 0,5 ml. Fuente: Coley y cols., *Annals of Internal Medicine*, 126 (1997), pp. 468-479.

sificación del cáncer de próstata difieren según el estudio, al igual que sucede con los pacientes incluidos en los diversos ensayos. Aun así, disponemos de una cantidad suficiente de datos como para identificar a algunos pacientes en los que el tratamiento diferido sería una opción favorable, así como para seleccionar a un mayor número de pacientes que, probablemente, se beneficiarían del tratamiento inmediato con cirugía o radioterapia.

La mayoría de los datos proceden de Europa. En concreto, los médicos escandinavos suelen recomendar el tratamiento diferido con mucha más frecuencia que sus homólogos estadounidenses y la cirugía, con menos frecuencia. A continuación, se resumen algunos estudios recientes realizados a los dos lados del Atlántico:

- Un estudio del año 2000 evaluó a 813 suecos en que se había diagnosticado cáncer de próstata localizado (estadio T_1 o T_2) entre 1974 y 1986. Los pacientes optaron por el tratamiento diferido (observación en estado de alerta), y se realizó un seguimiento de diez a veinte años. La tasa de supervivencia del cáncer de próstata fue del 85 por ciento a los diez años, del 80 por ciento a los quince años y del 63 por ciento a los veinte años. El pronóstico de los pacientes con tumores de bajo grado fue mejor que el de aquéllos con carcinomas moderados o de alto grado (tasa de supervivencia a los diez años: 90 %, 74 % y 59 % respectivamente).
- Un estudio realizado en 1998 en Connecticut (EE. UU.) evaluó a 767 hombres con cáncer de próstata localizado, diagnosticado entre 1977 y 1984. Los hombres tenían edades comprendidas entre los cincuenta y cinco y setenta y cuatro años en el momento del diagnóstico; ninguno recibió cirugía ni radioterapia curativa. Durante los quince años que duró la observación, los pacientes con tumores de bajo grado (puntuación de Gleason de 2 a 4) sólo presentaban un pequeño riesgo (2 a 7 %) de fallecer de cáncer de próstata. En cambio, aquéllos con tumores de alto grado (puntuación de Gleason de 7 a 10) tuvieron una probabilidad del 42 al 87 por ciento de fallecer de cáncer de próstata en el transcurso de quince años.
- Un ensayo sueco, realizado en 1998, evaluó a cincuenta hombres con una edad media de setenta y un años en los que se diagnosticó

cáncer de próstata localmente avanzado entre 1978 y 1982. Aunque todos los hombres presentaban tumores T_3 que se habían extendido fuera de la próstata, ninguno recibió tratamiento intensivo. Durante los cinco primeros años de tratamiento diferido, sólo el 10 por ciento de los pacientes falleció a causa del cáncer de próstata; a los doce años, el 30 por ciento había muerto debido a la enfermedad, mientras que el 44 por ciento había fallecido por otras patologías.

- Un informe sueco elaborado en 1997 analizó 642 pacientes con una media de edad de setenta y dos años en los que se diagnosticó cáncer de próstata entre 1977 y 1984. Tras quince años de seguimiento, el 37 por ciento de las 541 muertes acaecidas en todo el grupo se debieron al cáncer de próstata. Sin embargo, en los 300 pacientes con enfermedad localizada en el momento del diagnóstico, sólo el 19 por ciento falleció por cáncer de próstata, porcentaje que fue idéntico en los 223 pacientes que optaron por diferir el tratamiento y en los 77 que recibieron tratamiento inmediato.

- Otro informe sueco elaborado en 1997 se refirió al seguimiento de 133 hombres con una edad media de sesenta y ocho años, en los que se diagnosticó cáncer de próstata localizado y de bajo grado entre 1978 y 1982. Durante los cinco primeros años de observación en estado de alerta, sólo el 29 por ciento precisó tratamiento, pero el 57 por ciento de los que sobrevivieron diez años recibió tratamiento en ese período. Con todo, sólo el 10 por ciento del grupo falleció de cáncer de próstata durante los diez años de observación; sin embargo, a los quince años, la tasa de mortalidad por esta enfermedad ascendió al 25 por ciento.

- En un informe danés redactado en 1997 se evaluó a 719 hombres con una edad media de setenta y cinco años, en los que se diagnosticó cáncer de próstata entre 1979 y 1983 y se optó por el tratamiento diferido. Entre los pacientes con enfermedad en fase temprana, el 26 por ciento falleció de cáncer de próstata en el transcurso de diez años; este resultado relativamente negativo puede deberse a que la mayoría presentaba síntomas en el momento del diagnóstico y sólo unos pocos se sometieron a pruebas diagnósticas para determinar con precisión el estadio en que se hallaba el carcinoma.

- Un informe elaborado en 1995 en Connecticut se refirió a 451 hombres con una edad media de setenta y un años que padecían cáncer de próstata localizado, diagnosticado entre 1970 y 1976, y que optaron por el tratamiento diferido. Al cabo de quince años de seguimiento, los pacientes con tumores de bajo grado (puntuación de Gleason de 2 a 4) sobrevivieron tanto como los hombres sanos, pero en los enfermos con tumores de mayor grado se registró un descenso progresivo de la esperanza de vida.
- En un informe de 1992 procedente de Washington, D.C. (EE. UU.), se evaluó a 233 pacientes con cáncer de próstata localizado (diagnosticado entre 1967 y 1989 en una única consulta privada de urología), que se decantaron por el tratamiento diferido. La supervivencia global no difirió de la supervivencia prevista para los hombres de una edad similar que no padecían cáncer.
- Un último informe realizado en 1990 en Wisconsin (EE. UU.) se refirió a la evaluación de 111 hombres diagnosticados de cáncer de próstata en fase temprana entre 1967 y 1975. En el momento del diagnóstico, se distribuyeron al azar en un grupo en que se instauró tratamiento diferido o en otro sometido a cirugía (prostatectomía radical). Después de quince años de seguimiento, la tasa de supervivencia global fue idéntica. Los pacientes con tumores de bajo grado sobrevivieron los mismos años que los previstos en los hombres de edades similares, pero en aquéllos con una puntuación de Gleason alta, la supervivencia fue menor, independientemente de la terapia que habían recibido (tratamiento diferido o cirugía). Puesto que el estudio se realizó en el cáncer en fase temprana, no se realizaron pruebas específicas para determinar el estadio de la enfermedad; en consecuencia, es posible que los decepcionantes resultados de la cirugía no sean aplicables a los pacientes clasificados en función de los criterios estándar actuales.

Todos estos pequeños estudios tienen limitaciones, y sus resultados pueden aplicarse o no a los hombres en que se diagnostica cáncer de próstata en la actualidad. Aunque los informes que agrupan diferentes estudios también tienen limitaciones, son ilustrativos. Entre los ejemplos recientes figuran:

- Un análisis de 1997 sobre 59 876 pacientes con cáncer de próstata de edades comprendidas entre los cincuenta y setenta y nueve años. En el carcinoma de bajo grado, la supervivencia a diez años del cáncer de próstata en los que se instauró el tratamiento diferido fue del 93 por ciento, porcentaje muy similar al de la cirugía (94 %) o la radioterapia (90 %).
- Un estudio del año 2001 que incluyó 2 311 hombres que contaban entre cincuenta y cinco y setenta y cuatro años cuando se les diagnosticó cáncer de próstata en el período comprendido entre 1971 y 1984. Entre los que presentaban un carcinoma de bajo grado, la supervivencia a los diez años del cáncer de próstata fue la misma (94 %) que entre los atendidos con tratamiento diferido y con cirugía, y descendió al 83 por ciento en los pacientes sometidos a radioterapia.
- Un análisis de 1994 acerca de 828 hombres con cáncer de próstata en fase temprana en que se instauró el tratamiento diferido. La supervivencia a los diez años en los pacientes con tumores de grado bajo a moderado fue del 87 por ciento, porcentaje que se redujo hasta el 34 por ciento en los pacientes con enfermedad de alto grado.
- Un análisis de 1993 referido a 586 pacientes que adoptaron el tratamiento diferido. Se registró una tasa de supervivencia del cáncer de próstata a los diez años del 83 por ciento.

La calidad de vida
La mayoría de los pacientes consideran el diagnóstico del cáncer como una cuestión de vida o muerte, con lo cual coinciden la mayoría de los estudios sobre su tratamiento, ya que se centran en la duración de la supervivencia como variable de eficacia. Sin embargo, también es importante la calidad de vida, sobre todo cuando la enfermedad tiene una evolución tan lenta como la mayor parte de los casos de cáncer de próstata.

Aunque la calidad de vida es más difícil de evaluar que la esperanza de vida, los estudios sobre el cáncer de próstata sugieren que el tratamiento diferido ofrece una cierta ventaja respecto al intensivo. La observación carece de efectos secundarios, mientras que la cirugía y la radioterapia provocan muchas reacciones adversas, desde el dolor transitorio y la diarrea hasta la impotencia e incontinencia permanentes. Por ejemplo, un estudio realizado en 1995 en California (EE. UU.) demostró que los pacientes con cáncer de próstata localizado en tratamiento diferido disfrutaron de una mejor calidad de vida asociada a la enfermedad que aquellos tratados con cirugía o radioterapia. Al plantearse las opciones terapéuticas, la mayoría de los hombres con cáncer de próstata consideran primero la supervivencia, pero todos los pacientes deberían tener también en cuenta la comodidad y los efectos en las funciones corporales al tomar esta decisión.

Decisiones y más decisiones
A los médicos les resulta difícil interpretar los estudios realizados en períodos diferentes, en países distintos y con pacientes diagnosticados en función de criterios diferentes. A un paciente con cáncer de próstata le resulta aún más difícil asimilar todas las estadísticas. Aun así, de estos estudios surge una visión general de los hombres que tienen más probabilidades de beneficiarse del tratamiento diferido.

El tratamiento diferido es una opción sensata en los que padecen cáncer de próstata localizado, en fase temprana y de bajo grado (puntuación de Gleason de seis o menos; estadios A y B, T_1 y T_2) y que están asintomáticos. Es probable que los pacientes con tumores de un grado más alto o de mayor tamaño desarrollen síntomas que precisen tratamiento.

Este tipo de opción terapéutica es más adecuada para los individuos de edad avanzada, sobre todo para los mayores de setenta a setenta y cinco años. Es más probable que los ancianos con cáncer de próstata fallezcan por otras causas que por el cáncer de próstata propiamente dicho. Los pacientes más jóvenes que padecen un cáncer de próstata que limita su esperanza de vida a diez años o menos también son buenos candidatos para el tratamiento diferido.

Esta opción también es sensata en los hombres conscientes de las posibles ventajas y desventajas del tratamiento diferido y que se sienten bien adoptando esta medida. Muchos hombres, sobre todo los estadounidenses, esperan que el diagnóstico de cáncer se siga inmediatamente con una terapia; el tratamiento diferido no es conveniente para los hombres que «quieren librarse de todo» o «seguir adelante». Sin embargo, los hombres de una cierta edad que pueden vivir cómodamente con el diagnóstico del cáncer deberían considerar esa opción, siempre y cuando padezcan una enfermedad en fase temprana y estén asintomáticos. De hecho, el tratamiento diferido puede permitir que muchos pacientes con cáncer de próstata vivan con más comodidad sin sacrificar su esperanza de vida.

La cirugía en el tratamiento del cáncer de próstata

Es el tratamiento más antiguo del cáncer de próstata, introducido por el doctor Hugh Young en 1905. Sin embargo, con el paso de los años se ha perfeccionado enormemente debido al enfoque retropúbico adoptado en la década de 1940, a la operación sin afectación nerviosa iniciada por el doctor Patrick Walsh en la década de 1980, y a la mejoría de las técnicas de cuidados postoperatorios diseñadas en los noventa. Es posible que el futuro sea incluso más prometedor, ya que los cirujanos están inmersos en el perfeccionamiento de la minilaparotomía y la laparoscopia, intervenciones quirúrgicas en que se realiza una pequeña incisión pero cuyo uso no está todavía muy extendido. No obstante, en la actualidad, la mayor parte de los urólogos estadounidenses consideran que la prostatectomía radical es el «estándar de oro» del tratamiento del cáncer de próstata localizado, motivo por el que este año se practicará en nada menos que cien mil hombres. Sin embargo, a pesar de su larga trayectoria y de su popularidad, la prostatectomía radical es a veces una operación polémica que ha interesado tanto a escépticos como a fervientes defensores.

Muchos hombres con cáncer de próstata optan por someterse a tratamiento quirúrgico, y con razón. Pero todos los enfermos deberían plantearse las ventajas y desventajas de la cirugía, así como las opciones disponibles, antes de tomar una decisión.

La intervención quirúrgica

A diferencia de las sencillas operaciones practicadas en los casos de hiperplasia prostática benigna, en la que se extirpa sólo la parte de la glándula que obstruye el flujo urinario (véase el capítulo undécimo), la prostatectomía radical está diseñada para curar el cáncer, eliminando todo el carcinoma. En consecuencia, se extirpa toda la glándula prostática junto con las vesículas seminales y los tejidos circundantes. No es un proceso sencillo, puesto que la próstata se ubica en la parte más interna del organismo, encajada entre el recto y la vejiga, envolviendo la uretra, y rodeada de importantes nervios muy fáciles de dañar.

Los cirujanos pueden acceder a la próstata desde dos ángulos. La mayoría se decanta por la técnica retropúbica, en la que se practica una incisión en la parte inferior del abdomen. La ventaja es que permite que el cirujano extirpe los ganglios linfáticos pélvicos para asegurarse de que no contienen células cancerosas antes de operar la próstata propiamente dicha. En la prostatectomía perineal, más antigua, se realiza una incisión en la zona comprendida entre el ano y el escroto. En estos momentos está volviendo a adquirir una parte de la popularidad perdida, dado que la prueba del APE puede ayudar a determinar si es necesario obtener una muestra de los ganglios linfáticos, y el cirujano puede practicar una pequeña incisión abdominal para obtener muestras de ganglios linfáticos utilizando un laparoscopio antes de realizar la propia incisión perineal.

Si el cirujano sospecha que el cáncer puede haberse extendido hacia los ganglios linfáticos, los extirpará y se apresurará a entregárselos al patólogo, que está a su lado, para que los analice con el microscopio. Si se detecta un carcinoma, la cirugía no podrá curar la enfermedad, de forma que la intervención quirúrgica se detendrá en este punto y se propondrá al paciente radioterapia o tratamiento hormonal. Sin embargo, si el resultado del análisis de los ganglios linfáticos es negativo, el cirujano separará con cautela la próstata y las vesículas seminales de los tejidos circundantes. Para extirpar realmente la glándula, el cirujano tendrá que seccionar la uretra justo por encima de la vejiga, pero unirá mediante suturas el conducto que lleva la orina fuera de la vejiga una vez extirpada la próstata. Cuando se finaliza la extirpación, el tejido se envía al laboratorio patológico para que se evalúe bajo el microscopio. Si el carcinoma se limita sólo al interior de la próstata, esta intervención quirúrgica puede lograr la curación, pero si el tumor ya se ha extendido más allá de la cápsula que rodea la glándula, se recomienda la administración de otro tratamiento.

La prostatectomía sin afectación nerviosa es una alternativa importante. Está diseñada para proteger y conservar la delicada red de vasos sanguíneos y nervios que discurren a ambos lados de la próstata. Si no se dañan los nervios, existen más probabilidades de que el paciente mantenga su potencia sexual; sin embargo, la operación sin afectación nerviosa requiere una pericia especial y a algunos cirujanos les preocupa que este tipo de intervención deje olvidadas algunas células cancerosas. Se trata de una cuestión pendiente de resolver y, además, los recientes tratamientos para la impotencia han introducido otra variable. De este modo, los pacientes que optan por la prostatectomía radical deberían analizar con el urólogo las ventajas y los inconvenientes de la intervención sin afectación nerviosa ante de tomar una decisión. Asimismo, todos los hombres deberían estar atentos a los nuevos avances quirúrgicos; algunos médicos están estudiando la elaboración de mapas nerviosos y la realización de trasplantes nerviosos con el fin de conservar la potencia sexual, pero es demasiado pronto para saber si estas iniciativas obtendrán buenos resultados.

Aunque en la mayoría de las intervenciones de prostatectomía radical se utiliza anestesia general, también puede considerarse la anestesia epidural. La operación es bastante segura, ya que la tasa de mortalidad es inferior al uno por ciento en la mayor parte de los centros. Tras estar entre tres y cinco horas en el quirófano, el paciente suele pasar, por término medio, entre dos y cuatro días ingresado en el hospital. Aun así, necesitará varias semanas para recuperarse en su domicilio y tendrá que orinar utilizando una sonda de Foley de una a tres semanas, mientras cicatriza la uretra.

Los resultados quirúrgicos
Aun a pesar de disponer de técnicas quirúrgicas avanzadas y de haberse mejorado los cuidados postoperatorios, la prostatectomía radical es un asunto serio. Sabiéndolo, los hombres optan por someterse a la intervención porque creen que es la que más probabilidades tiene de curar el cáncer de próstata. De hecho, los pacientes con carcinomas de bajo grado confinados a la próstata pueden esperar obtener resul-

tados excelentes. La tasa de supervivencia a los diez años en estos pacientes con cáncer puede superar el noventa por ciento.

Si estos resultados son tan excelentes, ¿por qué no todos los hombres se decantan por la prostatectomía? En primer lugar, los carcinomas localizados y de bajo grado responden también satisfactoriamente a métodos terapéuticos menos cruentos, como la radioterapia e incluso el tratamiento diferido. Además, la cirugía comporta un notable riesgo de complicaciones. Como en cualquier intervención, cabe esperar sentir dolor, aunque suele responder de un modo satisfactorio al tratamiento. Asimismo, es posible que aparezcan hemorragias e infecciones, pero también pueden tratarse. Sin embargo, la prostatectomía radical origina complicaciones únicas, como la impotencia, y la incontinencia urinaria y fecal. El riesgo de desarrollar estas complicaciones difiere en función del cirujano y del centro hospitalario. Por este motivo, todos los pacientes que optan por someterse a cirugía deberían ponerse en manos de un urólogo con experiencia, con un buen currículum y con un equipo quirúrgico excelente (véase el recuadro «La elección del cirujano», página 531). La variabilidad también dificulta la capacidad de prever el riesgo de complicaciones. En general, el riesgo de impotencia oscila entre el 20 y 80 por ciento y el de la incontinencia urinaria, entre el 2 y 15 por ciento; un estudio realizado en el año 2000 en el National Cancer Institute (Instituto Nacional del Cáncer), en que se evaluó a 1 156 pacientes sometidos a prostatectomía, reveló que, dos años después de la intervención, el 79,6 por ciento eran impotentes y el 9,6 por ciento, incontinentes. La incontinencia fecal es menos frecuente, ya que aparece en aproximadamente del 2 al 5 por ciento de los pacientes.

La decisión
La ecuación entre la curación y las complicaciones es difícil de equilibrar, sobre todo porque los porcentajes previstos difieren en gran medida. Pero en la ecuación intervienen aún más factores, puesto que el paciente con cáncer de próstata también debe valorar el estadio en que se halla la enfermedad, el grado del tumor, su edad y su estado de salud general.

La prostatectomía radical puede curar el cáncer de próstata solamente cuando se limita a la glándula. Sin embargo, incluso contando

> **La elección del cirujano**
>
> Aunque los médicos han logrado importantes avances en la prostatectomía radical, sigue siendo una intervención complicada que debe realizar un cirujano experto, con una pericia especial. Si bien algunos cirujanos generales la practican, es más probable obtener mejores resultados con un urólogo totalmente cualificado cuyos conocimientos estén certificados por una institución nacional reconocida en el ámbito de la urología.
>
> A pesar de que la mayoría de los urólogos jóvenes tienen manos firmes y buen juicio (y todos los cirujanos deben empezar siempre con un primer caso), la experiencia es un grado. De ser posible, elija a un urólogo que haya practicado como mínimo cien intervenciones de este tipo y que realice, por término medio, entre dos y tres prostatectomías radicales al mes. Recuerde también que el cirujano es sólo igual de bueno que su equipo. Por este motivo, los hombres que deben someterse a la operación deberían plantearse acudir a un centro médico de renombre.
>
> Las credenciales tienen mucha importancia, pero no lo son todo. Decántese por un médico en el que pueda confiar. Opte por los urólogos que le animan a hablar con un radioterapeuta y un oncólogo antes de tomar una decisión. Converse con otros pacientes que le puedan dar indicaciones de cómo trata el médico a los pacientes al cabo de meses o años de realizarse la cirugía. Y al igual que la secretaria puede ser el mejor juez del carácter de su jefe, el personal de enfermería puede ofrecer también información especial acerca del modo como opera el médico.
>
> Para obtener más información sobre la elección del médico, véase el Epílogo.

con los mejores sistemas de clasificación disponibles, es imposible detectar cualquier extensión microscópica antes de la propia cirugía. Por tanto, entre el 14 y el 54 por ciento de los pacientes opta por someterse a la operación sólo para descubrir que el patólogo ha detectado una invasión hística no sospechada que debe recibir más tratamiento. Por desgracia, para estos hombres la intervención quirúrgica supone sufrir para nada.

La segunda cuestión es el grado del tumor. Incluso si la enfermedad se confina a la próstata, la prostatectomía radical obtiene resultados más favorables en los carcinomas de bajo grado (puntuación de Gleason de 2 a 4). Por ejemplo, en una amplia revisión de 59 876 pacientes incluidos en un registro de casos de cáncer, el 94 por ciento de los hombres con este tipo de tumores no falleció a causa del cáncer de próstata como mínimo durante los diez años posteriores a la prostatectomía radical. Sin embargo, el porcentaje correspondiente a los tumores de grado moderado (puntuación de Gleason de 5 a 7) y alto (puntuación de 8 a 10) fue del 87 y 67 por ciento respectivamente. En un estudio realizado en el año 2001 con 2311 hombres, se obtuvieron resultados similares; el porcentaje de supervivencia a los diez años en los enfermos de cáncer sometidos a cirugía fue del 94 por ciento en los tumores de bajo grado, del 88 por ciento en los de grado moderado y del 64 por ciento en los de alto grado.

Sin embargo, si es menos probable que la cirugía cure a un paciente con un tumor más grave, estos hombres pueden ser en realidad los mejores candidatos para someterse a una intervención quirúrgica. Aunque parece una paradoja, no lo es. Esto se debe a que los resultados de las diferentes opciones terapéuticas empeoran de forma más acusada a medida que avanza el grado del tumor. En los mismos dos estudios, las tasas de supervivencia del cáncer a los diez años relativas a la radioterapia fueron del 90 y 83 por ciento en los tumores de bajo grado, del 76 y 72 por ciento en los de grado moderado, y del 53 y 43 por ciento en los de alto grado. En el caso del tratamiento diferido, el empeoramiento fue aún más marcado, ya que los porcentajes descendieron del 93 y 94 al 77 por ciento y del 75 al 45 por ciento (en ambos estudios) a medida que aumentaba el grado del tumor.

Es importante destacar que estos resultados obtenidos en 1997 y 2001 no son definitivos ni mucho menos. Tal como señaló el grupo de expertos designado por la AUA, las comparaciones directas entre diferentes modalidades terapéuticas no son realmente válidas a menos que procedan de clínicos aleatorizados, prospectivos y controlados. Hasta la fecha, no se ha finalizado ningún ensayo que reúna estas características. Aun así, la mayoría de los organismos sanitarios interpretan que los datos disponibles sugieren que es más probable que la prostatectomía radical beneficie a los pacientes con carcinoma localizado pero de grado de moderado a alto.

El tercer factor es la edad y el estado de salud del paciente. Puesto que la mayoría de los casos de cáncer de próstata evolucionan lentamente, hay más probabilidades de que el tratamiento intensivo sea más eficaz en los pacientes con la mayor esperanza de vida. No es probable que los hombres que padecen enfermedades graves que podrían provocar la muerte o una incapacidad considerable en un período de diez años se beneficien de la prostatectomía radical. Lo mismo sucede en los hombres de setenta y ochenta años, incluso si su estado de salud general es bueno. Se trata de una cuestión complicada, puesto que a nadie le gusta considerar su propia muerte. Muchos hombres de ochenta años se sienten en buena forma y se ven tentados a elegir una opción quirúrgica que es más adecuada para los hombres más jóvenes. En general, es un error.

El período postoperatorio
Puesto que el cáncer de próstata evoluciona de un modo tan lento, puede rebrotar años después de tratarse. Por este motivo, en todos los tratamientos del cáncer de próstata debe realizarse un seguimiento, incluso después de practicar una prostatectomía radical satisfactoria; en la mayoría de los casos, se trata simplemente de acudir a la consulta del médico una o dos veces al año. Éste le interrogará acerca de su estado de salud general, le pesará y llevará a cabo un examen de tacto rectal. Si todo está en regla, sólo deberá realizarse un análisis de sangre para determinar la concentración sanguínea de APE. Dado que en la prostatectomía radical se extirpa toda la glándula, la cifra de APE debería descender hasta alcanzar valores inmensurablemente bajos al cabo de un mes de la intervención quirúrgica. Mientras la cifra de APE siga indetectable, se tiene la seguridad de que el cáncer de próstata no rebrotará. Por otra parte, el aumento del APE indica la existencia de una enfermedad recurrente. Pero en la mayor parte de los casos, no es tan malo como parece. Dada la sensibilidad del APE y la lenta evolución del cáncer de próstata, un hombre normal cuyas cifras de APE tras la operación asciendan como mínimo a 0,2 ng/ml tardará ocho años en presentar un carcinoma metastásico, incluso si no recibe tratamiento. Es probable que los hombres cuyos primeros tumores fueron de alto grado, aquéllos con rebrotes tempranos de la cifra de APE y aquéllos con un ascenso rápido de la concentración de APE desarrollen complicaciones clínicas al poco tiempo. Para comprobar si la enfermedad ha rebrotado pueden realizarse ecografías,

tomografías computarizadas, rastreos óseos o biopsias. Aun en el caso de detectarse cáncer, la radioterapia y el tratamiento hormonal pueden ser muy útiles. Según un reciente estudio que incluyó 3 494 pacientes, el 35 por ciento de los sometidos a prostatectomía radical debe recibir más tratamiento en los cinco años posteriores a la cirugía.

La radioterapia en el tratamiento del cáncer de próstata

Junto con el tratamiento diferido y la cirugía, la radioterapia ha sido una de las opciones terapéuticas convencionales para el cáncer de próstata en fase temprana y también se utiliza en el tratamiento de la enfermedad en fase más avanzada. Hasta ahora, al paciente con cáncer de próstata en fase temprana le ha resultado muy arduo elegir entre estas alternativas, y la decisión se está volviendo cada vez más difícil. Esto se debe a que la radioterapia está cambiando; ahora existen varias opciones, como métodos avanzados para administrar el tratamiento de emisión externa, nuevas técnicas para facilitar el tratamiento interno con semillas radiactivas y estrategias en desarrollo para combinar la radiación y el tratamiento hormonal.

Todas las formas de radiación contienen energía; es aquello que hierve el agua en un horno microondas y lo que quema la piel tras un imprudente día de playa. La radioterapia libera mucha más energía, la suficiente como para acabar con las células. Puesto que las células cancerosas crecen con más rapidez que las sanas y tienen menor capacidad para restituir cualquier daño que se deba a una radiación, la radioterapia puede utilizarse para tratar muchos tipos de cáncer. La clave reside en dirigir la radiación al tumor con la mayor precisión posible, con lo cual se reduce al mínimo el daño de los tejidos sanos circundantes. En el caso del cáncer de próstata, los médicos pueden dirigir la energía de la radiación desde el exterior del organismo (radioterapia con haz externo) o desde el interior, colocando semillas radiactivas dentro de la próstata (braquiterapia).

La radioterapia con haz externo

Aunque este tipo estándar de radioterapia se ha utilizado durante décadas, ha mejorado en gran medida en los últimos años. Los médicos pueden dar las gracias a los físicos de estos avances, que han dado lugar a la radioterapia tridimensional conformada. Cuando un paciente se decanta por la terapia con haz externo, primero ha de someterse a una tomografía computarizada, cuya imagen resultante se envía a una computadora que elabora un mapa tridimensional fiel de la próstata y las vesículas seminales. El mapa permite al radioterapeuta dirigirse a los tejidos cancerosos específicos a la vez que protege los tejidos sanos circundantes, incluyendo la vulnerable vejiga y el recto. En consecuencia, los médicos pueden proporcionar un 15 por ciento más de radiación causando menos complicaciones (3 % frente a 15 % de hemorragia rectal). En estudios recientes se demuestra que con dosis altas de radioterapia se registra una tasa mejor de supervivencia que con el tratamiento con dosis convencionales.

Cada procedimiento de radioterapia se basa en una simulación inicial informatizada. El terapeuta se encarga de colocar al paciente en la camilla de tratamiento en la ubicación exacta, y debe asegurarse de que la vejiga del paciente contiene la misma cantidad de orina cada día. El paso siguiente consiste en poner placas protectoras de plomo para proteger los tejidos normales. Finalmente, se activa el acelerador lineal superior, que es el que realmente emite la radiación. Cada sesión es indolora y rápida, ya que dura sólo unos pocos minutos. Pero debido a que la dosis terapéutica debe acumularse de forma gradual, las sesiones se repiten cinco veces a la semana durante siete u ocho semanas.

El tratamiento conformado actual puede ser complicado, y los mejores resultados se han obtenido en centros con experiencia que disponen de un equipamiento sofisticado, así como de terapeutas con pericia. Pero si se ofrece un tratamiento de alta calidad, la radioterapia con haz externo es una buena opción para muchos hombres con cáncer de próstata en fase temprana.

Como en cualquier otro método de tratamiento, los mejores resultados se registran en los carcinomas pequeños y de bajo grado que se limitan a la próstata. En los ensayos controlados no se ha comparado la radioterapia con la cirugía o el tratamiento diferido, pero en el estudio realizado en 1997 con 59 876 pacientes con cáncer de próstata se propone que en las tres modalidades se obtienen resultados similares en los que tienen el tipo de enfermedad más favorable; además, estos resultados son excelentes, ya que la tasa de supervivencia del cáncer a los diez años es superior al 90 por ciento. En un estudio a menor escala del año 2001, el pronóstico de los pacientes sometidos a radioterapia fue un poco peor (83 %) que el de los tratados mediante cirugía o tratamiento diferido (94 % en ambos casos). En los carcinomas de grado moderado (puntuación de Gleason entre 5 y 7) y alto (puntuación de 8 a 10) que se limitan a la próstata, la radioterapia no parece tan satisfactoria como la cirugía, pero parece similar al tratamiento diferido. En los hombres con este tipo de tumores, cabe esperar que quizá entre el 45 y 75 por ciento sobreviva diez años después de la radioterapia con haz externo. Los resultados de la radioterapia son menos favorables en los casos de carcinomas que se han extendido fuera de la próstata, pero la cirugía no es una opción en los pacientes con una enfermedad de este tipo en fase avanzada.

Hasta que se finalicen los ensayos comparativos, los médicos no podrán prever qué opción terapéutica es la mejor. Sin embargo, incluso en este momento, se sabe con certeza que la radioterapia provoca menos efectos secundarios que la cirugía. Muchos pacientes experimentan fatiga y adelgazan a medida que avanza el tratamiento, pero la mayoría puede seguir trabajando en este período. Aproximadamente el quince por ciento desarrolla síntomas rectales (molestias, diarrea y hemorragia) durante el tratamiento o poco después, pero sólo en el 3 por ciento persisten los síntomas rectales a largo plazo. Asimismo, aparecen síntomas vesicales (molestias, hemorragia e incontinencia) en alrededor del diez por ciento de los pacientes poco después, pero sólo se mantienen en el 3 por ciento. Lo contrario ocurre con la impotencia, que se va volviendo más frecuente con el paso del tiempo. En general, entre el 50 y el 90 por ciento de los hombres padecen disfunción eréctil en los dos años posteriores a la radioterapia. En un estudio del National Cancer Institute (Instituto Estadounidense del Cáncer) del año 2000, en el que se evaluó a 435 pacientes sometidos a radioterapia, se puso de manifiesto que, al cabo de dos años de administrarse el tratamiento, el 61,5 por ciento de los pacientes eran impotentes y el 3,5 por ciento, incontinentes.

Dado que la radioterapia no destruye toda la glándula prostática, la cifra de APE desciende lentamente y sólo rara vez alcanza valores indetectables. Además, la concentración de APE puede subir y bajar sin parar tras la radioterapia. Por término medio, llega a su cifra más baja al cabo de un año y medio de administrarse con éxito el tratamiento. Cabe esperar los mejores resultados en los pacientes en que las cifras de APE descienden hasta los 0,5 ng/ml. Por el contrario, si la concentración de APE asciende desde su valor inferior en tres pruebas consecutivas realizadas en intervalos de entre tres y seis meses, es probable que la enfermedad experimente una recidiva.

La radioterapia constituye una buena opción en los pacientes con cáncer de próstata. Suele ser el tratamiento de elección de los hombres mayores de setenta años y de aquéllos con una enfermedad que haría peligrosa la cirugía o reduciría la esperanza de vida a diez años o menos. Sin embargo, incluso los más jóvenes y sanos que presentan un cáncer de próstata de bajo grado pueden beneficiarse de la radioterapia, por lo que deberían plantearse las ventajas e inconvenientes de esta opción.

La braquiterapia
La radioterapia externa para el cáncer de próstata se remonta a 1915, cuando el doctor Hugh Young realizó el primer intento; este urólogo había sido el pionero de la extirpación quirúrgica de la próstata diez años antes. Debido a los malos resultados, la radioterapia externa se dejó a un lado hasta las décadas de 1950 y 1960, momento en que se perfeccionaron los instrumentos terapéuticos. El año 1915 también marcó el inicio de la braquiterapia, cuando el doctor Benjamin Barringer, de Nueva York, intentó tratar el cáncer de próstata colocando agujas de radio en el interior de la glándula. A causa de los numerosos problemas, la radioterapia interna se abandonó hasta la década de 1970, cuando resurgió brevemente para luego ser depuesta debido a los malos resultados obtenidos. Sin embargo, desde la década de 1990, la radioterapia interna o intersticial ha cobrado ímpetu, ya que el perfeccionamiento de las técnicas de imagen permite que los médicos implanten diminutas semillas radiactivas directamente en la próstata sin necesidad de cirugía.

Aunque se conoce con muchos nombres, la mayoría de los médicos denominan *braquiterapia* a la radioterapia con implante. Esto se debe a que las semillas u homogeneizados radiactivos emiten una radiación de corta distancia; *braqui-* es un prefijo procedente del griego que significa «lento». Pero dado que la radiación no alcanza una gran distancia, las semillas deben colocarse en un lugar exacto; con la tomografía computarizada (TC) y la ecografía transrectal (TRUS) puede lograrse.

La braquiterapia se realiza con anestesia local o epidural. En primer lugar, el médico introduce una sonda de ultrasonidos en el recto del paciente y, a menudo, una sonda de Foley en la vejiga (véase la figura 12.2). A continuación, realiza una TRUS y elabora un mapa informatizado de la próstata para que lo guíen en la colocación de los homogeneizados, que se insertan a través de agujas colocadas en el perineo (la zona entre el ano y el escroto). La intervención finaliza en una o dos horas. La mayor parte de los pacientes pueden volver a casa tan pronto como desaparecen los efectos de la anestesia, pero es posible que en quienes se detecta sangre en la orina deban llevar una sonda urinaria durante uno o dos días. La mayoría de los médicos aconsejan a los pacientes que se abstengan de mantener relaciones sexuales durante aproximadamente dos semanas y, después, utilizar el preservativo durante varias semanas, pero no suelen ponerse otras limitaciones a las actividades habituales del paciente.

Las semillas constan de paladio radiactivo, oro y yodo. Puesto que dejan de emitir radiación al cabo de varios meses, no hay necesidad de extraerlas. Dado que la radiación es de corta distancia, es poco frecuente que aparezcan complicaciones rectales y vesicales, pero como algunas semillas se colocan cerca de los nervios y los vasos sanguíneos que rodean la próstata, a menudo se desarrolla disfunción eréctil.

Comparada con la radioterapia con haz externo, la braquiterapia tiene la ventaja de requerir solamente una única sesión y de provocar menos complicaciones. No obstante, también presenta una importante desventaja, el hecho de ser una técnica nueva. Los datos preliminares que conocemos indican que la braquiterapia es tan eficaz como la radioterapia con haz externo o la cirugía en los tumores de bajo grado, pero menos eficaz en los de alto grado. Sin embargo, los médicos tardarán años en saber si estos resultados seguirán vigentes con el tiempo.

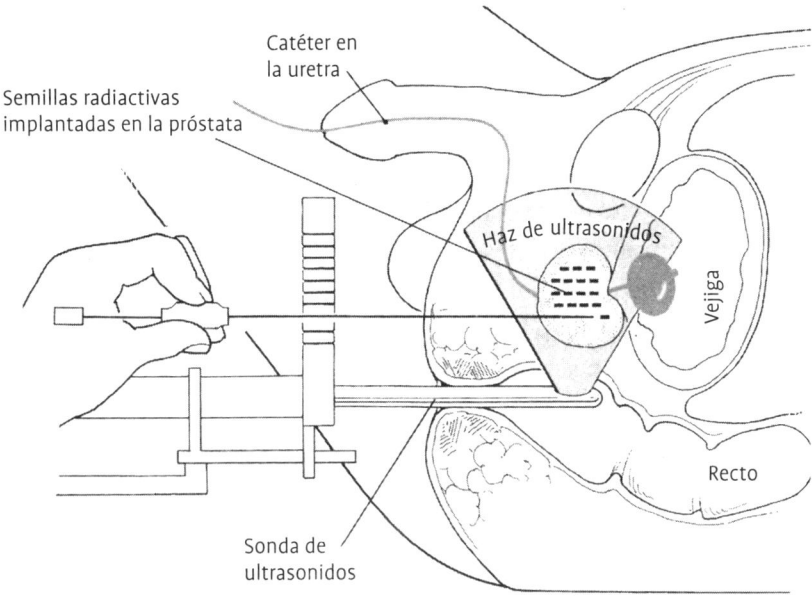

La braquiterapia es una nueva forma de destruir mediante radiación las células cancerosas en el cáncer de próstata. Guiándose mediante la sonda de ultrasonidos, el médico introduce unas agujas finas en la próstata y, a continuación, coloca semillas radiactivas directamente en la glándula. A diferencia de la radioterapia con haz externo, la braquiterapia sólo requiere una única sesión, si bien se necesita anestesia. Deben realizarse más estudios para comparar la eficacia y los efectos secundarios de las dos modalidades de radioterapia.

Figura 12.2. La braquiterapia.

En la actualidad, los médicos suelen ofrecer la braquiterapia a los hombres que optan por la radioterapia y que presentan tumores de bajo grado (puntuación de Gleason menor de 6) y una cifra de APE inferior a 10. Pero deben realizarse más estudios para demostrar si estas semillas de la esperanza florecerán y se convertirán en una opción terapéutica importante, así como para evaluar la nueva mezcla de radioterapia con haz externo e implante.

Radioterapia y tratamiento hormonal combinados
Se dispone de numerosas modalidades terapéuticas para el cáncer de próstata. Puesto que no se ha demostrado la clara superioridad de ellas, los pacientes y los médicos deben seleccionar juntos el tratamiento más adecuado. Porque ninguna alternativa terapéutica ha demostrado su eficacia de un modo uniforme, los médicos recomiendan cada

vez más tratamientos combinados, sobre todo en los pacientes con tumores más avanzados o de alto grado.

Un ejemplo es la administración de radioterapia después de la cirugía. Esta última es el tratamiento primario. Si la prostatectomía radical logra extirpar todas las células cancerosas que pueden identificarse, no se necesita administrar otro tratamiento. Pero si el cirujano detecta carcinomas en las vesículas seminales, en el margen del tejido que se ha extirpado o en los ganglios linfáticos cercanos, la cirugía no curará el cáncer. En este caso, los médicos recomiendan a menudo un tratamiento secundario, que suele ser la radioterapia con haz externo o el tratamiento hormonal.

Si el tratamiento secundario se administra poco después del primario, estamos hablando de un *tratamiento coadyuvante*. No obstante, a veces la terapia auxiliar se administra antes de la principal a fin de intentar contraer o reducir el tamaño del tumor antes de instaurar un tratamiento definitivo. Si se administra primero, el tratamiento secundario se denomina *neoadyuvante*.

Aunque el tratamiento combinado para el cáncer de próstata es nuevo, es muy prometedor en los que tienen la enfermedad localmente avanzada (estadios B_2 y C o T_{2C} y T_3; véase la tabla 12.3). El objetivo es encoger el tumor y volverlo más sensible a la radiación, al dejarlo sin testosterona y otros andrógenos (hormonas masculinas). A pesar de que se están estudiando varias modalidades, todas ellas se basan en la terapia de privación de andrógenos antes, durante o después de la radioterapia. Los resultados preliminares son estimulantes, ya que indican un mejor control del tumor, un menor número de recurrencias y un aumento de la supervivencia. El tratamiento combinado tiene más efectos secundarios que la radioterapia en solitario, y deben llevarse a cabo más estudios para determinar si tiene validez a largo plazo. Por desgracia, el tratamiento neoadyuvante de privación de andrógenos no parece mejorar los resultados de la prostatectomía radical; sin embargo, el tratamiento precoz de privación de andrógenos administrado tras la cirugía puede beneficiar a los pacientes con depósitos microscópicos de células cancerosas en los ganglios linfáticos.

La crioterapia en el tratamiento del cáncer de próstata

La crioterapia destruye las células cancerosas aplicando temperaturas muy bajas. Se trata de una nueva y candente área de investigación en el cáncer de próstata, aunque sus orígenes se remontan en realidad a la década de 1970. Los primeros resultados obtenidos con la crioterapia fueron desfavorables, pero los importantes avances técnicos logrados en la década de 1990 han hecho recobrar el interés por esta opción terapéutica. Rescindiendo un acuerdo de 1996, Medicare, el programa estadounidense de asistencia médica a mayores de sesenta y cinco años, empezó a financiar el tratamiento en el año 2000, y la American Urological Association (Sociedad Estadounidense de Urología) lo ha aceptado recientemente como «una de las opciones terapéuticas del adenocarcinoma de próstata», pero ha añadido un matiz importante: «no se ha establecido la eficacia curativa a largo plazo de esta modalidad de tratamiento». Aunque algunos médicos realizarían esta salvedad refiriéndose a todos los métodos de tratamiento, la crioterapia es en realidad muy nueva y debería considerarse aún experimental.

Desde el punto de vista del paciente, la crioterapia se parece a la braquiterapia. Se realiza con anestesia epidural o general, y sólo se requiere un breve ingreso hospitalario. Al igual que en la braquiterapia, el médico coloca primero un catéter rectal de ultrasonidos que le sirve de guía para introducir sondas a través del perineo. Las finas sondas sirven para irrigar la glándula con nitrógeno líquido, provocando que la próstata se congele. Una vez que está helada, se cesa el suministro de nitrógeno líquido, y la glándula se descongela. Se obtienen mejores resultados si el ciclo de congelación-descongelación se repite una segunda vez. Para evitar que se produzca una lesión en la uretra, se hace circular por ella una solución caliente.

Al ser tan nueva la crioterapia moderna, se ignoran sus resultados a largo plazo. Los datos preliminares sugieren que aproximadamente el quince por ciento de los hombres que reciben crioterapia como tratamiento primario del cáncer de próstata experimenta una recidiva a los dos años y aproximadamente el cuarenta y cinco por ciento la presenta a los cinco años. Sin embargo, a diferencia de la radioterapia o de la cirugía, la crioterapia puede repetirse en el caso de un adenocarcinoma recidivante y puede servir de tratamiento de rescate en los pacientes que experimentan una recidiva tras la radioterapia.

Entre las complicaciones de la crioterapia figuran las molestias rectales y, más a menudo, la incontinencia urinaria. Es muy habitual padecer impotencia incluso después de haber recibido un solo tratamiento, y el riesgo de complicaciones urinarias aumenta si la crioterapia se repite o si se administra tras el fracaso de la radioterapia.

La crioterapia es una nueva opción terapéutica que, en la actualidad, sólo está disponible en determinados centros de investigación. Deben llevarse a cabo más estudios para evaluarla. Pero aunque sin duda es necesario que se avance en sus conocimientos, los hombres con cáncer de próstata recidivante o avanzado ya tienen a su disposición una modalidad terapéutica probada y real, el tratamiento hormonal.

El tratamiento de privación de andrógenos en el cáncer de próstata
El tratamiento hormonal del cáncer de próstata se remonta a 1941, cuando los doctores Huggins y Hodges afirmaron que los andrógenos (hormonas masculinas) estimulan el crecimiento del adenocarcinoma de próstata y que el tratamiento de sustitución de andrógenos podría retrasarlo o detenerlo. Fue un descubrimiento sensacional y de gran relevancia, lo suficientemente importante como para ganar el premio Nobel. Además, en este momento sigue siendo la base del tratamiento del cáncer de próstata avanzado, a pesar de haber pasado más de cincuenta años desde entonces. No obstante, a pesar de la larga y exitosa historia del tratamiento de privación de andrógenos, éste tiene en común dos aspectos con todas las demás opciones terapéuticas más recientes, la incertidumbre y el debate. Si bien todos los médicos coinciden en que el tratamiento hormonal ocupa un importante lugar en el cáncer de próstata avanzado, no se ponen de acuerdo en cuál es el mejor tratamiento ni en cuándo debería iniciarse. Como en todas las áreas del carcinoma de próstata, la elección entre las opciones de tratamiento hormonal debe responder a una decisión personal tomada por el paciente y el médico.

Las hormonas y la próstata, una larga cadena
Los doctores Huggins y Hodges descubrieron que los andrógenos estimulan el crecimiento de las células prostáticas, tanto benignas como malignas. Sin embargo, estos brillantes científicos se sorprenderían si supieran lo complicado que ha resultado ser el proceso (véase la figura 12.3).

Todo empieza en el cerebro, donde el hipotálamo sintetiza una hormona que pone en marcha todo el mecanismo. Si bien es una única proteína, tiene dos nombres, hormona liberadora de gonadotropina (GnRH) y hormona liberadora de hormona luteinizante (LHRH). Las hormonas son sustancias químicas que se desplazan desde su lugar de origen hasta otra parte del organismo para desempeñar su función. Aunque la LHRH es realmente una hormona, no debe realizar un gran desplazamiento hasta el lugar donde actúa, sino que ejerce su efecto en una región cerebral cercana, la hipófisis. A su vez, la hipófisis segrega otras dos hormonas, la hormona estimulante de los folículos (FSH) y la hormona luteinizante (LH).

Aunque se ha hablado de estas hormonas principalmente en relación con sus efectos estimuladores en los ovarios, son igual de importantes en ambos géneros. La LH estimula las células de Leydig del testículo para producir testosterona, el principal andrógeno (hormona masculina). Aproximadamente el 95 por ciento de los andrógenos masculinos se sintetizan en los testículos y el resto, en las glándulas suprarrenales, no controladas por la LH y la FSH.

Cuando la testosterona entra en la sangre, cerca del 95 por ciento de la hormona se une a proteínas, mientras que el 5 por ciento circula libre. Esta testosterona libre es la que actúa en la próstata, distribuyéndose en el interior de las células epiteliales de la glándula. Los andrógenos procedentes de la glándula suprarrenal también se introducen en las células prostáticas, donde se convierten en testosterona.

Una vez que la testosterona entra en las células prostáticas, se convierte en dihidrotestosterona (DHT) debido al efecto de la enzima 5-alfa-reductasa. La DHT es la hormona final de la cadena larga y compleja que une el cerebro con la próstata. Esta hormona se une a los receptores de andrógenos en las células prostáticas. El complejo de

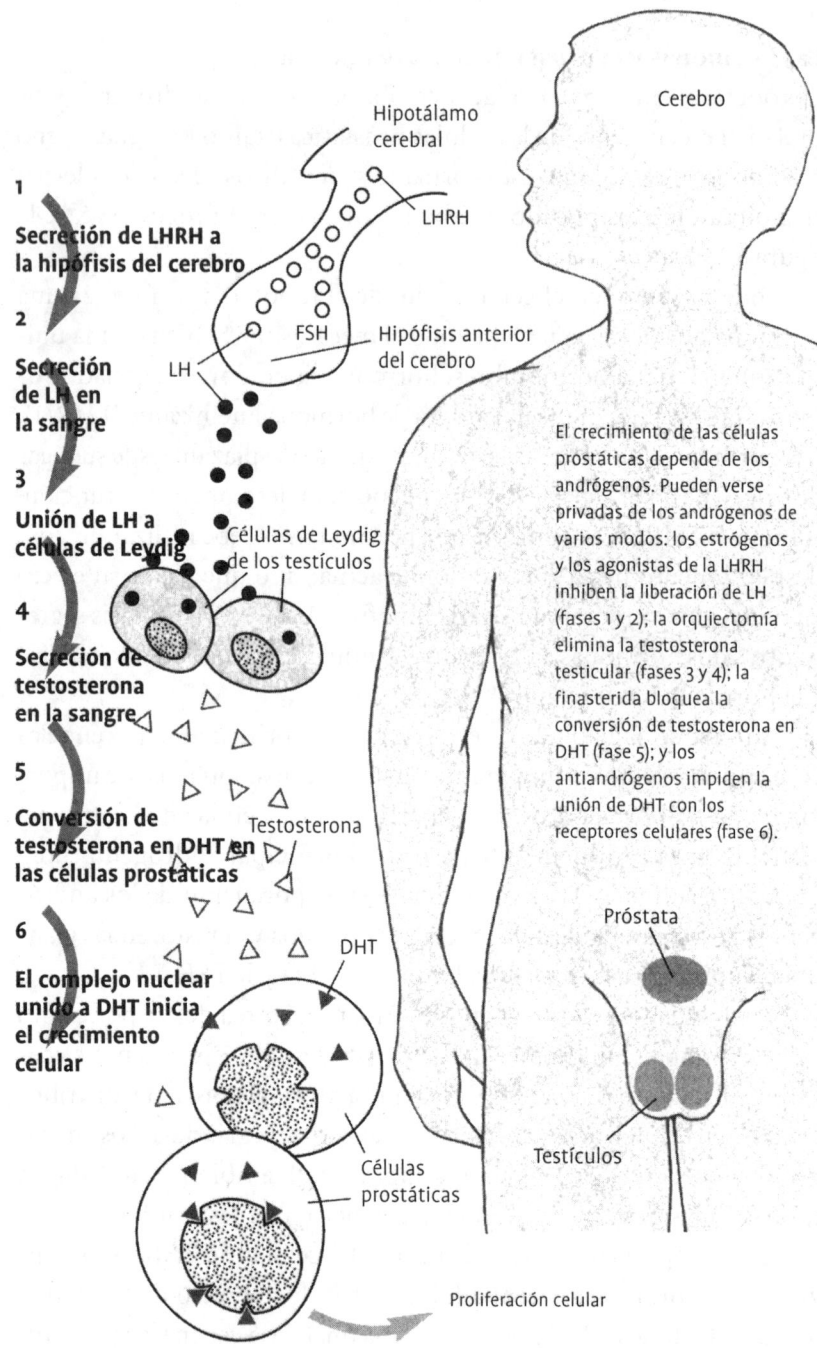

Figura 12.3. Las hormonas y la próstata.

receptores de DHT activa el ADN de las células, con lo cual se estimula el crecimiento celular.

Si bien esta secuencia de eventos es complicada, es importante en todos los hombres. A ella se debe el inicio del crecimiento prostático en la adolescencia y el aumento de la próstata que caracteriza la hiperplasia prostática benigna en los ancianos (véase el capítulo undécimo). Asimismo, este proceso estimula el crecimiento de células cancerosas en los pacientes con adenocarcinoma de próstata.

La fragmentación de la cadena
Los médicos que descubrieron que los andrógenos estimulan la próstata también fueron conscientes de que podían poner freno a la situación extirpando los testículos (orquiectomía) o administrando estrógenos (hormonas femeninas). Aunque aún se utilizan los primeros tratamientos, se les han unido métodos terapéuticos más nuevos y populares de sustitución de andrógenos. Todas las modalidades actúan del mismo modo: cuando las células prostáticas se quedan sin andrógenos, se suicidan; es la denominada apoptosis o muerte celular programada. Normalmente, la privación de andrógenos suele conseguir que los adenocarcinomas de próstata se contraigan y que los síntomas disminuyan. Si bien la mejoría es a menudo duradera, no cabe esperar que logre una curación permanente. Esto se debe a que un pequeño porcentaje de las células en el cáncer de próstata no necesitan andrógenos para crecer. Estas células insensibles a los andrógenos siguen creciendo poco a poco y llegan a ser lo suficientemente grandes como para provocar síntomas que ya no responden al tratamiento hormonal. En las investigaciones recientes, se propone que, en algunos pacientes, las células del cáncer de próstata pueden experimentar mutaciones en los receptores de andrógenos, de forma que en realidad se ven estimuladas por los fármacos antiandrógenos.

Las opciones terapéuticas
Existen muchos eslabones en la cadena hormonal que estimulan la próstata y hay muchas formas de romper la cadena. Cada método posee ventajas y desventajas. Puesto que en los estudios no se ha puesto de manifiesto la superioridad de ninguna opción, los médicos no

se ponen de acuerdo a la hora de elegir la mejor. En la actualidad, todas están dotadas, al parecer, de una eficacia semejante y todas tienen un efecto secundario en común, la pérdida de libido y potencia sexual. A pesar de estos aspectos comunes, existen importantes diferencias en cuanto a coste y comodidad, así como respecto a otros efectos adversos. A continuación, se resumen las principales opciones.

- *Orquiectomía.* La extirpación quirúrgica de los testículos es el modo más rápido de dejar a la próstata sin andrógenos. Las concentraciones de testosterona caen en picado en pocas horas y se mantienen muy bajas de forma permanente. La operación es rápida e inocua. Entre los efectos secundarios figura la ginecomastia (aumento de las mamas), que suele ser de carácter leve. Al igual que todos los tipos de tratamiento de privación de andrógenos, la orquiectomía provoca una pérdida de calcio en los huesos, lo cual puede conllevar el desarrollo de osteoporosis. También puede causar sofocos, que a menudo pueden controlarse con progestágenos como la medroxiprogesterona o el megestrol, o con tratamientos más recientes como la venlafaxina (antidepresivo), la gabapentina (antiepiléptico) o un parche con dosis bajas de estrógenos.

    La orquiectomía es un tratamiento cómodo y económico, y se realiza en una única sesión. Muchos médicos lo consideran el mejor método terapéutico de privación de andrógenos, pero la mayoría de los pacientes con cáncer avanzado opta por tomar medicamentos en vez de someterse a la orquiectomía, lo cual no es de sorprender por las reacciones psicológicas de la intervención.

- *Los estrógenos.* En el género femenino, los estrógenos naturales ayudan a regular el ciclo menstrual, al inhibir la LHRH. En el género masculino, los estrógenos también impiden la liberación de LHRH, con lo cual disminuyen las concentraciones de testosterona (véase la figura 12.3).

    Aunque se pueden utilizar numerosos tipos de estrógenos para tratar el cáncer de próstata, la formulación estándar es el dietilestilbestrol (DES). En la década de 1960, los primeros estudios realizados por el Veterans Administration Cooperative Urological Research Group (VACURG, Grupo de Investigación Urológica Colaborador de la Administración de los Veteranos) demostraron que el DES era tan eficaz como la orquiectomía. Pero el primer estudio del VACURG también dio al DES la mala fama que perdura aún hoy en día, puesto que en los hombres tratados con el estrógeno aumentó el riesgo de fallecer debido a un infarto de miocardio o a coágulos sanguíneos. En este primer estudio se administraron cinco miligramos de DES, pero un segundo estudio puso de manifiesto que la dosis de un miligramo tenía la misma eficacia clínica, a pesar de no conseguir reducir totalmente la concentración de testosterona. Administrado en dosis de un miligramo al día, disminuye el riesgo de que aparezcan efectos secundarios cardiovasculares. Los estrógenos no producen sofocos ni déficit de calcio en los huesos, pero sí ginecomastia. El DES es económico. Administrado en dosis de un miligramo, es una opción viable para el tratamiento de privación de andrógenos, sobre todo en los hombres que gozan de buena salud cardiovascular. Viable o no, rara vez se receta en Estados Unidos, país en el que ya no es fácil de adquirir.

- *Los agonistas de la LHRH.* Estos fármacos sintéticos se parecen a la LHRH, pero a diferencia de la hormona real, inhiben la liberación de FSH y LH por parte de la hipófisis, con lo cual reducen la producción de testosterona (véase la figura 12.3). En este momento, los agonistas de la LHRH son el pilar del tratamiento de privación de andrógenos. Se igualan a la orquiectomía por su capacidad de hacer disminuir la concentración de testosterona y conseguir una respuesta clínica. La similitud también queda patente en cuanto a los efectos secundarios (pérdida de libido, sofocos y ginecomastia). Las dos principales formulaciones son la goserrelina y la leuprolida. Ambas pueden hacer rebrotar brevemente los síntomas debido a un aumento de la síntesis de testosterona que puede durar una o dos semanas. Después, la concentración de testosterona se mantiene en valores sumamente bajos. Los dos fármacos son carísimos y se administran en inyecciones cada uno o tres meses.

- *Los antiandrógenos.* A diferencia del resto de las opciones de tratamiento hormonal, los antiandrógenos no impiden la síntesis de testosterona, sino que inhiben el efecto de los andrógenos en las células. Los antiandrógenos actúan contra la testosterona y la DHT, a la vez que inhiben los efectos de los andrógenos más débiles generados por las glándulas suprarrenales, que constituyen aproximadamente el cinco por ciento de la actividad androgénica normal de la sangre. Estas hormonas no suelen producir sofocos, y es menos probable que reduzcan la libido y la potencia que otras formas de terapia hormonal. Además, no causan osteoporosis. Sin embargo, pueden provocar ginecomastia, diarrea y otros efectos secundarios. Los principales preparados son bicalutamida, flutamida y nilutamida, administrados por vía oral; todos ellos son caros.

Los médicos todavía están investigando cuál es el mejor modo de utilizar los antiandrógenos. En la mayoría de los casos, se recetan durante las primeras semanas de tratamiento con agonistas de la LHRH para prevenir el incremento temprano de la concentración de testosterona y los síntomas temporales que podrían aparecer de otro modo. A veces se recetan tras una orquiectomía o junto a los agonistas de la LHRH para lograr una inhibición androgénica total, pero en los estudios recientes se tienen dudas acerca del beneficio de este enfoque terapéutico. Los antiandrógenos también se están estudiando en monoterapia. En un ensayo reciente, la castración y la bicalutamida dieron lugar a resultados igual de favorables en 480 hombres con cáncer de próstata localmente avanzado (estadios T_3 y T_4). Al cabo de 6,3 años, la tasa de supervivencia global fue del 56 por ciento. Algunos pacientes que reciben monoterapia con antiandrógenos mantienen la función eréctil.

Las nuevas investigaciones sugieren que en el adenocarcinoma de próstata, algunas células cancerosas pueden volverse, paradójicamente, dependientes de los antiandrógenos. Esto significa que el estado de algunos pacientes con cáncer de próstata avanzado que se han librado del tratamiento hormonal convencional mejora realmente una vez que se suspende la administración de antiandrógenos. Los beneficios del denominado *síndrome de supresión de los antiandrógenos* puede durar un año o incluso más tiempo.

- *El ketoconazol.* Se trata de un popular fármaco antifúngico que numerosas personas utilizan para tratar el pie de atleta. Sin embargo, en dosis muy altas, inhibe la síntesis de andrógenos, tanto en las glándulas suprarrenales como en los testículos (véase la figura 12.3). En estas dosis, el ketoconazol puede dañar el hígado, y su uso a largo plazo no parece adecuado. Pero dado que reduce espectacularmente las concentraciones de andrógenos en veinticuatro horas, puede ser beneficioso cuando sea importante tomar medidas rápidas y transitorias.

Nuevas perspectivas
Aunque el tratamiento hormonal puede ser notablemente beneficioso para la mayoría de los pacientes con cáncer de próstata avanzado o recidivante, muchos tumores se vuelven finalmente insensibles a los andrógenos o escapan de su control. Para mejorar este panorama, los médicos están investigando nuevas opciones de tratamiento hormonal. Todavía no se ha determinado si es mejor iniciarlo tan pronto como se diagnostica un carcinoma extendido o recidivante, o si es mejor esperar hasta que el tumor crezca o aparezcan síntomas. Este tema es especialmente relevante para los hombres que se encuentran bien a pesar de presentar una cifra de APE elevada o en aumento tras someterse a prostatectomía o radioterapia. Otra cuestión por resolver es si el tratamiento de privación de andrógenos debería administrarse de forma continua o intermitente. El tratamiento hormonal también se está evaluando como coadyuvante de la radioterapia en el carcinoma en fase temprana (véase la página 539); sin embargo, no parece ser un coadyuvante eficaz de la cirugía. En la actualidad, los médicos también analizan varias combinaciones terapéuticas y desarrollan nuevos fármacos. El proceso es lento, pero puede mejorar la situación de los pacientes con cáncer de próstata.

De los experimentos realizados con ratones también están surgiendo interesantes opciones terapéuticas para el cáncer de próstata que ha pasado a ser independiente de las hormonas, con lo cual escapa a la terapia de privación de andrógenos. Algunas investigaciones proponen que, en realidad, la testosterona podría inhibir algunas de estas células. Otros estudios con modelos murinos ponen de manifiesto que la independencia de los andrógenos puede deberse a un gen denominado *HER-2/neu*. En tal caso, el trastuzumab, un tratamiento para el cáncer de mama, puede ser de utilidad en algunos hombres con cáncer de próstata avanzado. Aún es demasiado pronto para determinar si estos resultados referidos a ratones podrán extrapolarse a los humanos, pero se trata de una nueva vía de investigación muy relevante.

La quimioterapia en el tratamiento del cáncer de próstata

Se trata de otra frontera en la investigación del adenocarcinoma de próstata a la que nos vamos acercando, si bien no hemos llegado a cruzarla todavía. El cáncer de próstata muy avanzado es una enfermedad debilitadora y progresiva en la que aparecen principalmente síntomas como dolor óseo, debilidad y adelgazamiento. En la actualidad, resulta muy difícil detener la progresión de la enfermedad avanzada, pero se están probando nuevas pautas quimioterápicas con fármacos como la vinblastina, la suramina, la ciclofosfamida y la mitoxantrona. La inmunoterapia y la terapia génica también son objeto de investigación. La radioterapia localizada puede ser útil para controlar los síntomas provocados por la enfermedad metastásica. Sin embargo, aun cuando el tratamiento es incapaz de prolongar más la duración de la vida, puede ayudar a mejorar la calidad de vida si alivia el dolor, trata las complicaciones y proporciona comodidad.

La medicina alternativa en el tratamiento del cáncer de próstata

A medida que se complica, sofistica y encarece el tratamiento médico, va aumentando el número de personas que se decantan por la medicina alternativa y por terapias complementarias. Según los investigadores de la Facultad de Medicina de la Universidad Harvard, más del cuarenta por ciento de todos los estadounidenses recurrió en 1997 a algún tipo de medicina no convencional. Puesto que esta cifra supone un aumento del cincuenta por ciento desde 1990, es probable que los porcentajes sigan aumentado. Incluso hoy en día, los estadounidenses se gastan más de veintiún mil millones de dólares cada año en tratamientos no convencionales y acuden más a facultativos no convencionales (629 millones de visitas anuales) que a médicos de atención primaria (388 millones).

Todos aquellos que recurren a la medicina alternativa tienen sus propias razones para hacerlo. En muchos casos, entran en juego la preocupación por la enfermedad y las dudas sobre la atención médica estándar. A la mayoría de los hombres les preocupa el cáncer de próstata, y algunos enfermos se muestran confusos respecto al tratamiento convencional. Es comprensible, dado que los propios médicos debaten acerca de los méritos del tratamiento diferido («observación en estado de alerta»), la cirugía, la radioterapia y el tratamiento hormonal. Los estudios actuales revelan que entre 30 y 40 por ciento de los pacientes con cáncer de próstata prueba una o más formas de tratamiento complementario, si bien pocos de ellos se lo comentan al médico. Sin embargo, ¿las terapias alternativas son una buena opción?

Los hombres con adenocarcinoma prostático toman una gran variedad de tratamientos seleccionados por ellos mismos, que van desde las dosis altas de vitaminas o minerales, hasta los suplementos de licopeno o soja, diversas hierbas, curación espiritual, masajes y quiropráctica. Sin embargo, la terapia alternativa más extendida en Estados Unidos es una mezcla de ocho hierbas comercializadas con el nombre de *PC-SPES*; PC son las siglas en inglés del cáncer de próstata, o al menos eso espero; SPES significa «esperanza» en latín. Aunque suena demasiado bien para ser verdad, los estudios han puesto de manifiesto su efectividad —así como sus efectos secundarios.

En los ratones, *PC-SPES* puede retrasar el crecimiento del cáncer de próstata experimental. En los hombres con cáncer de próstata, este producto suele reducir las concentraciones de APE, a veces de un modo excepcional. En algunos pacientes también mejora el dolor y la fatiga, pero en la actualidad no se ha demostrado que prolongue la supervivencia. ¿Cómo actúa este producto?

El *PC-SPES* se desarrolló en China, desde donde se exportó a Estados Unidos en 1996. Dos años después, un grupo de médicos de Nueva Jersey evaluó a un paciente con cáncer de próstata recidivante que tomaba *PC-SPES* por iniciativa propia. Al cabo de un mes, experimentó un descenso de la cifra de APE, pero desarrolló dolor a la palpación en las mamas y pérdida de libido, lo cual indicó que esta sustancia tenía un efecto hormonal. Para averiguar si la sustancia era la causa de esas alteraciones, los investigadores estudiaron a otros siete pacientes que la tomaban. En todos ellos se observaron efectos similares, y en un caso apareció tromboflebitis, un conocido efecto secundario de los estrógenos y otras hormonas femeninas. Además, los seis hombres en los que se realizó un análisis presentaron concentraciones de testosterona más bajas de lo previsto, otra prueba de que una o más hierbas incluidas en el producto tenían un mecanismo de acción semejante a los estrógenos.

Dando un paso más en su investigación, los científicos evaluaron el *PC-SPES* en el laboratorio. Mediante dos técnicas de ensayo diferentes, hallaron que el producto tenía potentes propiedades estrogénicas.

En los años 2000 y 2001, el tratamiento con el *PC-SPES* se evaluó en tres estudios más en un total de 162 pacientes con cáncer de próstata avanzado. Treinta y tres no habían recibido tratamiento hormonal; este grupo fue el que respondió mejor, al registrarse en él un descenso medio del 80 por ciento de la concentración de APE que se mantuvo aproximadamente trece meses. La mayoría también experimentó una mejoría desde el punto de vista químico, pero en todos apareció impotencia y dolor a la palpación en las mamas. Asimismo, sus resultados en las pruebas de laboratorio fueron exactamente iguales a los de quienes habían recibido estrógenos. Aquellos pacientes en que había fracasado el tratamiento hormonal justo antes de empezar a tomar *PC-SPES* también obtuvieron resultados semejantes a los de aquellos que habían recibido estrógenos. Aproximadamente en la mitad descendió un 50 por ciento la concentración de APE, pero esta respuesta fue breve y la enfermedad retomó su evolución en el plazo de tres o cuatro meses. Además de la impotencia y del dolor a la palpación en las mamas, el producto causó fatiga, náuseas, diarrea, calambres en las piernas y tromboflebitis en algunos pacientes.

PC-SPES, estrógenos, o ninguno de ellos
Aunque los estrógenos son un tratamiento hormonal aceptado para el adenocarcinoma prostático, se han visto sustituidos en gran medida por medicamentos más recientes. Al igual que los estrógenos, el *PC-SPES* puede detener realmente el crecimiento de algunos adenocarcinomas de próstata. Sin embargo, puede producir efectos secundarios graves, además de obstaculizar el tratamiento recetado para el

cáncer de próstata, sobre todo si el paciente lo toma sin el consentimiento del médico.

En la actualidad están en marcha nuevos estudios en que se compara el *PC-SPES* y los estrógenos, aunque no conoceremos los resultados hasta dentro de algunos años. Incluso si surge un vencedor, los médicos tendrán que compararlo con los tratamientos de privación de andrógenos que se utilizan hoy en día (véase la página 542).

Al igual que todos los fármacos potentes que pueden tener efectos secundarios, el *PC-SPES* debería evaluarse con cautela antes de que se difunda su uso. En el año 2002, una serie de pruebas realizadas en el estado de California demostró que los comprimidos de *PC-SPES* contenían warfarina, un potente anticoagulante que se vende con receta médica y que puede provocar hemorragia. Como en el caso de todos los medicamentos con efectos importantes, debería controlarse la pureza y potencia del *PS-SPES*, que sería conveniente tomar sólo bajo vigilancia médica. Al ser un «suplemento dietético» se libra de someterse a todas estas pruebas, pero en el año 2002 las autoridades sanitarias estadounidenses (FDA) emitieron un comunicado en el que se desaconsejaba su uso. Y por si esta advertencia oficial no llamaba la atención, debería fijarse en el elevado precio del producto, que se calcula que en Estados Unidos oscila entre 162 y 482 dólares mensuales y que no lo cubren los seguros sociales. Depende de cada uno emitir un juicio de valor y limitar el uso de este tipo de productos, recurriendo al médico para recibir tratamiento en caso de presentar una enfermedad grave en vez de comprar la esperanza envasada.

Las perspectivas

Los médicos han ampliado enormemente sus conocimientos sobre la biología del cáncer de próstata, y se han producido importantes avances tanto en el diagnóstico como en el tratamiento de la enfermedad. Sin embargo, a pesar de este progreso, queda mucho por hacer y conocer. Ya están en marcha nuevos estudios sobre la prevención, el diagnóstico y el tratamiento. Es una tarea ardua, así como frustrantemente lenta, sobre todo para los pacientes que deben tomar importantes decisiones en cuanto a pruebas y terapias. Lento o no, se trata del único modo de seguir avanzando. Y es la única forma de responder a las preguntas fundamentales formuladas hace años por el doctor Willett F. Whitmore, Jr., el urólogo pionero que falleció precisamente de cáncer de próstata: «¿Es posible la curación en quienes es necesaria, y es necesaria la curación en quienes es posible?»

13. Los trastornos de los riñones y la vejiga

Si el hombre se para a pensar en el aparato urinario, es probable que centre su atención primero en la glándula prostática. Esto es comprensible, puesto que las complicaciones prostáticas figuran entre los trastornos más frecuentes y molestos que aparecen en el género masculino. Sin embargo, a pesar de su gran importancia, la próstata no es esencial para la vida, y no se trata sino de una pequeña «estación de paso» en un complejo sistema orgánico que sí que es fundamental.

El aparato urinario normal

Los riñones se ubican en la parte posterior de los órganos abdominales, en la región lumbar. Al ser órganos secretorios, se encargan de filtrar la sangre para eliminar los productos finales tóxicos del metabolismo. La sangre entra en los riñones a través de una única arteria, dividida en pequeñas arterias que, finalmente, se ramifican y forman mechones globulares de capilares microscópicos denominados *glomérulos*. Cada uno de los 2,5 millones de glomérulos humanos es un filtro en miniatura. La sangre atraviesa los glomérulos y regresa a las venas, pero la orina que contiene productos finales del metabolismo se filtra y se introduce en diminutos túbulos.

Los túbulos renales son más que canales pasivos que recogen orina. De hecho, regulan la composición de la orina para satisfacer las necesidades corporales. Cuando la orina fluye por los túbulos, la mayoría del agua se reabsorbe y se incorpora a la circulación, con lo cual se previene la deshidratación. Los riñones también ajustan las concentraciones de minerales importantes, como el sodio, el potasio y el calcio, a medida que la orina se desplaza por los túbulos.

Conforme fluye por los túbulos, la orina se vuelve cada vez más concentrada. Finalmente, los túbulos se unen y forman un sistema de recogida en el centro de cada riñón. A continuación, la orina desciende por largos conductos denominados *uréteres*. A pesar de que los uréteres no alteran la composición de la orina, desempeñan un importante papel, puesto que cada uno está recubierto de células de músculo liso que pueden impulsar la orina a la vejiga, incluso en contra de la fuerza de la gravedad.

En la vejiga se deposita la orina hasta que se expulsa al exterior a través de la uretra, un conducto que se extiende por la parte central del pene. Al igual que los uréteres, la vejiga está recubierta de células de músculo liso; cuando estos músculos detrusores se relajan, permiten que la vejiga se llene hasta su capacidad máxima de entre 360 y 480 mililitros, pero cuando se contraen, expulsan la orina de forma enérgica, siempre y cuando el paso no esté obstaculizado a causa de una hiperplasia prostática. El control urinario depende también de un grupo final de músculos esfinterianos situados en el cuello de la vejiga. Estos músculos son como una válvula, ya que se contraen para retener la orina en la vejiga y se relajan para permitir que fluya hacia el exterior.

Los riñones son órganos multifuncionales. Excretan los productos finales del metabolismo como la urea, la creatinina y los ácidos; en caso de que aparezca una insuficiencia renal, estas toxinas se acumulan en la sangre y provocan una intoxicación urémica. Asimismo, los riñones regulan el equilibrio líquido del organismo, ya que retienen agua cuando se está al borde de la deshidratación y se deshacen de ella cuando existe sobrehidratación. Una tercera función es la de ajustar el contenido mineral sanguíneo, puesto que retienen sustancias químicas como el sodio y el potasio si la dieta es deficiente, pero se desprenden de ellas si su concentración es demasiado elevada. Al convertir vitamina D en su forma activa, los riñones también intervienen en el mantenimiento del equilibrio del calcio y en la conservación de la fuerza ósea.

Pero el proceso no acaba aquí. En los riñones también se sintetizan hormonas, incluida una que regula la tensión arterial y otra que estimula la producción de glóbulos rojos. Por este motivo, quienes padecen una enfermedad renal desarrollan a menudo hipertensión y anemia.

Se trata de un sistema complejo, por lo que pueden fallar muchos aspectos. Sin embargo, entre los numerosos trastornos del aparato urinario sólo hay unos pocos que pueden afectar con más frecuencia al género masculino que al femenino; el más importante de estos problemas principalmente masculinos son los cálculos renales y el cáncer de vejiga.

Los cálculos renales

¿Puede provocar una crisis médica un diminuto depósito de minerales que a veces mide menos de 2,5 milímetros? Es indudable que sí, sobre todo si se deposita en una parte angosta de un conducto urinario. Incluso un pequeño cálculo puede causar dolor extremo, presencia de sangre en la orina o infecciones urinarias, y algunos cálculos pueden llegar a obstruir el flujo de orina, con lo que queda dañado finalmente el propio riñón. Estos diminutos cálculos pueden ser el origen de graves problemas, y dado que cada año se forman 500 000 en la población estadounidense, suponen un problema valorado en dos mil millones de dólares para la economía de Estados Unidos.

Los cálculos renales han asediado a los individuos de género masculino durante toda la historia. Por suerte, en los últimos años se ha avanzado en gran medida en el diagnóstico, el tratamiento y la prevención de este frecuente y doloroso problema.

¿Quiénes son más propensos a presentar cálculos renales?

Principalmente, son más propensos los hombres. A pesar de que en la población femenina también se forman cálculos renales, aparecen con una frecuencia 3,5 veces mayor en los hombres. Así, uno de cada ocho norteamericanos desarrollará un cálculo renal en algún momento de su vida; el riesgo más elevado se registra entre los veinte y cincuenta años.

Los hombres con antecedentes familiares de cálculos renales tienen una probabilidad 2,5 veces mayor de presentarlos que quienes carecen de familiares afectados. Sin embargo, el mayor riesgo se observa en quienes ya han desarrollado algún cálculo renal. Esto se debe a que los cálculos suelen experimentar una recidiva; de hecho, un hombre que ha presentado un cálculo renal tiene un 50 por ciento de probabilidades de desarrollar más cálculos en los diez años posteriores al primer episodio.

¿Por qué se forman los cálculos renales?

Aunque la orina puede parecer un simple líquido, en realidad es un elemento compuesto, ya que contiene cientos de sustancias químicas, incluida gran cantidad de minerales. En algunas circunstancias, los minerales pueden supersaturarse. Llegado este punto, los minerales precipitan y se convierten en cristales que forman arenilla y, después, cálculos. La supersaturación y la formación de cálculos se producen si se excreta una cantidad excesiva de un mineral en la orina o si el volumen de líquido se ve reducido por la deshidratación.

En alrededor del ochenta por ciento de las ocasiones, el principal mineral del cálculo renal es el calcio, normalmente mezclado con oxalato (60 % de todos los cálculos), pero a veces acoplado a fosfato (20 %) o a otras sustancias. Con menos frecuencia, los cálculos renales se componen de ácido úrico (10 %) o estruvita (7 %). En casos excepcionales, constan de otras sustancias químicas como la cistina o incluso de determinados medicamentos.

Los síntomas

Aunque la mayoría de los cálculos se forman en el riñón, no suelen causar síntomas hasta que se desplazan a una parte angosta del riñón o del uréter, el fino conducto muscular por el que desciende la orina hacia la vejiga. Los cálculos pueden depositarse en la parte estrecha de un conducto urinario y provocar tres importantes problemas:

Dolor. Recibe el nombre de *cólico renal* o *nefrítico* y es uno de los tipos de dolor más intensos que existen. El cólico renal se produce por las contracciones de las células del músculo liso del uréter. El dolor suele irradiar a lo largo de los conductos urinarios, iniciándose en la columna vertebral por encima del riñón y avanzando hasta la parte baja del abdomen, la ingle e incluso los genitales. El dolor empieza de repente y se vuelve insoportable en cuestión de minutos. El cólico nefrítico se acompaña a menudo de náuseas y vómitos, no por el hecho de que intervenga el estómago en todo este proceso, sino simplemente porque el dolor es extremo. La persona que padece un cólico renal se muestra inquieta, dando vueltas en la cama continuamente en un intento inútil de encontrar una posición cómoda. Esta inquietud ayuda al médico a distinguir el dolor provocado por un cálculo renal del que causan trastornos intestinales como la diverticulitis y la apendicitis, en las que el paciente tiene ganas de estar quieto. Aunque puede persistir durante una serie de agonizantes horas, el cólico nefrítico suele tener un final tan repentino como su inicio. El alivio llega cuando el cálculo se desplaza desde una parte angosta del conducto urinario a una zona más amplia, como la vejiga.

Hemorragia. En aproximadamente el noventa por ciento de los casos, los cálculos renales provocan la aparición de sangre en la orina. A pesar de que esta última puede adoptar un color rojo intenso, la mayoría de las veces parece clara a simple vista, pero al analizarla con un microscopio se demuestra la existencia de grandes cantidades de glóbulos rojos. En los individuos que tienen la gran suerte de salvarse del dolor, la hemorragia suele ser la pista que indica la presencia de cálculos renales.

Obstrucción. Cuando se deposita un cálculo en el uréter, obstruye el flujo urinario. La presión se acumula en el riñón, lo cual provoca que se llene de líquido, un trastorno denominado *hidronefrosis*. El riñón intenta protegerse generando menos orina, pero si la obstrucción se prolonga, el daño puede ser permanente. Esto es poco habitual, excepto si la obstrucción se produce de forma silenciosa, sin que aparezca el dolor o la hemorragia que acostumbra indicar la necesidad de recibir tratamiento inmediato.

El diagnóstico
El diagnóstico de los cálculos renales se ha visto revolucionado por un importante avance tecnológico. Hasta hace poco, los médicos realizaban una simple radiografía del abdomen, con la que se pasaban por alto muchos cálculos, seguida de un pielograma intravenoso, una técnica precisa pero que requiere la inyección de un material de

contraste que puede causar reacciones alérgicas. El siguiente paso es una ecografía renal, una prueba excelente que no precisa inyecciones ni medicación, pero que a menudo pasa por alto los cálculos ubicados en la mitad inferior del uréter. El reciente avance en el diagnóstico viene de la mano de la tomografía computarizada (TC) helicoidal o espiral. Se trata de una técnica rápida que no precisa la inyección de material de contraste, aunque sí utiliza la radiografía para generar una imagen del aparato urinario. Esa imagen es sumamente detallada; en la mayoría de los casos, establece la ubicación exacta y el tamaño del cálculo, y si se perfecciona más, pronto podría ser capaz de revelar la composición química del cálculo.

Los métodos de alta tecnología suelen resultar caros, y la TC helicoidal no es ninguna excepción. Sin embargo, debido a su velocidad y precisión, en realidad la TC helicoidal puede costar menos que la combinación de pruebas a las que sustituye. De este modo, esta técnica constituye el mejor modo de diagnosticar los cálculos renales.

El tratamiento

El primer paso es aliviar el dolor. Aunque algunos pacientes responden satisfactoriamente al tratamiento farmacológico oral, muchos deben recibir inyecciones de potentes analgésicos, como los narcóticos.

El paso siguiente consiste en eliminar el cálculo. En la mayoría de los casos, será el paso del tiempo y la ingestión de líquidos lo que permitirá que el cálculo salga por sí solo. Sin embargo, los pacientes que presentan cálculos mayores de 6 milímetros (aproximadamente el diámetro de la goma de borrar de un lápiz) pueden precisar ayuda; en este punto también se ha avanzado en gran medida. El procedimiento recibe el nombre de *litroticia extracorpórea por ondas de choque* y utiliza un dispositivo que genera ondas de choque de alta energía dirigidas al cálculo a través de los tejidos corporales; si se realiza correctamente, el cálculo se desintegra en partículas lo bastante pequeñas para ser expulsadas por el órgano urinario. Si bien requiere sedación, esta técnica puede realizarse en régimen ambulatorio, lo cual permite que la mayoría de los pacientes retomen su actividad normal a los pocos días. El tratamiento es satisfactorio en hasta el 90 por ciento de los cálculos pequeños, pero tiene una eficacia menor en los cálculos que miden más de 2,5 centímetros. No obstante, en el caso de no poder utilizar con éxito esta modalidad de litsoticia, contamos con otras técnicas. El tratamiento más habitual es dirigirse directamente al cálculo, ya sea mediante un tubo introducido en el riñón a través de la piel (nefroureterolitotomía percutánea), o bien a través de un tubo o endoscopio insertado en la vejiga (ureteroscopia). Aunque ambas opciones terapéuticas son cruentas, representan un avance importante respecto a la cirugía abierta, que en la actualidad está casi en desuso. Huelga decir que el urólogo debe decidir cuál es el tratamiento más conveniente en el caso de que los cálculos no salgan por sí mismos. Aquellos cálculos retenidos que no provocan dolor, hemorragia, obstrucción ni infección no precisan tratamiento, aunque sí es necesario adoptar medidas para prevenir la formación de nuevos cálculos.

La prevención
Todas aquellas personas que han sufrido un cólico nefrítico agudo estarán sumamente motivadas a prevenir su recidiva; por suerte, la mayoría lo consigue. La prevención se basa en una combinación de dieta y, a veces, de medicación adaptada a cada tipo de cálculo. Sin embargo, existe un elemento fundamental para prevenir todos los tipos de cálculos, el líquido.

Aunque el agua es un ingrediente necesario en todos los programas preventivos, los ajustes dietéticos específicos y la medicación dependen del tipo de cálculo en cuestión. Por tanto, el primer paso consiste en determinar la composición química del cálculo. Si es lo suficientemente afortunado como para detectar un cálculo mientras sale por sí mismo a través de la orina, lléveselo al médico para que lo analice. Si no, puede probar a filtrar la orina a través de una tela o de un filtro de café para atrapar las pequeñas partículas de arenilla. Sin embargo, en la mayoría de los casos debería obtener varias muestras de orina durante veinticuatro horas para llevarlas a analizar. Se trata de un método engorroso; algunos médicos solicitan que se realice esta prueba al aparecer el primer cálculo, pero otros la reservan para los pacientes que han presentado varios cólicos nefríticos agudos. Lo mismo sucede con el análisis de sangre, que a veces muestra una concentración elevada de calcio o ácido úrico, aunque los resultados suelen ser normales, incluso en los pacientes a quienes se les forman cálculos de forma recurrente.

Los líquidos. El consumo de grandes cantidades de líquidos mantendrá la orina diluida, de forma que los minerales no se convertirán en cristales ni se agruparán para formar cálculos. En el Estudio de los Profesionales de la Salud se determinó que son beneficiosos casi todos los tipos de líquido; el agua, el café, el té, la cerveza y el vino ofrecieron efectos protectores, pero las bebidas con gas tuvieron efectos dispares. En cambio, el estudio demostró que los zumos de manzana y uva aumentan el riesgo.

Por regla general, todas aquellas personas que han presentado un cálculo renal deberían ingerir grandes cantidades de líquido, lo suficiente como para generar como mínimo dos litros de orina cada día. Para ello es necesario beber al menos diez vasos de líquido al día, cinco de los cuales deberían ser de agua. Esto significa que nunca se ha de olvidar tomar agua durante el día y quiere decir también que deberá levantarse al menos una vez para ir al baño por la noche y beberse un vaso de agua en el camino de vuelta a la cama. Cuesta acostumbrarse a este hábito, pero es mejor que correr encogido a urgencias por un cólico nefrítico.

La dieta. La mayoría de los hombres que presentan un cálculo formado por calcio excretan una cantidad excesiva de este elemento en la orina, a veces en concentraciones muy superiores a los trescientos miligramos que se considera normal expulsar al día. Aunque la hipercalciuria (exceso de calcio en la orina) se ha conocido durante años, su causa fundamental se estableció hace muy poco tiempo. En la mayor parte de los casos, el fallo no reside en los riñones sino en el intestino. Sólo en el dos por ciento de los hombres en que se forman cálculos son los riñones los que liberan demasiado calcio, pero en más del 50 por ciento existe un defecto intestinal que permite absorber una cantidad excesiva de calcio alimentario. Ese exceso de calcio tiene que ir a parar a alguna parte, en este caso a la orina.

Si la absorción excesiva de calcio es la causa fundamental de la formación de cálculos de esta sustancia, la solución parece evidente: reducir el consumo de calcio en la dieta. De hecho, éste ha sido el tratamiento preventivo estándar. Por muy estándar que sea, es erróneo. Tal vez la mayor sorpresa derivada de las nuevas investigaciones es que la restricción de calcio alimentario no previene los cálculos. De hecho, una dieta baja en calcio empeora, al parecer, la situación, ya que aumenta el riesgo de formación de cálculos y el de osteoporosis (reducción de la masa ósea). Esto se debe a que una parte del calcio alimentario se une normalmente al oxalato, con lo cual evita que el cuerpo absorba esta última sustancia. Si se ingiere poca cantidad de calcio, el organismo absorbe más oxalato, el cual se excreta en la orina, donde finalmente se puede unir al calcio, formando cristales de oxalato de calcio que se convierten en cálculos.

En Estudio de los Profesionales de la Salud reveló gran cantidad de datos acerca de la dieta y los cálculos renales. Los 45 619 voluntarios aportaron información detallada acerca de su dieta y medicación. Ninguno de ellos había presentado cálculos renales al inicio del estudio. Durante los cuatro años de observación, se desarrollaron cálculos en 505 hombres. Al comparar el calcio alimentario con el riesgo de aparición de cálculos, los investigadores descubrieron que quienes consumían la mayor cantidad de calcio alimentario tenían un 44 por ciento menos de probabilidades de desarrollar cálculos que aquéllos con la menor ingesta.

El estudio de Harvard demostró los efectos protectores del calcio alimentario, independientemente de si procedía de la leche, el queso, el yogur, las naranjas o el brécol. Sin embargo, los suplementos cálcicos aumentaban el riesgo de desarrollar cálculos; esto se debe a que el calcio alimentario se une al oxalato alimentario, lo cual no sucede con el calcio que contienen los suplementos.

Los datos del Estudio de los Profesionales de la Salud de género masculino se han confirmado en otras investigaciones, como el Estudio de la Salud de las Enfermeras, un ensayo paralelo de la Universidad Harvard en el que se evaluó a más de 91 000 mujeres. En ambos géneros, se halló que existían otros factores relacionados con la dieta que influían en el riesgo de formación de cálculos renales. Tal como se esperaba, el consumo elevado de líquidos reducía el riesgo. La ingesta elevada de potasio procedente de frutas y verduras también fue beneficiosa. Sin embargo, tanto las proteínas como el sodio alimentarios aumentaron el riesgo, al incrementar la excreción de calcio en la orina.

Para prevenir los cálculos de calcio, beba mucha agua y otros líquidos, aproximadamente dos litros al día. Ingiera cantidades moderadas de alimentos ricos en calcio, pero evite los suplementos de calcio y los de vitamina D, que aumentan la absorción intestinal del calcio. No tome alimentos con una concentración elevada de oxalato; entre ellos, los principales son el ruibarbo, las espinacas, la remolacha, los boniatos, el perejil, los frutos secos, el café instantáneo, el té y el chocolate. No ingiera una cantidad excesiva de proteínas, sobre todo las de origen animal, como las de la carne. Reduzca el consumo de sodio, manteniéndolo por debajo de la cifra máxima recomendada de 2 400 miligramos al día. Aumente el consumo de cítricos y zumos (excepto el de uva), ya que además de potasio, aportan citrato, un segundo nutriente beneficioso.

La medicación. Si con la dieta no se logra prevenir los cálculos, los medicamentos pueden ayudar. Los diuréticos de tiazida, como la hidroclorotiazida, son especialmente beneficiosos; el citrato de potasio también puede serlo, sobre todo para la minoría de los hombres en los que se desarrollan cálculos a pesar de no presentar concentraciones urinarias elevadas de calcio.

Aunque el calcio es un elemento clave en la mayoría de los cálculos, existen otras sustancias que pueden ser igual de perjudiciales. Los cálculos de ácido úrico asedian a los hombres con gota (véase el capítulo decimocuarto); la prevención se basa en una ingesta elevada de líquidos, en un menor consumo de alimentos como el marisco y la carne rica en purina, y en medicamentos como el alopurinol y el citrato de potasio. El alopurinol también puede ayudar a prevenir los cálculos cálcicos en los individuos que excretan una cantidad excesiva de ácido úrico. Los cálculos de estruvita, que son poco frecuentes, deben tratarse con fármacos especiales.

¿Los suplementos nutricionales influyen en el desarrollo de cálculos renales? Si bien se recomienda en ocasiones ingerir dosis altas de vitamina B_6 como medida preventiva, en el Estudio de los Profesionales de la Salud no se halló beneficio alguno. No obstante, el estudio proporcionó datos favorables a los hombres que se decantan por los suplementos; contrariamente a la creencia popular, la vitamina C no parece aumentar el riesgo de desarrollar cálculos, incluso ingerida en dosis altas.

El cáncer de vejiga

Los cálculos renales causan dolor, pero el cáncer de vejiga causa la muerte. Se trata de una enfermedad especialmente importante en el género masculino; en Estados Unidos, la prevalencia del cáncer de vejiga es el triple en el hombre que en la mujer. Este año se diagnosticará en más de 41 000 estadounidenses y más de 8 000 fallecerán como consecuencia de la enfermedad. Si bien el cáncer de vejiga puede afectar de forma ocasional a los hombres de cuarenta años, pasa a ser progresivamente más habitual una vez cumplidos los cincuenta. La edad media en el momento del diagnóstico es de sesenta y nueve años.

El cáncer de vejiga es el cuarto tipo de cáncer interno más frecuente en la población masculina estadounidense, y su incidencia aumenta cada año que pasa. Sin embargo, el diagnóstico precoz puede cortar la enfermedad de raíz, y los nuevos programas terapéuticos permiten mejorar el pronóstico de los pacientes en fase avanzada. Lo mejor de todo es que pueden prevenirse muchos casos de cáncer de vejiga.

La anatomía de la vejiga y los estadios de la enfermedad

De arriba abajo, desde las estructuras que recogen la orina en los riñones hasta los dos tercios superiores de la uretra por donde sale la orina del organismo, el aparato urinario está recubierto por un tejido especial denominado uroepitelio o epitelio de transición. En Estados Unidos y otros países industrializados, más del 95 por ciento de los casos de cáncer de vejiga se originan a partir de las células de este fino tejido membranoso. El epitelio de transición sólo tiene el grosor de unas pocas capas de células. El cáncer que se diagnostica cuando todavía está confinado a esta capa superficial responde muy bien a un tratamiento sencillo, pero aquel que penetra en un tejido más profundo resulta mucho más problemático. Por suerte, aproximadamente el ochenta por ciento de los casos de cáncer de vejiga se descubren cuando todavía son superficiales.

Justo debajo del epitelio se encuentra una membrana denominada *lámina propia*. Más abajo se halla la capa muscular, mucho más gruesa, que permite ejercer la fuerza contráctil que vacía la vejiga. Los músculos vesicales se dividen en zonas superficiales y profundas. Las estructuras colindantes se denominan tejidos perivesicales. Más allá de ellas se ubican órganos como la próstata, los ganglios linfáticos y los huesos.

Los médicos utilizan el sistema TNM (tumor, nódulo, metástasis) para determinar el estadio del cáncer de vejiga (véase la figura 13.1).

Las causas
Todos los tipos de cáncer están causados por diversas combinaciones de factores ambientales y genéticos (véase el capítulo tercero). En el caso del de vejiga, se han conocido durante décadas los principales desencadenantes ambientales, pero en los estudios se están empezando a identificar las anomalías genéticas que son responsables en última instancia.

La causa más importante del cáncer de vejiga es el tabaquismo. Muchas de las toxinas que entran en el organismo cuando los fumadores inhalan el humo del cigarrillo se absorben y pasan al torrente sanguíneo, para después ser excretadas por los riñones en la orina. Dado que la orina se deposita en la vejiga durante horas antes de expulsarse, el epitelio vesical se expone a un contacto prolongado con sustancias carcinógenas, es decir, que producen cáncer. En Estados Unidos, el hábito de fumar causa aproximadamente el cincuenta por ciento de todos los casos de cáncer de vejiga. Los fumadores tienen una probabilidad cuatro veces mayor de padecer cáncer de vejiga que los no fumadores; en quienes consumen gran cantidad de cigarrillos el riesgo es mayor que en quienes fuman poco, pero este riesgo disminuye de forma gradual en quienes dejan de fumar, incluso si han fumado durante muchos años.

Varias toxinas industriales también pueden dañar el epitelio de transición que recubre la vejiga, con lo cual provocan finalmente la aparición de cáncer. En el pasado, la mano de obra de las industrias

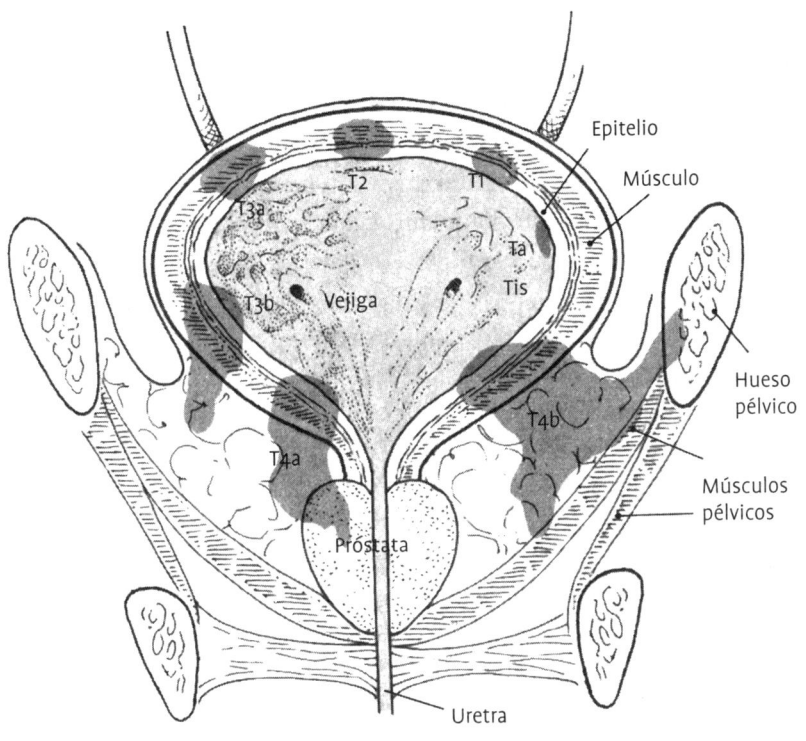

Localización del tumor	Estadio del tumor
Confinado al epitelio	Ta y Tis
Extendido justo por debajo del epitelio	T_1
Con infiltración en los músculos superficiales	T_2
Con infiltración en el músculo profundo	T_{3a}
Extendido justo más allá del músculo	T_{3b}
Con penetración en los órganos colindantes (como la próstata)	T_{4a}
Fijo en el abdomen o la pelvis	T_{4b}
Extendido a los ganglios linfáticos de la pelvis	T (cualquier estadio) N+
Extendido a los ganglios linfáticos o a órganos distantes	T (cualquier estadio) N+ M+

Figura 13.1. La clasificación del cáncer de vejiga.

dedicadas al caucho, la pintura y los cables, así como las que producían electricidad y las de carácter textil, estaba sometida a un riesgo considerable, pero la normativa actual en cuanto a seguridad laboral ha mejorado en gran medida esta cuestión. En determinadas partes del mundo, como el delta del Nilo, las infecciones parasitarias son la causa de muchos casos de cáncer de vejiga. Otras causas relativamente poco frecuentes son el tratamiento prolongado con ciclofosfamida y el abuso del analgésico fenacetina. A pesar de que las dosis extremadamente altas de los edulcorantes sintéticos pueden provocar cáncer de vejiga en los animales, no se ha demostrado que esto ocurra en los humanos. Sin embargo, pueden intervenir otros factores asociados a la dieta (véase el apartado «Prevención», página 572).

El consumo de tabaco y la exposición a otras toxinas causan cáncer de vejiga, al dañar el ADN del núcleo de las células de transición. Asimismo, pueden aparecer mutaciones en el ADN por la herencia. El hijo de un padre con cáncer de vejiga tiene un 35 por ciento más de probabilidades de contraer la enfermedad que aquél con padres sanos, y un hombre a cuyo hermano se diagnosticó cáncer de vejiga antes de los treinta y cinco años es siete veces más propenso a padecerlo que aquel cuya familia no tiene antecedentes de la enfermedad. Los defectos genéticos se han detectado en seis cromosomas distintos de las células de transición cancerosas, y los científicos están ya utilizando estos datos para desarrollar nuevas técnicas de diagnóstico.

Los síntomas
El síntoma más frecuente del cáncer de vejiga es la hematuria macroscópica, la presencia de sangre en la orina que se detecta a simple vista. Aunque entre el 80 y el 90 por ciento de los individuos afectados es el primer síntoma, la hematuria no siempre es un signo de la enfermedad. De hecho, los cálculos renales, la hiperplasia prostática benigna y las infecciones prostáticas (véase el capítulo undécimo), así como las infecciones del aparato urinario son causas incluso más habituales de hematuria. Con menos frecuencia, el cáncer de riñón, un traumatismo, la anemia de células falciformes y otros trastornos pueden provocar hematuria macroscópica.

No existe modo alguno de que un paciente con hematuria sepa si el cáncer de vejiga es la causa, si bien dispone de algunas pistas. Una es la ausencia de dolor o fiebre. Las infecciones suelen provocar ambos síntomas, y los cálculos suelen ser dolorosos, pero en el típico caso de cáncer de vejiga aparece sangre en la orina sin ir acompañada de otros síntomas. Otra pista es la visibilidad de la sangre a través de la orina. En el cáncer de vejiga, la sangre suele ser visible a través de la orina, pero en los que padecen trastornos prostáticos, la sangre suele concentrarse al principio o al final de la micción. Aunque estas pistas pueden resultar de utilidad, también pueden inducir a error. En consecuencia, el médico debería plantear siempre el diagnóstico de cáncer de vejiga si el paciente presenta una hematuria macroscópica.

Aunque la presencia de sangre en la orina es el principal signo del cáncer de vejiga, también pueden aparecer otros síntomas. En ocasiones, el único signo es la hematuria microscópica, la presencia en la orina de una cantidad tan escasa de sangre que no puede detectarse a simple vista, sino que debe analizarse la orina con una tira impregnada de una sustancia química que reacciona si aparece sangre, o bien debe demostrarse su presencia con la ayuda del microscopio. No obstante, dado que la hematuria microscópica puede deberse a un sinfín de causas, muchas de las cuales aparecen con una frecuencia mucho mayor que el cáncer de vejiga, el análisis de orina no es un método fiable para detectar la enfermedad; de hecho, sólo el dos por ciento de los individuos con hematuria microscópica padece cáncer de vejiga. Finalmente, en algunos casos, el cáncer de vejiga no provoca hemorragia. Algunos de estos pacientes aquejan frecuencia urinaria, urgencia urinaria o molestias debidas a la irritación vesical, pero muchos otros no presentan síntoma alguno.

El diagnóstico
Al establecer el diagnóstico del cáncer de vejiga deben considerarse dos aspectos: en primer lugar, deben descartarse otras causas habituales de hematuria macroscópica y, en segundo lugar, debe identificarse el tumor vesical. Para la primera tarea se realiza un cultivo de orina a fin de excluir una infección de vejiga o de riñón. Se lleva a cabo un examen de tacto rectal para confirmar si existe prostatitis o hiperplasia prostática benigna (véase el capítulo undécimo); también puede ser de utilidad la ecografía transrectal. La tomografía computarizada (TC) y la ecografía también son útiles para identificar casos de cáncer de vejiga extensos, sobre todo si se propagan fuera de la propia pared vesical.

Hasta hace poco, la mayoría de los pacientes en quienes se sospechaba la existencia de cáncer de vejiga se sometían a una prueba radiográfica denominada pielografía intravenosa, una radiografía en la que se aplica una inyección intravenosa de un medio de contraste con yodo.

A continuación, se obtiene una serie de imágenes radiográficas que muestran cómo el material de contraste pasa por los riñones, los uréteres y la vejiga. Si bien la pielografía intravenosa sigue utilizándose en el diagnóstico del cáncer de vejiga, se ha visto sustituida en gran medida por la TC helicoidal en la mayoría de los centros médicos, aunque ninguna de estas pruebas ha puesto en tela de juicio el papel de la cistoscopia.

En la mayoría de las ocasiones, la cistoscopia se realiza en la propia consulta y se sirve de un tubo fino y flexible de fibra óptica denominado *cistoscopio*. Tras administrar anestesia local, el urólogo introduce el cistoscopio por la uretra hasta llegar a la vejiga, con lo cual puede visualizarla y fotografiarla. Sin embargo, si se detecta un tumor y es necesaria una biopsia, la cistoscopia se lleva a cabo en un hospital con anestesia general, la cual permite que el urólogo introduzca diminutos instrumentos a través del cistoscopio para obtener biopsias de la pared de la vejiga.

La cistoscopia es el estándar de oro en el diagnóstico del cáncer de vejiga, si bien es una técnica cruenta. Por tanto, los investigadores desarrollan en la actualidad pruebas diagnósticas para el cáncer de vejiga mediante el análisis de muestras de orina. El método más antiguo es la citología urinaria, el estudio microscópico de las células en la orina evacuada utilizando una técnica similar a la del frotis de Papanicolau realizado en la mujer. Por desgracia, mientras que el frotis de Papanicolau es una prueba excelente para diagnosticar el cáncer de cuello uterino, la citología urinaria es menos precisa a la hora de diagnosticar el de vejiga. Los métodos más recientes se basan en la identificación de marcadores tumorales (genes anómalos o sus productos proteínicos) en la orina. En Estados Unidos, las autoridades sanitarias (FDA) ya han aprobado tres de estos procedimientos, las dos pruebas del antígeno tumoral de vejiga (BTA) y la prueba de la proteína de la matriz nuclear 22 (NMP 22), y se están desarrollando muchas otras. En la actualidad, estos métodos parecen ser más eficaces para seguir a los pacientes diagnosticados de cáncer de vejiga que para establecer un diagnóstico inicial.

El seguimiento de los pacientes es importante, puesto que el cáncer de vejiga suele desarrollarse en varios lugares del uroepitelio y porque estos tumores suelen experimentar una recidiva. La mayor parte de los urólogos practican cistoscopias de seguimiento cada tres meses durante el primer año después de tratar satisfactoriamente el cáncer de vejiga superficial y, a continuación, cada seis meses durante dos años y, seguidamente, cada año. Aunque se trata de un método eficaz, en el futuro los marcadores tumorales urinarios pueden reducir la dependencia de la cistoscopia.

El tratamiento
La mayoría de los casos de cáncer de vejiga superficial responden de un modo muy favorable al tratamiento, y en la mayoría de los casos, bastará instaurar un tratamiento local. El primer paso consiste en extirpar el tumor mediante cirugía cistoscópica (resección endoscópica). Pero incluso si se eliminan todos los tumores identificables, la cirugía no es suficiente. Esto se debe a que el cáncer de vejiga se desarrolla a menudo en varios lugares y a que suele experimentar una recidiva. Por suerte, pueden controlarse estas complicaciones mediante la administración de otro tratamiento en el interior de la vejiga. Lo más habitual es aplicar inmunoterapia. El bacilo de Calmette-Guérin (BCG), desarrollado hace ochenta años como vacuna contra la tuberculosis, se inyecta en la vejiga, donde aumenta el número de células inmunológicas del propio organismo que combaten los tumores. Una alternativa es la quimioterapia intravesical, en la que se instila en el interior de la vejiga una solución líquida quimioterápica. Un nuevo enfoque, aún experimental, en el tratamiento intravesical del cáncer de vejiga superficial es la terapia fotodinámica. En la actualidad, la mayoría de los urólogos estadounidenses se decantan por la inmunoterapia con BCG, con la que se obtiene, al parecer, el mayor índice de respuesta.

El cáncer de vejiga superficial que no responde al tratamiento local debe recibir una terapia más agresiva. Lo mismo cabe decir de los tumores que han invadido las capas musculares de la pared vesical (estadios T_2 y T_3). El tratamiento estándar de estos tumores es la cistectomía radical, la extirpación quirúrgica de toda la vejiga. En el hombre, también se extirpan la próstata y las vesículas seminales, lo cual provoca impotencia. Hasta hace poco, en los pacientes sometidos a cistectomía radical debía practicarse una ileostomía para recoger la orina en una bolsa de plástico colocada en la pared abdominal. Aunque la mayoría de los pacientes respondían favorablemente, las nuevas técnicas quirúrgicas permiten mejorar la calidad de vida, puesto que utilizan un segmento del tubo intestinal del paciente para crear un depósito que puede vaciarse a través de la piel mediante un autocateterismo periódico. Los urólogos expertos pueden incluso crear una vejiga artificial con tejido intestinal en algunos pacientes, lo cual les permite orinar con bastante naturalidad. Aun así, es posible que algunos pacientes que no desean someterse a una cistectomía radical o en los que está contraindicada por motivos médicos obtengan resultados satisfactorios con el tratamiento combinado que mantiene intacta la vejiga y que comporta la extirpación quirúrgica limitada del tumor seguida de quimioterapia y radioterapia. Un centro médico cualificado con un equipo multidisciplinario entregado es la clave de un tratamiento satisfactorio que mantenga intacta la vejiga. La quimioterapia y la radioterapia pueden ayudar a controlar la extensión del cáncer de vejiga, y en algunos casos puede incluso ofrecer la curación.

La prevención
A pesar de los avances importantes que se han producido en la inmunoterapia del cáncer de vejiga superficial y en las técnicas quirúrgicas para esta enfermedad cruenta, la prevención es el mejor tratamiento. En este ámbito, el progreso es evidente.

Por supuesto, el primer paso es dejar de fumar. Se trata de una necesidad obvia que también reducirá el riesgo de infarto de miocardio, cáncer de pulmón y muchas otras enfermedades importantes. Sin embargo, en el caso del cáncer de vejiga, el beneficio se acumula lentamente, de forma que tarda diez años o más; quienes han dejado de fumar deberían mantenerse especialmente atentos a los síntomas de alerta durante este período.

El segundo paso es revisar la historia laboral del paciente para confirmar la exposición a sustancias químicas cancerígenas. El benceno y varias arilaminas encabezan prácticamente la lista. Dado el lento desarrollo del cáncer de vejiga, que suele manifestarse como mínimo al cabo de veinticinco años de la exposición, es conveniente realizar un seguimiento continuo a largo plazo después de dicha exposición.

El tercer paso consiste en mejorar la dieta. Aunque difieren en algunos detalles, los estudios de las universidades Harvard, de Washington y de California (EE. UU.) coinciden en que ingerir grandes cantidades de fruta y verdura reduce, al parecer, el riesgo de desarrollar cáncer de vejiga, mientras que la dieta rica en grasas lo aumenta. En el Estudio de los Profesionales de la Salud se destacó que las crucíferas, como el brécol y la col, ofrecían efectos protectores. Asimismo, se asoció el consumo elevado de vitamina E procedente de los alimentos o de suplementos a un descenso del riesgo y se puso de manifiesto que este efecto era menor en el caso de la vitamina C. En el estudio realizado en Washington se demostró que el efecto protector lo confería un modelo determinado de dieta en vez de alimentos específicos; sin embargo, comprobó que los alimentos fritos eran especialmente nocivos. En este pequeño estudio también se reveló el esperanzador dato de que el consumo de un complejo multivitamínico o de suplementos de vitamina C hacía disminuir, al parecer, a largo plazo, un 40 por ciento el riesgo de desarrollar cáncer de vejiga.

La medida protectora definitiva es beber más líquidos. Parece propio de la intuición afirmar que un volumen urinario elevado diluirá las toxinas en la orina e incrementará la frecuencia de micción; ambos efectos deberían proteger a las células vulnerables de la vejiga de los carcinógenos. Por muy intuitivo que parezca, fue el Estudio de los Profesionales de la Salud el que tuvo que demostrar en 1999 que la dilución es, sin duda, una solución al complicado asunto del cáncer de vejiga. Los 47 909 voluntarios que participaron en el estudio no padecían cáncer al principio del mismo, en 1986. A lo largo de los diez años siguientes, los investigadores controlaron el consumo de veintidós tipos de bebidas diferentes en todos los participantes, así como la incidencia del cáncer de vejiga. Al analizar los resultados, los que ingerían una mayor cantidad de líquidos (media de 2 litros diarios) tenían un 49 por ciento menos de probabilidades de desarrollar cáncer de vejiga que quienes bebían menos (media de menos de 1 litro al día). Aunque el agua fue especialmente beneficiosa, todos los tipos de bebidas ofrecieron efectos protectores, incluidas las que contenían alcohol y cafeína, que se habían considerado posibles factores de riesgo en algunos estudios previos. De este modo, la población masculina puede reducir un siete por ciento el riesgo de padecer cáncer de vejiga por cada 240 mililitros más de líquido ingeridos cada día. Por tanto, en cierta manera, la vejiga se parece a muchas otras partes del cuerpo, ya que cuanto más se ejercita, más sana se mantiene.

El cáncer de pene
El cáncer de pene es una enfermedad poco habitual en Estados Unidos, donde representa menos del uno por ciento de los carcinomas en la población masculina. Sin embargo, en otras partes del mundo es un trastorno importante, ya que es posible que represente el diez por ciento de todos los carcinomas en los hombres africanos, asiáticos y sudamericanos. La diferencia es la circuncisión y la higiene de la zona genital. El cáncer de pene es una enfermedad que prácticamente no aparece en los hombres circuncidados poco después del parto y se desarrolla sobre todo en los hombres con fimosis e inflamación crónica del prepucio y el glande (véase el capítulo noveno). La infección por el papilomavirus humano (VPH) también puede constituir un factor de riesgo.

El cáncer de pene suele iniciarse en la piel cerca de la cabeza del miembro viril, en el prepucio. Los primeros síntomas son enrojecimiento o engrosamiento de la piel, ulceración o crecimiento de condilomas, a veces acompañados de prurito o sensación de quemazón. Sin tratamiento, el tumor crece y se convierte en un nódulo o bulto, para después invadir el tronco del miembro viril. En los casos más avanzados, la enfermedad se extiende a los ganglios linfáticos inguinales y, finalmente, se propaga a varios órganos internos.

Este tipo de cáncer puede curarse si se detecta en fase temprana, pero debe recibir tratamiento quirúrgico. El cirujano es capaz de extirpar tumores pequeños sin sacrificar demasiada cantidad de tejido sano. Para ello, puede operar sirviéndose de un microscopio o hacer uso de la cirugía con láser. En todos los casos, el primer paso consiste en circuncidar al paciente. Si bien la radioterapia puede ser eficaz en los casos más avanzados, a menudo es necesario amputar el pene. La quimioterapia se utiliza si el carcinoma se ha extendido, pero la curación es difícil.

Por todo lo expuesto, en el cáncer de pene se hace patente la gran importancia de la prevención. Con la circuncisión o con una higiene genital correcta se reduce considerablemente el riesgo, y mediante la autoexploración puede detectarse la enfermedad en una fase temprana, momento en que tiene más posibilidades de curación.

El cáncer de uretra es muy poco habitual en la población masculina. Los síntomas como el dolor o la obstrucción urinaria, la presencia de sangre en la orina o la supuración por el pene suelen preceder a la aparición de una masa cancerosa en el propio miembro viril. Por desgracia, el cáncer de uretra es una enfermedad grave que al diagnosticarse, ya ha invadido normalmente los ganglios linfáticos.

La micción nocturna excesiva

En lenguaje médico se denomina *nocturia*. La población masculina la denomina «la maldición». Con independencia de cómo se designe, la micción nocturna excesiva es un trastorno habitual, sobre todo en los ancianos.

Hasta hace poco, los médicos solían creer que la nocturia era una consecuencia de la hiperplasia prostática benigna y los urólogos optaban a menudo por la cirugía para tratar el trastorno. Sin embargo, una gran cantidad de hombres sometidos a una resección transuretral de la próstata (TURP) practicada con éxito seguían viéndose obligados a levantarse presurosos por la noche para ir al baño (véase el capítulo undécimo). Ahora ya sabemos el porqué. Las investigaciones recientes demuestran que la nocturia se debe a muchas causas, y el aumento de tamaño de la próstata se encuentra en realidad en los últimos puestos de la lista. Se trata de una primera aproximación bastante burda, pero supone un enfoque racional para el futuro tratamiento de la nocturia.

El género y la edad

Si la nocturia se debiera principalmente a la hiperplasia prostática benigna, sería mucho más frecuente en el género masculino. Sin embargo, en numerosos estudios se ha puesto de manifiesto que el problema es igual de prevalente en ambos géneros. En una encuesta realizada a 400 hombres y 479 mujeres, todos de nacionalidad estadounidense, sanos y mayores de sesenta años, los resultados hablan por sí solos: el 65,2 por ciento de los hombres y el 62,8 por ciento de las mujeres padecían nocturia. Además, el número de veces que acudían al baño por la noche era similar en ambos géneros; aproximadamente un veinticinco por ciento de los encuestados manifestó orinar dos o más veces en una noche cualquiera.

El género no es la causa de la nocturia, pero sí la edad. Tanto en hombres como en mujeres, la micción nocturna aumenta de un modo uniforme a medida que pasan los años. En un estudio austriaco de doce meses de duración, que incluyó 1 247 mujeres y 1 221 hombres se ejemplifica esta relación. Entre los menores de treinta años, el 3,1 por ciento de las mujeres y el 3,4 por ciento de los hombres manifestaron nocturia. Entre aquellos de treinta a cincuenta y nueve años, estos porcentajes se elevaron hasta el 7,2 y 5,7 por ciento respectivamente, y en el grupo de mayores de sesenta estas cifras alcanzaron el 26,7 y 32,4 por ciento respectivamente. En este estudio, como en otros, la nocturia fue igual de molesta en ambos géneros ya que casi cerca de un sesenta y cinco por ciento de los participantes manifestaron que tener que levantarse por la noche afectaba de forma negativa sus vidas.

¿Por qué se asocia la nocturia a la edad? En esta relación intervienen numerosos factores, como la alteración de la producción de orina en los riñones, los cambios en la capacidad y reactividad de la vejiga, la modificación de la calidad del sueño y la presencia de la enfermedad tanto en el aparato urinario como en el resto del organismo.

Las causas

En muchos casos, la nocturia tiene su razón de ser en el aumento de la producción de orina; algunas personas se levantan por la noche al baño simplemente porque tienen que eliminar una mayor cantidad de orina. El motivo de que presenten un mayor volumen de orina puede ser sencillamente la ingesta excesiva de líquidos, sobre todo a última hora del día. En los pacientes que toman diuréticos por la tarde-noche también aumenta el volumen de orina nocturno. Puesto que el alcohol y la cafeína son también diuréticos que aumentan la producción de orina, tomar una copa antes de cenar o un café después de la cena puede provocar también nocturia.

Sin embargo, aun sin tomar café, alcohol, medicamentos o gran cantidad de líquidos, muchos ancianos producen concentraciones excesivas de orina por la noche. Los lactantes y los niños de corta edad generan orina constantemente a lo largo de todo el día, pero una vez cumplidos los siete años más o menos, la situación cambia, ya que el organismo desarrolla mecanismos para proteger el sueño. Los jóvenes sanos generan orina con el triple de rapidez por el día que por la noche. Esto se debe a que el cerebro segrega una cantidad adicional de hormona antidiurética (ADH, también denominada *vasopresina*) por la noche. Esta hormona consigue que los riñones reabsorban el agua, de forma que generen un volumen reducido de orina concentrada. Puede confirmar que la ADH desempeña su función si duerme toda la noche y se levanta por la mañana para ir al baño, excretando una cantidad moderada de orina concentrada de color amarillo oscuro. Pero a medida que envejecemos, los ritmos circadianos que controlan la excreción de sodio y agua, entre otros aspectos, empiezan a cambiar. A causa de las alteraciones de la ADH y otras hormonas como el péptido natriurético auricular, muchos ancianos vuelven a seguir el modelo juvenil de producción de orina durante todo el día. Ciertamente, orinan menos por el día, pero pagan un precio por esa comodidad por la noche.

Los cambios en la vejiga también influyen en la aparición de nocturia en los individuos de edad avanzada. Con la edad, la vejiga suele disminuir de tamaño y volverse más rígida. Asimismo, pasa a ser más sensible frente a la presencia de orina, de forma que provoca la necesidad urgente de orinar antes de llenarse del todo. La inflamación o la infección en la vejiga complican aún más el problema. Aunque ya no se considera la principal causa de nocturia, la hiperplasia prostática benigna también provoca hiperactividad vesical.

Si excreta un gran volumen de orina transparente al despertarse por la noche, puede sospechar que la causa es un aumento de la producción de orina. Si se levanta con la necesidad apremiante de orinar pero sólo excreta una cantidad moderada de orina amarilla y más concentrada, la culpable es, probablemente, la vejiga. No obstante, en muchas personas ambos trastornos influyen en la presencia de nocturia.

El sueño y el sistema nervioso
La necesidad urgente de orinar es consecuencia de una compleja serie de factores. Si los músculos están relajados, la pared de la vejiga es blanda y flexible. La presión ni siquiera se empieza a acumular hasta que la vejiga está medio llena, y el deseo de orinar no empieza hasta que falta un cuarto de su capacidad para llenarse. A medida que se llena, la vejiga envía impulsos nerviosos al cerebro para transmitir la necesidad de evacuación. Sin embargo, el cerebro reacciona suprimiendo este deseo brusco de evaluación hasta que sea apropiado o aceptable desde el punto de vista social, o bien hasta que la vejiga esté totalmente llena.

Al levantarse por la noche para ir al baño, la población da por sentado que le despierta el hecho de tener la vejiga llena. En la mayoría de los casos, es probable que tenga razón. Pero a medida que las personas envejecen, el sueño suele ser más ligero, de forma que en vez de suprimir la apremiante necesidad de evacuar hasta que amanece, pueden sentir este deseo incontrolable de orinar incluso antes de que falte un 25 por ciento de capacidad para que se llene la vejiga. La nocturia puede ser el efecto de la alteración del sueño en vez de su causa.

Resulta curioso que la población no sepa explicar con certeza qué le despierta por la noche. Al monitorizar a ochenta pacientes con posibles trastornos del sueño, los investigadores grabaron una media de 1,5 episodios de nocturia cada noche. En la mayoría de los casos, los pacientes afirmaron haberse levantado por la necesidad apremiante de orinar, pero mediante un seguimiento estrecho se constató que los trastornos del sueño despertaron a los pacientes en un 79 por ciento de las ocasiones. En los hombres, la principal causa fue la apnea del sueño obstructiva (véase el capítulo decimocuarto). El síndrome de las piernas inquietas, la ansiedad y otros trastornos neurológicos también influyeron en la alteración del sueño y en la nocturia, al igual que el insomnio y la pura costumbre.

Otras enfermedades
En la mayoría de los casos, la micción nocturna excesiva es inofensiva e inocente, incluso si el lenguaje médico le otorga un nombre tan temi-

ble como *nocturia*. Sin embargo, en algunos casos, ésta puede ser un reflejo de la existencia de enfermedades importantes localizadas fuera del propio aparato urinario. Los dos ejemplos más habituales son la diabetes mellitus y la insuficiencia cardíaca congestiva. En la primera de ellas, la presencia de glucosa en la orina (glucosuria) hace aumentar el volumen urinario, mientras que en la última, la causa es un incremento de la excreción de sodio al adoptar una posición reclinada. Aun en el caso de tratarse de enfermedades relativamente poco frecuentes, deberían recordar a los pacientes con nocturia que es necesario comentar con el médico los síntomas que padecen; por desgracia, muchos no lo hacen.

Incluso si la culpa no es de la hiperplasia prostática benigna, tal como se pensaba antaño, ésta sigue siendo una causa importante de nocturia. Pero si la nocturia es consecuencia de la hiperplasia, los enfermos presentan otros síntomas concomitantes. Suelen aparecer urgencia urinaria, frecuencia urinaria, vacilación y evacuación incompleta de la vejiga, lentitud o estrechamiento del flujo urinario, y goteo al final de la micción (véase el capítulo undécimo). No obstante, aun en el caso de que estos síntomas sugieran que la hiperplasia prostática benigna es la causa de la nocturia, no indican automáticamente que sea necesario instaurar un tratamiento. Los pacientes sólo requieren tratamiento si los síntomas son lo suficientemente molestos como para empeorar su calidad de vida. Aquellos hombres que vuelven a conciliar el sueño rápidamente después de haberse levantado para ir al baño y se levantan descansados por la mañana no precisan tratamiento. Incluso si la nocturia provoca falta de sueño, la administración de alfa-bloqueantes, finasterida o hasta hierbas medicinales debería considerarse una alternativa a las técnicas quirúrgicas estándar y menos cruentas (véase el capítulo undécimo).

Consejos prácticos

La nocturia es un fenómeno complejo, pero mediante unos simples ajustes se puede llegar a controlar, con independencia de si está causada por la hiperplasia prostática benigna o no. A continuación se ofrecen algunos consejos:

- No beba en exceso. Los líquidos son importantes para la salud, pero a menos que tenga cálculos renales, una infección del aparato uri-

nario u otros trastornos médicos concretos, no debe obligarse a ingerirlos. Beba lo suficiente como para calmar la sed y mantener un buen grado de hidratación, pero beba lo menos posible entre cuatro y cinco horas antes de irse a dormir.
- Reduzca el consumo de bebidas con alcohol y cafeína, sobre todo a última hora del día.
- Repase los medicamentos que toma. Si toma un diurético, consulte con el médico si un preparado más suave u otro tipo de fármaco podría ser igual de eficaz, pero no opte por cambiar su tratamiento farmacológico por voluntad propia. Y ya que tiene al médico delante, pídale que le confirme si no padece diabetes u otra enfermedad que pueda aumentar el volumen urinario.
- Duerma bien. No haga cenas copiosas antes de irse a dormir. Asegúrese de que la cama es cómoda y que la habitación está a oscuras, es silenciosa y está a la temperatura adecuada. Sobre todo en el caso de que tenga el cuello largo o de que ronque considerablemente, comente con el médico si el motivo real de que se levante por la noche sería un trastorno del sueño (véase el capítulo decimocuarto).
- Protéjase de las caídas por la noche. Asegúrese de que el camino al baño no es una carrera de obstáculos; las alfombras arrugadas y los objetos dispersos por el suelo pueden convertir la nocturia en una cadera rota. Utilice lamparillas de noche, pero procure que la luz ilumine lo suficiente como para evitar caídas pero a la vez sea lo bastante tenue como para permitirle volver a conciliar el sueño. Siga las mismas normas cuando esté fuera de casa.

La nocturia puede deberse a una hiperplasia prostática benigna o a otros trastornos, pero lo más frecuente es que sea una consecuencia normal del envejecimiento. Con una planificación mínima, la mayoría de los hombres pueden minimizar el número de veces que se levantan por la noche y aumentar al máximo su capacidad de volver a acostarse y conciliar el sueño.

La incontinencia urinaria
La incontinencia urinaria es un trastorno molesto que puede dar lugar a molestias, incomodidad y vergüenza de un grado tal que pueden

empeorar de un modo considerable la calidad de vida. Si bien se cree normalmente que se trata de un «problema de mujeres», también se presenta en los hombres. Aun así, esta idea falsa no hace sino aumentar la turbación masculina; tal vez por ese motivo, menos de un tercio de los hombres incontinentes acuden al médico. Los prejuicios asociados al género también explican por qué muy pocos médicos se molestan en interrogar a los pacientes sobre el control de los esfínteres vesicales.

Aunque es cierto que la incontinencia urinaria es mucho más frecuente en el género femenino, dista de ser poco habitual en el masculino, ya que afecta del 15 al 30 por ciento de las mujeres de edad avanzada y del 7 al 15 por ciento de los ancianos. En ambos géneros, el trastorno aumenta a medida que se envejece. En un estudio con 7 763 hombres suecos, se reveló que menos del cuatro por ciento de los participantes de cuarenta y cinco años padecía incontinencia, pero la prevalencia aumentó de un modo uniforme hasta alcanzar casi el treinta por ciento a los noventa años. En un estudio realizado en hombres estadounidenses, el porcentaje de incontinentes fue incluso superior, ya que llegó hasta el 32 por ciento en los participantes de entre sesenta y uno y setenta años; el 43 por ciento de los pacientes incontinentes se quejaba de un episodio de incontinencia cada semana como mínimo, mientras que el nueve por ciento mostraba una incapacidad grave para controlar los esfínteres.

Las causas
En el género femenino, la incontinencia urinaria suele asociarse a la gestación y al descenso de la concentración de estrógenos tras la menopausia. En el género contrario, sin duda, las causas son totalmente diferentes, y la principal culpable es la próstata. A medida que el hombre envejece, la próstata aumenta de tamaño, con lo cual se expande la uretra y se descoloca el cuello de la vejiga. Sin embargo, la incontinencia masculina puede deberse a varios trastornos.

- *La incontinencia por rebosamiento* está causada por la presión de la orina retenida en la vejiga, por la debilidad del músculo detrusor encargado de vaciar la vejiga, o por ambas a la vez. Suele ser consecuencia de la hiperplasia prostática benigna (véase el capítulo undécimo). Los tratamientos farmacológicos pueden agravar el trastorno. Los fármacos anticolinérgicos (como los antihistamínicos, los medicamentos usados para tratar los espasmos intestinales y los antidepresivos tricíclicos) debilitan la capacidad de contraerse del detrusor, mientras que los agentes descongestivos (como la pseudoefedrina) endurecen los esfínteres del cuello de la vejiga, evitando que se relajen a fin de permitir que la orina fluya libremente. Los síntomas característicos de la incontinencia por rebosamiento son urgencia urinaria, vacilación y un flujo débil y lento que se inicia y se detiene, de forma que el paciente debe realizar esfuerzos mientras orina. Quienes presentan este tipo de incontinencia suelen excretar pequeñas cantidades de orina, siguen notando la vejiga llena cuando acaban de orinar y sienten la necesidad de volver a orinar poco después de acabar de hacerlo. Es habitual que se produzca un goteo.

- *La incontinencia de urgencia* se designa con el término técnico de *inestabilidad del detrusor*, pero se conoce habitualmente con el nombre de *vejiga hiperactiva*. Al margen del nombre que se le dé, este trastorno está provocado por una contracción excesiva o inapropiada de los músculos de la vejiga. En muchos casos, el médico no puede determinar la razón de la hiperactividad muscular, pero en algunos pacientes se atribuye este síntoma a una infección del aparato urinario, a trastornos intestinales o a una hiperplasia prostática benigna en fase temprana. Los hombres con incontinencia de urgencia suelen manifestar un deseo incontrolable de orinar y de hacerlo con frecuencia; asimismo, pueden verse asediados por pérdidas de un gran volumen de orina (más de 90 ml).
- *La incontinencia por estrés* es frecuente en el género femenino, pero prácticamente inexistente en el masculino, excepto en los que han sido sometidos a cirugía prostática. Puesto que en la prostatectomía radical se extirpa toda la glándula, la vejiga se ve privada de su apoyo habitual; en la intervención también pueden quedar dañados los nervios que controlan el esfínter vesical. La incontinencia por estrés es mucho menos frecuente tras la TURP, aunque cabe la posibilidad de que aparezca. El síntoma característico es la emi-

sión involuntaria de pequeñas cantidades de orina al toser, al realizar esfuerzos, al levantar pesos o incluso al estar de pie.

La evaluación
A fin de establecer la causa de la incontinencia, el médico interroga al paciente acerca de las intervenciones quirúrgicas a las que se ha sometido, los medicamentos que toma, los líquidos que bebe y su consumo de alcohol y cafeína. Es muy importante hacer constar los síntomas con detalle, para lo cual puede solicitarse al paciente que anote en un diario sus hábitos de micción. A continuación, el médico examina el abdomen del paciente y realiza un tacto rectal. Si cabe la menor posibilidad de que exista cualquier trastorno neurológico que influya en el deficiente control urinario, es fundamental llevar a cabo un examen neurológico exhaustivo.

El siguiente paso en la evaluación del paciente es rápido y sencillo. Se trata de una prueba de tos, en la que se pide al paciente que tosa y realice un esfuerzo para comprobar si padece incontinencia por estrés. Entre las pruebas de laboratorio de rutina para estudiar la función renal figuran el análisis de orina y el de sangre, así como las pruebas de cultivo. Además, es posible que se determine la concentración de APE (véase el capítulo duodécimo).

La prueba más importante es la flujometría urinaria, que establece la velocidad a la que se vacía la vejiga. Tras explicar al paciente lo que debe hacer y esperar hasta que tenga la vejiga llena, éste se limita a orinar en un aparato que registra la velocidad del flujo urinario en monitores electrónicos. La velocidad máxima del flujo inferior a 10 ml/minuto indica que existe una obstrucción grave del orificio de salida vesical que puede provocar incontinencia por rebosamiento, pero el flujo lento puede ser un reflejo de la gran debilidad del músculo detrusor. Otra prueba útil consiste en determinar la cantidad de orina que permanece en la vejiga después de orinar; el volumen residual tras el vaciamiento puede medirse introduciendo una sonda en la vejiga o realizando una ecografía. Sin embargo, si el diagnóstico sigue siendo incierto tras llevar a cabo todas estas pruebas sencillas, tal vez sea necesario aplicar una exhaustiva serie de estudios urodinámicos.

El tratamiento

El tratamiento de la incontinencia urinaria masculina depende de la etiología del trastorno. La incontinencia por rebosamiento responde a las medidas que hacen disminuir el grado de obstrucción. Los pacientes con hiperplasia prostática benigna mejoran a menudo gracias a medicamentos como los alfa-bloqueantes o la finasterida; también puede ser de utilidad el tratamiento con hierbas medicinales como el palmito *(Serenoa repens)*. Si los síntomas siguen generando molestias a pesar del tratamiento médico, puede ser necesario recurrir a la cirugía. En la incontinencia de urgencia debe adoptarse una estrategia diferente. Los fármacos anticolinérgicos como la oxibutinina o la tolterodina son los pilares terapéuticos. Sin embargo, antes de administrarlos, debe comprobarse que el paciente no presenta obstrucción además de la hiperactividad de la vejiga. Asimismo, puede ser útil reejercitar la vejiga, una técnica que consiste en mejorar el control vesical, prolongando de forma gradual el intervalo entre micción y micción hasta que el paciente puede mantener el control durante una o dos horas sin tener pérdidas de orina.

La incontinencia por estrés que aparece tras la cirugía prostática puede ser difícil de tratar. Los hombres deberían dejar la vergüenza a un lado y atreverse a consultar el problema con un médico. Además, deberían realizar ajustes simples a fin de ayudarse a sí mismos. Los paños higiénicos pueden ofrecer seguridad y las medidas sencillas como limitar el consumo de líquidos y acudir con frecuencia al lavabo pueden ser de gran ayuda.

14. Otros trastornos médicos masculinos

Los hombres son especiales, ya que tienen atributos que los diferencian, intereses característicos y capacidades concretas. Pero también padecen enfermedades especiales. Hasta la fecha, la tercera parte de esta guía se ha centrado en temas genitourinarios que se limitan realmente a la población masculina. Sin embargo, un hombre es mucho más que sus hormonas y su aparato reproductor, y el resto de su organismo también puede sufrir trastornos. En este capítulo se analizan una enfermedad metabólica (la gota), dos anomalías vasculares (el aneurisma aórtico y la enfermedad arterial periférica), dos trastornos funcionales (el ronquido y la apnea del sueño) y un problema hereditario (la calvicie). ¿Qué tienen en común estos trastornos tan distintos? Sólo un factor, que todos aparecen con el triple de frecuencia en el género masculino que en el femenino.

La gota
Conocida durante mucho tiempo como la «enfermedad del hombre rico», las investigaciones recientes revelan que la gota no guarda relación alguna con la clase social ni con la riqueza, y que apenas puede asociarse a la dieta, el consumo de líquidos o la corpulencia, lo cual resulta sorprendente. Sin embargo, lo cierto es que la gota es una «enfermedad del hombre», ya que aparece con una frecuencia entre cinco y siete veces mayor en el género masculino. Asimismo, se trata de una enfermedad habitual, ya que afecta aproximadamente a 2,2 millones de estadounidenses cada año. De hecho, la gota es la forma más común de artritis inflamatoria en los hombres mayores de cuarenta años.

¿Cuáles son las causas de la gota?
La gota se debe a un defecto en el metabolismo corporal de ácido úrico, que no desempeña ninguna función de utilidad en el organismo. En el cuerpo humano, es simplemente un producto de la fragmentación de las purinas, un grupo de sustancias químicas presentes en todos los tejidos corporales y en muchos alimentos. En una situación normal, el organismo se desprende del ácido úrico excretándolo en la orina, con lo cual logra mantener bajas las concentraciones en sangre. Sin embargo, algunos hombres han heredado un defecto metabólico que permite que la cifra de ácido úrico en sangre se eleve; en el 90 por ciento de las ocasiones, se debe a que los riñones no excretan la suficiente cantidad de ácido úrico, pero a veces el organismo genera demasiado. Algunos medicamentos, como los diuréticos de tiazida y la niacina, pueden aumentar también las concentraciones de ácido úrico. El abusar del alcohol un día de fiesta, el ayunar en exceso, la enfermedad renal, la intoxicación por plomo y la leucemia y los linfomas elevan con una frecuencia mucho menor estas concentraciones.

El aumento de las cifras de ácido úrico da paso a la aparición de la gota, pero esto no ocurre directamente. De hecho, las cifras de esta problemática sustancia química suelen elevarse entre veinte y treinta años antes de que aparezca cualquier trastorno, motivo por el que la gota suele presentarse en hombres de mediana edad y ancianos. Los valores de ácido úrico son normalmente inferiores a siete miligramos por decilitro de sangre. Cuanto mayor es la cifra, mayor es la probabilidad de padecer una crisis gotosa; aquellos hombres con cifras superiores a 9 mg/dl tienen un 22 por ciento de probabilidades de sufrir gota. No obstante, esta enfermedad también puede ser consecuencia de un rápido descenso de las concentraciones de ácido úrico, motivo por el que hasta un 30 por ciento de los hombres con gota posee cifras normales de esta sustancia en el momento del ataque gotoso.

La crisis gotosa se produce cuando se deposita una cantidad excesiva de ácido úrico en una sola articulación. Esta sustancia forma cristales que provocan una irritación en el recubrimiento celular de las articulaciones. Los glóbulos blancos entran en acción para tratar de ayudar, para lo cual fagocitan los cristales, pero no dan abasto. Los propios glóbulos blancos resultan dañados, por lo cual liberan sustancias químicas que provocan inflamación, tumefacción y dolor.

Los síntomas
¡Ay! La gota es dolorosa, muy dolorosa. La manifestación más habitual de la gota es un dolor agudo e importante en una articulación. En la mayoría de los casos, esta enfermedad se limita a una única articulación, que en el 50 por ciento de las ocasiones es la primera articulación del dedo gordo del pie; otros lugares frecuentes son el empeine, el talón, el tobillo y la rodilla. La gota no suele afectar a la parte superior del tronco, pero puede aparecer en los dedos de la mano, la muñeca o el codo. Con independencia del lugar donde se presente, la crisis suele tener un inicio brusco, a menudo por la noche. A las pocas horas, la articulación se enrojece, se inflama, aumenta de temperatura y duele. El dolor físico y el dolor a la palpación pueden ser tan graves que incluso el roce de una sábana o manta puede ser extremo. A pesar de que sólo queda afectada una articulación en cada crisis, la inflamación puede ser lo suficientemente intensa como para provocar fiebre, dolor muscular y otros síntomas gripales.

Sin tratamiento, la gota también puede provocar artritis de larga duración junto con inflamación crónica y lesión permanente de la articulación. Los cristales de ácido úrico pueden acumularse hasta alcanzar concentraciones notables, con lo cual se forman depósitos de gran volumen, incluso grotescos, denominados *tofos*, en las articulaciones y otros tejidos. Estos cristales también pueden depositarse en los riñones y se pueden precipitar en la orina, a raíz de lo cual se forman cálculos renales (véase el capítulo decimotercero).

El diagnóstico
Es fácil identificar la gota cuando afecta al dedo gordo del pie, ya que provoca una inflamación característica denominada podogra. A menudo, el médico puede establecer el diagnóstico por teléfono, y la mayoría de los enfermos pueden autodiagnosticarse, sobre todo en

el segundo y tercer ataque de esta enfermedad recurrente. Sin embargo, si quedan afectadas otras articulaciones, el diagnóstico puede ser más complicado. Es fácil medir la concentración sanguínea de ácido úrico; una cifra elevada respalda el diagnóstico de la gota, si bien no es un dato concluyente, puesto que muchos hombres sanos presentan valores altos y muchos pacientes afectados muestran valores normales. Entre las enfermedades que pueden parecerse a la gota figuran la artritis reumatoide, las infecciones y la pseudogota, causada por el depósito de cristales de otra sustancia química, el pirofosfato de calcio. Si surge cualquier duda en torno al diagnóstico, el médico puede extraer una pequeña cantidad de líquido de la articulación inflamada. En el caso de la gota, el líquido contiene glóbulos blancos y cristales de ácido úrico, que pueden visualizarse con un microscopio polarizador especial.

El tratamiento
La gota responde de un modo muy satisfactorio a los antiinflamatorios no esteroideos (AINE), siempre y cuando se cumplan dos normas: en primer lugar, el tratamiento con AINE debe iniciarse lo antes posible y, en segundo lugar, debe administrarse la dosis máxima recomendada. Muchos médicos recetan 50 miligramos de indometacina administrados tres o cuatro veces al día, pero también son eficaces muchos otros AINE. La excepción es el ácido acetilsalicílico, que no debe incluirse en el tratamiento de la gota porque puede alterar las concentraciones de ácido úrico. Al cabo de dos o tres días de administrar la dosis máxima de AINE, ésta puede reducirse a la mitad, y en la mayoría de los casos, el tratamiento puede detenerse después de transcurridos sólo entre cinco y siete días.

En algunos pacientes no están indicados los AINE por gastritis, úlceras pépticas o enfermedad renal avanzada. En estos casos puede ser útil la colchicina, pero se ha dejado un poco al margen porque provoca vómitos o diarrea si se administra en las dosis altas que se necesitan para tratar la gota aguda. Por suerte, en los pacientes en que están contraindicados los AINE, bastará con un breve tratamiento con prednisona o un esteroide similar. Los esteroides también pueden administrarse por vía intravenosa en los casos que no pueden recibir medicación oral, y pueden inyectarse directamente en la articulación inflamada, con lo cual proporcionan un alivio rápido.

La articulación inflamada debe tenerse en reposo, pero el paciente puede retomar su actividad diaria tan pronto como se calme el ataque de gota.

La prevención
Durante siglos, la dieta fue el pilar de la prevención, pero puesto que sólo el 10 por ciento del ácido úrico del organismo procede de los alimentos, los resultados no eran demasiado favorables. Aun así, algo es algo. Los pacientes con gota deberían seguir una dieta con pocas grasas y con una cantidad moderada de proteínas. Es aconsejable que eviten ingerir cantidades excesivas de alcohol y que reduzcan el consumo de alimentos ricos en purina (véase la lista a continuación). Adelgazar puede ayudar a los hombres con sobrepeso. Asimismo, es importante beber muchos líquidos para prevenir los cálculos renales de ácido úrico.

Alimentos ricos en purina que pueden aumentar el riesgo de desarrollar gota
Todas las carnes, sobre todo las vísceras
Las salsas para carne
El pescado, sobre todo las sardinas y las anchoas
La levadura y sus extractos
La cerveza y otras bebidas alcohólicas
Las judías, los guisantes y las lentejas
Las espinacas y los espárragos
La coliflor
Los champiñones

Modificado de B. T. Emerson, *The Management of Gout.*, N Engl J Med, 1966, pp. 334-445.

Aunque la gota es una enfermedad recurrente, los ataques pueden aparecer en un intervalo de meses o años. En los pacientes con ataques poco frecuentes no es necesario adoptar ningún tratamiento farmacológico preventivo, pero sí deberían tener un AINE a mano para automedicarse al menor signo de que va a empezar otro ataque. No obstante, si este trastorno es frecuente (o si las concentraciones muy elevadas de ácido úrico permiten prever la aparición de ataques frecuentes), el tratamiento farmacológico puede ser de utilidad. A continuación se presentan tres modos de prevenirlo:

- *Antiinflamatorios.* Tomadas a diario, las dosis bajas de AINE (25 mg de indometacina dos veces al día, por ejemplo) o la colchicina (0,6 mg una o dos veces al día) pueden prevenir los ataques agudos de gota.
- *Medicamentos que estimulan la excreción de ácido úrico.* La probenecida suele ser el fármaco de elección; la dosis habitual oscila entre 250 y 500 miligramos dos o tres veces al día. Los efectos secundarios que más se observan son la erupción cutánea y los trastornos intestinales. Dado que esta sustancia aumenta la cantidad de ácido úrico en la orina, puede predisponer al desarrollo de cálculos renales y debería evitarse en los pacientes con enfermedad renal. Puesto que hace descender las concentraciones sanguíneas de ácido úrico, puede precipitar un ataque de gota, de forma que deberían tomarse siempre antiinflamatorios durante los primeros dos o tres meses de tratamiento con probenecida. El ácido acetilsalicílico, por su parte, inhibe la actividad de la probenecida.
- *Medicamentos que inhiben la síntesis de ácido úrico.* El alopurinol es el único fármaco de este tipo y tiene gran eficacia. Constituye el tratamiento de elección en los pacientes con artritis gotosa crónica o con cálculos renales de ácido úrico. Se suele administrar en dosis de 300 miligramos diarios, que se aumenta o reduce en función del paciente. Los efectos secundarios más frecuentes son la erupción cutánea y los trastornos intestinales; también pueden aparecer reacciones alérgicas, si bien son muy excepcionales. Puesto que el alopurinol provoca un descenso rápido de las concentraciones de ácido úrico que pueden precipitar un ataque de gota, debería tomarse un antiinflamatorio durante los primeros dos o tres meses de tratamiento.

La gota es una enfermedad que ha asediado a la población masculina durante siglos. Thomas Sydenham, un magnífico médico del siglo XVI, afirmó que «la gota, a diferencia de cualquier otra enfermedad, se cobra más víctimas masculinas ricas que pobres, más víctimas inteligentes que ignorantes». Sin embargo, la modernidad ha sido testigo de importantes cambios en torno a la gota. Jamás causa la muerte y ya no se debe a una conducta errante, si es que alguna vez fue así. Además, los hombres inteligentes no deben temer a la enfermedad, sino que pueden aprender a tratar y prevenir los ataques por sí mismos, con la mínima ayuda de un médico que la conozca bien.

El aneurisma de aorta abdominal
La aorta es la mayor arteria del organismo, así como la más fuerte. Sin embargo, el tamaño y la fuerza no bastan para proteger este vaso sanguíneo crucial. De hecho, la aorta es una de las arterias más vulnerables del organismo.

Aunque la aorta puede quedar afectada en muchos trastornos, el más habitual es el aneurisma. Si bien es un término que resulta poco familiar, fue elegido de un modo muy acertado por los antiguos griegos, que designaron a este trastorno con la palabra que significaba «dilatación».

El aneurisma (o dilatación) puede desarrollarse en cualquier parte de la aorta, pero en la mayoría de las ocasiones suele ubicarse en la parte inferior de la arteria, en la zona abdominal, desde donde lleva sangre a las piernas y a la mitad inferior del tronco. El aneurisma aórtico abdominal (AAA) es frecuente, sobre todo en los ancianos, y cuatro de cada cinco casos se dan en el hombre. Aunque muchos aneurismas son inofensivos, otros se pueden romper y provocar la muerte. Así, los AAA causan en Estados Unidos entre el uno y el dos por ciento de todas las muertes en hombres mayores de sesenta y cinco años, lo cual supone casi quince mil bajas al año; esto lo convierte en la decimotercera causa de muerte en la población masculina estadounidense. Sin embargo, por suerte, los nuevos avances en el diagnóstico y tratamiento están mejorando de un modo excepcional la forma de enfrentarse a este trastorno veterano.

La aorta sana
La aorta es el principal vaso sanguíneo del organismo. Recibe toda la sangre que se bombea hacia el exterior del ventrículo izquierdo cardíaco. Al hallarse en el tórax, la primera parte de la arteria se denomina *aorta torácica*. Una vez que deja la zona cardíaca, asciende hacia

el cuello y, a continuación, desciende en dirección al abdomen. Cuando la arteria sale del tórax, pasa a llamarse *aorta abdominal*. Tras desplazarse por la parte posterior del abdomen, justo frente a la espina dorsal, a lo largo de unos dieciocho centímetros, la aorta abdominal se ramifica y forma dos arterias ilíacas de menor tamaño que llevan sangre a la pelvis y a las extremidades inferiores. En los hombres adultos sanos, el extremo superior de la aorta mide unos tres centímetros de ancho; a medida que recorre el cuerpo y distribuye sangre en la cabeza y las extremidades superiores, su anchura se reduce hasta llegar a ser de dos centímetros en el abdomen.

Como en todas las arterias, la pared de la aorta está formada por tres capas, una fina interna recubierta de células endoteliales, una media compuesta por células del músculo liso y tejido elástico, y una externa integrada por tejidos de apoyo. Sin embargo, la aorta se diferencia de otras arterias en la capa media, ya que consiste en una superposición de capas de tejido elástico que le confieren grosor y resistencia. Debe ser lo suficientemente fuerte como para resistir la gran presión que ejerce la sangre bombeada directamente del corazón. Tras absorber esta fuerza derivada del bombeo cardíaco de sangre, la aorta devuelve una pequeña parte de esta presión. Cuando el corazón se relaja para volver a llenarse de sangre entre latidos, las fibras elásticas aórticas se retraen, impulsando la sangre hacia el resto del organismo.

La aorta se dilata con cada latido y se contrae de nuevo entre latido y latido. Se trata de una tarea rutinaria ardua, por lo que puede pasar factura con el paso de los años. En muchos ancianos, el tejido elástico aórtico se endurece, lo cual resta flexibilidad a la arteria; este proceso influye en la aparición de la hipertensión sistólica y sus complicaciones (véase el capítulo decimotercero). Además, a medida que pasan los años, la propia aorta puede dilatarse y debilitarse, lo cual da lugar a un aneurisma.

¿Quién es más propenso al aneurisma de aorta abdominal?

La edad es el factor de riesgo más importante. El AAA aparece rara vez en menores de cincuenta años, pero pasa a ser cada vez más habitual una vez cumplidos los cincuenta, y afecta a entre el 4 y el 9 por ciento de los hombres de más de sesenta y cinco años. Por tanto, no nos sorprende que el AAA sea una enfermedad propia del envejecimiento, puesto que el tejido elástico de la pared arterial se desgasta con el paso de los años, y la aorta es incapaz de restituir o devolver a su estado inicial este elemento crucial. Aun así, el envejecimiento no es la única causa de este trastorno, dado que la aorta está sana en la mayoría de los ancianos.

El género es otro factor de riesgo relevante. El AAA se presenta con una frecuencia cuatro veces mayor en el género masculino, y suele aparecer diez años antes en éste. Además, la probabilidad de que sea mortal es diez veces mayor en los hombres que en las mujeres.

Los antecedentes familiares influyen en algunos casos. El efecto es mayor en los hombres de más de sesenta años que tienen un hermano afectado de AAA; hasta el 18 por ciento de este sector de población padece AAA.

Otro factor de riesgo importante es el consumo de tabaco, que triplica la probabilidad de desarrollar un AAA. Aunque los datos al respecto son dispares, la mayoría de los estudios coinciden en que también influye la presencia de hipertensión. Al parecer, desempeñan un papel las cifras anormales de colesterol, si bien intervienen en menor medida; lo mismo cabe decir de la obesidad abdominal y la inactividad física. Quizá sorprenda que la diabetes no se asocia al desarrollo del AAA.

La edad, el género masculino, el consumo de tabaco, la hipertensión y el colesterol alto son factores de riesgo, una combinación ya familiar en el caso de la aterosclerosis. Lo cierto es que muchas personas con AAA también presentan aterosclerosis en arterias de menor calibre, sobre todo en las ubicadas en el corazón y las extremidades inferiores. Esto subraya el hecho de que el AAA es una manifestación localizada de un trastorno que afecta a todo el organismo, y puesto que una gran cantidad de hombres con AAA también padece cardiopatía, también explica por qué la cirugía es tan complicada en los pacientes con AAA.

Los síntomas

La mayoría de los casos de AAA son silentes desde el punto de vista clínico, ya que no producen ningún síntoma. Sin embargo, a medida que el aneurisma aumenta de tamaño, puede causar dolor en el abdomen o en la espalda. Si aparece este tipo de síntomas, no suelen ser específicos, dado que provocan una sensación pulsátil o un dolor parecido a un retortijón en lo más profundo del abdomen o en la zona central de la espalda.

Por desgracia, se debe dar cuenta del episodio trágico que más preocupa a la población: la ruptura del AAA provoca un dolor abdominal grave, un descenso acusado de la tensión arterial y un colapso. Se trata de un efecto sumamente letal, ya que el 50 por ciento de las víctimas fallece antes de llegar siquiera al quirófano, y del resto, sólo la mitad consigue sobrevivir a la intervención quirúrgica.

Los médicos suelen referirse a los AAA como «bombas de tiempo», lo cual es comprensible, ya que a menudo son totalmente silentes hasta que se manifiestan de un modo repentino y violento. No obstante, es evidente que aun en el caso de que sean bombas de tiempo, suelen tener una mecha larga; en este momento, los médicos pueden detectarlos antes de que exploten.

La detección

El método más sencillo para que el médico detecte un AAA es palpar una inflamación pulsátil en el abdomen del paciente, a menudo situada a la izquierda del ombligo. Pero como sucede en tantas ocasiones en la vida, lo más sencillo no es siempre lo mejor; excepto en los individuos enjutos con aneurismas de tamaño relativamente grande, el examen físico médico no logra detectar la mayoría de los AAA. Puesto que en menos de un 25 por ciento de los AAA existe una cantidad suficiente de calcio en la pared arterial como para quedar reflejada en la radiografía, tampoco resulta de gran ayuda esta última técnica.

Por suerte, disponemos de un método sencillo y exento de riesgos para detectar el AAA. La ecografía permite identificar más del 95 por ciento de los AAA, y es poco probable que esta técnica pase por alto un aneurisma lo bastante grande como para provocar molestias. Puesto que las pruebas ecográficas son rápidas, sencillas y precisas, pueden repetirse para llevar un control del tamaño del aneurisma, con lo cual puede identificarse el que tenga riesgo de romperse. De hecho, la ecografía puede detectar incluso un aumento de 3 mm en el diámetro del aneurisma.

Las técnicas más recientes, como la tomografía computarizada (TC) y la resonancia magnética (RM), son también muy precisas, si bien resultan más caras y se tarda más en realizarlas que en el caso de la ecografía. En general, los médicos reservan la TC y la RM para la evaluación preoperatoria, en cuyo caso suele administrarse primero una inyección de material de contraste (angiografía con TC o RM).

Si la ecografía es tan precisa y los AAA tan preocupantes, ¿debería incluirse esta prueba en cualquier revisión física médica anual? Se trata de la pregunta del millón, pero los médicos ignoran la respuesta. En la actualidad, la mayoría de los expertos desaconsejan las pruebas de cribado por rutina, argumentando que el trastorno no es lo bastante frecuente como para justificar el ingente coste que supone realizar la prueba de forma masiva. Sin embargo, el cribado en un grupo de población es otro asunto; de hecho, la ecografía abdominal puede ser útil en los individuos con factores de riesgo para desarrollar AAA. Los hombres con antecedentes familiares de AAA que tienen más de sesenta años cumplirían los requisitos, al igual que aquéllos con hipertensión, colesterol alto, indicios clínicos de aterosclerosis o gran consumo de tabaco en el pasado. Huelga decir que debería realizarse cuanto antes una ecografía en cualquier hombre con síntomas sugestivos de AAA.

¿Qué medidas deben tomarse?
Muchos aneurismas se descubren por casualidad al realizar una prueba de imagen abdominal por otros trastornos. Algunos se detectan en la exploración física o al llevar a cabo pruebas rutinarias de cribado. ¿Qué debe hacerse a continuación?

Utilizando la analogía de la bomba de tiempo, médicos y pacientes se ponen muy nerviosos ante un AAA. Es comprensible en el caso de un hombre que quiere que se trate el aneurisma que padece antes de que se rompa, pero no es tan fácil. Lejos de ser un tratamiento rápido, el procedimiento quirúrgico es difícil y arriesgado, ya que genera una tasa de mortalidad operatoria de entre el cuatro y ocho por ciento en la mayoría de los hospitales.

Se trata de un dilema considerable, pero existe una solución; los médicos pueden identificar en este momento los AAA con mayor riesgo de romperse. El factor clave es el tamaño. A medida que el AAA aumenta de tamaño, las paredes pierden grosor y se debilitan, de igual modo que un globo pierde densidad a medida que se infla. En un estudio llevado a cabo en 1997 en Minnesota (EE. UU.) se pone de manifiesto el crucial papel del diámetro del AAA.

Tamaño	Riesgo anual de ruptura
3-3,9 cm	0
4-4,9 cm	1%
5-5,9 cm	11%
6 cm o más	25%

Los resultados de este estudio se han confirmado en otra reciente investigación británica basada en 1 090 pacientes con AAA. En ésta, se estableció que si el aneurisma mide 5,5 centímetros, los beneficios de la cirugía superan los riesgos en el paciente estándar.

Aunque estas pautas son muy útiles, no son inamovibles. Es posible que algunos pacientes con un aneurisma menor de cinco centímetros obtengan resultados quirúrgicos favorables, sobre todo si padecen pocos trastornos médicos que puedan complicar la intervención y tienen la posibilidad de ponerse en manos de un equipo de cirujanos de élite. Por otra parte, en los pacientes que sufren enfermedades graves que complican la cirugía sería mejor aplicar un tratamiento conservador incluso si presentan un aneurisma mayor de 5,5 centímetros. Y por si estas pautas no fueran lo suficientemente complicadas, es posible que las nuevas opciones terapéuticas cambien las reglas.

Aun en el caso de que los AAA pequeños no requieran una intervención quirúrgica, debemos prestarles atención. La ecografía debería repetirse cada seis o doce meses. En el aneurisma que se extiende más de 0,5 centímetros debe plantearse la utilización de cirugía reparadora, al igual que en el que empieza a causar dolor. Todos los pacientes con AAA deberían evitar exponerse al humo del tabaco y reducir las cifras elevadas de tensión arterial y colesterol.

El tratamiento del aneurisma de aorta abdominal

El aneurisma se rompe porque las paredes arteriales son finas y débiles. Para prevenir este efecto desastroso, el médico coloca una prótesis en el interior del aneurisma, con lo cual se fijan las paredes.

Para realizar la intervención quirúrgica convencional es necesario administrar anestesia general y practicar una gran incisión abdominal. El cirujano pinza la aorta justo por encima del aneurisma, con lo cual se detiene temporalmente el flujo sanguíneo; puesto que la mayoría de los AAA se hallan por debajo de las arterias renales, se mantiene la circulación renal. A continuación, el cirujano abre la aorta y coloca un tubo de dacrón en su interior. Tras fijar el injerto mediante suturas, cierra la aorta, quita la pinza y cose el abdomen.

Aunque eficaz, es una intervención quirúrgica importante. Incluso en las mejores manos, la operación convencional del AAA conlleva un riesgo notable de complicaciones, incluso de muerte, sobre todo porque el paciente que suele someterse a ella es un anciano con aterosclerosis. Pero desde hace diez años se dispone de una nueva opción terapéutica; se trata del procedimiento que se siguió en el tratamiento del AAA en el senador estadounidense Bob Dole. Al igual que la cirugía convencional, en la intervención con prótesis intravascular también se coloca un tubo de poliéster dentro del aneurisma, pero en este caso, la prótesis se abre paso por la aorta a través de un fino catéter que se inserta a través de la piel en una arteria de la pierna (o del brazo). Se realizan radiografías y se controla el desplazamiento del catéter en una pantalla de vídeo. Cuando la prótesis está bien colocada, se expande y se retira el catéter. Este proceso intravascular puede realizarse con anestesia epidural o incluso local. Pueden evitarse muchas complicaciones operatorias y si la intervención es satisfactoria, el paciente se recupera en pocos días.

La cirugía reparadora intravascular es una alternativa interesante en el AAA, pero desde el punto de vista técnico, es compleja y debe practicarla un equipo de cirujanos cualificados. La intervención puede dar lugar a complicaciones intrínsecas, como la hemorragia en el espacio comprendido entre la prótesis y la aorta, o la migración de la propia prótesis. Debe seguirse investigando a fin de poder comparar los resultados a largo plazo de este nuevo tratamiento con la cirugía convencional.

Las perspectivas

Cada año se diagnostica AAA en 200 000 estadounidenses y se practican cerca de cuarenta mil intervenciones quirúrgicas. Además, los investigadores calculan que aproximadamente 1,5 millones de norteamericanos padecen un aneurisma sin saberlo; la mayoría de ellos son de género masculino.

Los médicos han avanzado en gran medida en lo que respecta al diagnóstico del AAA y a su riesgo de ruptura. Las nuevas opciones terapéuticas son también muy prometedoras. Sin embargo, la incidencia del AAA aumenta de un modo uniforme; para enfrentarse al aneurisma, los hombres no deberían depender únicamente de la tecnología, sino que deberían adoptar medidas de prevención como dejar de fumar y reducir las cifras elevadas de tensión arterial y colesterol. De esta forma se reduce el riesgo de desarrollar un AAA y de presentar otras manifestaciones de la aterosclerosis. Como es habitual, la prevención es la mejor medicina.

La enfermedad arterial periférica

La aterosclerosis es una enfermedad sistémica que puede afectar a cualquier arteria del organismo. Aun así, la lesión es notablemente local, ya que las placas pueden dañar un pequeño segmento arterial y dejar sanos los contiguos. Por motivos que se desconocen, las placas suelen aparecer en determinadas zonas que son ya características. En las arterias coronarias, la aterosclerosis causa angina de pecho e infarto de miocardio, en el cerebro, ictus, y en las extremidades, enfermedad arterial periférica.

Las placas de enfermedad arterial periférica aparecen con más frecuencia en las extremidades inferiores que en las superiores. En las piernas, la obstrucción suele desarrollarse en lugares específicos como la aorta y las arterias ilíacas, femorales, poplíteas y tibiales (véase la figura 14.1). Los puntos con más riesgo son aquellas zonas donde las arterias se ramifican y forman vasos más pequeños. Muchos individuos con síntomas de enfermedad arterial periférica presentan varias

Otros trastornos médicos masculinos | 599

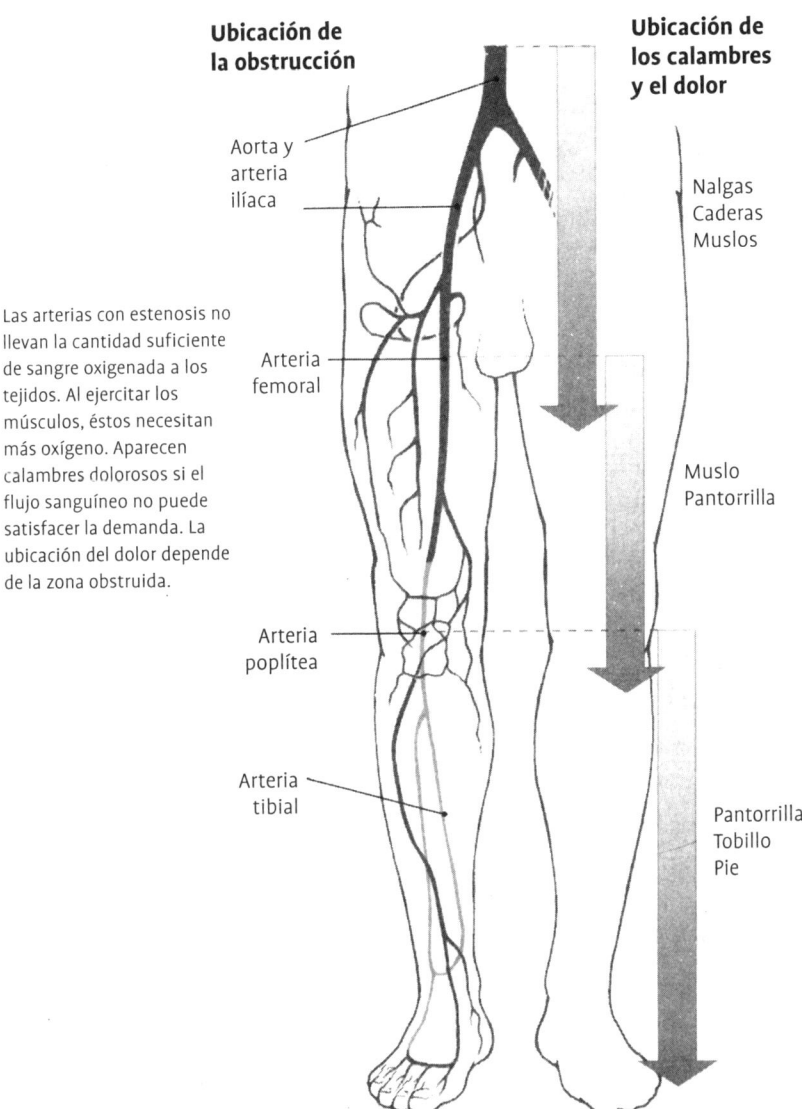

Figura 14.1. Circulación arterial de las piernas.

zonas obstruidas. Así, en cerca del treinta por ciento se observa la estenosis de la aorta o las arterias ilíacas, el ochenta por ciento presenta afectación en las arterias femorales o poplíteas, y en el cuarenta por ciento se desarrollan placas en la arteria tibial.

Aunque se presta mucho menos atención a la enfermedad arterial periférica que a la cardiopatía y el ictus, en realidad es un trastorno muy frecuente con consecuencias muy importantes. Cada año se diagnostica enfermedad arterial periférica en 300 000 estadounidenses. Si bien es excepcional en la población menor de cincuenta años, se vuelve más habitual a medida que se envejece; aproximadamente el veinticinco por ciento de los hombres mayores de setenta y cinco años la padecen, pero sólo un cuarto de ellos manifiesta síntomas. A pesar de que se presenta en ambos géneros, es mucho más frecuente en los hombres, en una relación 2:5.

En la mayoría de los casos, la enfermedad arterial periférica avanza lentamente, y se dispone de recursos terapéuticos excelentes. Sólo en el cuatro por ciento de los pacientes se produce un deterioro crítico del flujo sanguíneo que llega a las piernas en el transcurso de un año. Pero aunque la enfermedad arterial periférica suele progresar con lentitud, la tasa de mortalidad en los hombres afectados es entre dos y tres puntos superior a la de aquellos que no la padecen. Así, los pacientes con enfermedad arterial periférica lo suficientemente grave como para causar síntomas presentan un 15 por ciento de probabilidades de fallecer en el curso de cinco años y un 50 por ciento de probabilidades de morir en los diez años posteriores al diagnóstico inicial.

Si la enfermedad arterial periférica rara vez es mortal por sí misma, ¿por qué fallecen de forma prematura tantos pacientes que la padecen? Aproximadamente un cincuenta por ciento muere debido a un infarto de miocardio y un veinticinco por ciento por un ictus. Esto se debe a que la aterosclerosis es realmente una enfermedad sistémica que afecta a las arterias cardíacas y cerebrales cruciales, así como a las arterias de menor envergadura en las piernas. Lo importante es que en los pacientes con enfermedad arterial periférica deben tratarse todas las manifestaciones ateroscleróticas, no sólo las zonas obstruidas de las extremidades inferiores.

Los factores de riesgo

La enfermedad arterial periférica está causada por los mismos factores que dan lugar a la aterosclerosis en otras partes de la circulación. En lo que respecta a las piernas, la diabetes y el tabaquismo son los dos factores que más influyen, ya que triplican y duplican respectivamente el riesgo; es probable que ambos agraven la enfermedad y provoquen una evolución más rápida. A corta distancia les siguen la hipertensión y las cifras anormales de colesterol; recientemente, el Estudio de la Salud de los Médicos comunicó que un coeficiente alto entre el colesterol total y el HDL era un factor de predicción especialmente importante del riesgo de desarrollar la enfermedad. Aunque se han estudiado en menor profundidad, existen otros factores de riesgo cardiovasculares, como las concentraciones elevadas de homocisteína y la inactividad física (véase el capítulo decimotercero), que también desempeñan una función importante. Además, dicho estudio demostró que los valores elevados de proteína C reactiva son factores de predicción de un alto riesgo de desarrollar enfermedad arterial periférica en el futuro; se trata de otra indicación del relevante papel de la inflamación en la enfermedad vascular. A pesar de que se ha prestado menos atención a la obesidad y los factores psicológicos, también pueden influir en la aparición de la enfermedad arterial periférica, al igual que intervienen en la aterosclerosis en otras arterias.

Los síntomas
Los síntomas de la enfermedad arterial periférica aparecen en tres fases: claudicación intermitente, dolor en reposo e isquemia crítica de las extremidades.

La claudicación intermitente es el síntoma que se presenta en una primera fase, además de ser el más habitual. El término claudicación procede de una palabra latina que significa «cojera»; por ese motivo, al emperador romano que nació lisiado se le bautizó con el nombre de Claudio. Sin embargo, hoy en día, la palabra se refiere al dolor, normalmente una molestia parecida a un calambre, aunque a veces se siente como fatiga, lasitud, entumecimiento u hormigueo. Puesto que los músculos en movimiento necesitan oxígeno, la claudicación se inicia durante el ejercicio, en concreto al caminar, y desaparece a los pocos minutos de descanso. El carácter intermitente del síntoma queda reflejado en su nombre. Los pacientes con una obstrucción leve pueden recorrer andando distancias considerables antes de que se deje sentir la claudicación, pero aquéllos con una estenosis arterial grave pueden presentar una insuficiencia al cabo de pocos metros. Las molestias aparecen en el lugar donde se produce la obstrucción.

Ubicación de la obstrucción	Ubicación del dolor
Arteria tibial	Pie
Arteria femoral o poplítea	Pantorrilla
Aorta o arteria ilíaca	Muslo, cadera o nalga

Puesto que la arteria ilíaca es el origen de las arterias que llevan la sangre al pene, los hombres con aterosclerosis aortoilíaca también tienen un riesgo elevado de padecer impotencia (véase el capítulo décimo).

Aunque la enfermedad arterial periférica es la causa más habitual de dolor en las extremidades inferiores provocado por el ejercicio físico, existen otros trastornos que pueden generar síntomas semejantes. La estenosis raquídea es lo más parecido, tanto que, de hecho, el dolor recibe el nombre de pseudoclaudicación. La estenosis raquídea aparece como consecuencia de un estrechamiento del conducto vertebral lumbar que ejerce presión en los nervios que irradian a las piernas, normalmente por una artritis degenerativa. Su frecuencia es mayor en los mismos grupos de edad avanzada en que el riesgo de padecer enfermedad arterial periférica es más alto. Al igual que la claudicación real, la pseudoclaudicación se produce con el ejercicio físico y se alivia al estar en reposo, pero este alivio suele llegar de forma más lenta. Ambos síntomas se desencadenan al andar, pero a los pacientes con enfermedad arterial periférica también les duelen las piernas al ir en bicicleta, lo cual no ocurre en los que sufren estenosis raquídea. Esto se debe a que se tiene tendencia a encorvarse hacia delante al pedalear, y la flexión ensancha el canal raquídeo, con lo cual reduce la presión ejercida en los nervios. Pero incluso si los síntomas de la enfermedad arterial periférica y la estenosis raquídea se solapan, los médicos pueden distinguirlas fácilmente midiendo el pulso de la pierna (desciende en la enfermedad arterial) y los reflejos (se reducen tras caminar en la estenosis raquídea).

El dolor en reposo aparece cuando la obstrucción es tan grave que los músculos de las piernas no obtienen el oxígeno necesario cuando descansan. Lo más habitual es experimentar dolor en el pie. Al principio, es peor por la noche, puesto que elevar la pierna reduce el flujo sanguíneo, mientras que la gravedad mejora el flujo al sentarnos o al estar levantados. A medida que la enfermedad avanza, el dolor pasa a ser grave y persistente. Sin oxígeno ni nutrientes, la piel se vuelve fría, fina, pálida y brillante, y después aparecen úlceras que son difíciles de curar y que pueden infectarse.

La isquemia crítica de las extremidades es tan mala como suena. La isquemia es la lesión en los tejidos provocada por la falta de sangre y oxígeno. Si es grave o prolongada, suele dar lugar a necrosis, o muerte celular. En el caso de la enfermedad arterial periférica, la isquemia crítica puede desarrollarse cuando una placa obstruye totalmente una arteria, cuando se forma un coágulo que bloquea la arteria en una placa, o cuando un coágulo se desprende del corazón o de una arteria de gran calibre y se desplaza corriente abajo para alojarse en una arteria estrecha, donde impide el flujo sanguíneo.

En la mayoría de los casos, el diagnóstico de la enfermedad arterial periférica es bastante directo; el médico sospechará de la existencia de la enfermedad al escuchar los síntomas de un paciente y la confirmará midiendo el pulso en las extremidades inferiores. En gran parte, las arterias de las piernas están recubiertas de músculo y se hallan a demasiada profundidad como para acceder hasta ellas, pero pueden estudiarse en tres lugares (véase la figura 14.1), en el tobillo (arteria dorsal del pie y posterior tibial), en la parte posterior de la rodilla (arteria poplítea) y en la ingle (arteria femoral). En algunos casos, el médico también se servirá de un estetoscopio para auscultar el flujo sanguíneo a través de la arteria femoral; si la arteria se estrecha, puede producir un sonido soplante y agudo denominado soplo.

Es importante que el médico examine ambas piernas, lo que le permite comparar la circulación en ambas. Asimismo, es fundamental buscar signos extraños en la piel. Puesto que al deteriorarse el flujo renal se priva a la piel de los nutrientes, ésta suele ser fina y estar pálida, fría y brillante; además, tal vez se reduzca el crecimiento capilar. Algunas maniobras simples pueden ser también reveladoras: elevar la pierna afectada la vuelve pálida, mientras que al llevarla al suelo cuando se baja de la camilla de exploración se torna de un tono azuladorojizo fuerte. Finalmente, pueden aparecer infecciones o úlceras cutáneas dolorosas y difíciles de curar, sobre todo en los casos avanzados.

Detectar la enfermedad arterial periférica es una cosa, pero determinar su extensión es otra muy diferente. Por fortuna, una prueba sencilla, el índice maleolobraquial (IMB), puede establecer con acierto la gravedad, además de permitir calcular el riesgo de padecer una enfermedad coronaria, incluso si no existe dolor torácico o anomalías en el electrocardiograma (ECG).

Para entender la dinámica del IMB, pise una manguera; la obstrucción que provoca el pie reduce la presión del agua en la boquilla. Por analogía, la obstrucción en la arteria de la pierna hará disminuir la tensión arterial en el tobillo (maléolo).

Para medir el IMB, el médico le toma primero la tensión de forma convencional en ambos brazos, en las arterias braquiales. Con respecto al IMB, la cifra más alta de tensión arterial sistólica es la que cuenta; si la tensión varía en ambos brazos, se considera la cifra más alta. A continuación, después de colocar un manguito grande para medir la tensión arterial alrededor del muslo o la pantorrilla, el médico mide la tensión en el tobillo, en la arteria tibial posterior o bien en la arteria dorsal del pie. En vez de utilizar un estetoscopio, se sirve de una sonda Doppler para detectar la tensión arterial sistólica en el tobillo.

En una persona sana, la tensión arterial maleolar es ligeramente superior a la tensión arterial braquial, pero en la enfermedad arterial periférica se reduce la tensión maleolar sin que quede afectada la braquial. Para calcular el índice, el médico divide la tensión arterial maleolar entre la braquial; la interpretación de los resultados se basa en la siguiente guía:

IMB	Gravedad del bloqueo
0,9 o superior	Ninguna o mínima
0,7-0,89	Leve
0,5-0,69	Moderada
Inferior a 0,5	Grave
Inferior a 0,15	Riesgo de amputación

El médico también puede utilizar el IMB para calcular el riesgo de padecer enfermedad coronaria e ictus. Quienes presentan un IMB inferior a 0,9 tienen el doble de probabilidades de sufrir un infarto de miocardio, así como un riesgo cuatro veces mayor de ictus que quienes tienen un IMB normal. La enfermedad arterial periférica es una cuestión seria, ya que a menudo constituye un reflejo de la aterosclerosis presente en el corazón y el cerebro.

En la mayoría de los casos, cuando el médico sospecha de la existencia de una enfermedad arterial periférica, solicitará la realización de una ecografía para confirmar el diagnóstico. La ecografía puede servir también para controlar la evolución de la enfermedad, pero deben usarse pruebas más sofisticadas en los pacientes candidatos a cirugía cruenta.

La ecografía Doppler. Se trata de una prueba directa, no cruenta, que combina la ecografía y la técnica Doppler. Permite identificar el lugar de la obstrucción, medir el grosor de la pared arterial y determinar la gravedad de la estenosis de la arteria. En general, es probable que una estenosis de más del cincuenta por ciento produzca síntomas.

La angiografía. Estándar de oro del diagnóstico, la angiografía consiste en la visualización radiográfica de los vasos sanguíneos después de la inyección de material de contraste; de este modo, se puede determinar la ubicación y la gravedad de la obstrucción arterial. Se trata de una prueba muy precisa, pero comporta riesgos, como la hemorragia en el lugar de la punción, así como reacciones alérgicas o lesión renal a causa del contraste. En consecuencia, la angiografía se utiliza sólo como preludio del tratamiento de revascularización.

La angiografía con resonancia magnética (ARM). Se trata de un nuevo enfoque que puede reemplazar en breve a la angiografía. En la ARM se utiliza gadolinio en vez de material de contraste y no requiere ningún tipo de punción arterial; en consecuencia, es más inocua que la angiografía convencional. Al utilizar la resonancia magnética en vez de la radiografía, la ARM puede generar imágenes precisas y detalladas de la obstrucción. En algunos centros, esta técnica ya ha reemplazado a la angiografía convencional en el proceso de evaluación preoperatoria.

Las pruebas más novedosas. Las nuevas técnicas como la ecografía intravascular y la angioscopia están aún en fase experimental. En ambas, el médico debe realizar una punción arterial a fin de introducir en la arteria una sonda de ultrasonidos o un tubo de fibra óptica, lo cual le permite visualizar la arteria obstruida desde el interior. Una nueva prueba no cruenta es la angiografía con tomografía computarizada helicoidal; aunque semejante a la ARM, visualiza las arterias mediante rayos X en vez de mediante resonancia magnética.

El tratamiento: reducción de los factores de riesgo
Puesto que la enfermedad arterial periférica es un tipo de aterosclerosis, todos los que la padecen deberían procurar reducir los factores de riesgo ateroscleróticos y, por supuesto, deben evitar la exposición al tabaco en cualquiera de sus formas. Si se presentan cifras anormales de colesterol, deben tratarse con dieta, ejercicio físico y control de peso. Además, pueden resultar de gran utilidad medicamentos como las estatinas; por ejemplo, en el Scandinavian Simvastatin Survival Study (Estudio Escandinavo de la Supervivencia con Simvastatina), el tratamiento con simvastatina hizo disminuir un 38 por ciento el riesgo de aparición o empeoramiento de la claudicación intermitente. Si bien es posible que el control del azúcar en la sangre no mejore la enfermedad arterial periférica, sigue siendo importante para que los diabéticos alcancen concentraciones sanguíneas óptimas de azúcar. Asimismo, aunque tal vez el control de la tensión arterial no reduzca las placas en las arterias de las piernas, es importante hacer descender el riesgo de infarto de miocardio e ictus. Sin embargo, puesto que un descenso brusco o excesivo de la tensión puede reducir el flujo sanguíneo en una arteria parcialmente obstruida, la hipertensión debe tratarse con cuidado en los pacientes con enfermedad arterial periférica.

¿Con una copa al día se puede prevenir la enfermedad arterial periférica? Es posible, según el Estudio de la Salud de los Médicos, que demostró que el consumo moderado de alcohol reduce el riesgo de enfermedad arterial periférica. Tras considerar otros factores de riesgo, los hombres que tomaban al menos una copa a la semana tenían un 26 por ciento menos de probabilidades de desarrollar enfermedad arterial periférica que quienes bebían menos. Puesto que el consumo moderado de alcohol también hace disminuir el riesgo de padecer enfermedad coronaria y, posiblemente, ictus, los resultados son lógicos. Pero dado que la ingesta excesiva de alcohol constituye un enorme riesgo para la salud, quienes optan por beber deben hacerlo con cuidado y con moderación, limitándose a una o dos copas al día por término medio (véase el capítulo séptimo).

El tratamiento: ejercicio físico
Aunque puede parecer paradójico, el tratamiento más importante para la claudicación intermitente es lo mismo que desencadena el dolor en las piernas, el ejercicio físico. Las pautas terapéuticas más satisfactorias se inician con un programa de ejercicios supervisado, que suele consistir en sesiones de entre treinta y sesenta minutos tres veces por semana. A pesar de que la marcha es el pilar del tratamiento, en muchos programas se combinan la bicicleta, el subir por escaleras y los ejercicios de resistencia. En la mayoría de los casos, los hombres que sólo logran caminar entre cincuenta y cien metros antes de desarrollar dolor pueden recorrer el doble o el triple al finalizar las doce semanas de entrenamiento, y si siguen practicando ejercicio por su cuenta, cabe esperar que su capacidad mejore aún más durante el año siguiente.

A pesar de que existen datos que indican que el ejercicio físico puede ayudar a estabilizar o incluso a reducir la obstrucción en la arteria coronaria si se combina con una dieta estricta, la actividad física no parece reducir el tamaño de las placas en las arterias periféricas. El beneficio del programa de ejercicio físico se basa en su efecto muscular. Con el entrenamiento, en los músculos aparecen nuevos capilares, diminutos vasos sanguíneos que distribuyen oxígeno, así como nuevas enzimas, proteínas que les permiten utilizar el oxígeno de un modo más eficiente. Dado que los músculos ejercitados emplean mejor el oxígeno, pueden permitir que el paciente llegue más lejos incluso si el aporte sanguíneo se ve limitado por una enfermedad arterial periférica.

El tratamiento: medicación
En general, se ha puesto de manifiesto la relativa poca eficacia de los medicamentos para tratar los síntomas de la enfermedad arterial periférica. De hecho, el fármaco más sencillo, si bien el más útil, no alivia los síntomas. Aun así, el tratamiento con dosis bajas de ácido acetilsalicílico (81-325 mg/día) es importante para reducir el riesgo de padecer un infarto de miocardio o ictus en los pacientes con aterosclerosis (véase el capítulo sexto); en el Estudio de la Salud de los Médicos se demostró que con las dosis bajas de ácido acetilsalicílico se lograba un descenso del 50 por ciento de la probabilidad de requerir cirugía para tratar la enfermedad arterial periférica. La pentoxifilina es un fármaco único que aumenta la flexibilidad de los glóbulos rojos. En teoría, debería facilitar el paso de la sangre a través de la arteria obstruida, pero en la práctica, retrasa el inicio de la claudicación, permitiendo que los pacientes caminen un trecho más antes de que se sientan cansados; sin embargo, la mejoría es poco importante. En los estudios con cilostazol se han obtenido resultados un tanto mejores, pero al ser un medicamento nuevo no se ha demostrado su seguridad y eficacia a largo plazo; está contraindicado si se padece cualquier grado de insuficiencia cardíaca congestiva. El verapamilo es un calcioantagonista muy utilizado en la hipertensión; en un reciente ensayo europeo, mejoró la distancia recorrida andando en 44 pacientes con claudicación intermitente. De los tratamientos alternativos, el ajo y el gingko biloba han resultado ser de utilidad, pero apenas se dispone de datos y la mejoría conseguida es poco importante.

El tratamiento: revascularización
Aunque los médicos han avanzado poco en el tratamiento farmacológico de la enfermedad arterial periférica, puede controlarse mediante el ejercicio físico y la reducción de los factores de riesgo en más del sesenta por ciento de los pacientes. En lo que respecta a la revascularización, los médicos han progresado en gran medida en el desarrollo de métodos para abrir las arterias obstruidas con balones y en la cirugía de revascularización coronaria o anastomosis *(bypass)*. Se tra-

ta de una historia que resulta familiar, puesto que en los pacientes con enfermedad coronaria es beneficioso este tipo de tratamientos.

Antes de practicar una angioplastia, el médico realiza un arteriograma para definir el lugar y el grado de obstrucción. A continuación, introduce un catéter por la arteria hasta alcanzar la zona bloqueada. Finalmente, infla un diminuto balón que comprime la placa y abre la arteria. El éxito de esta técnica varía; logra mejorar hasta el 90 por ciento de los casos de obstrucción de la arteria ilíaca, pero en las arterias femoral y poplítea, la tasa de éxito sólo es del 65 por ciento. En cualquier caso, cerca de un tercio de los bloqueos vuelven a aparecer en el transcurso de cinco años. Para prevenir la reestenosis, los médicos colocan en la arteria diminutos dilatadores intravasculares *(stents)* metálicos y flexibles después de practicar la angioplastia. Es muy útil colocar estas prótesis intravasculares después de la angioplastia coronaria, pero debe seguir investigándose para confirmarse si son tan eficaces en la enfermedad arterial periférica. Los medicamentos antitrombóticos reducen, al parecer, el riesgo de obstrucción recurrente tras la colocación de la prótesis intravascular.

Si las técnicas menos cruentas no son eficaces, los cirujanos pueden utilizar la anastomosis o revascularización *(bypass)* para circunvalar la obstrucción; en general, si el bloqueo es prolongado o complejo, debe practicarse cirugía. En las arterias de gran calibre como las ilíacas se utiliza material sintético como el dacrón, pero en las arterias femorales y poplíteas de menor calibre, situadas en el muslo y la rodilla, es preferible usar injertos venosos. La cirugía de revascularización coronaria *(bypass)* conlleva una serie de riesgos, por lo que no debería utilizarse a la ligera. Aun así, puede beneficiar en gran medida a los pacientes con un dolor considerable y puede convertirse en el único modo de prevenir la amputación en caso de enfermedad arterial grave.

El tratamiento de los coágulos
Los coágulos sanguíneos pueden obstruir las arterias, al formarse en las placas de colesterol o en los injertos quirúrgicos (trombosis), o al desprenderse del corazón o de una arteria de gran calibre y desplazarse corriente abajo hasta alojarse en una arteria más pequeña (embo-

lización). El ácido acetilsalicílico y otros anticoagulantes pueden ayudar a prevenir estos fenómenos. No obstante, si los coágulos obstruyen las arterias, pueden causar un daño inmediato y grave. Los trombolíticos (fármacos que desintegran los trombos) han cobrado gran importancia en el tratamiento del infarto de miocardio y parecen ser de utilidad en algunos tipos de ictus. Si bien la utilidad de los trombolíticos también se hace patente en los pacientes con arterias obstruidas en las piernas, la cirugía vascular es una alternativa excelente y es más eficaz en algunos casos. No obstante, con independencia del tratamiento elegido, éste debe aplicarse con urgencia para restablecer el flujo sanguíneo tras una obstrucción aguda en una arteria periférica.

Nuevos horizontes, viejos remedios
Los investigadores intentan hallar nuevos tratamientos para la enfermedad arterial periférica; la terapia génica es un interesante ejemplo. Aunque los problemas son considerables, seguro que se llevan a cabo progresos. Aun así, la prevención siempre será el mejor tratamiento, además de ser muy eficaz en el caso de la enfermedad arterial periférica y de otras formas de aterosclerosis. No pierda detalle de los nuevos progresos y continúe fiel a los principios básicos: no fume, siga una dieta equilibrada y con pocas grasas, controle su peso y practique mucho ejercicio físico.

Si padece enfermedad arterial periférica, puede evitar que el daño sea mayor siguiendo estos principios sencillos aunque muy importantes:

- Evite las temperaturas extremas. No se ponga una almohadilla térmica en el pie. No sumerja los pies en agua caliente. Si hace frío, póngase calcetines para dormir.
- Sea muy estricto con la higiene de los pies; lávelos en agua tibia como mínimo una vez al día y póngase lanolina después. Examínelos cada día.
- Proteja los pies en todo momento. Coloque lana de cordero entre los dedos que se pisotean. Lleve calcetines de algodón, que no retienen la humedad, y cámbiese de calcetines cuando note que los pies

están ligeramente mojados. Lleve un calzado adecuado, de su número, que no sea de materiales sintéticos que no dejan «respirar» el pie. Lleve zapatillas de estar por casa por la noche y utilice una lamparilla de noche para evitar tropezar o golpearse las espinillas.
- Si le duelen los pies por la noche, eleve la cabecera de la cama entre 15 y 25 centímetros.
- Evite la exposición al humo del tabaco en cualquiera de sus formas (véase el capítulo octavo).
- Ande hasta que sienta molestias; después, descanse y vuelva a caminar. Procure recorrer hasta tres kilómetros al día (véase el capítulo quinto).
- Siga una dieta equilibrada y adelgace si padece obesidad (véase el capítulo cuarto).
- Consulte con el médico el modo de controlar el colesterol, el azúcar en sangre y la tensión arterial (véase el capítulo tercero).
- Avise al médico si nota cualquier cambio repentino en los síntomas, como un aumento del dolor, el entumecimiento o el hormigueo, debilidad, úlceras cutáneas, o anomalía en el color o la temperatura cutáneas.

Trastornos de la respiración durante el sueño: el ronquido y la apnea del sueño

El sueño es tranquilizador y aporta bienestar; cuerpo y mente se relajan y reúnen fuerzas para afrontar un nuevo día. Al igual que tantas funciones corporales, la respiración cambia durante el período de sueño normal. Sin embargo, en ocasiones, la respiración se vuelve anormal por la noche, lo cual tiene consecuencias que van desde el ruido de los ronquidos hasta el riesgo que supone para la salud la apnea del sueño. Los hombres son especialmente vulnerables a estos trastornos, pero no suelen ser conscientes del problema porque, tal como afirmó Mark Twain, «no hay forma de descubrir por qué alguien que ronca no puede escucharse roncar».

La respiración durante el sueño

Espirar es como abrir un fuelle: la caja torácica se expande y el diafragma, el músculo de gran tamaño situado entre el tórax y el abdomen, se contrae. En consecuencia, se genera una presión negativa que insufla aire en los pulmones. Para que el aire llegue a los pulmones, debe pasar primero por la nariz o la boca, y después, por la parte posterior de la faringe. Las vías respiratorias superiores son estrechas, y los tejidos en la parte posterior de la garganta son blandos y flexibles. La presión negativa ejercida por la respiración suele juntar estos tejidos. Si se quedaran bloqueados hacia dentro, obstruirían las vías respiratorias, al obstaculizar el paso del aire. Para evitarlo, existe un grupo muscular especial en el cuello en constante actividad; estos músculos dilatadores separan los tejidos, lo cual permite que se mantengan abiertas las vías respiratorias.

Todos los músculos se relajan con el sueño. Puesto que los músculos dilatadores tienen una actividad menor, las vías respiratorias superiores se estrechan cuando estamos dormidos. En la mayoría de los individuos, siguen siendo lo suficientemente anchas como para permitir que fluya el aire con normalidad. Pero en muchos hombres, el sueño provoca un estrechamiento excesivo de las vías respiratorias superiores. Esto causa trastornos respiratorios nocturnos, que pueden ser de leves a muy graves.

El ronquido

Cuando el aire fluye con normalidad, lo hace de un modo silencioso; sin embargo, cuando fluye de forma turbulenta, emite un ruido perceptible. En la mayoría de los casos, el hecho de roncar se debe a dos problemas: en primer lugar, la presión inspiratoria excesiva y, en segundo lugar, el estrechamiento excesivo de las vías respiratorias superiores. En consecuencia, el paso del aire es rápido y turbulento. Los tejidos ubicados en la parte posterior de la garganta vibran y se agitan, lo cual da lugar al característico sonido del ronquido. Contrario a lo que se creía antaño, el ronquido se produce tanto durante la inspiración como durante la espiración, y puede aparecer tanto al respirar por la boca como por la nariz.

La apnea del sueño

El término *apnea* procede de una palabra griega que significa «ausencia de respiración». La apnea del sueño hace honor a su nombre, pues la respiración se detiene durante el sueño. La pausa es siempre momentánea, ya que sólo dura entre unos pocos segundos y un minuto o algo más. La apnea puede presentarse a intervalos esporádicos o frecuentes, desde una o dos veces por noche hasta más de quinientas veces en una misma noche. Además de detenerse completamente, la respiración puede volverse más lenta y superficial, sin llegar a cesar, un trastorno denominado *hipopnea*. Para determinar la gravedad del trastorno respiratorio nocturno se cuenta el número de brotes apneicos e hipopneicos que duran más de diez segundos; una puntuación superior a cinco por hora se considera significativa, mientras que la mayor de quince es grave.

Principalmente, existen dos tipos de apnea del sueño. El menos habitual es la apnea central del sueño. En este caso, el fallo es del sistema nervioso central, que transmite a los pulmones un menor número de impulsos de los necesarios para iniciar la respiración. Este trastorno puede ser grave, ya que a menudo da lugar a una insuficiencia cardíaca congestiva. En los pacientes con apnea central del sueño e insuficiencia cardíaca congestiva es beneficioso instaurar un tratamiento con oxígeno en flujo bajo administrado por la noche. Las investigaciones más recientes indican que la teofilina, administrada por vía oral, también puede ser eficaz.

Si la respiración se detiene durante el sueño, la causa suele ser una apnea obstructiva del sueño. En este caso, el cerebro emite señales con normalidad, pero los pulmones no pueden reaccionar porque los tejidos de las vías respiratorias superiores se han estrechado hasta el punto del colapso, con lo cual obstruyen el paso del aire. En este aspecto, la apnea obstructiva del sueño tiene mucho más en común con el hecho de roncar. En esencia, prácticamente todos los individuos que padecen apnea del sueño, roncan. Sin embargo, por suerte, no todos los que roncan desarrollan apnea del sueño.

¿Quién es más propenso a padecer trastornos respiratorios nocturnos?
Aproximadamente la mitad de la población masculina ronca, y el 25 por ciento lo hace con frecuencia. Se creía que la apnea del sueño era menos frecuente, puesto que afectaba a aproximadamente el cuatro

por ciento de los hombres, hasta que en un estudio de 1993 se detectó en el 24 por ciento de los hombres sanos de mediana edad. El mismo tipo de persona suele presentar riesgo tanto de roncar como de desarrollar apnea obstructiva del sueño. En un 85 por ciento de las ocasiones, esa persona es de género masculino, pero los motivos que explican esta acusada preponderancia masculina son oscuros. La importancia de la obesidad no es ni mucho menos oscura. Los tejidos de las vías respiratorias superiores se engrosan y también se ven sometidos a una presión adicional en el cuello de la persona obesa. Por supuesto, no en todos los hombres con sobrepeso aparece una obstrucción respiratoria. La obesidad en la mitad superior del tronco y tener el cuello largo (sobre todo de 17 centímetros o más) son factores de riesgo específicos. Asimismo, se han implicado otras anomalías de las vías respiratorias superiores, como los pólipos nasales, el aumento de tamaño de las amígdalas o adenoides, un paladar blando, una úvula de gran tamaño (pequeña masa carnosa en forma de «U» que cuelga del paladar blando) y una mandíbula corta.

La obstrucción de la respiración durante el sueño puede aparecer a cualquier edad, pero es más frecuente en los hombres de edades comprendidas entre los treinta y sesenta años. El consumo de tabaco aumenta la probabilidad de que se desarrolle, tal vez porque irrita los tejidos de la faringe, lo cual provoca su inflamación. Las alergias pueden ejercer un efecto similar. El alcohol y los sedantes también pueden aumentar la obstrucción porque relajan los músculos dilatadores que deben contraerse con fuerza para mantener abiertas las vías respiratorias. Con mucha menos frecuencia, las responsables son enfermedades endocrinas como el hipotiroidismo o la acromegalia.

¿Cuáles son las consecuencias?

Aunque los ronquidos y la apnea del sueño aparecen en el mismo contexto, la diferencia entre ambos trastornos es abismal. Roncar es un trastorno benigno que afecta a los cónyuges y compañeros de cuarto, pero no al propio roncador. Sin embargo, aunque la apnea del sueño también puede ser leve, a veces da lugar a complicaciones que pueden poner en peligro la vida.

La apnea del sueño impide que el sueño desempeñe su función de relajación y descanso. Al cesar la respiración, descienden las concentraciones sanguíneas de oxígeno y aumentan las de dióxido de carbono. Tarde o temprano, esta anomalía provoca una excitación, con lo cual se activa el sistema nervioso, que estaba en reposo. Aunque la persona no se despierta y no es consciente de esta excitación, puede identificarse porque se produce un ronquido o gruñido repentino que indica que ha vuelto la respiración. Con esta excitación se previene la asfixia, pero también se fragmenta el sueño, evitando que llegue a las fases más profundas necesarias para restablecer la función mental. El resultado es el insomnio, que causa adormecimiento diurno, dolor de cabeza, disminución de la agudeza mental y de la concentración, e irritabilidad.

El sueño sirve para relajar la mente, así como para que descansen el corazón y la circulación. La excitación altera la circulación. Se activa el sistema nervioso autónomo, que libera adrenalina. La frecuencia cardíaca y la tensión arterial, cuyas cifras suelen ser bajas durante el sueño, se elevan de un modo brusco. En los hombres con enfermedad cardíaca, la apnea del sueño y la excitación pueden dar lugar a una angina de pecho, un infarto de miocardio o arritmias. En los hombres sanos, la apnea nocturna repetida sobrecarga la circulación, con lo que finalmente se cuadruplica el riesgo de sufrir un infarto y se triplica el de ictus. La apnea del sueño sólo aparece por la noche, pero puede afectar la salud durante todo el día.

El diagnóstico
Mark Twain acertó: más del ochenta por ciento de los hombres que roncan y padecen apnea del sueño ignora que respiran mal durante el sueño. Para confirmar si presenta alguno de estos trastornos, pregúnteselo a quien duerme a su lado. Si ronca mucho, probablemente no sea necesario preguntar, puesto que muchas noches ya se habrá llevado algún que otro codazo en las costillas. En cuanto a la apnea del sueño, pregunte si la respiración se vuelve más lenta o se detiene, se retoma después con un ronquido o gruñido brusco, y de nuevo se vuelve más lenta o cesa. También puede indicar la existencia de apnea un sueño inquieto, agitado y con sacudidas. Si duerme solo, puede gra-

barse la respiración o simplemente comprobar si presenta signos característicos de un sueño inquieto, como por ejemplo que las sábanas y las mantas aparecen excesivamente arrugadas o desperdigadas.

A pesar de que roncar puede suponer un gran problema de pareja, no es un trastorno médico importante. Sin embargo, la apnea del sueño es grave y debería detectarse y tratarse antes de que provoque hipertensión y sus complicaciones. Si no ronca, no debe preocuparse por la apnea del sueño. Pero roncar, incluso si los ronquidos son muy fuertes, no predice la aparición de la apnea. Incluso si no puede oírse a sí mismo, puede buscar otras pistas.

El principal síntoma es la somnolencia diurna. Los hombres con apnea del sueño duermen de forma fragmentada. En vez de sentirse como nuevos por la mañana, se sienten cansados y a menudo sufren dolores de cabeza, así como fatiga. El adormecimiento persiste durante todo el día. Con bastante frecuencia se reduce la concentración, empeora el rendimiento laboral, y aparecen irritabilidad y trastornos del estado de ánimo; además, quienes padecen apnea del sueño suelen dormirse durante el día. Una cosa es hacer la siesta, pero dormirse al volante es otra muy distinta. De hecho, los accidentes con vehículos de motor se hallan entre las consecuencias más graves de la apnea del sueño.

La somnolencia diurna es la pista más importante para identificar la apnea del sueño, pero hay otras más. Además de roncar y experimentar agitación, por la noche pueden aparecer trastornos como el sonambulismo y la micción nocturna frecuente, o incluso la falta de control urinario (véase el capítulo decimotercero). Además del adormecimiento y del dolor de cabeza matutino, por el día pueden producirse cambios de personalidad, desorientación episódica o alucinaciones, deterioro intelectual y disfunción sexual. Entre las secuelas médicas figuran la hipertensión y el aumento del riesgo de padecer enfermedad cardíaca e ictus.

Dada la dificultad del tratamiento de la apnea del sueño, el diagnóstico debería confirmarse siempre mediante una polisomnografía, una prueba exhaustiva en la que se solicita al paciente que pase la noche en una unidad del sueño especialmente equipada. Durante el sueño se controlan muchas funciones fisiológicas, como el paso del aire a través de la nariz para detectar una posible apnea, la tensión arterial y la función cardíaca a través de un electrocardiograma, que permite detectar la hipertensión y las anomalías cardíacas, la concentración sanguínea de oxígeno, a fin de comprobar si existe un aporte de aire insuficiente, y las ondas cerebrales y los movimientos oculares, para determinar si existe excitación y fragmentación del sueño. Por si esto no fuera poco, en algunas unidades también se controlan la actividad de los músculos que intervienen en la respiración y los movimientos de las extremidades durante el sueño.

La polisomnografía es compleja y cara, además de requerir gran cantidad de tiempo. Se dispone de aparatos de monitorización ambulatoria más sencillos, si bien son menos fiables. Los hombres deberían realizarse una polisomnografía antes de optar por someterse a complicados tratamientos médicos o quirúrgicos, pero pueden, y deben, procurar llevar a cabo cambios en el modo de vida incluso antes de realizarse pruebas sofisticadas.

El tratamiento
Puesto que roncar no da lugar a complicaciones desde el punto de vista médico, debería tratarse únicamente en beneficio del compañero de cama. Pero como la apnea del sueño puede ser grave, debería tratarse para protegerse usted mismo. El primer paso es diagnosticar y tratar cualquier trastorno subyacente, que abarca desde problemas sencillos como las alergias y los pólipos nasales hasta las enfermedades endocrinas. Pero la mayoría de los hombres que roncan o padecen apnea del sueño no presentan estos factores desencadenantes, por lo que el tratamiento debe dirigirse a los trastornos respiratorios. Ambos trastornos pueden responder a los cambios en el modo de vida, a los aparatos de respiración asistida, a los dispositivos bucales o a la cirugía, pero pocos hombres irán más allá de las modificaciones en el estilo de vida si los ronquidos son el único problema.

Modificación del estilo de vida. Habría que dejar de fumar. Los hombres que toman sedantes o tranquilizantes deberían dejar de tomarlos, sobre todo a última hora del día; lo mismo cabe decir del alcohol, que puede tener efectos sedantes. Finalmente, quienes presentan sobrepeso deberían adelgazar. Se trata del principal tratamiento del modo de vida, pero es también el más difícil de cumplir; la dieta y el ejercicio son la piedra angular (véanse los capítulos cuarto y quinto).

El estrechamiento de las vías respiratorias durante el sueño depende a menudo de la postura corporal; la causa habitual suele ser dormir boca arriba. Por este motivo, el tratamiento tradicional del ronquido es el codazo en las costillas. Un remedio menos traumático es coser un pequeño bolsillo en la parte de atrás de la camiseta del pijama e introducir una pelota de tenis al irse a dormir. Si logra dormir (casi todos los hombres lo consiguen), no lo hará boca arriba. Entre los aparatos más sofisticados para adquirir una posición correcta al dormir figuran las alarmas que se activan con la gravedad y una almohada dentada con una barra rígida de plástico atravesada que mantiene de lado la cabeza.

Si ha visto un partido de fútbol americano por televisión, se habrá fijado en que algunos jugadores llevan pequeñas tiras de plástico en los orificios nasales. Estas tiras nasales diseñadas para respirar correctamente abren los orificios nasales, de forma que facilitan el paso del aire a través de la nariz. Las autoridades sanitarias (FDA) estadounidenses las aprobaron para el tratamiento de los ronquidos en función de los datos de dos estudios muy pequeños que incluyeron sólo 27 personas; sin embargo, las investigaciones más recientes ponen en tela de juicio su eficacia, tanto para los ronquidos como para el rendimiento deportivo. Entre otras medidas sencillas que vale la pena probar figuran los nebulizadores nasales de esteroides o antihistamínicos para reducir la inflamación de las fosas nasales en hombres con alergia.

Aparatos de respiración asistida. El tratamiento de la apnea del sueño se ha visto revolucionado con los aparatos de respiración asistida, que proporcionan continuamente aire a presión a la nariz o la boca del paciente mientras duerme; la presión positiva evita que las vías respiratorias se colapsen durante la inspiración. La presión positiva continua en las vías respiratorias (CPAP) puede suministrarse a través de una máscara nasal, un pitón nasal o una máscara que cubra la boca y la nariz del paciente dormido; la CPAP nasal es la opción que goza de más popularidad (véase la figura 14.2).

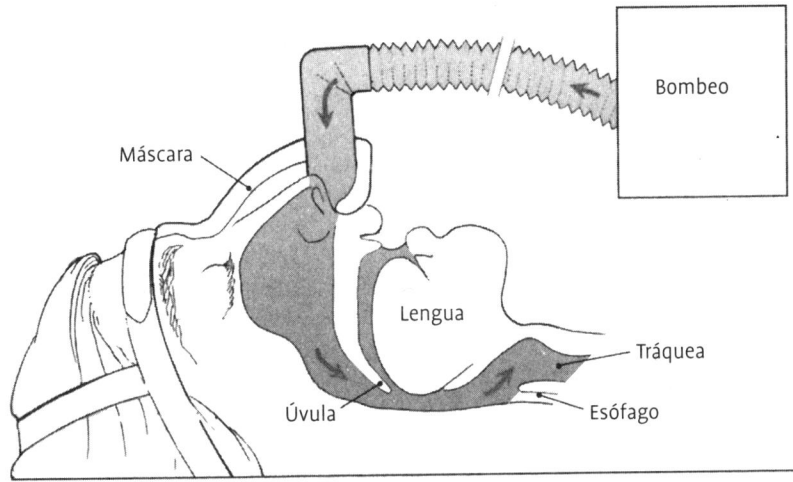

En la presión positiva continua en las vías respiratorias se bombea aire a través de una máscara nasal. La presión abre las vías respiratorias, lo cual permite que el aire entre en la tráquea y los pulmones.

Figura 14.2. La presión positiva continua en las vías respiratorias.

La CPAP es sumamente eficaz, ya que previene todas las complicaciones de la apnea del sueño. Pero como todos los tratamientos, sólo funciona si se utiliza de un modo adecuado y regular. La máquina que crea la presión positiva se enchufa a la corriente, pesa alrededor de dos kilogramos y cabe en la mayoría de las mesitas de noche. Pero se trata de un sistema caro, ya que suele costar mil euros o más. Los beneficios de la CPAP desde el punto de vista médico superan con creces su coste, pero muchos hombres no logran acostumbrarse a la máscara; en un estudio se demostró que sólo el 46 por ciento de los pacientes con un aparato de CPAP lo utilizaba correctamente.

A los pocos años de comercializarse, la CPAP se ha convertido en el tratamiento de elección para la apnea del sueño. Sin embargo, a tenor de su coste e incomodidad, suele aplicarse a los hombres con puntuaciones altas en el índice apnea-hipopnea determinadas mediante polisomnografía.

Puede administrarse una cantidad adicional de oxígeno junto con la CPAP, lo cual no es necesario si el aparato funciona correctamente. Incluso sin administrar CPAP, el oxígeno puede ser de utilidad en algunos pacientes con apnea del sueño.

Los dispositivos bucales. Se pueden utilizar diversos dispositivos de ortodoncia para colocar la lengua en una posición correcta y mantener abiertas las vías respiratorias superiores durante el sueño. Aunque la CPAP es más eficaz, los dispositivos bucales pueden resultar útiles, y muchos hombres los encuentran más cómodos.

La cirugía. Con la llegada de la CPAP se ha reducido la necesidad de practicar cirugía. Esto es positivo, dado que la traqueostomía (creación quirúrgica de una abertura en la tráquea para facilitar la respiración) es una técnica que causa deformidad, pero es la única intervención uniformemente eficaz. Se han propuesto operaciones menos drásticas, que son más beneficiosas para las personas con defectos anatómicos en la nariz, la boca o la garganta, pero debería reservarse para los hombres con apnea del sueño grave que no responden a la CPAP ni a los dispositivos bucales.

Homero describió el sueño como «el hermano de la muerte». Roncar puede acabar con un matrimonio, pero la apnea del sueño puede llegar a cumplir la definición de este poeta griego. Sin embargo, gracias a los excepcionales avances en el diagnóstico y el tratamiento de los trastornos respiratorios nocturnos, la mayoría de los hombres debería poder dormir bien.

El insomnio

La apnea del sueño es tan sólo uno de los muchos trastornos del sueño; el insomnio aparece con una frecuencia mucho mayor. Aunque no produce complicaciones cardiovasculares, puede dar lugar a problemas de personalidad y de conducta, así como somnolencia diurna que puede provocar accidentes.

Casi todos hemos pasado al menos una noche tumbados en la cama, deseando poder conciliar el sueño, y casi todos hemos intentado contar ovejas, quedarnos hasta tarde viendo filmes o beber leche caliente (o algo más fuerte). Todos estos remedios caseros parecen ser de utilidad para enfrentarse a una noche de insomnio esporádica. Por desgracia, el verdadero insomnio es más difícil de combatir.

Cuando la falta de sueño se debe a problemas específicos, como la ansiedad, la depresión, el consumo de nicotina, el abuso de cafeína o de agentes descongestivos, la enfermedad cardíaca o los trastornos prostáticos, el mejor modo de restablecer el patrón de sueño es tratar el trastorno fundamental. Pero los individuos con insomnio primario no padecen trastornos subyacentes. Aun así, puede ser beneficioso tratar la propia alteración del sueño, utilizando técnicas asociadas a la conducta, reforzándolas con medicamentos en caso de ser necesario.

Técnicas asociadas a la conducta. A continuación se ofrecen algunos consejos prácticos para aprender a dormir mejor:

- Establezca horarios regulares de sueño. Respete su reloj interno, yéndose a dormir y levantándose casi a la misma hora cada día, incluso el fin de semana. Al iniciar este programa, plantéese quedarse en la cama sólo el tiempo que duerma realmente en una noche normal y corriente. Por ejemplo, si se pasa ocho horas en la cama pero sólo duerme cinco, permítase sólo estar entre cinco horas y cinco horas y media en la cama. Puede que al principio pierda horas de sueño, pero esta falta leve de sueño dará sus frutos si se va a la cama quince minutos antes cada semana hasta que pase la cantidad habitual de tiempo en la cama y duerma la mayor parte de éste.
- Utilice la cama sólo para dormir o mantener relaciones sexuales, nunca para leer o ver la televisión. Si no puede dormir pasados entre quince y veinte minutos, levántese de la cama y vaya a otra habitación. Lea tranquilamente con una luz tenue, pero no vea la televisión, puesto que la luz de espectro total emitida por este aparato tiene un efecto estimulante. Si tiene sueño, vuelva a la cama, pero no retrase la hora prevista para despertarse para compensar por esta falta de sueño.
- No duerma la siesta durante el día, a menos que sea absolutamente necesario. Aun en ese caso, limite la siesta a entre quince y veinte minutos a primera hora de la tarde.
- Practique mucho ejercicio. En dos estudios de 1997 se demostró que realizar actividad física durante el día estimula el sueño por la noche. En uno de los ensayos, cuatro sesiones semanales de paseos

enérgicos o de aerobic de bajo impacto añadió una media de 42 minutos de sueño cada noche a 43 personas sanas de mediana edad que padecían insomnio. En el otro, con tres sesiones de pesas por semana se mejoró la calidad del sueño y la calidad global de vida en 32 ancianos con depresión e insomnio. Realice sesiones de treinta a cuarenta y cinco minutos de ejercicio de moderado a intenso casi cada día. Empiece temprano por la mañana, y antes de irse a dormir efectúe algunos estiramientos o haga yoga para relajar los músculos y la mente.

- Relájese a última hora del día. Siempre que pueda, programe las tareas estresantes o arduas por la mañana y las actividades más livianas por la tarde.
- Coma bien. Evite la cafeína y el alcohol, sobre todo a partir de media tarde. Procure no ingerir líquidos después de cenar si nota que se levanta por la noche a orinar. Si le gusta tomarse un tentempié antes de ir a la cama, que sea algo suave y ligero.
- Compruebe que su cama es confortable y que la habitación está a oscuras y en silencio. También debería estar bien ventilada y mantener una temperatura constante y adecuada. Procure usar un antifaz para dormir, póngase tapones en las orejas o utilice una máquina de ruido blanco para compensar los problemas en el espacio en el que duerme.
- Sobre todo, no se preocupe por dormir. Estar pendiente del reloj no ayuda en ningún caso. No cuente los minutos que tarda en intentar conciliar el sueño; probablemente, creerá que duerme menos tiempo del que lo hace en realidad y se privará de los beneficios que puede obtener si descansa tranquila y plácidamente en la cama. Evite tumbarse en la cama dando vueltas a sus problemas y planes. Si se siente abrumado, levántese de la cama y haga una lista, después vuelva a la cama y piense en algo relajante y agradable.
- Aprenda técnicas de relajación como la respiración profunda, la relajación progresiva de los músculos o la meditación. Si le cuesta relajarse solo, plantéese la posibilidad de empezar una terapia asociada a la conducta o de solicitar asesoramiento por parte de un profesional.

Los somníferos. Los somníferos se pueden adquirir con y sin receta médica. Los antihistamínicos son los principios activos de la mayoría de los somníferos que se venden sin receta médica. Aunque tienen capacidad para estimular el adormecimiento, la mayor parte de los especialistas desaconsejan su uso regular porque pueden empeorar la calidad del sueño y perjudicar la agudeza mental diurna. Los antihistamínicos también provocan retención de orina en los hombres con hiperplasia prostática benigna, y no deberían tomarlos aquellas personas con glaucoma de ángulo cerrado. Además, se dispone de la melatonina y varias hierbas medicinales, que se venden como suplementos dietéticos para estimular el sueño, a pesar de no haberse demostrado su eficacia e inocuidad.

Aunque existen muchos tipos de medicamentos que se venden con receta médica, la mayoría de los médicos recomiendan una benzodiazepina como temazepam, un fármaco como zolpidem o un antidepresivo como la trazodona. Al igual que todos los fármacos de efectos considerables, los somníferos requieren una estricta supervisión médica y sólo deben utilizarse cuando sea necesario. Tanto si se está automedicando como si toma un fármaco recetado por el médico, debería observar estos principios básicos:

- Tome medicamentos sólo como un apoyo a los cambios en la conducta.
- Utilice la dosis más baja que sea eficaz.
- No tome un somnífero cada noche, sino sólo cuando sea muy importante dormir toda la noche ininterrumpidamente. Incluso en ese caso, limite la dosis a entre dos y cuatro pastillas por semana.
- Procure dejar la medicación después de tres o cuatro semanas.
- Suspenda el tratamiento gradualmente para evitar el insomnio de rebote.

La calvicie
Está exenta del dolor de la gota, del riesgo del aneurisma aórtico y de las complicaciones de la apnea del sueño. Aun así, a pesar de los grandes esfuerzos de Michael Jordan por deshacerse de su pelo, a millones de hombres les angustia la caída del cabello.

El crecimiento normal del cabello

El crecimiento del cabello, liso o rizado, sigue un ciclo que consta de tres fases, el crecimiento o síntesis del pelo (denominada por los biólogos *fase anagén*), la involución *(fase catágena)* y el reposo *(fase telógena)*. En los seres humanos, el ciclo de cada folículo piloso es independiente del de los demás; por eso los humanos no cambian el pelo cada temporada, como ocurre en muchos animales. En un cuero cabelludo sano, más del 90 por ciento de los folículos pilosos se halla en la fase de crecimiento, menos del uno por ciento se somete a involución y entre el cinco y el diez por ciento está en reposo.

Al nacer, el cuerpo humano está cubierto de aproximadamente cinco millones de folículos pilosos, incluyendo unos cien mil en el cuero cabelludo. El número de folículos pilosos sigue siendo constante a lo largo de toda la vida, pero la actividad y productividad de todos ellos varía en función de la fase vital en que se encuentre un individuo.

La caída anómala del cabello

Los folículos pilosos contienen células vivas; al igual que todas las células, pueden quedar dañados. En los folículos dañados deja de crecer pelo. Si el problema es poco importante, el folículo se recupera y vuelve a dejar crecer pelo, pero si el daño es grave, el trastorno puede ser permanente.

Cualquier tipo de estrés, físico o psíquico, que sea lo suficientemente importante puede dañar los folículos pilosos, lo cual detiene el crecimiento del cabello. Por este motivo, el pelo se cae dos o tres meses antes de aparecer una enfermedad grave o después de producirse un traumatismo. Se trata de un problema transitorio que se designa con el nombre técnico de *efluvio telógeno*. Es fácil de detectar con una simple prueba: si puede sacar más de cinco o seis pelos tirando una sola vez del cabello, es probable que padezca efluvio telógeno, y es posible que el pelo vuelva a crecer en unos pocos meses, incluso sin tratamiento.

Los medicamentos pueden dañar los folículos pilosos; los fármacos quimioterápicos son el ejemplo más claro. Con menos frecuencia, pueden quedar dañados por las sustancias químicas tóxicas, la radiación o las infecciones. Las enfermedades dermatológicas que producen cicatrices también pueden provocar la caída del cabello, que puede ser permanente. En todos los casos se trata de trastornos poco habituales. En contra de la creencia popular, las afecciones frecuentes como la seborrea y la caspa no causan la caída del cabello.

La caída normal del cabello
Tal vez aquellos hombres que presentan calvicie masculina no lo consideren normal, pero lo es. Les guste o no, la caída del cabello forma parte de la naturaleza humana. Si bien puede causar un trastorno psicológico que es importante por derecho propio, no es una enfermedad.

Prácticamente a todas las personas, hombres y mujeres, se les cae el pelo del cuero cabelludo a medida que envejecen. En cierto sentido, la calvicie masculina (conocida con el término técnico de *alopecia androgénica*) es sólo una forma exagerada de un acontecimiento normal. Posee dos requisitos previos: una predisposición genética y la testosterona, la hormona masculina.

Los aspectos genéticos de la calvicie masculina son complejos. Los médicos creen que la causa reside en un gen, si bien es posible que intervengan varios de ellos. En cualquier caso, el gen defectuoso tiene una «penetrancia variable», lo cual significa que es más propenso a provocar la caída del cabello en unos hombres que en otros. El gen defectuoso puede heredarse en ambos sexos de la madre o del padre. No obstante, puesto que el gen necesita testosterona para actuar, el fenotipo sólo se expresa en los hombres.

La testosterona hace al hombre, al dotarlo de una gran masa muscular, de fuerza ósea y de la voz grave que caracterizan al género masculino. Esta hormona es fundamental para el desarrollo genital masculino a lo largo de la vida embrionaria, para el desarrollo del deseo sexual en la adolescencia y para la libido y la fertilidad en la edad adulta. La testosterona actúa directamente en los tejidos a fin de ejercer todos estos efectos, pero tiene una actividad indirecta en la próstata y en los folículos pilosos. En estos tejidos, una enzima denominada 5-alfa-reductasa convierte la testosterona en dihidrotestosterona (DHT), la cual actúa en los tejidos.

La DHT estimula el crecimiento de los folículos pilosos de la barba y el cuerpo, pero ejerce el efecto contrario en el cuero cabelludo. El cabello suele empezar a caerse entre los diecisiete y cuarenta años. A los cincuenta, casi la mitad de los hombres muestran cierto grado de alopecia androgénica, que se inicia normalmente con un retroceso del perfil del cuero cabelludo a la altura de la sien, seguido de un debilitamiento del cabello en el vértice o en la parte superior del cuero cabelludo. La velocidad a la que cae el cabello es sumamente variable. Algunos hombres se quedan calvos en menos de cinco años, pero la mayoría pierde pelo de forma gradual a lo largo de quince a veinticinco años. Por término medio, los hombres con alopecia androgénica pierden cerca del cinco por ciento del cuero cabelludo cada año, pero el proceso puede ralentizarse o acelerarse sin motivo aparente.

Aunque sirve de poco para tranquilizar a quienes sufren calvicie, los folículos pilosos no desaparecen realmente, sino que cada fase sucesiva de crecimiento se vuelve más corta y cada fase de reposo se prolonga. Si la fase de crecimiento dura menos, el pelo se vuelve más corto y débil; si la fase de reposo se alarga, el pelo se fija con menos fuerza al cuero cabelludo, de forma que se cae al lavarlo o peinarlo. Además, los propios folículos se hacen cada vez más pequeños hasta que se vuelven miniaturas que generan sólo un vello corto, fino y sin pigmentación que es casi invisible.

¿Es perjudicial la alopecia?

La calvicie masculina no es una enfermedad, ya que sus únicas consecuencias son estéticas y las únicas complicaciones, psicológicas. Aunque la alopecia no es patológica, puede constituir un marcador que indica la existencia de un riesgo cardíaco. En el Estudio de la Salud de los Médicos se demostró que los hombres con regiones calvas eran más propensos a desarrollar una enfermedad coronaria que aquéllos con pelo en todo el cuero cabelludo; la calvicie leve en el vértice del cuero cabelludo se asoció a un incremento del 23 por ciento del riesgo, porcentaje que fue del 32 por ciento en el caso de la calvicie moderada y del 36 por ciento en el de la calvicie severa. El mayor efecto se dejó notar en los hombres hipertensos o con cifras altas de colesterol. La calvicie frontal, el retroceso del perfil del cuero cabelludo, no se asoció al riesgo de padecer una enfermedad cardíaca.

Los médicos ignoran por qué se ha relacionado la calvicie y la enfermedad cardíaca, pero no existe motivo para pensar que la caída del cabello puede perjudicar de modo alguno al corazón. El único motivo para tratar la alopecia es la mejora del aspecto físico y de la autoestima.

El tratamiento
Tal vez los médicos no crean que la alopecia androgénica es un problema grave, pero millones de hombres no piensan así. Por eso, 33 millones de estadounidenses se gastan aproximadamente 1 500 millones de dólares al año para combatir la calvicie.

El tratamiento pasa por varias opciones, desde pelucas y peluquines hasta la cirugía en el cuero cabelludo y el trasplante de pelo. Muchos hombres prefieren llevar una peluca a pasar por el quirófano; algunas se llevan encima del pelo, mientras que otras se entrelazan con el cabello auténtico. Las pelucas entrelazadas deben fijarse cada pocas semanas a medida que crece el cabello natural, por lo cual son una alternativa más cara e incómoda.

Durante generaciones, hombres crédulos de todo el mundo han comprado una asombrosa variedad de remedios que, supuestamente, lograban que volviera a nacer el cabello. En 1989, las autoridades sanitarias estadounidenses (FDA) publicaron unas directrices que despejaron las estanterías de las tiendas de muchos productos caros e ineficaces. En la actualidad, sólo hay dos fármacos aprobados para la alopecia androgénica.

El minoxidil, en comprimidos, es un antihipertensivo que se vende con receta médica. Sin embargo, durante más de diez años también se ha comercializado en forma de loción para tratar la caída del cabello (vendido con receta médica). La solución o nebulizador estándar de minoxidil contiene un dos por ciento de este principio activo, mientras que la formulación más potente contiene un cinco por ciento. Este fármaco aumenta la duración de la fase de crecimiento de los folículos pilosos, pero sólo actúa en los que siguen activos, y sus beneficios se mantienen si se usa con regularidad. Es más eficaz en las regiones calvas que en las zonas donde retrocede el perfil del cuero cabelludo, pero en ese caso sólo es eficaz en parte. En un estudio, el 36 por ciento de los hombres que había utilizado el producto durante varios años consideraba que valían la pena el tiempo y el dinero invertidos.

Según el fabricante, el minoxidil debería aplicarse dos veces al día. Puede aparecer irritación en el cuero cabelludo; otros efectos secundarios, aunque menos habituales, son el mareo y la hipotensión. Se trata de un fármaco caro.

La finasterida es un medicamento administrado por vía oral, que se vende con receta médica. Inhibe la 5-alfa-reductasa, con lo cual impide la conversión de testosterona en DHT. La finasterida se presenta en comprimidos de cinco miligramos para el tratamiento de la hiperplasia prostática benigna (véase el capítulo undécimo). Para la alopecia androgénica se vende en comprimidos de un miligramo. A esa dosis tan baja, apenas afecta a la próstata, pero puede actuar en los folículos pilosos, al menos en cierta medida.

Hasta la fecha, sólo se han llevado a cabo tres estudios con los comprimidos de un miligramo de finasterida, todos financiados por su fabricante. En dos de ellos participaron un total de 1 553 hombres con una alopecia androgénica de leve a moderada que era más perceptible en la parte superior del cuero cabelludo. Se administró finasterida en el 50 por ciento de los pacientes, mientras que el resto recibió un placebo de aspecto similar al fármaco activo. Al cabo de tres meses, el grupo tratado con finasterida se mostró más satisfecho con el aspecto de su pelo. Transcurrido un año, en quienes recibieron el fármaco se registró una media de 876 cabellos en un círculo de 2,5 centímetros en el cuero cabelludo, mientras que en el grupo tratado con placebo esta cifra fue de 769 cabellos. En el tercer ensayo se evaluó a 326 hombres con calvicie frontal de leve a moderada; al cabo de un año, el 50 por ciento de los que tomaban finasterida y el 30 por ciento del grupo tratado con placebo opinaban que su aspecto físico había mejorado.

Los 1 879 hombres de los tres ensayos tenían edades comprendidas entre los dieciocho y cuarenta y un años, y ninguno estaba totalmente calvo. Puesto que la finasterida no hace nacer de nuevo el cabello en los ancianos con calvicie, no se puede esperar que reactive los folículos pilosos que están inactivos. En consecuencia, sólo debería plantearse su administración en hombres más jóvenes con una calvicie parcial. Al tener que tomarse cada día para mantener sus efectos beneficiosos, se necesitan años de tratamiento para notar una mejoría continua incluso de carácter moderado. La finasterida es aún más cara que el minoxidil. Se tolera satisfactoriamente, pero entre el uno y el dos por ciento de la población masculina experimenta un descenso de la libido y de la potencia sexual. Dado que la finasterida puede provocar defectos genitales en los hombres que se exponen a esta sustancia antes de nacer, no deben tomarlo las mujeres en edad fértil.

¿Tratar o no tratar?
Se trata de una decisión personal. Desde el punto de vista médico, no hay necesidad de tratar una caída de cabello normal. En el mejor de los casos, los tratamientos sólo son eficaces en parte; aunque suelen ser inocuos, en algunos hombres aparecen efectos secundarios. El minoxidil es un tratamiento incómodo, y tanto este fármaco como la finasterida deben usarse de forma permanente, lo cual comporta un gasto considerable.

Mírese en el espejo y reflexione. Pero antes de que tome una decisión, trate de imaginar el aspecto de Michael Jordan si tuviera un poco de pelo.

Epílogo
El tratamiento preventivo: la atención médica masculina

Aunque la situación ha cambiado mucho en dos milenios y medio, la medicina moderna todavía ahonda sus raíces en la antigua Grecia. Aquellos primeros médicos atribuían la salud a Asclepio (Esculapio, para los romanos), dios de la medicina. Pero Asclepio, a pesar de ser poderoso, no lo hizo todo solo, sino que dividió sus responsabilidades entre sus dos hijas: Higeia se encargó del modo de vida sabio y de la higiene, mientras que Panacea se dedicó al uso de la medicación.

En este caso, como en muchos otros, los griegos acertaron, ya que gozar de buena salud depende tanto de adoptar un modo de vida saludable como de recibir una atención médica efectiva. La segunda parte de esta guía se basó en una hoja del libro de Higeia, centrada en los hábitos que pueden permitir que el hombre goce de buena salud. Pero a pesar de todos nuestros esfuerzos, nos vemos asediados por la enfermedad, de forma que en la tercera parte de la guía se han analizado los trastornos médicos de especial importancia para la población masculina. Y ha llegado la hora de entrar en el dominio de Panacea a fin de plantear las pruebas y los tratamientos que nos pueden ayudar a mantenernos sanos y a prevenir la enfermedad. Los tratamientos médicos no pueden ser nunca sustitutos de un modo de vida saludable, ni tampoco son panaceas; aun así, la prevención debe integrarse en cualquier programa masculino para mantener un buen estado de salud.

El sistema de atención médica
Por si no lo sabe, he aquí el secreto del sistema de atención sanitaria estadounidense: no existe tal sistema. De hecho, hay muchos sistemas. Durante el siglo xx, el modelo estándar de atención médica estado-

unidense ha pasado del médico solitario al equipo médico, del médico de cabecera al especialista, de la consulta privada al hospital y la clínica. La responsabilidad económica también ha cambiado de manos, al pasar de un modelo en que se pagaban directamente los servicios a uno en el que el pago es responsabilidad de terceras partes, a través de compañías de seguros, mutuas y programas gubernamentales. En consecuencia, han mejorado algunos aspectos de la atención médica, mientras que otros se han resentido. Sin embargo, aun en el caso de que la atención sanitaria haya mejorado, la confusión y la frustración amenazan con empañar los beneficios reales.

Se trata de una situación compleja que cambia con rapidez. La población masculina debería estar atenta a los avances, de forma que pueda ayudar a impulsar reformas que permitan mejorar la atención sanitaria. Sobre todo, debería centrarse en los aspectos básicos, en los principios que permanecen inalterados en este caos: busque un médico cualificado, realícese las pruebas y chequeos oportunos, y sepa cómo solicitar ayuda cuando la necesite.

El médico

Aunque el médico sigue siendo la clave, es probable que no ejerza en solitario, sino que comparta la responsabilidad de la atención sanitaria del paciente con otros médicos, así como con el personal de enfermería y los ATS. En este caso, la diversidad y pluralidad es favorable, siempre y cuando se haya designado un individuo que esté a cargo del equipo médico. Muy a menudo se trata de un médico de atención primaria; en el caso del hombre, es un internista o médico de familia.

Elegir un médico puede ser difícil. En primer lugar, debe confirmar que el seguro cubra sus servicios. A continuación, compruebe su titulación, su formación y los certificados que posee; si le da vergüenza preguntarlo directamente, puede obtener este tipo de información en el colegio de médicos de su localidad. Asimismo, puede consultar la página web www.ama-assn.org/aps de la American Medical Association (Asociación Médica Estadounidense).

A pesar de que recopilar datos es fácil, evaluarlos no lo es. No todos los pacientes pueden seleccionar un médico licenciado en las universidades Harvard o Yale, pero aun en el caso de que pudieran, no todos los licenciados en Harvard son buenos médicos. No se deje encandilar por diplomas ornamentados y por hospitales de renombre, pero si resulta que todo lo que encuentra es igual (que rara vez lo es), decántese por la marca registrada, al menos hasta que compruebe si hay química personal.

Si bien es probable que le visiten varios médicos a lo largo de los años, el médico de atención primaria es la pieza clave que se ocupará de la mayoría de sus problemas y coordinará el envío a centros de referencia especializados. Para la mayoría de los hombres, lo mejor es optar por un médico que haya superado tres años de formación como residente en medicina interna o medicina de familia. Tras finalizar este período de formación, el médico se considera «apto por el Ministerio de Sanidad»; si aprueba un estricto examen sobre su ámbito de especialidad, pasa a estar «certificado por el Ministerio de Sanidad». Algunos internistas deben formarse otros dos años o más para pasar a ser especialistas en cardiología, gastroenterología u otras disciplinas; cada especialidad tiene su propio comité de certificación. Los largos años de formación no siempre se traducen en una atención médica excelente, pero en general, cuanto más formación haya, mejor será la atención.

Asegúrese de que elige un equipo médico que esté disponible para responder a sus preguntas y analizar problemas por teléfono, así como para recibirle en la consulta si está enfermo y avisa con poco tiempo. Elija un grupo de profesionales con los que pueda contactar rápidamente en caso de emergencia, incluso por la noche y durante el fin de semana.

Puesto que su médico forma parte de un equipo, éste debe sentirse cómodo con sus compañeros. Asimismo, es importante optar por un médico asociado a un buen hospital que ofrezca un amplio abanico de servicios médicos y quirúrgicos. Si está disponible, la mejor opción suele ser un centro médico asociado a una universidad.

La educación y el centro médico son una cosa, pero la personalidad y la forma de actuar, otra muy diferente. Para gozar de la mejor atención médica, la química puede ser tan relevante como el intelecto. Aunque este aspecto no se puede entresacar de las credenciales y los diplomas, pueden ser de gran utilidad los comentarios de amigos y familiares que conozcan al médico. Sobre todo, compruébelo usted mismo. Dese tiempo y ponga de su parte para entablar una relación profesional de confianza. Si no funciona, no tema cambiar de médico.

Compartir las responsabilidades

En la medicina, al menos, la autocracia es historia. El modelo paternalista del médico que le dice al paciente lo que debe hacer se ha visto sustituido por el concepto de la relación médico-paciente, en la que ambas partes colaboran para resolver problemas de salud.

La comunicación es la clave. Comente con el médico qué tipo de información quiere que le comunique. ¿Quiere saber exactamente los resultados de las pruebas, que le diga simplemente que «todo está en orden», o que no le comente nada si todo va bien? Y en el caso de que haya malas noticias, ¿con qué detalle quiere que se las transmita a usted, o qué cantidad de datos, favorables o preocupantes, quiere que el médico le comunique a sus familiares?

Sea honesto con el médico y consigo mismo. Ni el mejor médico puede leerle la mente. Si le preocupa algo o tiene dudas, coméntelo. La mayoría de los hombres no lo hacen, sobre todo cuando se trata de temas tan íntimos como la sexualidad o los sentimientos. Sin duda es un error. Aprenda a hablar con franqueza, y si al médico no le gusta escuchar, cambie de médico.

Sea un ciudadano activo e infórmese bien acerca de la atención sanitaria. Anote sus preguntas y no dude en pedir que le aclaren cualquier respuesta que no entienda. No tema formular una «pregunta tonta», ya que no existe tal cosa (aunque sí hay respuestas tontas). No se sorprenda si el médico no sabe todas las respuestas; nadie las conoce, y es más preocupante el médico sabelotodo que uno que trata de aprender aspectos nuevos para satisfacer las necesidades del paciente.

Elabore su propio historial médico; no anote todos los detalles, pero sí las fechas en que se producen acontecimientos destacados, los resultados de las principales pruebas y los efectos de los tratamientos. Es especialmente importante que anote los medicamentos que toma. Infórmese de qué toma y por qué. Confirme que los fármacos no interaccionan de un modo adverso y averigüe si deberían tomarse en un momento concreto del día o si la comida puede afectar a su absorción. Asegúrese de que informa al médico o farmacéutico acerca de cualquier suplemento o fármaco sin receta médica que tome. Tenga una lista exhaustiva y actualizada de las reacciones alérgicas y los efectos secundarios. Además, es conveniente que se tome la molestia de guardar los medicamentos en sus envases originales y de mantenerlos en un lugar fresco, seco y seguro; no los utilice si tienen un aspecto extraño o huelen raro; y deshágase de ellos cuando caduquen o cuando ya no los necesite.

Manténgase informado de los nuevos avances en medicina consultando libros, boletines, diarios y revistas (véase el anexo «Más fuentes de información»). Navegue por Internet y visite con regularidad sus páginas favoritas sobre salud, pero no intente convertirse en su propio médico. Ningún producto divulgativo sobre salud puede dar cuenta de todas las complejidades y matices de la medicina, y la mayoría ni tan siquiera lo intenta. Compruebe las credenciales de sus fuentes de información y comente con el médico los datos que ha obtenido antes de realizar cualquier cambio importante.

Por analogía, se puede afirmar que el médico de atención primaria es el defensa del equipo de atención médica. Aunque es una descripción adecuada, descuida el hecho de que usted es el dueño y director general. Está bien que deje que la defensa médica lleve la voz cantante en el juego, pero es su responsabilidad colaborar con la defensa para garantizar que usted avanza en el sentido correcto. Nunca debería temer pedir una segunda opinión si cree que su médico puede necesitar un poco de asesoramiento.

En la consulta del médico

Se puede acudir por dos motivos a la consulta del médico: para realizar chequeos preventivos y para tratar problemas.

El principal chequeo se realiza en la primera visita a la consulta del médico. Se le pedirá que comente con detalle su historia clínica, incluyendo enfermedades, intervenciones quirúrgicas, medicación, vacunas y alergias; también se le preguntará acerca de la historia clínica de sus familiares. Asimismo, se le interrogará sobre sus hábitos personales asociados a la salud, como la dieta, el ejercicio físico y el consumo de tabaco y alcohol, y sobre temas relacionados con la seguridad que van desde el sexo hasta las armas de fuego y el uso del cinturón de seguridad. Deberá someterse a una revisión física de los pies a la cabeza, en la que se le pesará y se le tomará la tensión. Las visitas posteriores dependerán de su estado de salud; serán menos frecuentes y más simples si goza de buena salud y si cuida bien de sí mismo, pero más frecuentes si padece trastornos que requieren atención médica. Las visitas de seguimiento serán como versiones en miniatura de la visita inicial. Se le pedirá que actualice su historia clínica y se realizará otro examen físico. Lo más importante, tal vez, es que debería tener muchas posibilidades de formular preguntas y de comentar sus preocupaciones en todas las visitas.

¿Con qué frecuencia debería acudir al médico para someterse a un chequeo rutinario? Aunque un hombre sano con hábitos saludables puede pasar con muy pocas visitas, el problema es que no llegará a conocer a su médico y puede haber menos continuidad en la relación. Como norma general, muchos médicos recomiendan realizarse un chequeo cada cinco años a los hombres de entre veinte y veintinueve años, cada tres años a los de entre treinta y treinta y nueve, cada dos años a los que tienen entre cuarenta y cuarenta y nueve, y cada año una vez cumplidos los cincuenta.

Por supuesto, si está enfermo, deberá recibir atención médica con más frecuencia. Es importante que sepa cómo contactar con el médico para solicitar asesoramiento telefónico y cómo puede concertar una cita no programada en caso de necesidad. Debe ser consciente de lo que cubre su seguro médico y saber cómo recibir atención médica urgente si la necesita.

En nuestro moderno mundo de la medicina de alta tecnología, la población espera que se le hagan pruebas cuando acude al médico. En la mayoría de los casos, no se sentirán decepcionados. Las pruebas pueden ser relevantes para detectar enfermedades antes de que aparezcan síntomas; la diabetes y el cáncer de colon son buenos ejemplos. Éstas también pueden ser importantes para establecer valores iniciales a fin de realizar comparaciones en el futuro; un ejemplo es el electrocardiograma (ECG). Sin embargo, las pruebas deben utilizarse con sabiduría, puesto que muchas son caras y cruentas, y algunas pueden comportar riesgos para el paciente. Ninguna prueba es totalmente precisa, pero algunas tienen una probabilidad superior a la media de aportar datos falsos, al no poder detectar determinadas anomalías, mientras que otras pueden dar una falsa alarma, al diagnosticar una enfermedad que en realidad no existe. Los médicos afirman que las pruebas que no logran detectar anomalías tienen una baja sensibilidad y que las que diagnostican un trastorno inexistente poseen una baja especificidad. Pero incluso si una prueba es económica e inocua, y tiene una buena sensibilidad y especificidad, sólo será válida si los resultados pueden dar lugar a un tratamiento que mejore el estado de salud.

Los criterios que deben cumplir las pruebas son estrictos. A continuación, comprobaremos si varias pruebas lo logran.

La prevención en la población masculina

La prevención es la mejor medicina. Depende sobre todo del modo de vida que adopte (véase la segunda parte de esta guía), no del médico, si bien este último puede ayudar. El gran médico griego Galeno fue de los primeros en expresar este concepto al escribir: «Como sea que la salud precede a la enfermedad, tanto en lo que respecta al tiempo como en la apreciación, debemos procurar en primer lugar conservar la salud y, después, curar las enfermedades.» Las nociones actuales en torno a la prevención son mucho más recientes, de 1900, cuando el doctor George Gould estableció que la atención médica periódica podía prevenir la enfermedad. Tomando como referencia el mantenimiento de un automóvil, se entiende rápidamente el concepto de los cuidados preventivos. Por este motivo, el chequeo preventivo es el principal motivo de que la población acude al médico, lo cual representa como mínimo cien millones de visitas a las consultas médicas estadounidenses cada año.

En los últimos treinta años, el antiguo concepto del tratamiento preventivo ha adoptado un nuevo enfoque. Sin cuestionar la importancia de la prevención, los médicos han evaluado el valor de pruebas y tratamientos específicos a fin de confirmar cuáles son realmente beneficiosos. Las revisiones más exhaustivas han corrido a cargo del U.S. Preventive Services Task Force (Grupo de Trabajo Estadounidenses de los Servicios de Prevención) y de la Canadian Task Force on Preventive Care (Grupo de Trabajo Canadiense sobre Cuidados Preventivos). Además, muchas organizaciones han publicado pautas de actuación propias. Entre ellas figuran instituciones médicas especializadas como el American College of Physicians (Colegio Estadounidense de Médicos), la American Urological Association (Asociación Estadounidense de Urología) y el American College of Cardiology (Colegio Estadounidense de Cardiología), así como grupos de apoyo como la American Cancer Society (Sociedad Estadounidense del Cáncer), la American Heart Association (Asociación Estadounidense de Cardiología) y la American Diabetes Association (Asociación Estadounidense de la Diabetes).

Al colaborar tanta gente, es inevitable que surjan desavenencias. Por suerte, la mayor parte de las disputas hacen referencia a detalles, no a los principios, e incluso las mejores pautas de actuación están sujetas a modificación a medida que se acumulan nuevos datos.

Por encima de todo, las directrices son recomendaciones, no órdenes. Aunque valiosas, pueden y deben adaptarse para satisfacer las necesidades individuales. Por ejemplo, quienes presentan un mayor riesgo de desarrollar una determinada enfermedad deberían someterse a más pruebas que aquéllas en las que el riesgo es menor.

A continuación, se presentan una serie de recomendaciones relativas a las pruebas rutinarias y a las vacunas en hombres adultos sanos. Se refieren a los individuos que manifiestan factores de riesgo normales, no síntomas patológicos, y cuyo examen físico es normal. Se fundamentan sobre todo en las recomendaciones del Grupo de Trabajo Estadounidense de los Servicios de Prevención y del Colegio Estadounidense de Médicos. Por supuesto, están sujetos a modificaciones y enmiendas. Para consultar las últimas recomendaciones del Grupo de Trabajo Estadounidense, visite la página web de la Agency for Healthcare Research and Quality (Agencia para la Investigación y la Calidad de la Atención Sanitaria), www.ahrq.gov. También puede informarse en la página web del Ministerio de Sanidad y Consumo, www.msc.es.

Considerando todas las pruebas y los tratamientos de que disponen las personas enfermas, la lista para los individuos sanos es sor-

Tabla E.1
PRUEBAS DE RUTINA REALIZADAS EN HOMBRES SANOS

Pruebas y mediciones	Intervalo
Tensión arterial	En cada revisión física; como mínimo cada 1 o 2 años.
Colesterol	En el chequeo inicial; después, al menos cada 5 años.
Recuento sanguíneo completo	En el chequeo inicial; después, periódicamente, dependiendo de la práctica médica y de la preferencia del paciente.
Análisis de orina	En el chequeo inicial; después, periódicamente.
Medición en ayunas de la glucosa en sangre	A los 45 años; después, cada 3 años.
Electrocardiograma	El primero a los 40 años; después, periódicamente.
Radiografía de tórax	No recomendada para el cribado.
Examen ocular a cargo de un especialista	El primero a los 50 años, después, cada 1 o 2 años.
Pruebas de audición	No recomendadas para el cribado.
Revisión y profilaxis dental	En intervalos de 6-12 meses.
Cribado del cáncer de próstata	Se debe dar la posibilidad de realizar pruebas de antígeno prostático específico (APE) en sangre y exámenes de tacto rectal cada año a los hombres mayores de 50 años (a partir de 40 años si son afroamericanos o si su padre o hermanos padecen cáncer de próstata). Es improbable que esta prueba sea útil a partir de los 70 años. Véase el capítulo duodécimo para conocer las ventajas e inconvenientes del cribado.
Cribado del cáncer de colon	Firmemente recomendado a partir de los 50 años. Los hombres con un riesgo medio pueden elegir de entre cuatro opciones: 1. Prueba de sangre oculta en heces anual, con colonoscopia en caso de prueba positiva. 2. Prueba de sangre oculta en heces como en el punto anterior, además de sigmoidoscopia cada 5 años. 3. Colonoscopia cada 10 años. 4. Enema de bario con doble contraste cada 5-10 años. La colonoscopia es la prueba más precisa, si bien la más ardua (y cara). Los hombres con un riesgo superior a la media deberían optar por la colonoscopia; entre los ejemplos figuran los que han sufrido pólipos colónicos y aquellos cuyo padre o hermano padece cáncer de colon.

Pruebas de rutina realizadas en hombres sanos (cont.)

Pruebas y mediciones	Intervalo
Cribado del cáncer de piel	Autoexploración periódica con exámenes físicos en intervalos regulares. Exámenes realizados por un especialista en personas con un riesgo elevado.
Cribado del cáncer de testículo	Autoexploración periódica (véase capítulo noveno) con exámenes físicos en intervalos regulares hasta los 35 años.
Reactivación de la vacuna contra el tétanos y la difteria	Cada 10 años.
Vacuna contra la gripe	Cada otoño, a partir de los 50 años.
Neumonía por neumococos	A los 65 años, reactivación de la vacuna cada 5-10 años.
Vacuna contra la hepatitis A	Dos inyecciones administradas con 6 meses de diferencia para los viajeros a zonas de alto riesgo o para los hombres con riesgo de contacto cercano con infectados.
Vacuna contra la hepatitis B	Tres inyecciones administradas en 6 meses para los hombres con alto riesgo de exposición a sangre o fluidos corporales.
Vacuna contra el sarampión, la rubéola, la poliomielitis, la enfermedad de Lyme, la fiebre amarilla, el cólera y la fiebre tifoidea	Recomendaciones individuales para viajeros y para otras personas con un riesgo especial.

prendentemente corta. Para simplificar su propio tratamiento preventivo, debe cuidarse bien. También tiene que escuchar a su cuerpo. Si detecta cualquier signo anómalo, analícelo con el médico para determinar si puede ser útil realizar más pruebas.

El tratamiento preventivo es la clave para gozar de buena salud. El médico puede ayudarle mediante consejos y exámenes, pruebas y recomendaciones, pero el resto depende de usted.

¡Cuide su salud!

Más fuentes de información

Boletines
La investigación médica genera nuevos datos en torno a la salud y la enfermedad a un ritmo acelerado. Los boletines sobre salud pueden ayudarle a estar al día de los nuevos avances.

Harvard Men's Health Watch es un boletín mensual de ocho páginas que trata los temas que más interesan a la población masculina. Se publica en Internet, en inglés, en la página web www.health.harvard.edu. Puede obtener más información escribiendo a Harvard Health Publications, 10 Shattuck Street, Boston, MA, 02115, Estados Unidos.

Organizaciones
Muchas agencias gubernamentales y grupos independientes estadounidenses publican excelente información acerca de la atención sanitaria, normalmente de forma gratuita. A continuación, se enumeran algunos recursos que son de especial interés para la población masculina:

Food and Drug Administration
5600 Fishers Ln.
Rockville, MD 20857
(888) INFO-FDA (463-6332)
www.fda.gov

National Cancer Institute
9000 Rockville Pike
Bethesda, MD 20848
(800) 4-CANCER
www.nci.nih.gov

National Center for Complementary and Alternative Medicine
NCCAM Clearinghouse
P.O. Box 7923
Gaithersburg, MD 20898-7923
(888) 644-6226 (gratuito en EE. UU.)
www.nccam.nih.gov

National Institute of Mental Health
NIMH Public Inquiries
6001 Executive Blvd., Room 8184, MSC 9663
Bethesda, MD 20892-9663
(301) 443-4513
www.nimh.nih.gov

National Heart, Lung, and Blood Institute
National Institutes of Health
NHLBI Information Center
P.O. Box 30105
Bethesda, MD 20824-0105
(301) 592-8573
(800) 575-9355 (teléfono de información con mensajes grabados)
www.nhlbi.nih.gov

American Diabetes Association/NCC
1701 North Beauregard St.
Alexandria, VA 22311
(800) 342-2383
www.diabetes.org

American Dietetic Association
216 W. Jackson Blvd.
Suite 800
Chicago, IL 60606
(800) 366-1655
www.eatright.org

American Heart Association
American Stroke Association
7272 Greenville Ave.
Dallas, TX 75231
(800) 242-8721 (AHA)
(888) 478-7653 (ASA)
www.americanheart.org
www.strokeassociation.org

American Cancer Society
1599 Clifton Road NE
Atlanta, GA 30329
(800) 227-2345
www.cancer.org

National Kidney and Urologic Diseases Information Clearinghouse
National Institutes of Health
Building 31, Room 9A04
Center Drive, MSC 2560
Bethesda, MD 20892-2560
(301) 654-4415
www.niddk.nih.gov

Sitios web
Se pueden consultar datos de carácter divulgativo sobre la salud, revisados y aprobados por los principales expertos médicos y dentales, en la siguiente página web: www.intelihealth.com.

Para conocer la bibliografía completa de los estudios de Harvard sobre salud masculina citados en esta guía, visite www.health.harvard.edu/HMS_mens_health.

En España hallará información en la página web del Ministerio de Sanidad y Consumo (www.msc.es), en la Agencia Española de Medicamentos y Productos Sanitarios (www.agemed.es), en la Agencia Española de Seguridad Alimentaria (ww1.msc.es/aesa) o en el Instituto Nacional de Gestión Sanitaria (ww1.msc.es/insalud).

Créditos de las ilustraciones

Las siguientes ilustraciones están sujetas a derechos de autor. © Harriet R. Greenfield, West Newton, Massachusetts: figura 1.2, página 20; figura 1.3, página 25; figura 3.1, página 63; figura 3.2, página 85; figura 5.2, página 206-207; figura 5.3, página 209; figura 5.4, página 211; figura 9.1, página 337; figura 9.2, página 348; figura 9.3, página 350; figura 9,4, página 353; figura 9.5, página 354; figura 9.6, página 355; figura 9.7, página 361; figura 9.8, página 365; figura 10.1, página 371; figura 10.2, página 372; figura 10.4, página 383; figura 11.1, página 440; figura 11.2, página 465; figura 12.1, página 511; figura 12.2, página 539; figura 12.3, página 544; figura 13.1, página 567; figura 14.1, página 599; figura 14.2, página 619.

La ilustración «cariotipo masculino» (figura 1.1, página 18) se reproduce con permiso de WebMD Scientific American Medicine.

El gráfico «IMC y riesgo de enfermedad» (figura 4.1, página 106) se publicó originalmente en el artículo «Physical Activity as an Index of Heart Attack Risk in College Alumni» en el número de septiembre de 1978 del *American Journal of Epidemiology*.

El gráfico «los efectos beneficiosos del ejercicio» (figura 5.1, página 184) se publicó originalmente en el artículo «Body-Mass Index and Mortality in a Prospective Cohort of U.S. Adults» en el número del 7 de octubre de 1999 del *New England Journal of Medicine*.

Índice analítico

(Los números de página en cursiva hacen referencia a figuras y tablas)

ablación transuretral con aguja (TUNA): 466, 468.
accidentes (como problema masculino): 291-292.
ácido
   acetilsalicílico: 88, 218, 222-238, 610.
      aterosclerosis y: 223-224, 227, 331.
      coágulos sanguíneos y: 223, 225.
      complementos de ajo y: 255-256.
      dosis bajas de: 233-234, 262-263, 325, 330, 422, 608.
      efectos secundarios del: 230-231.
      enfermedad cardíaca y: 224-226, 233.
      enfermedad de Alzheimer y: 222, 229, 333.
      gota y: 588, 590.
      ictus y: 222, 225, 227-228, 232.
      mecanismo de acción de: 222-223.
      medicamentos asociados al: 231-233.
      «súper»: 232.
   alfa-linolénico: 114, 115, 119, 120, 121, 122-123, 482, 487, 491.
   desoxirribonucleico (ADN): 17-19, 237, 545.
      cáncer y: 92, 93, 568.
   eicosapentaenoico (EPA): 115.
   elaídico: 115.
   fólico: 157, 234-235, 324, 328, 379.
   linoleico: 114, 115, 120.
   oleico: 115, 120.
   palmítico: 114.
   úrico: 564.
      en la gota: 586, 590.
ácidos grasos
   insaturados: 111, 113.
   libres: 28.
   omega-3: 113, 251, 324, 428, 487.
   omega-6: 113.
   poliinsaturados: 113, 238, 487.
   saturados: 111, 120, 324, 482-487.
   trans: 113, 116, 119, 124, 324.
      enfermedad cardíaca y: 119.
   esenciales: 114, 481.
   específicos: 114-115.
   monoinsaturados: 111, 121, 124, 524.
ADN: *véase* ácido desoxirribonucleico.
adrenalina: 28, 296, 420.
aflatoxinas: 96.
aflicción: 309-312.
afroamericanos
   cáncer de próstata y: 475, 476, 496-497.
   hiperplasia prostática benigna y: 449-451.
Agency for Healthcare Research and Quality (Agencia para la Investigación y la Calidad de la Atención Sanitaria), página Web de: 638.

aislamiento: 312-314. social: 40-41.
ajo: 252-256, 608.
Alcohol Use Disorders Identification Test (AUDIT, Test de identificación de los transtornos derivados del consumo de alcohol): 283-285.
alcohol, alcoholismo: 89, 265-287, 295-296, 325, 396.
   angina de pecho y: 267-269, 271.
   aterosclerosis y: 267-271.
   buscar ayuda para el: 285-286.
   calorías en el: 276.
   clasificación del: 281-282.
   consumo en EE. UU. de: 266-267.
   definiciones de: 282.
   diabetes y: 76, 270, 273, 278.
   diferencia entre sexos y: 39.
   dosis óptima de: 275-276, 277.
   efectos de: *véanse enfermedades y trastornos específicos.*
   en el vino tinto: 274-275.
   enfermedad arterial periférica y: 606-607.
   enfermedad cardíaca y: 267-269, 270, 277.
   hiperplasia prostática benigna y: 449-451.
   historia cultural del: 265-266.
   impotencia y: 274, 279, 406.
   medicamentos para el: 406.
   metabolismo del: 27, 278-279.
   mortalidad y: 271-272.
   muertes por: 279-280.
   obesidad y: 275-277.
   posibles beneficios del: 267.
   posibles riesgos del: 277-280.
   prevalencia del: 280, *281.*
   prueba para determinar el riesgo de: 282-285.
   salud y: 286-287.
Alcohólicos Anónimos: 285.
alimentos indigestibles: 139.
almidón: 133.
Alpha-Tocopherol, Beta-Carotene Cancer Prevention Trial (ATBC, Ensayo sobre la prevención del Cáncer con Alfatocoferol y Betacaroteno): 240-241, 243-244, 483-484.
alprostadil: 416-419.
Alzheimer, enfermedad de: 188, 258, 317-318, 324.
   ácido acetilsalicílico y: 222, 229, 330-331.
   cerebro en la: 326-327.
   como enfermedad genética: 327-328.
   complementos dietéticos para la: 329-330.
   diagnóstico y tratamiento de: 329-330.
   prevención de: 330-331.
   síntomas de la: 328-329.
   véase también demencia; memoria, pérdida de memoria
   vitamina E y: 243-244, 330.
American Academy of Pediatrics (AAP, Academia Estadounidense de Pediatría): 343, 346.
American Cancer Society (ACS, Sociedad Estadounidense de Cáncer): 107, 360, 497, 638, 643.
American Diabetes Association (Asociación Estadounidense de la Diabetes): 638, 642.
American Dietetic Association (Asociación Estadounidense de la Dietética): 642.
American Heart Association (Asociación Estadounidense de Cardiología): 118, 166, 286, 413, 638, 643.
American Medical Association (Asociación Médica Estadounidense), página Web de: 632.
American Multiple Risk Factor Intervention Trial (MR. FIT): 301.

American Psychiatric Association (APA, Asociación Estadounidense de Psiquiatría): 281, 304.
American Society of Addiction Medicine (Asociación Estadounidense De Medicina De Hábitos Adictivos): 282.
American Urological Association (AUA, Asociación Estadounidense de Urología): 385, 452, 454, 497, 518, 638.
aminoácidos: 78-79, 145-147.
ampolla: 24, 348, 375.
análisis
   de cohortes: 47-48.
   multivariable: 52.
androgénico, tratamiento de privación: 519.
andrógenos, tratamiento de privación de: 493, 542, 545-548.
andrógenos: 19-22, 261, 427, 543.
androstenediona: 21, 261, 431, 432, 438.
«anemia del deportista»: 180.
anemia perniciosa: 323.
aneurisma aórtico abdominal (AAA): 591-598.
   directrices para tratar el: 595-596.
   edad y: 592-593.
   el tratamiento de: 597-598.
   factores de riesgo para desarrollar: 592-593.
   síntomas y detección de: 593-595.
angina de pecho: 64, 233.
   alcohol y: 267-271.
   apnea del sueño y: 615.
   sexo y: 421-422.
   sildenafilo y: 413-416.
angiogénesis: 92, 488.
angiostatina: 93.
ansiedad: 290, 297-299.
   detección y tratamiento de la: 298. test de: *299*.
anticonceptivos: 380-387.
   preservativos: 380-381.
   vasectomía: 381-385.

anticuerpos: 93.
antígeno prostático específico (APE): 131, 376, 402, 429, 434, 440, 461, 495, 515, 517, 533.
   argumentos a favor y en contra del cribado con: 497-498.
   concentraciones sanguíneas de: 495-496.
   en varones con cáncer: 496-497.
   estudios con: 501-502.libre: 501.
   prueba del: 447, 455, 493-503.
   radioterapia y: 536-537.
   velocidad del: 500-501.
antígenos: 93.
Antihypertensive and Lipid Lowering Treatment to Prevent Heart Attack Trial (ALLHAT, Ensayo sobre el Tratamiento Antihipérténsico e Hipolipemiante para prevenir el Infarto de Miocardio): 459.
antiinflamatorios no esteroideos (AINE): 218, 219, 223, 226-232, 328, 330, 352.
   efectos secundarios de los: 230-231.
   efectos terapéuticos de los: 232.gota y: 588, 589-590.
antioxidantes: 157, 160.
   en alimentos: 237-238.
   véanse también los antioxidantes específicos.
aorta: 591-592.
   véase también aneurisma aórtico abdominal.
apnea del sueño: 578, 611.
   consecuencias de la: 614-615.
   diagnóstico de la: 615-617.
   tipos de: 613.
   tratamiento de la: 617-620.
apoptosis: 92, 229, 449, 478, 545.
arritmias: 117, 615.
arterial periférica, enfermedad: 270, 598-611.
   diagnóstico de la: 602-605.

directrices acerca de la: 610-611.
factores de riesgo para desarrollar: 600-601.
síntomas de la: 601-604.
tasa de mortalidad en la: 600.
tratamiento de la: 606-610.
véase también aterosclerosis; enfermedad coronaria; enfermedad cardíaca.
artritis: 256.
gota y: 587, 588.
asesinos naturales (*natural killers*), linfocitos: 93.
Aspirina®: *véase* ácido acetilsalicílico.
ataque isquémico transitorio (AIT): 84-86.
aterosclerosis: 62, 64, 68, 79, 88, 117, 160, 237, 238, 335, 430, 593, 605: 267-271.
ácido acetilsalicílico y: 223-224, 227, 331.
impotencia y: 404, 406.
selenio y: 248.
véase también enfermedad arterial periférica.
autoestima: 304.
azúcares simples: 134.

Beta-carotene and Retinol Efficacy Trial (CARET, Ensayo sobre la Eficacia del betacaroteno y el Retinol): 240-241, 484.
betacaroteno: 160, 234, 237, 238, 239, 240, 263, 484.
bicicleta: 200.
braquiterapia (implante de semillas): 494, 510, 519, 537-539, *539*.

calcio: 168-170, 180, 323, 430, 555.
en cálculos renales: 562-563.
cáncer de próstata y: 490.
cálculos
biliares: 102, 105.
alcohol y: 274.
renales: 148, 348, 557-565, 568, 587.
calcio y: 169, 588.
causas de los: 557-558.
diagnóstico de los: 559-560.
dieta y: 562-564.
ingesta de líquidos y: 154, 562.
medicación para los: 564-565.
prevención de los: 561-565.
síntomas de los: 558-559.
tratamiento de los: 560-561.
calorías: 102-103.
en el alcohol: 276.
calvicie: 23, 623-629.
crecimiento del cabello y: 623-626.
testosterona y: 625.
tratamiento de la: 627-629.
Cambridge Heart Antioxidant Study (CHAOS, Estudio de Cambridge sobre el Efecto de los Antioxidantes en el Corazón): 243.
caminar: 193-194.
cáncer: 89-98, *98*.
ADN y: 92, 93, 568.
alcohol y: 97.
consumo de tabaco y: 94.
crecimiento celular y: 91.
daño oxidativo y: 94.
déficit alimentario y: 97.
definición de: 90.
ejercicio y: 185-187.
extensión del: 92-93.
factores nutricionales en el: 96-97.
grasa alimentaria y: 122-123.
herencia y: 94.
hormonas y: 95-96.
infecciones y: 95.
inflamación crónica y: 95.
obesidad y: 122-123.
radiación y: 94.
sistema inmunológico y: 93-94.
toxinas externas y: 94-95.
tratamientos médicos y: 96.

virus y: 95.
vitamina C y: 246.
vitaminas y: 157, 160, 161.
de colon: 90, 94, 95, 278, 293.
   ácido acetilsalicílico y: 228-229, 232.
   dieta y: 101, 123, 139, 151, 157, 169, 235, 249.
   ejercicio y: 186-187, 476.
   obesidad y: 105.
   tacto rectal para el cribado del: 506.
de esófago 249, 278.
de hígado: 95, 278.
de mama: 42, 90, 277, 279.
de páncreas: 186.
de piel: 95, 162, 248.
de próstata, adenocarcinoma prostático: 22, 90, 96, 105, 277-278, 335, 357, 385, 407, 430, 441, 455, 464, 471-554.
   afroamericanos y: 475, 497.
   APE (antígeno prostático específico), prueba para el: 447, 455, 493-503.
   biopsia y: 511-513.
   calcio y: 489-491.
   causas del: 471-473.
   clasificación del: 513-517, *516*.
   crioterapia y: 493-494, 541-542.
   DHEA (deshidroepiandrosterona) y: 261.
   diagnóstico del: 494-513.
   dieta y: 101, 122, 151, 160, 161, 169-170, 475, 480-491.
   ecografía para el diagnóstico del: 508-510, 515.
   ejercicio y: 187.
   envejecimiento y: 473-474.
   esperanza de vida y: *521*.
   examen de tacto rectal para el diagnóstico del: 504-508.
   factores de riesgo para desarrollar: 473-480.
   grasas y: 480-483, 490.
   historia natural del: 491-494.
   licopeno y: 239.
   medicina alternativa y: 550-554.
   palmito y: 251.
   quimioterapia y: 550.
   radioterapia para el: 493, 499, 534-540.
   resonancia magnética (RM) para el diagnóstico del: 510-511, 515.
   selenio y: 171, 248-249, 487-488, 491.
   sildenafilo y: 411-412.
   tasas de supervivencia del: 522-524.
   técnicas de imagen en el diagnóstico del: 508-511, 515.
   testosterona y: 96, 475, 479.
   tratamiento combinado para el: 539-540.
   tratamiento del: 518-554.
   tratamiento diferido en el: 519, 520-526.
   tratamiento hormonal del: 493, 542, 541-548.
   tratamiento quirúrgico del: 493, 499, 527-533.
   variabilidad del: 491-492.
   vitaminas y: 157, 160, 161, 241, 244, 489, 491.
de pulmón: 90, 240, 241, 249.
de testículo: 341, 355-361.
   autoexploración y: 360, *361*.
   causas del: 356-357.
   clasificación del: 358-359.
   crecimiento rápido del: 357.
   diagnóstico del: 357-358.
   tratamiento del: 359-360.
de vejiga: 154, 157, 565-574.
   anatomía del: 565-566.
   causas del: 566-568.
   clasificación del: 565-568, *567*.
   diagnóstico del: 569-571.

prevención del: 572-573.
síntomas del: 568-569.
tratamiento del: 571-572.
gastrointestinal: 255.
caquexia: 90.
carbohidratos simples: 132-133.
cardíaca, enfermedad
    aceite de pescado y: 251-252.
    ácido acetilsalicílico y: 222, 224-226, 232.
    ácidos grasos *trans* y: 119.
    aislamiento social y: 314.
    alcohol y: 267-269, 271, 277.
    ansiedad y: 298.
    apnea del sueño y: 615, 616.
    café y: 174.
    caída del cabello y: 626-627.
    caminar y: 193.
    colesterol y: 116.
    depresión y: 307.
    ejercicio y: 182-185.
    fibra y: 118-119, 136.
    grasa alimentaria y: 118-121, 482-483.
    hierro y: 167-168. ira y: 300.
    nocturia y: 579.
    obesidad y: 105, 108.
    proteínas y: 151.
    selenio y: 171.
    sexo y: 419-422.
    sildenafilo y: 413.
    véase también: aterosclerosis; enfermedad coronaria; enfermedad arterial periférica.
    vitamina B y: 157.
    vitamina C y: 246.
    vitamina E y: 160, 234, 243-244.
carotenoides: 238-239, 483-484.
casos clínicos: 47.
causalidad, determinación de la: 53.
cavernosos, cuerpos: 370.
cefalea migrañosa: 228.
celecoxib: 232.
celular, crecimiento: 91.
células espumosas: 64.
cerebro: 318-319.
    en la enfermedad de Alzheimer: 326-327.
    envejecimiento y: 320-321.
    funciones reproductoras en el: 373, 374.
Chlamydia pneumoniae: 81, 389.
Chlamydia trachomatis: 389.
circadianos, ritmos: 577.
circuncisión: 341-346, 402.
    aspectos quirúrgicos de la: 342-343.
    aspectos religiosos en la: 343.
    cáncer de pene y: 346-347.
    ETS y: 345.
    opción de la: 346-347.
    posibles beneficios de la: 343-345.
    posibles riesgos de la: 345-346.
cirrosis: 278.
cistoscopia: 570-571.
citocinas: 93.
citomegalovirus (CMV): 82.
citotoxicidad celular dependiente de anticuerpos: 93.
claudicación
    intermitente: 601-602.
    pseudo-: 602.
clopidogrel: 232.
coágulos sanguíneos (trombos): 64, 82-83, 117, 273.
    ácido acetilsalicílico y: 223, 225.
    alcohol y: 273.
    tratamiento de los: 609-610.
coenzima Q: 261.
coitus interruptus (marcha atrás): 381.
colesterol: 115-116, 119, 324.
    ajo y: 253, 255.
    aneurismas y: 593.
    dieta y: 123.
    ejercicio y: 178-181.
    en determinados alimentos: *125-130*.

enfermedad arterial periférica y: 601, 607-308.
enfermedad cardíaca y: 116.
enfermedad coronaria y: 62, 64, 69.
hormonas sexuales y: 21-22.
ictus y: 86-87, *85*.
impotencia y: 404, 406.
ingesta diaria saludable de: 175.
metabolismo y: 27.
niacina y: 246-247.
HDL (lipoproteínas de alta densidad): 21, 27, 37-38, 62, 68-70, *69*, 116, 132, 140, 143, 324.
    alcohol y: 268, 272, 276.
    cromo y: 250, 263.
    ejercicio y: 178.
    niacina y: 247, 263.
LDL (lipoproteínas de baja densidad) colesterol: 21, 27, 37, 38, 62, 68-69, 81, 133, 135, 143, 242, 324.
    ajo y: 253.
    ejercicio y: 178.
    niacina y: 247.
    oxidado: 116, 237.
cólico renal: 558-559.
College Alumni Health Study: 56-57.
    véase también: Estudio de la Salud de los Alumnos de Harvard.
condilomas: 390-391.
conducto eyaculador: 24, 348, 375.
conductos deferentes: 24, 347, *348*, *365*, 372, 375, 382.
Conferencia Internacional de Consenso sobre la Actividad Sexual y el Riesgo Cardíaco: 420.
conferencias de consenso: 50.
cordón espermático: 348, *348*, *350*.
coronaria, enfermedad: 61-83.
    alcohol y: 267-268.
    antecedentes familiares de: 64, 67, 69.
    colesterol y: 62, 64, 69.
    consumo de tabaco y: 64, 67-68, 69.

diabetes y: 64, 74-75.
dieta y: 73.
diferencia entre sexos y: 66.
edad y: 67, 69.
ejercicio y: 213-214.
evolución de la: 62-64.
factores de coagulación en la: 82-83.
factores de riesgo en la: 64-65.
factores psicológicos en la: 77-78.
grasas sanguíneas y: 68-71.
hierro y: 41.
hipertensión y: 71-73, *73*.
homocisteína y: 78-79.
inactividad física y: 73-74, 83.
inflamación, infección y: 80-82.
ira y: 300.
obesidad y: 74, 76-77.
selenio y: 248.
sildenafilo y: 414.
testosterona y: 36-38.
triglicéridos y: 70.
véase también angina de pecho; aterosclerosis; enfermedad cardíaca; enfermedad arterial periférica
vitamina E y: 242.
correr: 200.
cortisona: 28, 296.
COX (ciclooxigenasa), inhibidores de la: 231-232.
creatina: 260.
crioterapia: 493-494, 519, 541-542.
cromo: 249-250.
cromosoma Y (SRY), región determinante del sexo del: 17-19, 23.
cromosoma Y: 17, 18, 27, 36, 336, 339.
cromosomas: 17-19, *18*.

deferentes, conductos: 24, 347, *348*, *365*, 372, 375, 382.
degeneración macular: 121-122, 244, 260.
demencia: 237, 317-318.
    alcohol y: 280.

evaluación de la: 321-323.
multiinfarto (vascular): 229, 258, 324, 326-327, 329.
toxicidad farmacológica y: 321-323.
véase también enfermedad de Alzheimer; memoria, pérdida de memoria
psicótica: 305.
depresión: 257, 290, 303-312, *305*, 319, 323.
aflicción y: 309-312.
baja autoestima y: 304.
causas médicas de la: 307, *308*.
conexión cuerpo-mente y la: 307.
definida: 303-304.
deseo sexual y: 370.
diagnóstico de la: 305-307.
ejercicio y: 181.
test de: *306*.
tipos de: 304-305.
tratamiento de la: 307-309.
deshidroepiandrosterona (DHEA): 22, 261, 438.
envejecimiento y: 431-435.
deterioro cognitivo leve: 321.
diabetes: 324, 335, 430.
alcohol y: 76, 270, 273, 278.
aneurismas y: 593.
consumo de tabaco y: 293.
dieta y: 74-76, 101.
dificultad para eyacular y: 396.
ejercicio y: 179, 187-188.
enfermedad arterial periférica y: 600-601, 606.
enfermedad coronaria y: 64, 74-75.
fibra y: 136.
ictus y: 87.
impotencia y: 404-407.
índice glucémico y: 140-141.
nocturia y: 579.
obesidad y: 27-28, 76, 105.
proteínas y: 151.
sildenafilo y: 412.

sulfato de glucosamina/chondroitina y: 256.
tipos de: 132.
dieta: 101-176, 324, 521.
agua en la: 152-155.
ajo en la: 252-256.
baja en sal: 165-166.
cálculos renales y: 562-564.
calorías y: 102.
cáncer de próstata y: 101, 122, 151, 160, 161, 169-170, 475, 480-491.
cáncer de vejiga y: 573.
cáncer y: 96.
colesterol en la: 113-114.
diabetes y: 76, 101.
diferencia entre sexos y: 39.
efecto de la: 101.
gota y: 589.
grasas en la: *véase* grasa alimentaria.
hidratos de carbono en la: 132-135.
hiperplasia prostática benigna y: 450.
ictus y: 88-89.
índice glucémico y: 140-144.
la mejor: 172-173.
obesidad y: *véase* obesidad.
pescado y aceite de pescado en la: 120-121, 251-252.
proteínas en la: 146-147.
suplementos a la: *véanse los suplementos específicos*.
tomates en la: 157, 239, 483-484.
diferencias entre sexos: 17-44.
atención sanitaria y: 41-42.
en la conducta: 31-33.
en la personalidad: *32*.
enfermedad coronaria y: 66-67.
hierro y: 41.
hormonas y: 36-38.
incontinencia y: 580-581.
modo de vida y: 40-41.
dihidrotestosterona (DHT): 22, 37, 440, 461, 476, 479, 543-545, 625-626.

dilatación transuretral con balón (TUBD): 466, 469.
dipiridamol: 232.
disfunción sexual: 393-402.
    coito doloroso: 402.
    dificultad en la eyaculación: 395-396, 399-402.
    enfermedad de Peyronie: 398.
    eréctil: *véase* impotencia.
    falta de deseo y: 394-395.
    mitos sobre: 393-394.
    priapismo: 397-398.
    véase también impotencia.
distimia: 304.
distribución grasa androide: 28.
diverticulosis: 102, 139.
drogas: 295-296.

edad, envejecimiento
    aneurisma aórtico y: 592-593.
    APE (antígeno prostático específico) y: *500*.
    sexo y: 423-424, 433.
    cáncer de próstata y: 474-475.
    DHEA (deshidroepiandrosterona) y: 431-435.
    hiperplasia prostática benigna y: 447-449.
    impotencia y: 402-40.
    nocturia y: 576.
    pérdida de memoria y: 320-321, *322*.
    testosterona y: 403, 424-426, 429-430.
    tratamiento con hormona de crecimiento y: 436-438.
    vejiga y: 577, 578.
efedrina: 261.
ejercicio
    aeróbico (dinámico): 177-178.
        frecuencia cardíaca óptima para el: 189-193, *191*.
        teoría del: 189-190.
    de resistencia (estático): 178, 203-205.
        ejercicios específicos: *206, 207*.
        las pesas y el: 205.
    físico: 177-219, 298, 324.
        agua y: 153.
        calorías quemadas en el: 185, 196, *196*, 197.
        caminar como: 193-194, 200.
        cáncer de próstata y: 476-477.
        cáncer y: 186-187.
        centros de salud y: 210-213.
        cinco reglas básicas del: 217-218.
        colesterol y: 178, 181.
        como actividad diaria: 194-195, 199-200.
        complicaciones del: 213-216.
        depresión y: 309.
        diabetes y: 179, 188.
        diferencia entre sexos y: 40.
        efectos del: 177-181.
        enfermedad arterial periférica y: 601, 307.
        enfermedad cardíaca y: 182-185, 187.
        enfermedad coronaria y: 72, 83.
        entrenador personal de: 211, 212-213.
        envejecimiento y: 188-189.
        estiramientos: *209*.
        frecuencia cardíaca en el: 190-192.
        hiperplasia prostática benigna y: 450.
        hormonas y: 179-180.
        ictus y: 87.
        insomnio y: 621-622.
        lesiones y: 217-219.
        longevidad y: 182-185.
        máquinas para practicar en casa: 201-202.
        moderado, directrices del: 195-197.
        obesidad y: 109, 188.
        para desarrollar el equilibrio: 208-212, *211*.
        para desarrollar la flexibilidad: 208.
        precauciones al realizar: 197-199.

programa de: 199-203.
revolución del buen estado físico y: 189-192.
salud y: 185-189.
sexo como: 420.
somníferos y: 623.
para desarrollar el equilibrio: 208-212, *211*.
endostatina: 93.
endotelio, células del: 79.
ensayos clínicos: 48-49.
epidídimo: 24, *337*, 347, *348*, 372, 375, 399-400.
inflamación del: 351-352.
eptifibatida: 233.
equinácea: 259, 378.
erección: 370.
nocturna: 409, 424.
normal: 370-371, *372*.
priapismo y: 397-398.
véase también impotencia; pene.
escroto: *337*, 341, *348*.
anomalías en el: 340, 354.
edema del: 354.
estructuras del: 348.
evaluación de las anomalías del: 349.
función del: 347.
véase también testículos.
esfuerzo, pruebas de: 190, 197-198.
esperanza de vida
aislamiento social y: 314.
cáncer de próstata y: *521*.
ejercicio y: 182-185.
véase también diferencias entre sexos.
esperma
envejecimiento y: 424.
producción y distribución del: 374-376, *374*.
espermático, cordón: 348, *348*, *350*.
espermatocele: 353, *354*.
espumosas, células: 64.
estadística, significación: 50-51.

estanoles: 113.
estenosis raquídea: 602.
esterilidad: 377-380.
esteroides anabólicos: 428.
esteroles: 113.
estiramientos: *209*.
estradiol: 22, 31, 476.
estrés: 40-41, 324, 370, 420.
metabolismo y: 296.
estrógenos: 19, 30, 36-37, 261.
en el tratamiento del cáncer de próstata: 546.
Estudio de la Salud de los Alumnos de Harvard: 56-57.
Estudio de Seguimiento de los Profesionales de la Salud: 58.
Estudio Estadounidense de la Salud de los Médicos: 55, 57-58.
estudios
a doble ciego: 49.
aleatorizados y controlados con placebo: 49.
con animales: 46.
de casos y controles: 48.
de observación: 47.
en el laboratorio: 46.
European Randomized Study of Screening for Prostate Cancer (ERSPC, Estudio Europeo Aleatorizado del Cribado del Cáncer de Próstata): 501-502, 507.
eyaculación: 26, 375, 440.
cifras de APE (antígeno prostático específico) y: 495-496.
orgasmo y: 372.
precoz: 395-396.
retardada: 396.
retrógrada: 396, 466.
sanguinolenta: 399-402.
eyaculador, conducto: 24, 348, 375.

factor de tolerancia a la glucosa (GTF): 250.

factor-1 de crecimiento parecido a la insulina (IGF-1): 91, 478-479, 484.
fecundación *in vitro*: 379.
fibra: 118, 135-140, *137-139*, 324.
   cáncer de colon y: 139-140.
   cáncer de próstata y: 485-487.
   consumo diario saludable de: 175.
   diabetes y: 140.
   enfermedad cardíaca y: 118-119, 136.
   fuentes de: *137-139*.
   ictus y: 136.
   insoluble: 135-136.
   soluble: 135-136.
   tipos de: 133.
fibrilación auricular: 88.
fibrinógeno: 81, 82, 180.
fimosis: 345.
flexibilidad, ejercicios para desarrollar la: 208.
flujometría urinaria: 455, *455*, 583.
Folkman, Judah: 93.
Food and Drug Administration (FDA, Agencia Norteamericana del Medicamento y del Control Alimentario): 166, 221, 468, 618, 627, 641.
   véase también autoridades sanitarias estadounidenses
Framingham Heart Study (Estudio de Framingham sobre salud Cardiovascular): 66, 68, 106.
fructosa: 133, 141, 170, 490.

galactosa: 133.
gingko biloba: 258-259, 329-330, 378, 608.
ginseng: 259.
Gleason, sistema de clasificación de: 492-493, 514, 517.
glucógeno: 131, 133.
glucosa: 131, 133, 134, 319.
   metabolismo de la: 75, 321.
golf: 201.

gonorrea: 387-388.
gota: 585-591.
   causas de la: 586-587.
   diagnóstico y tratamiento de la: 587-589.
   prevención de: 589-591.
   síntomas de: 587.
gramíneas:. 485-487.
grasa
   alimentaria: 110-124, *112*, 486, 487.
   cáncer de próstata y: 480-483, 490.
   cáncer y: 122-123.
   consumo diario saludable de: 174-175.
   efectos biológicos de: 117-118.
   en la mejor dieta: 172.
   enfermedad cardíaca y: 118-121, 124.
   enfermedad neurológica y: 121.
   hidratos de carbono y: 130-131, 172.
   véase también ácidos grasos.
corporal
   calorías en: 102-103.
   efectos en la salud de la: 115-124.
   medición de la: 103.
   silueta corporal y: 28, 107-108.

Harvard Alumni Health Study: 56-57.
Harvard Men's Health Watch: 13, 45.
Helicobacter pylori: 95.
hematoespermia: 399-402.
hemocromatosis: 168.
hemorroides: 102, 400.
hepatitis: 391.
herencia autosómica dominante: 23.
hernia
   estrangulada: 364, 366.
   femoral: 363.
   incarcerada: 364, 366.
   inguinal: 362-363, 365, *365*.
   reducible: 364, 366.
hernias: 102, 340, 348, 361-367, *365*.
   diagnóstico de las: 364-365.
   síntomas de las: 363-364.

tipos de: 362-367.
tratamiento de las: 365-367.
herpes genital: 82, 389-390.
hidratos de carbono: 109.
   calorías en los: 102.
   complejos: 133-136, 140.
   cromo y: 249.
   elección de los: 140-144.
   elementos de los: 131.
   en el organismo: 131-132.
   en la dieta: 132-133.
   en los alimentos: 133.
   simples: 132.
   tipos de: 132.
hidrocarbonos aromáticos policíclicos: 96.
hidrocele: 340, 352-353, *353*.
hierro: 41.
   alimentario: 168.
   diferencia entre sexos y: 41.
   enfermedad cardíaca y: 167-168.
hiperplasia prostática benigna: 22, 37, 401, 407, 430, 439-441, 447-470, 495-496, 545, 569.
   alcohol y: 274.
   causas de la: 449.
   complicaciones de la: 454.
   crecimiento prostático y: 447-448.
   DHEA (deshidroepiandrosterona) y: 261.
   ejercicios y: 188.
   envejecimiento y: 447-448.
   evaluación médica de la: 454-456.
   factores de riesgo de la: 449-451.
   incontinencia y: 581-582, 584.
   medicamentos para la: 458-462.
   nocturia y: 452, 572-579.
   palmito (*Serenoa repens*) y: 521.
   riesgo de cáncer de próstata y: 479-480.
   síntomas de: 451-454.
   tratamiento con láser de la: 468.
   tratamiento de la: 456-457.
   tratamiento quirúrgico de la: 464-470.
   tratamientos herbarios de la: 462-464.
hipertensión: 188, 430.
   ácido acetilsalicílico y: 228, 230.
   alcohol y: 277.
   alfabloqueantes y: 459-460.
   aneurisma y: 593.
   aorta y: 592.
   apnea del sueño y: 616.
   depresión y: 307.
   dieta y: 101.
   enfermedad arterial periférica: 601, 608.
   enfermedad arterial y: 71-73.
   enfermedad renal y: 556-557.
   ictus y: 86.
   impotencia y: 404, 406.
   obesidad y: 105.
   proteínas y: 151.
   sexo y: 421.
   sodio y: 163-166.
hipófisis: 21, 339, 373, *374*, 478, 543.
   hipogonadismo y: *426*.
hipogonadismo: 407.
   principales causas del: *426*.
   testosterona y: 426-427.
hiponatremia: 155.
hipopnea: 613.
hipospadias: 339.
hipotálamo: 19, 370, 373, 543.
hombre
   anatomía reproductora del: 24-26.
   conducta arriesgada del: 289-296.
   conducta específica del: 31-33.
   cromosomas del: 17-19.
   desarrollo embrionario del: 336-338.
   enfermedades específicas del: 42-43.
   estructura muscular del: 29-31.
   metabolismo del: 26-29.
   pruebas médicas rutinarias del: 637-638.

homocisteína: 78-80, 234, 273, 330, 601.
HOPE, ensayo: 243.
hormona
   de crecimiento: 436-438, 478.
   estimulante de los folículos (FSH): 21, 22, 373-374, 375, 427, 543, 547.
   liberadora de gonadotropina (GnRH): 19, 21, 23, 543.
   liberadora de hormona luteinizante (LHRH): 21, 543.
   luteinizante (LH): 373, 374, 427, 543, 547.
hormonas: 19-24, 27-28.
   cáncer de próstata y: 475-476.
   cáncer y: 96.
   de la glándula prostática: 541-545, *544*.
   diferencia entre sexos y: 36-38.
   ejercicio y: 178-181.
   músculos, huesos y: 29-31.
hostilidad, *véase* ira
huesos: 30, 180, 181, 203. calcio y: 168-169.

ibuprofeno: 218.
ictus: 83-89, 101, 174.
   ácido acetilsalicílico e: 222, 225, 227-228, 232.
   AIT (ataques isquémicos transitorios) e: 84-86.
   alcohol e: 270-271, 277, 607.
   causas del: 86-89.
   colesterol e: 86-87.
   diabetes e: 87.
   dieta e: 88-89.
   ejercicio e: 87.
   embólico: 84-86, *85*.
   fibra e: 136.
   hemorrágico: 84-86, *85*, 270.
   hipertensión e: 86.
   isquémico: 84, *85*, 86, 167, 233, 243.
   obesidad e: 87, 105, 108.
   proteína e: 151.
   testosterona e: 38.
   tipos de: 84, *85*, 86.
   trombótico: 84.
   vitamina E y: 243.
implante de semillas (braquiterapia): 494, 510, 519, 537-539.
impotencia: 393-394, 402-416, 466.
   abuso de sustancias tóxicas y: 406.
   alcohol y: 274, 279, 406.
   causas psicológicas de la: 408.
   definida: 403.
   diabetes y: 404, 406, 407.
   ejercicio y: 188.
   envejecimiento y: 402-405.
   evaluación de la: 408-409.
   factores de riesgo para desarrollar: 403-408.
   finasterida y: 461.
   implantes quirúrgicos en la: 418.
   medicamentos y: 416-417.
   neurológica: 407.
   obesidad y: 105, 404-405.
   trastornos endocrinos y: 407.
   tratamiento con homogeneizados para la: 417-418.
   tratamiento con inyecciones para la: 419.
   tratamiento de bomba de vacío para la: 418.
   tratamiento de la: 409-420.
   tratamiento del cáncer de próstata y: 499-500, 530, 535, 538, 552.
   tratamientos experimentales para la: 419.
   tratamientos ineficaces para la: 419.
   véase también sildenafilo
incontinencia: 452, 466, 499, 530, 536, 580-584.
   causas de la: 581-583.
   de urgencia: 582, 584.
   evaluación y tratamiento de la: 583-584.

género y: 581. por estrés: 582-583.
por rebosamiento: 581-582.
síntomas de: 580-581.
índice
   cintura-cadera: 107-108.
   de masa corporal (IMC): 103-107, *104, 106.*
   glucémico: 140-144.
      de determinados alimentos: *142.*
   maleolobraquial (IMB): 604.
indigestibles, alimentos: 139.
inguinal, canal: 337.
inmunológico, sistema: 391-392.
   cáncer y: 93.
   vasectomía y: 384.
inmunoterapia: 94.
inseminación artificial: 379.
insomnio: 620-623.
insulina: 28, 75, 131-132.
   alcohol e: 273.
   ejercicio e: 179.
   estrés e: 296.
investigación: 45-55.
   estudios y ensayos de: 46-50.
   resultados de la: 53-55.
   significación estadística en la: 50-51.
inyecciones intracitoplasmáticas de esperma: 379.
ira: 299-303. tratamiento de la: 301-303.
isoflavonas: 152.
isquemia crítica de las extremidades: 603.

jogging: 200.
jubilación: 314-317.

ketoconazol: 548-549.

lactosa: 133.
lecitina: 261.
Leydig, células de: 21, 24, 336, 347, 374, 543.

LHRH, agonistas de: 547.
libido: 369, 370.
licopeno: 94, 160, 239, 464, 521.
   en el tomate: 483-484.
lipasas: 110.
liposucción: 108.
litotripsia extracorpórea por ondas de choque: 560.
longevidad: *véase* esperanza de vida.

macrófagos: 62.
macular, degeneración: 121-122, 244, 260.
maníaco-depresiva, enfermedad: 305.
matrimonio: 312-313.
médico, elección del: 632-634.
melanoma: 95, 162.
melatonina: 260, 435-436, 438, 623.
memoria
   a corto plazo: 319-320.
   a largo plazo: 320.
   envejecimiento y: 320-321, *322.*
   normal: 318-319.
   papel de la mente en la conservación de la: 325-326.
   papel del cuerpo en la conservación de la: 324-325.
   pérdida de: 317-318.
   tipos de: 319-320.
   véase también enfermedad de Alzheimer; demencia.
metaanálisis: 50.
metabolismo: 26-29, 132, 323.
   de la glucosa: 75, 323.
   del alcohol: 27, 278-279.
   estrés y: 296.
   vitamina C y: 245.
metástasis: 90.
metionina: 79, 147.
minerales: 162-171.
   fundamentales: *163.*
   véanse también los minerales específicos.

Minnesota Multiphasic Personality Inventory: 300.
minoxidil: 627-628.
miocardiopatía alcohólica: 277.
monofosfato de guanosina cíclico (GMPc): 370-371, 411.
mujeres: *véanse* diferencias entre sexos.
multivitamínicos, complejos: 234-236, 324-325, 491.
músculos: 29-31, 180-181, 203.
lisos: 29.
esqueléticos (estriados): 29-30.

nadar: 200.
naproxeno: 218, 352.
National Cancer Institute (Instituto Nacional del Cáncer): 385, 530, 536, 641.
National Center for Complementary and Alternative Medicine: 642.
National Council on Alcoholism and Drug Dependence: 282.
National Heart, Lung, and Blood Institute: 642.
National Institutes of Mental Health, página Web de: 642.
National Kidney and Urologic Diseases Information Clearinghouse: 643.
neurotransmisores: 318-319.
niacina (vitamina B_3): 246-248.
NK, linfocitos: 93.
nocturia: 575-580.
causas de la: 276-277.
consejos para la: 579-580.
edad y: 576.
hiperplasia prostática benigna y: 452, 575-578.
NP, prostatitis no bacteriana: 444-445.

obesidad: 28, 101, 324.
alcohol y: 275-277.
aneurisma y: 593.

apnea del sueño y: 614, 618.
cáncer de próstata y: 477.
cáncer y: 122-123.
control de peso y: 108-110.
definida: 103-104.
diabetes y: 27, 76, 105.
dieta y: 101, 103-111.
diferencia entre sexos y: 104-105, 107-108.
ejercicio y: 109, 186.
enfermedad arterial periférica y: 601.
enfermedad cardíaca y: 105, 108.
hiperplasia prostática benigna y: 451.
ictus y: 87, 105, 108.
impotencia y: 105, 404, 405.
peso corporal ideal y figura y: 104-108.
proteínas y: 151.
tasa de mortalidad y: 105-106.
observación en estado de aleta: 519, 522-526.
Occupational Safety and Health Administration (OSHA, organismo de Salud y Seguridad Ocupacional): 315.
Organización Mundial de la Salud (OMS): 107, 281, 376, 486.
orgasmo: 372.
orquiectomía: 546.
orquitis: 351.
óseo, rastreo: 515.
osteoporosis: 30, 148, 161, 180, 188, 279, 430, 489, 563.
óxido nítrico: 370, 411.

palmito (*Serenoa repens*): 251, 462-463, 584.
pancreatitis: 278.
pánico, ataques de: 298.
papilomavirus humano (VPH): 95, 390, 574.
paracetamol: 218, 230, 233, 342, 384.
paradoja francesa: 119.
Parkinson, enfermedad de: 319.

Pauling, Linus: 245.
PC-SPES: 551-553.
pene: *348*.
   aumento de tamaño del: 394.
   cáncer de: 574-575.
   coito doloroso y: 402.
   desarrollo anormal del: 339.
   trastornos del: 344-345.
   tumescencia nocturna del pene: 409.
   véase también circuncisión; erección; impotencia; sildenafilo.
período refractario: 370.
personalidad de tipo A: 77.
pesas: 205.
pescado, aceite de pescado: 120-121, 251-252.
peso, control de: 108-110.
Peyronie, enfermedad de: 398.
plexo venoso: *348*.
pliegues cutáneos, grosor de los: 103.
polisacáridos: 133.
potasio: 166-167, 555, 564.
prednisona: 588.
preservativos: 380-381, 386-387.
prevención: 631-640.
   pruebas de rutina en la: *639-640*.
   relación médico-paciente en la: 634-635.
   servicios para los varones en la: 637-638.
   sistema de atención médica en la: 631-632.
   visitas a la consulta en la: 635-637.
priapismo: 397-398.
prolactina: 394, 407, 427.
prostaciclina: 225.
prostaglandinas: 222-223, 231-232.
próstata, glándula prostática: 37, 170, 348, 372, 375, 581.
   ablación transuretral con aguja y (TUNA): 468.
   biopsia de la: 400, 511-513.
   dilatación transuretral con balón de la (TUBD): 469.
   electrovaporización transuretral de la (TVP): 467.
   hormonas liberadas por la: 543-545, *544*.
   incisión transuretral de la (TUIP): 467.
   inflamación de la: *véase* prostatitis.
   normal: 439-441, *440*.
   resección transuretral de la (TURP): 396, 464-466, *465*, 575, 582.
   secreciones de la: 400.
   tacto rectal de la: 504-508.
   tejidos y zonas de la: 441.
   termoterapia transuretral por microondas y (TUMI): 467-468.
Prostate Cancer Intervention Versus Observations Trial (PIVOT, Ensayo de Intervención y observación en le Cáncer de Próstata): 501.
Prostate, Lung, Colorectal and Ovarian Cancer Trial (PLCO, Ensayo de Cribado del Cáncer de Próstata, Pulmón, Colorrectal y Ovárico): 385, 501.
prostatectomía radical: 412, 466, 493, 519, 527-533, 540.
   elegir un cirujano para la: *531*.
   incontinencia por estrés y: 582-583.
prostatitis: 379, 441-447, 496, 569.
   asintomática: 447.
   bacteriana aguda (PBA): 442-443, *442*.
   bacteriana crónica (PBC): 443-444.
   no bacteriana (PNB): 444-445.
   principales características de la: *442*.
   riesgo de cáncer de próstata y: 479-480.
prostatodinia: 446.
proteína C reactiva: 81, 88.
proteínas: 145-152.
   cálculos renales y: 564.
   consumo diario saludable de: 175.
   déficit de: 147-148.
   elementos de las: 145-146.

en la dieta: 146-147.
exceso de: 148-149.
fuentes de: *150-151*, 152.
requisitos de las:149.
vegetales frente a animales: 151.
pseudoclaudicación: 602.
pseudogota: 588.
pubertad: 338, 370. precoz: 339.
pulso, medición del: 189-190.

quimioterapia: 574.
para el cáncer de próstata: 519.
para el cáncer de vejiga: 571-572.

radiación
electromagnética: 95.
ionizante: 95.
por radiofrecuencia: 95.
ultravioleta: 95.
radicales libres de oxígeno: 116, 237, 242, 258, 327.
radioterapia, radiación: 493, 499, 534-540.
con haz externo: 534-537.
tridimensional conformada: 493, 535.
reacción de «combatir o huir»: 296.
reflujo gastroesofágico (ERGE), enfermedad por: 255.
relaciones sociales: 312-314.
reproductora, anatomía: 24-26.
respirar bien, tiras nasales para: 618.
riñón: 555-557.
cáncer de: 568-569.
rofecoxib: 232.
roncar: 612.
rosácea: 279.

San Juan, hierba de: 256-257, 309, 378.
sangre oculta en heces, prueba de: 504.
selenio: 94, 241, 244, 263, 464, 485, 521.
cáncer de próstata y: 171, 248-249, 487-488, 491.
función del: 249.

semen: 24, 375-376, 440.
envejecimiento y: 424.
normal: 376.
sanguinolento: 399-402.
semillas, implante de: 494, 510, 519, 537-539.
seminomas: 357.
Sertoli, células de: 24, 336, 375.
sexo, sexualidad: 369-438.
cáncer de próstata y: 477-478.
como ejercicio: 420.
despertar en el: 370.
DHEA (deshidroepiandrosterona) y: 431-435, 438.
disfunción en el: *véase* impotencia; disfunción sexual.
enfermedad cardíaca y: 419-422.
envejecimiento y: 423-424, 432-438.
ETS y: 387-392.
funciones reproductoras y: 373-377.
infertilidad y: 377-380.
métodos anticonceptivos masculinos y: 380-387.
normal: 369-373.
seguro: 422-423.
sida: 391-392, 427.
sífilis: 388-389.
sildenafilo (*Viagra*®): 371, 403, 410-416, 417.
administración del: 415-416.
efectos secundarios del: 412-415.
función del: 411.
tasa de éxito del: 411-412.
síndrome
de dolor pélvico inflamatorio crónico: 444.
de eosinofilia-mialgia: 263-264.
de Klinefelter: 339.
de las piernas inquietas: 578.
de supresión de los antiandrógenos: 548.
pélvico no inflamatorio: 446.

Sistema Transuretral para la Erección (MUSE): 417.
sobrepeso: *véase* obesidad.
sodio: 163-166, 323, 555.
   cálculos renales y: 564.
   consumo recomendado de: 166.
soja: 152, 450, 464, 482, 521.
   cáncer de próstata y: 488-489.
sulfato de glucosamina/chondroitina: 256.
súper ácidoacetilsalicílico»: 232.

T, linfocitos: 62.
tabaco: 95, 240.
   aneurisma y: 593.
   apnea del sueño y: 614, 617.
   cáncer de próstata y: 476.
   cáncer de vejiga y: 566, 572.
   como conducta de riesgo masculina: 293, *294*.
   diferencia entre sexos y: 38-39.
   enfermedad arterial coronaria y: 64-68.
   enfermedad arterial periférica y: 600, 606.
   hiperplasia prostática benigna y: 450, 451.
   ictus y: 86.
   impotencia y: 404, 406.
Tai Chi: 210.
telómero: 92.
tensión arterial: 71-72, *73*, 324.
   ajo y: 254-255.
   calcio y: 169.
   diastólica: 71-72, 254.
   ejercicio y: 180, 182.
   interpretación de la: 72.
   potasio y: 166-167.
   sistólica: 71-72, 254.
   sodio y: 163-164.
termoterapia transuretral por microondas (TUMT): 466, 467-468.

testículos: 21, 347-362, *367*.
   anatomía de los: 347-349, *348*.
   anomalías de los: 338-339.
   autoexploración de los: 360, *361*.
   células de los: 24, 336, 374-375.
   desarrollo embrionario de los: 338.
   descenso de los: *337*.
   en el deseo sexual: 372.
   en la pubertad: 338.
   extirpación quirúrgica de los: 546.
   hipogonadismo y: 426.
   infección de los: 351-352.
   no descendidos: 337, 339, 340-341, 356, 357.
   producción de espermatozoides en los: 374-375.
   retráctiles: 341.
   torsión de los 340, 349-351, *350*.
   traumatismo de los: 354-355.
   véase también escroto.
testosterona: 19, 179, 203, 347, 378, 394, 424-431, 438.
   adolescencia y: 338.
   atletas y: 430-431.
   caída del cabello y: 625.
   cáncer de próstata y: 96, 475, 479.
   cifras normales de: 425-426.
   colesterol y: 21-22.
   conducta agresiva y: 32.
   efectos de la: 19-22.
   en el ciclo vital: 23.
   en el desarrollo embrionario: 338.
   enfermedad coronaria y: 38.
   envejecimiento y: 403-404, 425, 429-430.
   hipogonadismo y: 426-427.
   ictus y: 38.
   libido y: 24.
   libre: 543.
   longevidad y: 36.
   masa muscular y: 30.
   orquiectomía y: 546.

preparados con: 427-429.
producción de: 19, 21, 424, 439.
producción excesiva de: 339.
sexualidad y: 369-370.
tratamiento de sustitución: 428-430.
ticlopidina: 232.
tiras nasales para respirar bien: 618.
tirofibán: 233.
tiroidea, enfermedad: 323.
TNM, sistema de clasificación: 515-580, *516*, 566.
trabajo, jubilación y: 314-316.
transmisión sexual (ETS), enfermedad de: 381, 387-392.
 circuncisión y: 345.
 control: 392.
 véanse también enfermedades específicas.
trastorno
 bipolar: 305.
 de ansiedad general: 298.
 de ansiedad social: 298.
 de estrés postraumático: 298.
 depresivo por adaptación: 304.
 estacional del estado de ánimo: 304.
 obsesivo-compulsivo: 298.
tratamiento de privación andrógenico: 519.
tratamiento de privación de andrógenos: 493, 542, 545-548.
triglicéridos: 28, 110, 114, 116.
 enfermedad coronaria y: 70-71.
 niacina y: 247.
tromboflebitis: 80.
trombomodulina: 82.

U.S. Physicians' Health Study, *véase* Estudio Estadounidense de la Salud de los Médicos
ultrasonografía transrectal (TRUS): 509-510, 512-513, 515, 517.
uréter: 556.

uretra: 24, 375, 451, 528, 556.
 cáncer de: 575.
uretritis no gonocócica: 389.
urinario, aparato: 555-557.
 infecciones del: 344.

valdecoxib: 232.
varicocele: 340, 353-354, *355*, 379.
vasectomía: 381-384.
 cáncer de próstata y: 479.
 eficacia y seguridad de la: 384-386.
 estándar: 382.
 reversibilidad de la: 386.
 sin escalpelo: 383.
vejiga
 edad y: 577.
 función de la: 555-557.
 hiperactiva: 582.
vesículas seminales: 24, 348, 372, 440, 514.
Viagra®, *véase* sildenafilo
vías respiratorias (CPAP), presión positiva continua en las: **618-620**, *619*.
vino: 274-275.
violencia (como problema masculino): 292.
virus de la inmunodeficiencia humana (VIH): 95, 391-392.
virus del herpes simple (VHS): 389-390.
vitamina
 A: 157, 238, 238-241.
 B_{12}: 157, 234-235, 263, 325, 328.
  déficit de: 323.
 B_3, (niacina): 246-248.
 B_6: 157, 234-235, 263, 324, 565.
 C (ácido ascórbico): 157, 238, 245-246, 263, 565, 573.
 D (carciferol): 160-162, 170, 234, 236, 237, 263, 430, 521, 564.
  cáncer de próstata y: 489, 491.
 E: 157, 160, 234-238, 242-245, 263, 464, 484-485, 487, 491, 521.

enfermedad cardíaca y: 234, 243-244.
enfermedad de Alzheimer y: 244, 330.
función de la: 242.
vitaminas: 155-163.
antioxidantes: *véase* antioxidantes.
cálculos renales y: 564-564.
cáncer y: 157, 160, 161.
enfermedad cardíaca y: 157, 160, 234, 243-244.
funciones de: *158-159*.
multi-: 234-236.
uso del organismo de las: 156-157.

warfarina: 88, 231, 255, 553.
Whitmore-Jewett, sistema de clasificación de: 515, *516*.

yohimbina: 261, 419.

zinc: 260.

Este libro se imprimió en
Brosmac, S. L.
Móstoles (Madrid)